CB082874

**Diretrizes Práticas de Fisioterapia no Paciente Grave**

# Editora dos editores

## Caro leitor, cara leitora!

A Editora dos Editores e os autores do livro *Diretrizes Práticas de Fisioterapia no Paciente Grave*, agradecem pela aquisição desta publicação que possui vários arquivos interativos e que podem ser acessados por meio de QR codes disponíveis nos capítulos do livro.

Para acessar tais conteúdos é necessária a utilização da câmara do seu celular que deve estar aberta e direcionada para a leitura do QR code. Após esta leitura, será disponibilizado um link que deverá ser pressionado e em seguida surgirá na tela (do seu celular) os campos de inclusão de login e senha para acesso ao conteúdo existente no QR code que esta armazenado na plataforma da Editora dos Editores On Line.

O login e senha que devem ser inseridos estão abaixo especificados:

username: fisioterapia669

password: fisioterapia669

Caso tenha dúvidas, solicitamos que contate o nosso atendimento interativo disponível pelo WhatsApp no número 11-98308-0227 ou e-mail: contato@editoradoseditores.com.br

Desejamos uma boa leitura!
Abraço,

Alexandre Massa Rzezinski
Diretor Executivo e Editorial

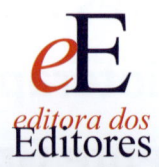

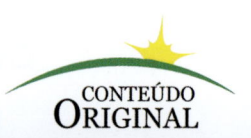

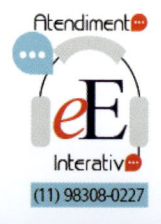

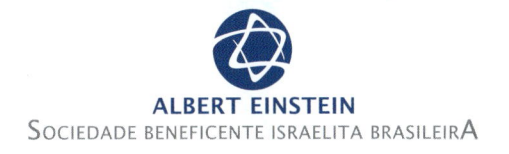

**ALBERT EINSTEIN**
SOCIEDADE BENEFICENTE ISRAELITA BRASILEIRA

# Diretrizes Práticas de Fisioterapia no Paciente Grave

**Autores**

Felipe Farah Pinheiro Rodrigues

Karina Tavares Timenetsky

Raquel Afonso Caserta Eid

Ricardo Kenji Nawa

São Paulo, 2022

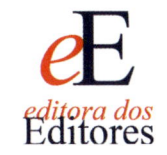

eE
editora dos Editores

©TODOS OS DIREITOS RESERVADOS À EDITORA DOS EDITORES LTDA.
©2021 – São Paulo
Produção editorial: *Villa d'Artes Soluções Gráficas*
Revisão: *Vânia Cavalcanti*

Dados Internacionais de Catalogação na Publicação (CIP)
(Câmara Brasileira do Livro, SP, Brasil)

Diretrizes práticas de fisioterapia no paciente grave / Felipe Farah Pinheiro Rodrigues ... [et al.]. -- 1. ed. -- São Paulo : Editora dos Editores, 2022.

Outros autores: Karina Tavares Timenetsky, Raquel Afonso Caserta Eid, Ricardo Kenji Nawa
ISBN 978-65-86098-52-5

1. Fisioterapia 2. Força muscular 3. Pacientes críticos - Cuidados 4. Ultrassonografia I. Rodrigues, Felipe Farah Pinheiro. II. Timenetsky, Karina Tavares. III. Eid, Raquel Afonso Caserta. IV. Nawa, Ricardo Kenji

21-83305     CDD-616.028

Índices para catálogo sistemático:

1. Pacientes críticos : Diagnóstico e tratamento : Medicina 616.028

Maria Alice Ferreira - Bibliotecária - CRB-8/7964

RESERVADOS TODOS OS DIREITOS DE CONTEÚDO DESTA PRODUÇÃO. NENHUMA PARTE DESTA OBRA PODERÁ SER REPRODUZIDA ATRAVÉS DE QUALQUER MÉTODO, NEM SER DISTRIBUÍDA E/OU ARMAZENADA EM SEU TODO OU EM PARTES POR MEIOS ELETRÔNICOS SEM PERMISSÃO EXPRESSA DA EDITORA DOS EDITORES LTDA, DE ACORDO COM A LEI Nº 9610, DE 19/02/1998.

Este livro foi criteriosamente selecionado e aprovado por um Editor científico da área em que se inclui. A **Editora dos Editores** assume o compromisso de delegar a decisão da publicação de seus livros a professores e formadores de opinião com notório saber em suas respectivas áreas de atuação profissional e acadêmica, sem a interferência de seus controladores e gestores, cujo objetivo é lhe entregar o melhor conteúdo para sua formação e atualização profissional.

*Desejamos-lhe uma boa leitura!*

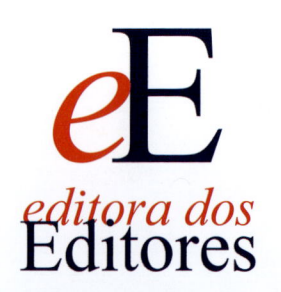

EDITORA DOS EDITORES
Rua Marquês de Itu, 408 — sala 104 — São Paulo/SP
CEP 01223-000
Rua Visconde de Pirajá, 547 — sala 1.121 — Rio de Janeiro/RJ
CEP 22410-900

+55 11 2538-3117
contato@editoradoseditores.com.br
www.editoradoseditores.com.br

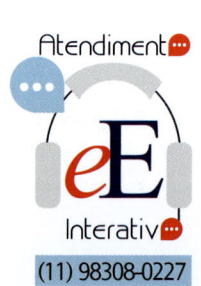

(11) 98308-0227

# Autores

**Felipe Farah Pinheiro Rodrigues**
Especialista em Fisioterapia em Pneumologia pela Universidade Federal de São Paulo (Unifesp); Especialista em Administração Hospitalar pela Faculdade de Ciências Médicas da Santa Casa de São Paulo; MBA executivo em Gestão Empresarial pela Fundação Getúlio Vargas (FGV); Fisioterapeuta Referência do Departamento de Pacientes Graves do Hospital Israelita Albert Einstein.

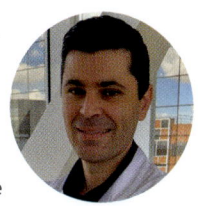

**Karina Tavares Timenetsky**
Especialista em Fisioterapia Respiratória pela Irmandade Santa Casa de Misericórdia de São Paulo; Doutora em Ciências pela Faculdade de Medicina da Universidade de São Paulo (FMUSP); Fisioterapeuta Referência do Departamento de Pacientes Graves do Hospital Israelita Albert Einstein; Docente da Pós-Graduação Lato Sensu do Hospital Israelita Albert Einstein; Docente permanente do Mestrado Profissional de Enfermagem e Ensino do Hospital Israelita Albert Einstein. Coordenadora da Graduação em Fisioterapia da Faculdade de Ciências da Saúde Albert Einstein.

**Raquel Afonso Caserta Eid**
Especialista em Terapia Intensiva Adulto pela ASSOBRAFIR/COFFITO; Mestre em Ciências da Saúde pela Universidade Federal de São Paulo (Unifesp); Coordenadora de Fisioterapia do Departamento de Pacientes Graves do Hospital Israelita Albert Einstein; Coordenadora da Pós-Graduação em Terapia Intensiva Adulto e da Residência Multiprofissional do Hospital Israelita Albert Einstein.

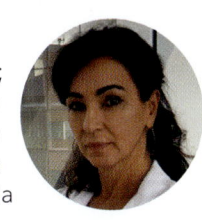

**Ricardo Kenji Nawa**
Mestre e Doutor em Ciências pela Faculdade de Medicina de Ribeirão Preto da Universidade de São Paulo (FMRP/USP); Fisioterapeuta Referência do Departamento de Pacientes Graves do Hospital Israelita Albert Einstein; Pesquisador do Instituto Israelita de Ensino e Pesquisa do Hospital Israelita Albert Einstein.

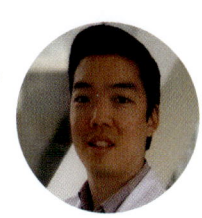

# Colaboradores

**Adriana Maria Simões Órfão Nogueira**
Especialista em Fisioterapia Respiratória pela Universidade Federal de São Paulo (Unifesp); Fisioterapeuta Referência do Departamento de Pacientes Graves do Hospital Israelita Albert Einstein.

**Ana Claudia Ometto**
Pós-Graduada em Insuficiência Respiratória e Cardiovascular em UTI: monitorização e tratamento pelo Hospital AC Camargo Cancer Center; Pós-Graduada em Fisioterapia Hospitalar pelo Instituto Israelita de Ensino e Pesquisa Albert Einstein; Pós-Graduada em Reabilitação Cardiopulmonar pelo Instituto Israelita de Ensino e Pesquisa Albert Einstein; Fisioterapeuta do Departamento de Pacientes Graves do Hospital Israelita Albert Einstein.

**Andréia da Silva Azevedo Cancio**
Pós-Graduada em Auditoria em Serviços em Saúde pelo Instituto Israelita de Ensino e Pesquisa Albert Einstein; Especialista em Fisioterapia em Clínica Médica pela Universidade Federal de São Paulo (Unifesp); Mestre em Ciências da Saúde pela Disciplina de Cardiologia da Unifesp; Fisioterapeuta do Departamento de Pacientes Graves do Hospital Israelita Albert Einstein.

**Andréia Ferreira Nunes**
Pós-Graduada em Fisiologia do Exercício pelo Centro de Estudos de Fisiologia do Exercício – Universidade Federal de São Paulo (Cefit-Unifesp); Pós-Graduada em Oncologia Multiprofissional pelo Instituto Israelita de Ensino e Pesquisa Albert Einstein; Pós-Graduada em Fisioterapia Pélvica pela Faculdade INSPIRAR; Mestre em Fisioterapia pela Universidade Cidade de São Paulo; Fisioterapeuta referência em Oncologia no Hospital Municipal Vila Santa Catarina; Fisioterapeuta da Unidade de Terapia Intensiva do Hospital AC Camargo Cancer Center.

**Camila Nascimento**
Especialista em Fisioterapia Hospitalar pelo Hospital das Clínicas da Faculdade de Medicina da Universidade de São Paulo (HCFMUSP); Fisioterapeuta no Departamento de Pacientes Graves do Hospital Israelita Albert Einstein.

### Carin Ferreira Lopes

Pós-Graduada em Gestão de Qualidade na Saúde pelo Instituto Israelita de Ensino e Pesquisa Albert Einstein, Especialista em Fisioterapia Cardiorrespiratória pelo Instituto do Coração (InCor-HCFMUSP); Mestre em Ciências da Saúde pelo Instituto Israelita de Ensino e Pesquisa Albert Einstein.

### Carla Luciana Batista

Especialista em Fisioterapia Cardiorrespiratória pelo Instituto do Coração (InCor-HCFMUSP); Fisioterapeuta Referência do Departamento de Pacientes Graves do Hospital Israelita Albert Einstein.

### Caroline Ayres Scheidt

Especialista em Fisioterapia Hospitalar pelo Instituto Israelita de Ensino e Pesquisa Albert Einstein; Especialista em Cuidados Paliativos pelo Instituto Israelita de Ensino e Pesquisa Albert Einstein; Fisioterapeuta do Departamento de Pacientes Graves do Hospital Israelita Albert Einstein.

### Caroline Mosimann Souza

Pós-Graduada em Docência no Ensino em Saúde pelo Instituto Israelita de Ensino e Pesquisa Albert Einstein; Especialista em Fisioterapia Hospitalar pelo Instituto Israelita de Ensino e Pesquisa Albert Einstein; Fisioterapeuta Referência do Departamento de Pacientes Graves do Hospital Israelita Albert Einstein.

### Cassia Maria Buchalla

Médica epidemiologista, professora Sênior da Faculdade de Saúde Pública da Universidade de São Paulo. Participou do Centro Colaborador da Organização Mundial da Saúde (OMS) de 1979 até 2016, tendo sido responsável pela tradução das classificações relacionadas à saúde, CID e CIF.

### Cilene Saghabi de Medeiros Silva

Especialista em Fisioterapia Cardiorrespiratória pelo Instituto do Coração (InCor-HCFMUSP); Especialista em Fisiologia do Exercício e Treinamento Resistido, na Saúde, na Doença e no Envelhecimento pelo Hospital das Clínicas – FMUSP; Especialista em Fisioterapia em Terapia Intensiva Adulto pela Associação Brasileira em Fisioterapia Cardiorrespiratória e Fisioterapia em Terapia Intensiva (ASSOBRAFIR); Fisioterapeuta do Departamento de Pacientes Graves do Hospital Israelita Albert Einstein.

### Daniela Nóbrega

Pós-Graduada em Fisioterapia Respiratória pela Santa Casa de São Paulo; MBA Executivo Empresarial pela Fundação Getúlio Vargas (FGV); Green Belt – Excelência Operacional Einstein; Gerente Assistencial e Operações do Hospital Municipal da Vila Santa Catarina.

**Eduardo Colucci**
Especialista em Fisioterapia Respiratória pela Universidade Federal de São Paulo (Unifesp); Especialista em Fisiologia do Exercício pela Unifesp; Mestre em Ciências da Reabilitação pela Universidade Nove de Julho (Uninove); Fisioterapeuta Referência do Departamento de Pacientes Graves do Hospital Israelita Albert Einstein.

**Érica Albanez Giovanetti**
Especialista em Fisioterapia Respiratória pela Universidade Federal de São Paulo (Unifesp); Especialista em Terapia Intensiva pelo Conselho Federal de Fisioterapia e Terapia Ocupacional (Coffito); Fisioterapeuta do Departamento de Pacientes Graves do Hospital Israelita Albert Einstein.

**Flávia Sales Leite**
Pós-Graduada em Docência no Ensino em Saúde pelo Instituto de Ensino e Pesquisa Albert Einstein; Especialista em Fisioterapia Respiratória pela Irmandade da Santa Casa de Misericórdia de São Paulo; Especialista em Fisioterapia em Pneumologia pela Universidade Federal de São Paulo (Unifesp); Mestre em Ciências da Reabilitação pela Universidade Nove de Julho (Uninove); Fisioterapeuta Referência do Departamento de Pacientes Graves do Hospital Israelita Albert Einstein.

**Grasiani Breggue Pires**
Especialista em Fisioterapia em Oncologia e Hospitalar pela Fundação Antônio Prudente/ AC Camargo Cancer Center; Mestre em Ciências da Reabilitação pela Universidade Nove de Julho (Uninove); Fisioterapeuta referência do Departamento de Pacientes Graves do Hospital Israelita Albert Einstein.

**Gustavo da Costa Ferreira**
Pós-Graduado em Fisioterapia Cardiopulmonar pelo Hospital Nossa Senhora de Lourdes; Pós-Graduado em Segurança de Voo pela Universidade Anhembi Morumbi; Fisioterapeuta Referência do Departamento de Pacientes Graves do Hospital Israelita Albert Einstein.

**Jefferson Bassi Silva**
Especialista em Fisioterapia Hospitalar pelo Instituto Israelita de Ensino e Pesquisa Albert Einstein; Especialista em Fisiologia do Exercício (Cefit); Especialista em Docência do Ensino e Saúde pelo Instituto Israelita de Ensino e Pesquisa Albert Einstein; Fisioterapeuta e Preceptor da Residência Multiprofissional do Departamento de Pacientes Graves do Hospital Israelita Albert Einstein.

**José Aparecido de Sousa Júnior**
Especialista em Fisiologia do Exercício pela Universidade de São Paulo (Unifesp); Especialista em Reabilitação Neurológica pela Universidade de São Paulo (Unifesp); Fisioterapeuta Referência do Departamento de Pacientes graves do Hospital Israelita Albert Einstein.

### Juliana Raimondo e Silva Malzone

Pós-Graduada em Docência no Ensino em Saúde pelo Instituto Israelita de Ensino e Pesquisa Albert Einstein; Especialista em Fisioterapia Respiratória pela Universidade Federal de São Paulo (Unifesp); Mestre em Ciências da Saúde pela Universidade de Santo Amaro (Unisa); Fisioterapeuta do Departamento de Pacientes Graves do Hospital Israelita Albert Einstein.

### Karen Cristine Leite de Moraes

Especialista em Fisioterapia Respiratória Hospital das Clínicas da Faculdade de Medicina da Universidade de São Paulo (ICHC/FMUSP); Especialista em Fisioterapia Cardiorrespiratória pela Universidade Cidade de São Paulo (Unicid); Mestre em Fisioterapia pela Unicid; MBA Executivo em Administração na Gestão de Clínicas, Hospitais e Indústrias da Saúde pela Fundação Getúlio Vargas (FGV).

### Leandra Marques de Souza

Especialista em Fisioterapia Respiratória pela Universidade Federal de São Paulo (Unifesp); Especialista em Fisiologia do Exercício pela Unifesp; Pós-Graduada em Gestão da Qualidade em Saúde pelo Instituto de Ensino e Pesquisa Albert Einstein; Mestre em Ciências da Reabilitação com ênfase em Reabilitação Cardiopulmonar pela Universidade Nove de Julho (Uninove); Fisioterapeuta Referência do Departamento de Pacientes Graves do Hospital Israelita Albert Einstein.

### Louise Helena Rodrigues Gonçalves

Especialista em Clínica Médica pela Universidade Federal de São Paulo; Especialista em Reabilitação Cardiovascular pelo Instituto de Ensino e Pesquisa Albert Einstein; Coordenadora da Equipe Multiprofissional do Hospital Municipal Vila Santa Catarina – Einstein.

### Luana Talita Diniz Ferreira

Especialista em Intervenção Fisioterapêutica nas Doenças Neuromusculares pela Universidade Federal de São Paulo (Unifesp); Mestre e Doutora em Ciências na Área de Concentração Epidemiologia pela Faculdade de Saúde Pública da Universidade de São Paulo (USP).

### Melissa Wilhelm Soares

Especialista em Fisioterapia Respiratória pela Universidade de São Paulo (Unifesp); Especialista em Distúrbios do Sono pela Unifesp (Instituto do Sono); Fisioterapeuta do Departamento de Pacientes Graves do Hospital Israelita Albert Einstein.

### Monique Buttignol

Especialista em Terapia Intensiva pelo Programa de Aprimoramento do Hospital das Clínicas (HCFMUSP); Especialista em Experiência do Paciente pelo Instituto Israelita de Ensino e Pesquisa Albert Einstein; Mestre em Ciências pela Faculdade de Medicina da Universidade de São Paulo (USP); Fisioterapeuta Sênior da Unidade de Terapia Intensiva Adulto do Hospital Municipal Vila Santa Catarina.

### Nathalia Lousada Cracel
Especialista em Fisioterapia Pediátrica pela Universidade Estadual de Campinas (Unicamp); Especialista em Fisioterapia em Terapia Intensiva Adulto pelo Programa de Residência Multiprofissional em Saúde da Universidade Federal de São Paulo (Unifesp); Fisioterapeuta do Departamento de Pacientes Graves do Hospital Israelita Albert Einstein.

### Pedro Veríssimo da Fonseca Neto
Pós-Graduado em Fisioterapia Cardiovascular pelo Instituto do Coração (InCor-FMUSP); Pós-Graduado em Fisiologia do Exercício e Reabilitação Geriátrica pela Faculdade de Medicina da Universidade de São Paulo (FMUSP).

### Rafaella Souza dos Santos
Especialista em Fisioterapia Hospitalar pelo Hospital das Clínicas (ICHCFMUSP); Especialista em Terapia Intensiva pelo Instituto Israelita de Ensino e Pesquisa Albert Einstein; Pós-Graduada em Docência no Ensino em Saúde pelo Instituto Israelita de Ensino e Pesquisa Albert Einstein; Mestre em Ensino em Saúde pelo Instituto Israelita de Ensino e Pesquisa Albert Einstein; Fisioterapeuta e Preceptora da Residência Multiprofissional do Departamento de Pacientes Graves do Hospital Israelita Albert Einstein.

### Renata Ferreira Ribeiro
Especialista em Fisioterapia Cardiorrespiratória pelo Instituto do Coração (InCor-HCFMUSP); Especialista em Cuidados Paliativos pelo Instituto Israelita de Ensino e Pesquisa Albert Eintein.

### Renata Henn Moura
Especialista em Fisioterapia Cardiorrespiratória pelo Hospital Nossa Senhora de Lourdes; Pós-Graduada em Excelência Operacional na área de Saúde pelo Instituto Israelita de Ensino e Pesquisa Albert Einstein; MBA em Gestão em Saúde pela Universidade de São Paulo (USP); Coordenadora de Equipe Multiprofissional no Instituto de Responsabilidade Social da Sociedade Beneficente Israelita Brasileira Albert Einstein.

### Rogério Dib
Especialista em Fisiologia do exercício pela Universidade Federal de São Paulo (Unifesp); Especialista em Fisioterapia Respiratória pela Unifesp; Especialista em UTI Pediátrica e Neo Natal pela Faculdade de Medicina da Universidade de São Paulo (FMUSP); Fisioterapeuta Referência do Departamento de Pacientes Graves do Hospital Israelita Albert Einstein.

### Sâmia Luísa Hilger Doná
Especialista em Fisioterapia Respiratória pela Universidade Federal de São Paulo (Unifesp); Pós Graduada em Gestão da Qualidade em Saúde pelo Instituto Israelita de Ensino e Pesquisa Albert Einstein; Fisioterapeuta do Departamento de Pacientes Graves do Hospital Israelita Albert Einstein.

**Thais Melatto Loschi**
Pós-Graduada em Fisioterapia Hospitalar pelo Instituto Israelita de Ensino e Pesquisa Albert Einstein; Colaboração no grupo de Pesquisa de Fisiologia do Exercício e Função Pulmonar da Universidade Federal de São Paulo – UNIFESP; Fisioterapeuta Sênior do Ambulatório de Transplantes do Hospital Israelita Albert Einstein – Unidade Vila Mariana.

# Agradecimentos

Este livro representa 30 anos de história da fisioterapia do Hospital Israelita Albert Einstein. Fundamentado em um dos pilares da nossa Missão, a geração de conhecimento, impulsionou nossa iniciativa. Esta construção não foi de poucas pessoas, mas sim de um time comprometido, dedicado e apaixonado pelo que faz.

São anos de experiências que, embasadas em evidências, transformaram estas diretrizes práticas com propósito de ajudar e auxiliar nossos colegas à beira do leito, com foco no cuidado ao paciente.

Agradecemos ao time de fisioterapeutas do Departamento de Pacientes Graves, que, representado pelos autores deste livro, atua de forma ímpar, com empatia e compaixão.

Agradecemos ao Dr. Elias Knobel por acreditar na fisioterapia em um Centro de Terapia Intensiva desde sua fundação.

Agradecemos às nossas famílias pelo apoio e amor incondicional e a todos os profissionais fisioterapeutas, que gentilmente colaboraram com esta edição, com um olhar na segurança e na qualidade assistencial.

*Raquel, Karina, Felipe e Ricardo*

# Prefácio

As Unidades de Terapia Intensiva, desde seu surgimento, foram caracterizadas pela presença de equipes multiprofissionais. A natureza das atividades e a complexidade das condições clínicas do cuidado intensivo demandam, cada vez mais, conhecimento e competências advindas de praticamente todas as áreas e formações da ciência da saúde.

Neste contexto, é possível afirmar que o principal diferencial, a força desta especialidade (terapia intensiva), advenha do trabalho em equipe e da abordagem multidisciplinar, fundamental para o melhor desfecho.

A atuação da fisioterapia no cuidado do paciente crítico é um dos pilares que sustentam o conceito de terapia intensiva e o melhor cuidado para estes pacientes. Cada vez mais ampla, vai além do manejo da insuficiência respiratória e dos diferentes suportes ventilatórios ou da reabilitação motora.

O conhecimento e a contribuição da fisioterapia crescem em paralelo à especialidade, sendo indissociável de diferentes aspectos do cuidado e com foco não só em desfechos de curto prazo. Com a redução progressiva da mortalidade hospitalar de pacientes gravemente enfermos e o envelhecimento populacional, passamos a enfrentar o desafio de promover qualidade de vida e reduzir sequelas dos pacientes que sobrevivem a doenças críticas. A maioria dos pacientes nesta condição não retorna à funcionalidade física, cognitiva ou emocional plena mesmo após 1 ano do episódio de cuidado intensivo.

O status atual demonstra a necessidade de avançar não apenas na capacidade de reabilitação, mas principalmente em intervenções que, realizadas durante o cuidado do paciente crítico, possam contribuir para evitar comprometimento funcional a longo prazo.

A pandemia da Covid-19 ressaltou a importância do conhecimento aplicado ao recurso tecnológico. De nada adianta disponibilizar ventiladores mecânicos se não existem profissionais capacitados para definir e ajustar continuamente a melhor estratégia ventilatória.

A ampliação de escopo de atuação e a gama de oportunidades de intervenção que ocorreram nos últimos anos neste campo de conhecimento são impressionantes, com a incorporação de novas modalidades de avaliação como a ultrassonografia e a impedância elétrica, o aprimoramento dos sistemas de suporte circulatório avançado (ECMO), os dispositivos e técnicas que permitem a mobilização cada vez mais precoce e os avanços para a personalização do cuidado de acordo com patologias especificas.

Todos estes progressos são abordados neste livro, que, de forma inovadora, explora recursos digitais e compartilha conceitos modernos, as melhores práticas e a experiência da equipe de fisioterapia do Departamento de Pacientes Graves do Einstein, contribuindo de forma significativa para a educação continuada e a formação de especialistas tão importantes para o cuidado dos pacientes críticos em nosso meio.

Boa leitura.

*Leonardo Jose Rolim Ferraz*

# Prólogo

A fisioterapia no cuidado de pacientes graves internados em unidades de terapia intensiva e semi-intensiva tem ganhado importância crescente. A razão disso é clara: a fisioterapia respiratória e motora contribui de modo relevante para a recuperação dos pacientes e para evitar ou minimizar comprometimentos da capacidade física e funcional e complicações respiratórias. E o que as evidências mostram é que os benefícios estão diretamente associados à introdução precoce da assistência fisioterápica, já no primeiro dia de internação do paciente. Os ganhos vêm na forma de menos tempo de internação, menos complicações e sequelas, menos episódios de *delirium*, recuperação mais rápida e melhores condições funcionais do indivíduo para a retomada das atividades no pós-alta.

Estudos revelam que a sobrevida de pacientes graves tratados em UTI tem aumentado continuamente graças ao aprimoramento dos cuidados, novas tecnologias e abordagens. Porém, muitos ainda demoram meses e até anos para voltar às atividades de rotina. Evidentemente, superar a condição crítica que levou o paciente ao hospital é fundamental. Mas também evitar que isso deixe um saldo de fragilidades para o indivíduo. Assim, a fisioterapia tem um papel importante na assistência multiprofissional que contribui tanto para a eficácia e o sucesso do tratamento como para a qualidade de vida depois dele.

Criada no início dos anos 1970, a UTI do Hospital Israelita Albert Einstein foi uma das primeiras unidades desse tipo no Brasil e das primeiras a ter fisioterapeutas na equipe multiprofissional – um pioneirismo que se revelou mais do que acertado.

Ao longo do tempo, a equipe de fisioterapeutas do Einstein dedicada ao cuidado de pacientes graves foi crescendo e assumindo novas atribuições, como a participação no plano respiratório do paciente, a manipulação do ventilador mecânico, as condutas fisioterápicas com o indivíduo ainda sedado e o desmame do ventilador.

Entre os integrantes dessa equipe, estão os organizadores deste livro – Raquel Caserta Eid, Felipe Farah Pinheiro Rodrigues, Karina Tavares Timenetsky e Ricardo Kenji Nawa – e demais autores dos capítulos. São profissionais altamente qualificados, que nos trazem um robusto conteúdo sobre condutas fisioterapêuticas, práticas baseadas em evidências e na larga experiência acumulada em suas atividades no Departamento de Pacientes Graves do Einstein. E é justamente esta palavra – "práticas" – que define o grande diferencial desta obra. Ela preenche uma lacuna no universo de livros sobre Fisioterapia, que geralmente trazem abordagens didáticas sobre aspectos de fisiopatologia e interpretação de exames de imagem, por exemplo.

Este livro leva o leitor para a realidade do atendimento à beira do leito, trazendo diretrizes práticas e detalhadas sobre o que faz o fisioterapeuta nos diferentes processos de cuidado do paciente grave, considerando os diversos perfis – pacientes oncológicos, transplantados, neurológicos, neuromusculares e cardiopatas, entre outros –, e os variados procedimentos e tecnologias. Em síntese, traz o conhecimento e a expertise de profissionais que vivem em seu dia a dia a Fisioterapia aplicada à assistência de pacientes graves, pautados pelas melhores evidências científicas.

Outro aspecto diferenciado é que este livro vai além de suas páginas. Explorando os recursos digitais, traz em vários capítulos QR Codes que permitem ao leitor usar seu celular para acessar *cases* e vídeos explicativos das práticas, enriquecendo ainda mais a gama de aprendizados proporcionada pelos autores. Ou seja, em palavras e imagens, eles compartilham a rica bagagem profissional e a vivência em uma instituição de excelência como o Einstein, que acumula um vasto histórico de inovações e boas práticas nessa área – desde o pioneirismo na própria criação de uma unidade de terapia intensiva e na incorporação de recursos como o cicloergômetro em UTI até processos e diretrizes descritos nesta obra.

Ao elaborar este livro, seus organizadores e autores traduzem seu alinhamento aos valores do Einstein e ao propósito de contribuir para os avanços da saúde em nosso país e para que um contingente cada vez maior de pessoas se beneficie de uma assistência com elevados padrões de qualidade prestada por profissionais preparados e atualizados. Entre os caminhos para isso, estão a geração e a disseminação de conhecimentos.

Diz um ditado que conhecimento é algo que quanto mais se divide (com os outros), mais se multiplica. "Diretrizes Práticas de Fisioterapia no Paciente Grave" agrega todos os elementos para se tornar uma publicação de referência na área de Fisioterapia e produzir esse saudável efeito multiplicador. Cuidar de pacientes graves envolve complexos desafios, e os fisioterapeutas têm um papel importante nesse contexto. Este livro é um guia para todos que desejam cumprir esse papel com excelência, norteados por diretrizes práticas atualizadas e bem-embasadas. É um valioso aliado que os ajudará no cumprimento da missão que inspira e deve inspirar todos nós que somos profissionais de saúde: proporcionar o melhor cuidado aos nossos pacientes.

*Dr. Sidney Klajner*

# Apresentação

O livro "Diretrizes Práticas de Fisioterapia no Paciente Grave" reúne, em seus capítulos, a abordagem nas diferentes áreas de atuação do fisioterapeuta nos cuidados ao paciente crítico.

Esta obra foi idealizada com o intuito de disseminar o conhecimento acumulado em nossa instituição e auxiliar no aprimoramento da prática assistencial à beira do leito em busca da qualidade e excelência.

Estruturados de forma didática, os capítulos iniciais apresentam os métodos de avaliação utilizados no âmbito de terapia intensiva. Por meio de ilustrações, gráficos, tabelas e organogramas, a leitura desta obra se torna atrativa com o conteúdo interativo complementar digital. Na sequência, os capítulos apresentam aos leitores a rotina das práticas assistenciais no processo de reabilitação nas dependências do Departamento de Pacientes Graves do Hospital Israelita Albert Einstein.

Este livro é dedicado a todos os profissionais da área, alunos de graduação e pós-graduação com ênfase na área de Fisioterapia Hospitalar e Fisioterapia em Terapia Intensiva.

# Sumário

1  **Medidas Ventilatórias, 1**
   Karen Cristine Leite de Moraes · Rafaella Souza dos Santos

2  **Força Muscular Periférica, 13**
   Jefferson Bassi Silva · Ricardo Kenji Nawa

3  **Ultrassonografia Muscular Periférica e Diafragmática, 23**
   Carla Luciana Batista · Rogério Dib

4  **Oxigenioterapia, 35**
   Érica Albanez Giovannetti · Caroline Mosimann Souza

5  **Gases Medicinais – Óxido Nítrico e Heliox, 47**
   Caroline Mosimann Souza · Renata Henn Moura

6  **Treinamento Muscular – Periférico e Respiratório, 54**
   Flávia Sales Leite · Jefferson Bassi Silva

7  **Monitorização Ventilatória por Tomografia de Impedância Elétrica, 67**
   Karina Tavares Timenetsky

8  **Ventilação Não Invasiva, 75**
   Nathália Lousada Cracel Lira · Sâmia Luísa Hilger Dona

9 **Desmame Simples e Difícil da Ventilação Mecânica Invasiva,** 86
Caroline Mosimann Souza · Gustavo da Costa Ferreira · Monique Buttignol

10 **Desmame da Ventilação Mecânica no Paciente Traqueostomizado,** 94
Andréia da Silva Azevedo Cancio · Cilene Saghabi de Medeiros Silva

11 **Diretriz de Mobilização Precoce,** 102
Camila Nascimento · Ricardo Kenji Nawa

12 **Diretriz Prática no Paciente Oncológico,** 117
Andréia Ferreira Nunes · Grasiani Breggue Pires

13 **Diretriz Prática no Paciente em Cuidado Paliativo,** 125
Caroline Ayres Scheidt · Renata Ferreira Ribeiro

14 **Diretriz Prática no Paciente Cardiopata,** 137
Leandra Marques de Souza · Pedro Veríssimo da Fonseca Neto

15 **Diretriz no Paciente com Doença Pulmonar Obstrutiva Crônica (DPOC) e Asma,** 151
Eduardo Colucci · Rogério Dib

16 **Diretriz Prática no Paciente Neurológico,** 159
Jose Aparecido de Sousa Júnior · Juliana Raimondo e Silva Malzone

17 **Diretriz Prática no Paciente com Doença Neuromuscular,** 171
José Aparecido de Sousa Júnior · Juliana Raimondo e Silva Malzone

18 **Diretriz Prática no Paciente com Síndrome do Desconforto Respiratório Agudo (SDRA),** 182
Karina Tavares Timenetsky · Karen Cristine Leite de Moraes

**19 Diretriz Prática no Paciente com Transplante Pulmonar, 192**
Carin Ferreira Lopes · Thaís Melatto Loschi

**20 Diretriz Prática no Paciente com Transplante Cardíaco, 202**
Eduardo Colucci · Renata Henn Moura

**21 Diretriz Prática no Paciente Queimado, 215**
Ana Cláudia Ometto · Rafaella Souza dos Santos

**22 Diretriz Prática no Paciente Amputado, 227**
Felipe Farah Pinheiro Rodrigues · Melissa Wilhelm Soares

**23 Diretriz Prática no Paciente Ortopédico, 239**
Adriana Maria Simões Órfão Nogueira · Felipe Farah Pinheiro Rodrigues

**24 Diretriz Prática no Paciente Politraumatizado, 256**
Flávia Sales Leite · José Aparecido de Sousa Júnior

**25 Aplicabilidade da Classificação Internacional de Funcionalidade, Incapacidade e Saúde, 264**
Luana Talita Diniz Ferreira · Cássia Maria Buchalla

**26 Indicadores de Qualidade e Modelo de Melhoria, 273**
Daniela Nóbrega Pavão · Louise Helena Rodrigues Gonçalves · Raquel Afonso Caserta Eid

**Índice Remissivo, 285**

# Medidas Ventilatórias

Karen Cristine Leite de Moraes | Rafaella Souza dos Santos

## OBJETIVOS DO CAPÍTULO
- Compreender como ocorre a mensuração da força muscular respiratória por meio da pressão inspiratória máxima ($PI_{MÁX}$) e pressão expiratória máxima ($PE_{MÁX}$).
- Avaliar a capacidade vital (CV).
- Avaliar e monitorizar o pico de fluxo de tosse (PFT).
- Avaliar e monitorizar o pico de fluxo expiratório (PFE).

## MEDIDAS VENTILATÓRIAS

### PRESSÕES RESPIRATÓRIAS MÁXIMAS

Trata-se de um teste simples e confiável, utilizado para avaliação muscular respiratória. Com esse teste conseguimos mensurar a força dos músculos respiratórios por intermédio das medidas de Pressão Inspiratória Máxima ($PI_{MÁX}$) e Pressão Expiratória Máxima ($PE_{MÁX}$) cujos resultados e valores de referência são baseados no sexo e na idade, como se verá mais à frente no capítulo.

Vale ressaltar que a medida da $PI_{MÁX}$ reflete a força dos músculos inspiratórios, do diafragma e dos intercostais externos, baseando-se na medida da pressão das vias aéreas superiores durante uma inspiração máxima voluntária. Já a medida da $PE_{MÁX}$ reflete a força dos músculos expiratórios, abdominais e intercostais internos.

### INDICAÇÃO
- Avaliar se há disfunção dos músculos ventilatórios;
- Avaliar a função dos músculos respiratórios em condições pré e pós-operatórias;
- Avaliar a função dos músculos respiratórios para desmame da ventilação mecânica;
- Avaliar a resposta da reabilitação pulmonar.

### CONTRAINDICAÇÃO

Algumas contraindicações absolutas e relativas para realização do teste estão descritas na **Tabela 1.1**.

**Tabela 1.1**
**Contraindicações absolutas e relativas para realização da PI$_{MÁX}$ e PE$_{MÁX}$**

| Absolutas |
| --- |
| IAM ou angina instável |
| HAS grave e descontrolada |
| Aneurisma de aorta |
| Pneumotórax não drenado |
| Fístulas pleurais |
| Cirurgias e traumas de vias aéreas superiores, tórax e abdômen |
| Hérnias abdominais |
| Hidrocefalia |
| Doenças com contraindicação para manobra de valsalva |
| **Relativas** |
| Alterações de consciência que impeçam a compreensão e execução do teste |
| Paralisa facial |

PI$_{MÁX}$: pressão inspiratória máxima, PE$_{MÁX}$: pressão expiratória máxima, IAM: infarto agudo do miocárdio, HAS: hipertensão arterial sistêmica.
Fonte: Elaborado pelo autor.

## Descrição do procedimento

### Materiais utilizados

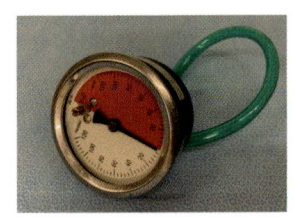

| | | |
|---|---|---|
| Manovacuômetro: analógico ou digital, portátil e calibrado | Bucal ou adaptador para tubos orotraqueais ou traqueostomias; Clipe nasal | Máscara de anestesia, nos casos de dificuldade de preensão labial |
| Válvulas unidirecionais: inspiratória e expiratória | Conector com orifício de 2 mm | Filtro de barreira |

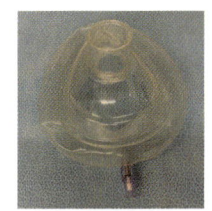

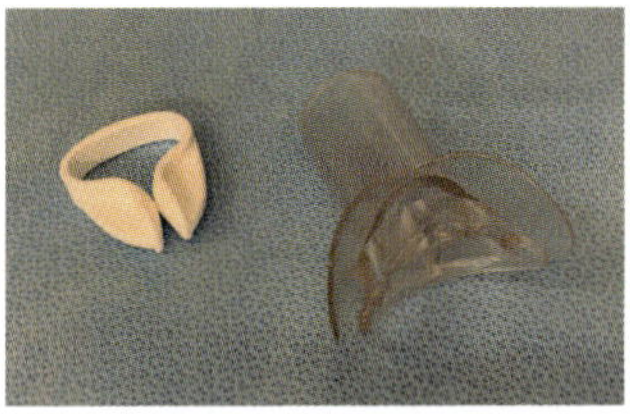

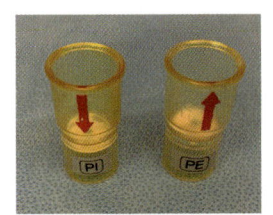

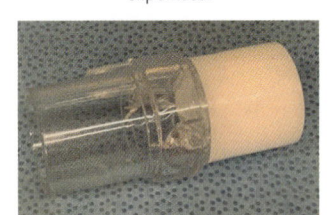

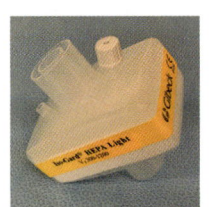

**Figura 1.1:** Materiais utilizados para avaliação da PI$_{MÁX}$ e PE$_{MÁX}$.
Fonte: Acervo do autor.

*ORIENTAÇÕES AO PACIENTE*
- Esclarecer o objetivo da avaliação;
- Esclarecer que os resultados dos testes dependem da colaboração do paciente;
- Apresentar o aparelho e explicar seu funcionamento;
- Ensinar e demonstrar os procedimentos a serem realizados;
- Treinar a manobra antes da avaliação;
- Informar que em determinado momento do teste o fluxo de ar será interrompido, porém o esforço muscular deve ser mantido.

*DESCRIÇÃO DO PROCEDIMENTO*
- Separar os materiais que devem ser utilizados, como já descrito;
- Montagem do sistema:
    - Paciente em respiração espontânea: manovacuômetro, válvula unidirecional (inspiratória ou expiratória), conector com orifício de 2 mm, filtro de barreira e máscara ou bucal com uso de clipe nasal (**Figura 1.2 A**);
- Paciente com via aérea artificial (tubo orotraqueal ou traqueostomia): manovacuômetro, válvula unidirecional (inspiratória ou expiratória), conector com orifício de 2 mm, filtro de barreira e via aérea artificial (**Figura 1.2 B**);
- Posicionar o paciente sentado em cadeira ou poltrona com flexão de quadril de 90°. Quando realizado no leito, posicionar o paciente em decúbito dorsal elevado a 45°;
- Medidas das pressões respiratórias máximas:

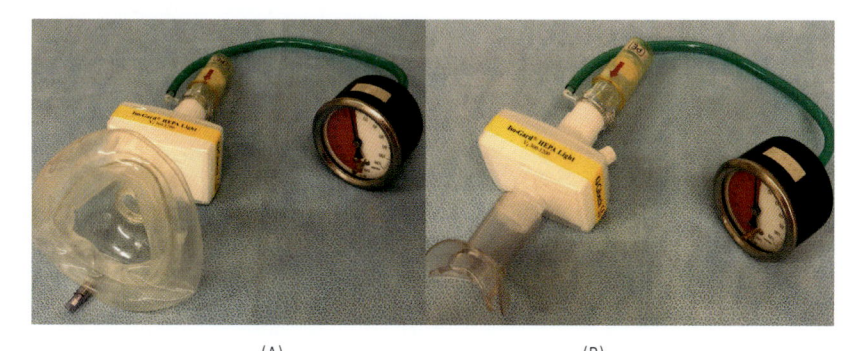

(A)    (B)

**Figura 1.2:** Montagem do sistema para avaliação das pressões respiratórias máximas: a) Sistema montado com a interface máscara facial; b) Sistema montado com a interface de bucal.
Fonte: Acervo do autor.

- $PI_{MÁX}$: solicitar ao paciente que expire todo o ar contido nos pulmões até o volume residual (VR), seguida de uma manobra de inspiração máxima sustentada.
- $PE_{MÁX}$: solicitar ao paciente que inspire de forma máxima, até atingir a capacidade pulmonar total (CPT), seguida de uma expiração máxima sustentada.
- Nos casos de pacientes não colaborativos, realizar a medida com oclusão do orifício do conector por até 25 segundos e considerar a maior pressão atingida neste período.

## Critérios para uma mensuração adequada

- Realizar de 3 a 8 manobras e considerar a medida com o valor mais alto de pressão alcançada após o primeiro segundo (platô).
- Obter três manobras aceitáveis, ou seja, sem vazamentos e com duração de pelo menos 2 segundos.
- Considerar válidas as manobras cujos valores não difiram em mais de 10% do valor máximo mensurado.
- Respeitar o tempo de repouso de 30 a 40 segundos entre cada manobra realizada.
- Caso necessário, ofertar oxigênio suplementar nos intervalos das medidas.
- Após o término das mensurações, selecionar o maior valor obtido e compará-lo com os valores de referência.

## Valores de referência

A seguir, na **Tabela 1.2**, as equações para cálculo de $PI_{MÁX}$ e $PE_{MÁX}$ de acordo com sexo e idade.

### Tabela 1.2
### Equações para mensuração de $PI_{MÁX}$ e $PE_{MÁX}$

| Sexo | $PI_{MÁX}$ | $PE_{MÁX}$ |
|---|---|---|
| Masculino | $-0{,}80 \times$ idade $+ 155{,}3$<br>Limite inferior = previsto - 27 | $-0{,}81 \times$ idade $+ 165{,}3$<br>Limite inferior = previsto - 26 |
| Feminino | $-0{,}49 \times$ idade $+ 110{,}4$<br>Limite inferior = previsto - 15 | $-0{,}61 \times$ idade $+ 115{,}6$<br>Limite inferior = previsto - 18 |

$PI_{MÁX}$: pressão inspiratória máxima, $PE_{MÁX}$: pressão expiratória máxima.
Fonte: Costa et al. (2010).

Na **Tabela 1.3**, encontram-se os valores previstos para $PI_{MÁX}$ e $PE_{MÁX}$ para os sexos masculino e feminino.

### Tabela 1.3
### Valores previstos de $PI_{MÁX}$ e $PE_{MÁX}$ para homens e mulheres conforme faixa etária

| Idade (anos) | $PI_{MÁX}$ (cmH$_2$O) (previsto) | $PE_{MÁX}$ (cmH$_2$O) (previsto) |
|---|---|---|
| **Homens** | | |
| 20-29 | $-136{,}72 \pm 2{,}53$ | $146{,}43 \pm 2{,}65$ |
| 30-39 | $-129{,}14 \pm 1{,}81$ | $138{,}81 \pm 1{,}83$ |
| 40-49 | $-119{,}97 \pm 2{,}38$ | $129{,}53 \pm 2{,}41$ |
| 50-59 | $-114{,}46 \pm 10{,}85$ | $120{,}91 \pm 2{,}75$ |
| 60-69 | $-104{,}34 \pm 2{,}10$ | $113{,}70 \pm 2{,}13$ |
| 70-80 | $-93{,}7 \pm 2{,}23$ | $102{,}93 \pm 2{,}26$ |
| **Mulheres** | | |
| 20-29 | $-99{,}42 \pm 1{,}25$ | $101{,}94 \pm 1{,}55$ |
| 30-39 | $-93{,}64 \pm 1{,}69$ | $95{,}29 \pm 1{,}77$ |
| 40-49 | $-88{,}50 \pm 1{,}44$ | $88{,}27 \pm 1{,}70$ |

*(continua)*

## Tabela 1.3
### Valores previstos de PI$_{MÁX}$ e PE$_{MÁX}$ para homens e mulheres conforme faixa etária *(continuação)*

| Idade (anos) | PI$_{MÁX}$ (cmH$_2$O) (previsto) | PE$_{MÁX}$ (cmH$_2$O) (previsto) |
|---|---|---|
| **Mulheres** | | |
| 50-59 | -83,84 ± 1,61 | 85,54 ± 2,01 |
| 60-60 | -78,70 ± 1,88 | 6,13 ± 2,34 |
| 70-80 | -73,31 ± 1,55 | 69,42 ± 1,93 |

PI$_{MÁX}$: pressão inspiratória máxima, PE$_{MÁX}$: pressão expiratória máxima.
Fonte: Costa et al. (2010).

### Riscos e pontos críticos
- Dessaturação durante a realização do teste;
- Instabilidade hemodinâmica;
- Arritimias cardíacas;
- Hipertensão arterial.

## Ventilometria (capacidade vital – CV)

Trata-se da mensuração de volumes e capacidades pulmonares em que os valores de referência são baseados em informações como sexo, idade e altura (**Tabela 1.4**).

### Valores de referência

## Tabela 1.4
### Fórmula para cálculo da CV prevista

| Sexo | Fórmula |
|---|---|
| Feminino (20 a 76 anos) | (altura x 0,0433) – (idade x 0,0164) – 2,967<br>Limite inferior = previsto – 0,556 |
| Masculino (25 a 78 anos) | (altura x 0,059) – (idade x 0,0229) – 4,569<br>Limite inferior = previsto – 0,864 |

CV: capacidade vital.
Fonte: Pereira et al. (2007).

### Indicação
- Doenças neuromusculares;
- Avaliação para desmame ventilatório difícil;
- Avaliação e monitorização das disfunções dos músculos ventilatórios;
- Avaliação pré e pós-operatórias.

### Contraindicação
- Instabilidade hemodinâmica;
- Baixo nível de compreensão de comandos;
- Ventilação mecânica em modo controlado.

## Descrição do procedimento
Materiais utilizados

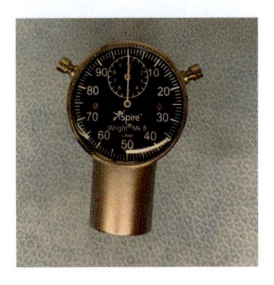

Ventilômetro devidamente calibrado

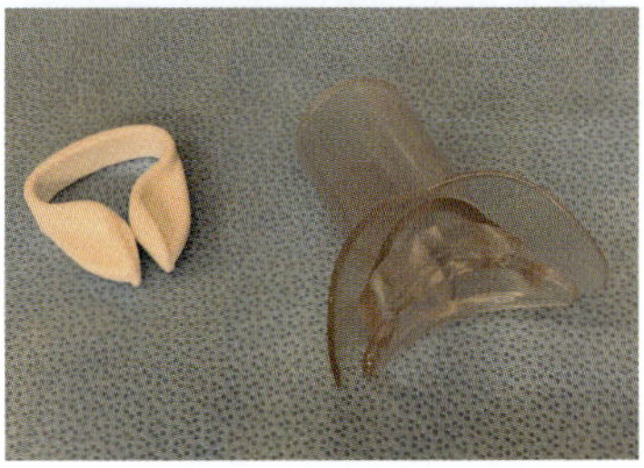

Bucal e clipe nasal

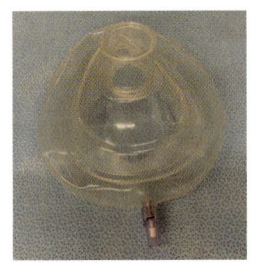

Máscara anestésica

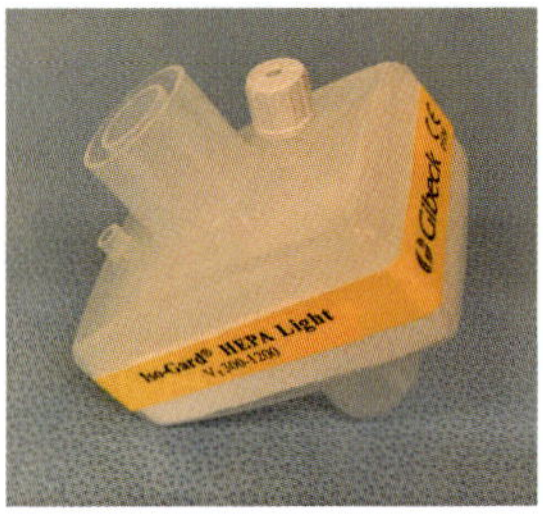

Filtro de barreira

**Figura 1.3:** Materiais utilizados para avaliação da capacidade vital.
Fonte: Acervo do autor.

## Orientações ao paciente
- Explicar o motivo da realização das medidas;
- Orientar que os resultados dos testes dependem da colaboração do paciente;
- Esclarecer que o paciente firme bem os lábios durante as medidas a fim de evitar vazamento;
- Mostrar o aparelho, explicar e demonstrar seu funcionamento;
- Treinar as manobras anteriormente à avaliação.

## Descrição do procedimento
- Separar os materiais a serem utilizados;
- Montar adequadamente o sistema;
- Posicionar o paciente em decúbito elevado a 45° ou sentado com os pés apoiados no chão e flexão de quadril 90°;
- Acoplar a máscara ao rosto do paciente ou solicitar que prenda o bocal com os lábios sem que haja vazamento (em caso de uso do bocal, utilizar o clipe nasal);
- Solicitar ao paciente que realize uma inspiração máxima, até capacidade pulmonar total (CPT), seguida de uma expiração máxima até o volume residual (VR);
- Obter três manobras aceitáveis, sem vazamentos e com intervalo de 30 segundos entre cada medida;

- O volume expiratório final das três medidas não deve variar mais do que 0,1 L;
- Caso necessário, ofertar oxigênio nos intervalos das medidas;
- Após selecionar o maior valor de CV, comparar com os valores de referência.

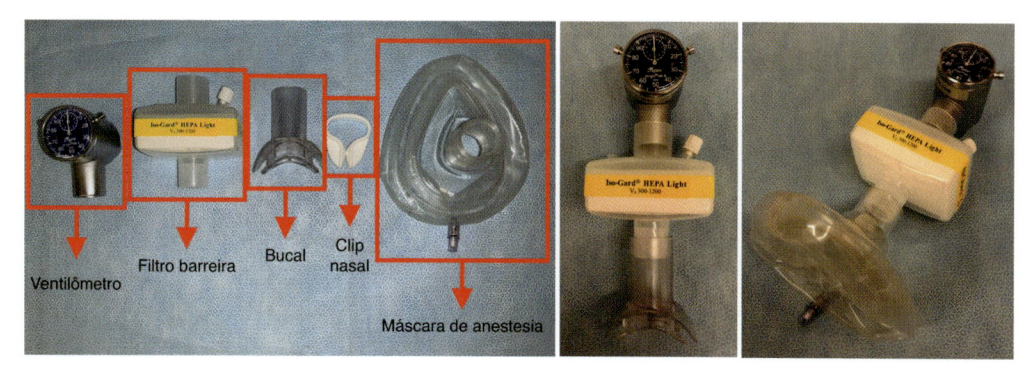

**Figura 1.4:** Montagem do sistema para avaliação da capacidade vital.
Fonte: Acervo do autor.

## Riscos e pontos críticos
- Dificuldade de compreensão e execução das medidas;
- Queda de saturação;
- Taquicardia.

## Pico de fluxo de tosse (PFT) e Pico de Fluxo Expiratório (PFE)

O PFT mede a efetividade da tosse por meio do *"Peak Flow"*. Trata-se do fluxo máximo obtido na boca durante uma expiração forçada partindo-se do volume pulmonar máximo (capacidade pulmonar total – CPT).

O PFE mede o fluxo máximo obtido na boca durante uma manobra expiratória forçada partindo-se do volume pulmonar máximo (CPT).

Os valores de referência para este teste são baseados no sexo, altura e idade, indicando eficácia da tosse (Tabela 1.5).

## Valores de referência

| Tabela 1.5 Interpretação dos valores | |
|---|---|
| **Valores** | **Indicativo** |
| PFT acima ou igual a 270 L/min | Tosse eficaz |
| PFT entre 160 L/min e 270 L/min | Tosse prejudicada |
| PFT abaixo de 160 L/min | Tosse ineficaz |

PFT: pico de fluxo de tosse.
Fonte: Zappala et al. (2010).

### Tabela 1.6
### Interpretação dos valores para PFE (sexo masculino)

| Idade (anos)/estatura (cm) | 152 | 165 | 178 | 191 | 203 |
|---|---|---|---|---|---|
| 20 | 554 | 602 | 649 | 693 | 740 |
| 25 | 543 | 590 | 636 | 679 | 725 |
| 30 | 532 | 577 | 622 | 664 | 710 |
| 35 | 521 | 565 | 609 | 651 | 695 |
| 40 | 509 | 552 | 596 | 636 | 680 |
| 45 | 498 | 540 | 583 | 622 | 665 |
| 50 | 486 | 527 | 569 | 607 | 649 |
| 55 | 475 | 515 | 556 | 593 | 634 |
| 60 | 463 | 502 | 542 | 578 | 618 |
| 65 | 452 | 490 | 529 | 564 | 603 |
| 70 | 440 | 477 | 515 | 550 | 587 |

PFE: pico de fluxo expiratório.
Fonte: Gerald et al. –UpToDate (2019).

## INDICAÇÃO
- **Pico de Fluxo de Tosse – PFT:**
    - Avaliação clínica de pacientes asmáticos;
    - Resposta ao tratamento de pacientes asmáticos;
    - Estabelecimento de critérios para alta hospitalar;
    - Detecção precoce da redução do fluxo expiratório podendo sugerir o início ou piora da obstrução.
- **Pico de Fluxo Expiratório – PFE:**
    - Avaliação da gravidade de obstrução das vias aéreas em pacientes com doença pulmonar obstrutiva;
    - Avaliar se há ou não presença de resistência ao fluxo nas vias aéreas;
    - Avaliar a responsividade das vias aéreas a broncodilatadores.

## CONTRAINDICAÇÃO
- Insuficiência respiratória grave;
- Obstrução com hipoxemia aguda.

## DESCRIÇÃO DO PROCEDIMENTO
Materiais utilizados
- Aparelho *"Peak Flow"*, que é de uso individual e pode ser reprocessado. Junto do aparelho, são fornecidas escalas com valores de referência baseados no sexo, na idade e na estatura;
- Bucal.

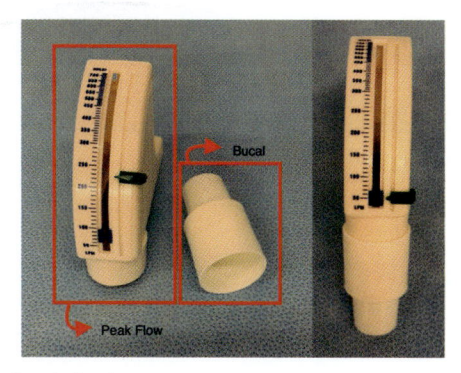

**Figura 1.5:** Modelo de aparelho "Peak Flow".
Fonte: Acervo do autor.

## ORIENTAÇÕES AO PACIENTE
- Esclarecer o motivo da avaliação do PFT ou PFE;
- Explicar que o resultado do teste depende da colaboração do paciente;
- Mostrar e explicar o funcionamento do aparelho;
- Ensinar e demonstrar os procedimentos do teste;
- Orientar que o paciente, sentado ou de pé, se posicione corretamente;
- No caso da medida de PFT: orientar ao paciente a realizar uma inspiração máxima seguida de uma manobra de tosse através do bucal que estará conectado no dispositivo de medida;
- Para medida de PFE: orientar o paciente a realizar uma inspiração máxima seguida de uma expiração forçada máxima (de 1 a 2 segundos), curta e explosiva, através do bucal que estará conectado no dispositivo de medida;
- Observar a ocorrência de vazamentos.

## DESCRIÇÃO DO PROCEDIMENTO
- Adaptar o bucal ao medidor de pico de fluxo;
- Certificar-se de que o indicador colorido está na base da escala;
- Segurar o medidor na posição vertical (cuidado para que os dedos não bloqueiem a abertura da escala do aparelho);
- O paciente deve realizar uma inspiração profunda, mantendo os lábios firmemente fechados em torno do bucal e em seguida realizar uma manobra de tosse (PFT), ou uma expiração rápida e forçada (PFE), que resultará no movimento do indicador colorido da escala do aparelho;
- A posição final do indicador colorido é a medida do PFT ou PFE;
- Realizar três medidas e anotar a de maior valor, com variação de até 20 L/min entre as medidas;
- Para repetir os testes, deve-se retornar o indicador para a base da escala.

### Tabela 1.6
### Interpretação dos valores para PFE (sexo masculino)

| Idade (anos)/estatura (cm) | 152 | 165 | 178 | 191 | 203 |
|---|---|---|---|---|---|
| 20 | 554 | 602 | 649 | 693 | 740 |
| 25 | 543 | 590 | 636 | 679 | 725 |
| 30 | 532 | 577 | 622 | 664 | 710 |
| 35 | 521 | 565 | 609 | 651 | 695 |
| 40 | 509 | 552 | 596 | 636 | 680 |
| 45 | 498 | 540 | 583 | 622 | 665 |
| 50 | 486 | 527 | 569 | 607 | 649 |
| 55 | 475 | 515 | 556 | 593 | 634 |
| 60 | 463 | 502 | 542 | 578 | 618 |
| 65 | 452 | 490 | 529 | 564 | 603 |
| 70 | 440 | 477 | 515 | 550 | 587 |

PFE: pico de fluxo expiratório.
Fonte: Gerald et al. –UpToDate (2019).

### Tabela 1.7
### Interpretação dos valores para PFE (sexo feminino)

| Idade (anos)/estatura (cm) | 140 | 152 | 165 | 178 | 190 |
|---|---|---|---|---|---|
| 20 | 390 | 423 | 460 | 496 | 529 |
| 25 | 385 | 418 | 454 | 490 | 523 |
| 30 | 380 | 413 | 448 | 483 | 516 |
| 35 | 375 | 408 | 442 | 476 | 509 |
| 40 | 370 | 402 | 436 | 470 | 502 |
| 45 | 365 | 397 | 430 | 464 | 495 |
| 50 | 360 | 391 | 424 | 457 | 488 |
| 55 | 355 | 386 | 418 | 451 | 482 |
| 60 | 350 | 380 | 412 | 445 | 475 |
| 65 | 345 | 375 | 406 | 439 | 468 |
| 70 | 340 | 369 | 400 | 432 | 461 |

PFE: pico de fluxo expiratório.
Fonte: Gerald et al. –UpToDate (2019).

## RISCOS E PONTOS CRÍTICOS
- Piora da obstrução brônquica;
- Broncoconstrição acarretando queda dos valores das medidas;
- Hipoxemia.

## PONTOS-CHAVE

- A avaliação da força muscular respiratória ocorre por mensuração da $PI_{MÁX}$ (força dos músculos inspiratórios) e $PE_{MÁX}$ (força dos músculos expiratórios) por meio do manovacuômetro.
- A avaliação da CV é obtida por intermédio da medida de volumes e capacidades pulmonares por meio da ventilometria, sendo essa medida indicada para acompanhamento de doenças neuromusculares, avaliação do desmame ventilatório difícil, assim como avaliação de condições pulmonares pré e pós-operatórias.
- O PFT é uma medida para avaliação da efetividade da tosse por meio do Peak Flow, utilizada principalmente em indivíduos com fraqueza muscular respiratória e/ou doenças neuromusculares.
- A avaliação do PFE é indicada para avaliação, acompanhamento clínico e resposta ao tratamento de broncodilatadores em pacientes asmáticos, estabelecimento de alta hospitalar e detecção na redução do fluxo expiratório.
- Atentar-se às condições adequadas de cada medida, assim como cuidados, contraindicações e possíveis riscos de cada manobra.

**Acesse aqui o conteúdo interativo do capítulo**

## Referências

1. Pressões respiratórias estáticas máximas. Diretrizes para Testes de Função Pulmonar. Jornal Brasileiro de Pneumologia (2002): volume 28, supl 3, p. 155-162.
2. Keenan SP. Ventilatory muscle strength and endurance in myasthenia gravis. Eur Respir J 8: 1130-5, 1995.
3. Park JH, et al. How Respiratory Muscle Strength Correlates with Cough Capacity in Patients with Pespiratory Muscle Weakness. Yonsei Med J. 2010 May;51(3):392-397.
4. Costa D, et al. Novos valores de referência para pressões respiratórias máximas na população brasileira. Jornal Brasileiro de Pneumologia. 2010; 36 (3).
5. Caruso P. et al. Métodos diagnósticos para avaliação da força muscular inspiratória e expiratória. Jornal Brasileiro de Pneumologia. 2015;41(2):110-123.
6. Barreto SSM. Diretrizes para Testes de Função Pulmonar. Volumes pulmonares. Jornal Brasileiro de Pneumologia. 2007;28():83-94.
7. Bois RM, et al. Forced Vital Capacity in Patients with Idiopathic Pulmonary Fibrosis: Test Properties and Minimal Clinically Important Difference. American Journal of Respiratory and Critical Care Medicine. 2011. Vol 184.
8. Pereira CAC, et al. Novos valores de referência para espirometria forçada em brasileiros adultos de raça branca. Jornal Brasileiro de Pneumologia. 2007;33(4):397-406.
9. Zappala CJ, et al. Marginal decline in forced vital capacity is associated with a poor outcome in idiopathic pulmonary fibrosis. European Respiratory Journal 2010 35: 830-836.
10. Espirometria. Diretrizes para Testes de Função Pulmonar. Jornal Brasileiro de Pneumologia (2002): volume 28, supl 3, p. 2-81. JUp. 2-81
11. Kutchak FM, et al. Pico de fluxo de tosse reflexa como preditor de sucesso na extubação em pacientes neurológicos. Jornal Brasileiro de Pneumologia. 2015; 41 (4): 358-364.

12. III Consenso Brasileiro no Manejo da Asma. J Pneumol 2002; 28(1).
13. Quanjer PH, Lebowitz MD, Gregg I, Miller MR, Pederson OF. Peak expiratory flow: conclusions and recommendations of a working party of the European Respiratory Society. Eur Respir J. 1997; 10 (Suppl 24): 2-8.
14. Gibson PG, Wlodarczyk J, Hensley MJ, Murree-Allen K, Olson LG, Saltos N. Using quality-control analysis of peak expiratory flow recordings to guide therapy for asthma. Ann Intern Med 1995; 123: 488-92.
15. Gerald LB, Carr TF. Peak expiratory flow monitoring in asthma [Internet]. UpToDate; c2020. [cited 2018 October 23]. Disponível em: https://www.uptodate.com/contents/peak-expiratory-flow-monitoring-in-asthma.

# Força Muscular Periférica

Jefferson Bassi Silva | Ricardo Kenji Nawa

## OBJETIVOS DO CAPÍTULO
- Apresentar conceitos básicos de métodos para avaliação de força muscular e seu uso clínico.
- Apontar a importância de utilizar métodos de avaliação de força para direcionar terapias.

## AVALIAÇÃO MUSCULAR PERIFÉRICA

O processo de avaliação muscular periférica ocorre basicamente por meio da execução de testes de desempenho. O músculo é submetido a um "estresse" que frequentemente ocorre por meio da sobrecarga. É importante ressaltar a inter-relação entre três componentes principais, sendo eles: massa muscular; força muscular; e função física. Podemos considerar que uma determinada quantidade de massa muscular será capaz de gerar um certo grau de força muscular. Dessa forma, a força será traduzida em função física, culminando na realização de movimentos e/ou execução de tarefas e atividades. O prejuízo de um ou mais componentes poderá trazer prejuízo de desempenho em diferentes graus a depender do nível de acometimento.

Durante o período de hospitalização, muitos pacientes são expostos a diferentes fatores que contribuirão no processo de perda de massa muscular. A administração de medicações, períodos de restrição de atividades de vida diária, a própria doença bem como comorbidades prévias, favorecem o desenvolvimento da fraqueza muscular. Estudos apontam que cerca de 7 dias de internação em uma unidade de terapia intensiva (UTI) suficientes para promover perdas de até 40% da capacidade do indivíduo gerar força muscular. As consequências dessas perdas têm como causa a perda da massa muscular e consequentemente limitações em sua função física, intitulada "fraqueza muscular adquirida na UTI" (FAUTI).

Sendo o ambiente hospitalar um contexto favorável para o desenvolvimento da FAUTI, se tornam-se necessários a adequada identificação e o manejo de fatores contribuintes. A avaliação e o acompanhamento longitudinal da força muscular durante o período de internação serão determinantes para o planejamento terapêutico, minimizando, dessa formas o declínio funcional dos pacientes.

## TESTE DE "1 REPETIÇÃO MÁXIMA"

O teste de 1 Repetição Máxima (1RM) consiste na avaliação de forma dinâmica da força muscular em um movimento com levantamento de carga máxima em toda a sua amplitude. O teste de 1RM é bastante utilizado em programas de treinamento físico e reabilitação como base para prescrição do exercício para treinos com carga, no qual usam-se porcentagens preestabelecidas da carga máxima atingida no teste para ser usada durante o programa de treinamento.

> **LEMBRETE**
> **Recomendações para o treino de força**
> - 60 a 85% de 1RM – Pacientes saudáveis
> - 50 a 60% de 1RM – Pacientes internados

A aplicação do teste de 1RM auxilia a parametrização e definição de cargas de treinos, minimizando o empirismo e auxiliando a organização e planejamento dos treinos de força a que os pacientes serão submetidos. É importante levar em consideração as vantagens e desvantagens deste método:

- **Vantagens:**
  - Fácil aplicação e reprodutibilidade;
  - Baixo custo;
  - Poucas contraindicações.
- **Desvantagens:**
  - Risco de lesões;
  - Baixa fidelidade (alta chance de ser submáximo).

A realização do "teste de 1RM exige alguns cuidados em sua execução. O correto posicionamento do paciente e o arco de movimento devem ser considerados para evitar lesões musculares e articulares e a compensação de outros grupos musculares.

> **LEMBRETE**
> **Ao realizar o teste de 1RM, atenção para:**
> - Correto posicionamento do paciente;
> - Execução correta do arco de movimento;
> - Compensações de outros grupos musculares;
> - Iniciar com cargas intermediárias e progredir até a carga máxima (a carga máxima válida será a última em que não haja movimentos compensatórios).

Para realizar o teste de 1RM, seja para avaliação de grupos musculares de membros superiores, seja de membros inferiores, é preciso considerar alguns cuidados:
- Orientar o paciente realizar o movimento em velocidade controlada;
- Observar possíveis movimentos compensatórios;
- Caso o paciente realize alguma compensação, reduza a carga;
- A carga máxima será a última com a qual o paciente conseguir realizar o movimento sem compensações;
- Pode-se avaliar o lado dominante o não dominante, porém a prescrição deve ser feita preferencialmente pela carga atingida no lado dominante.

# CAPÍTULO 2 – FORÇA MUSCULAR PERIFÉRICA

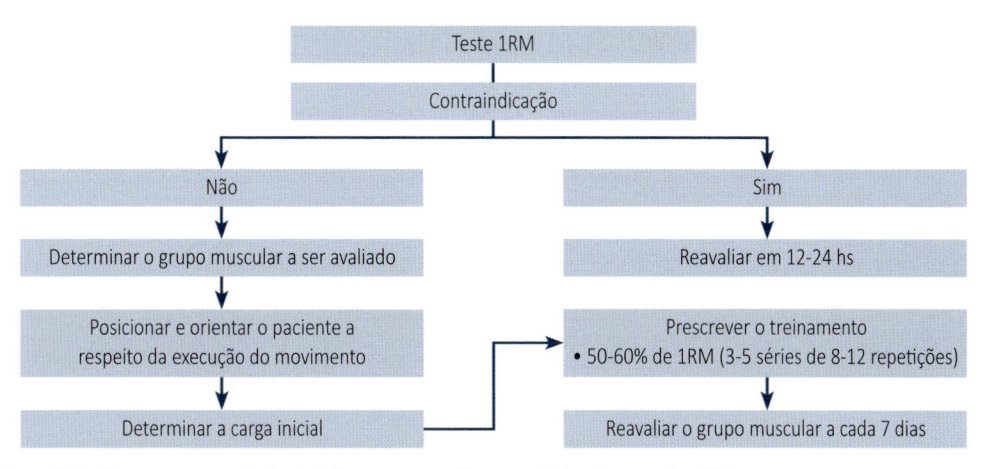

**Figura 2.1** – Fluxo para tomada de decisão para execução e uso clínico do teste de 1RM.
Fonte: Acervo do autor.

## MEMBROS SUPERIORES (MMSS) – FLEXÃO DE COTOVELO NA POLTRONA E MEMBROS INFERIORES (MMII) – EXTENSÃO DE JOELHO NA POLTRONA

### IMPORTANTE

No caso da foto, o movimento de flexão do cotovelo inicia-se próximo a 90°, portanto as próximas avaliações deverão ser feitas na mesma angulação (restrição da mobília).

- Posição sentado – próximo a 90°;
- Tronco apoiado e estável;
- Cargas vão sendo acrescidas até o máximo que o paciente consegue levantar, sem que haja movimentos compensatórios;

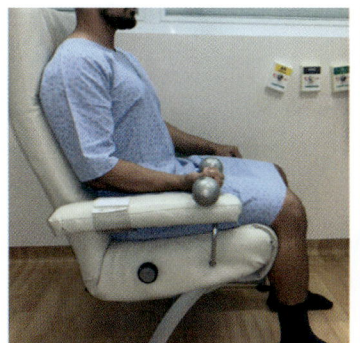

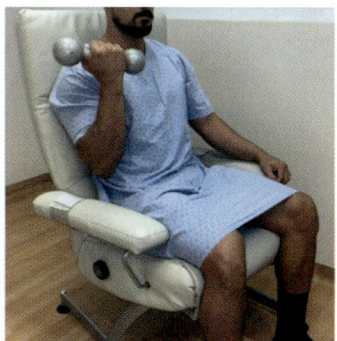

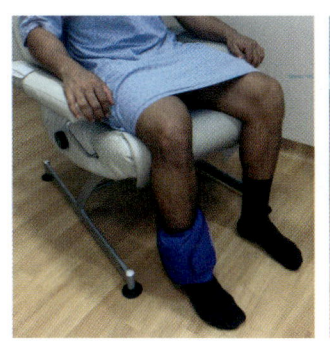

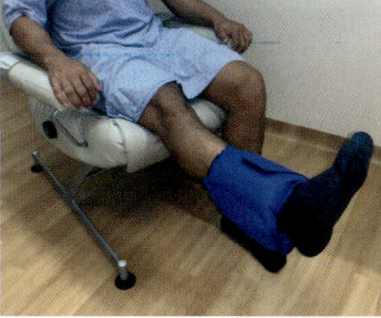

- Posição sentado – flexão de quadril e joelho a 90°;
- Pés apoiados no chão;
- Realizar o arco de movimento completo com extensão de joelho;
- Cargas vão sendo acrescidas até o máximo que o paciente consegue levantar, sem que haja movimentos compensatórios.

**Figura 2.2** Posicionamento correto para avaliação de flexores de cotovelo e de extensão de joelho, com paciente sentado em poltrona.
Fonte: Acervo do autor.

## MEDICAL RESEARCH COUNCIL SUM SCORE (MRC)

O *Medical Research Council Sum Score* (MRC) é um teste de avaliação de força manual, o mais utilizado e aceito mundialmente. Aplicado com frequência na avaliação de pacientes hospitalizados, auxilia no processo de estratificação de FAUTI. Um total de 12 grupos musculares são avaliados e graduados conforme preconizado pela Escala de Oxford, **Tabela 2.1**. Uma pontuação total do MRC inferior a 48 pontos ou MRC médio inferior a 4 pontos por grupamento muscular é usado como ponto de corte para definir pacientes que apresentam FAUTI.

**Tabela 2.1**
**Escala de Oxford para graduar a força muscular**

| Gradação | Descrição |
|---|---|
| 0 | Ausência de contração muscular à palpação |
| 1 | Contração muscular palpável ou visível |
| 2 | Movimento presente, mas não vence a gravidade |
| 3 | Movimento completo contra ação da gravidade |
| 4 | Movimento completo contra resistência de carga leve |
| 5 | Força normal do músculo contra resistência |

Fonte: Adaptado de Kleyweg RP, van der Meché FG, Loonen MC, de Jonge J, Knip B. The natural history of the Guillain-Barré syndrome in 18 children and 50 adults. J Neurol Neurosurg Psychiatry. 1989 Jul;52(7):853-6. doi: 10.1136/jnnp.52.7.853. PMID: 2769279; PMCID: PMC1031932

A pontuação total do MRC varia de 0 (zero), caracterizando o paciente com apresentação de ausência completa de contração, a 60 pontos, caracterizando o paciente com força muscular normal – preservada. O MRC avalia 12 grupos musculares, sendo três de membros superiores (MMSS) e três de membros inferiores (MMII) bilateralmente, conforme descrito a seguir:
- **MMSS:** abdução de ombro, flexão de cotovelo e extensão de punho;
- **MMII:** flexão de quadril, extensão de joelho e dorsiflexão de tornozelo.

> **LEMBRETE**
>
> **A aplicação do MRC consiste em:**
> - Avaliar três grupos musculares MMSS e MMII bilateralmente, com graduação da força de 0 a 5 para cada movimento;
> - Valores menores que 48 pontos são caracterizados com fraqueza muscular adquirida na UTI;
> - Auxilia na estratificação de fraqueza e pode direcionar as abordagens fisioterapêuticas.

- **Vantagens:**
  - Baixo custo;
  - Fácil aplicação;
  - Boa reprodutibilidade.
- **Desvantagens:**
  - Desejável correlacionar com função;
  - Confiabilidade interexaminadores moderada.

## QUAIS GRUPOS MUSCULARES SÃO AVALIADOS NO MRC?

**Membros superiores:** Abdução do ombro; Flexão de cotovelo; Extensão de punho.

**Membros inferiores:** Flexão de quadril; Extensão de joelho; Dorsiflexão de tornozelo.

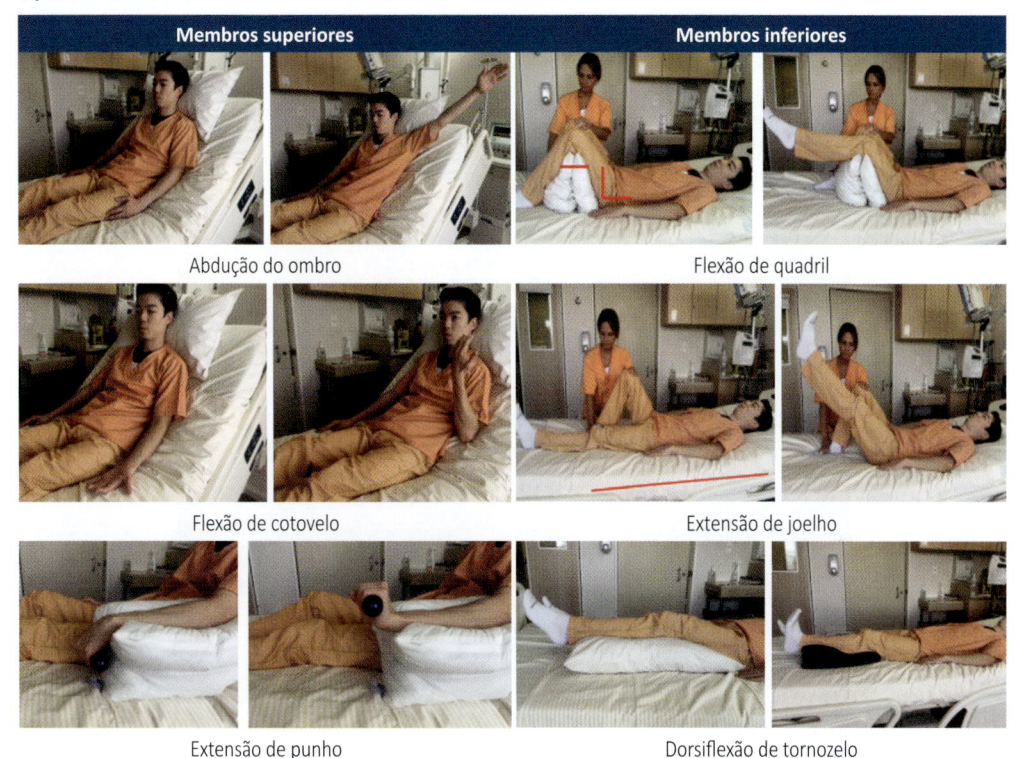

**Figura 2.3** Posicionamento para a correta avaliação dos grupos musculares de acordo com o Medical Research Council – MRC.
Fonte: Acervo do autor.

## CUIDADOS PARA APLICAÇÃO DO TESTE

- Posicionar o paciente corretamente para realizar os movimentos, tronco estável e alinhado;
- Iniciar o teste com os MMSS com o paciente em decúbito mais elevado (30 a 45°);
- CUIDADO para não permitir movimentos compensatórios;
- Usar roupas confortáveis, que não limitem os movimentos;
- Os músculos devem estar visíveis para a visualização da contração em pacientes mais fracos, principalmente;
- O examinador pode estabilizar as articulações para garantir que outros músculos não interfiram no movimento.

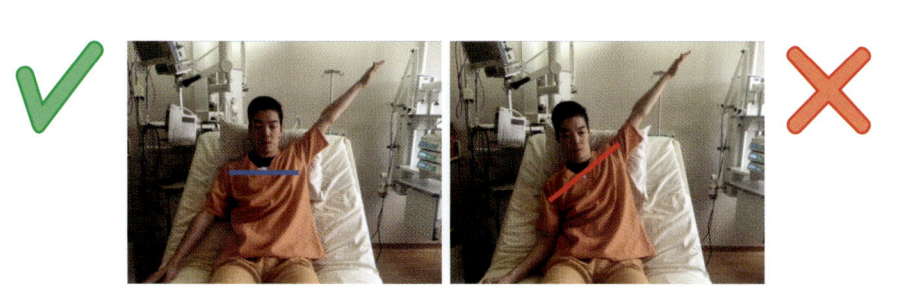

**Figura 2.4** Movimento compensatório na avaliação do grupo muscular responsável pelo movimento de abdução do ombro.
Fonte: Acervo do autor.

- O examinador pode realizar o movimento de forma passiva para garantir que o paciente tenha entendido como deverá ser realizado.
- Nos casos em que os pacientes não vençam a gravidade, pode-se usar uma superfície de apoio (mesa de refeição) para eliminar a gravidade.
- A carga de 1 kg (halter e caneleira) é recomendada para os pacientes na UTI para considerar força muscular normal.

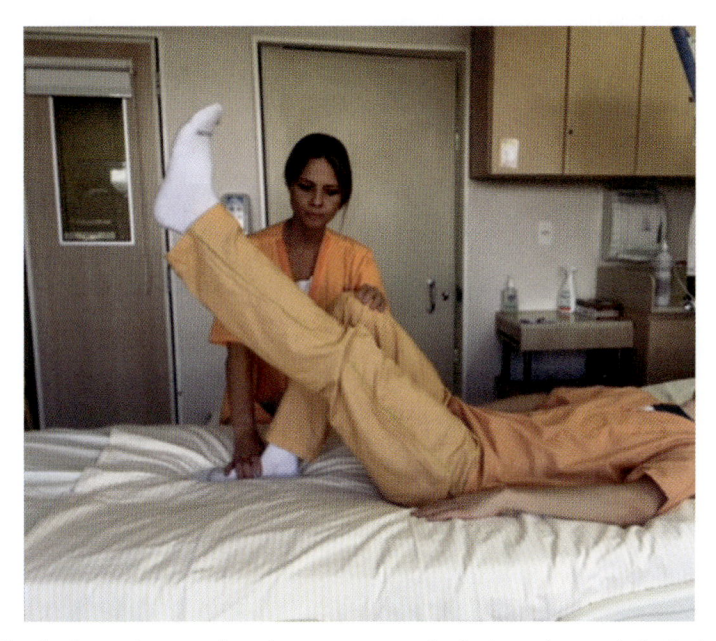

**Figura 2.5** Estabilização do membro contralateral para a correta avaliação do movimento de flexão do quadril.
Fonte: Acervo do autor.

## QUANDO DEVEMOS PENSAR EM APLICAR O MRC?
- Assim que possível, desde que o paciente esteja estável, acordado e capaz de colaborar com o teste;
- Na avaliação para dar início ao processo de reabilitação. O MRC fornece informações que poderão nortear as condutas e estabelecendo as metas terapêuticas;
- Entre períodos regulares do processo de reabilitação (1 a 2 semanas) para avaliação do comportamento da força muscular.

## EM QUAIS SITUAÇÕES NÃO SERÁ POSSÍVEL REALIZAR O MRC?
- Pacientes com clínica instável;
- Pacientes incapazes de atender comando (sedação profunda, demência e delirium (hiper/hipoativo);
- Limitações ortopédicas: imobilizações pós-cirúrgicas, amputações, fraturas não consolidadas.
- Esternotomia: movimentos de elevação de MMSS e uso de carga;

- Acidente vascular cerebral: resultante de diminuição da força, atrelada à lesão neurológica e não propriamente de desenvolvimento de fraqueza adquirida na UTI ou polineuropatia do doente crítico.

## COMO O MRC PODE AUXILIAR A NORTEAR A TERAPIA?

O exemplo a seguir apresenta valores hipotéticos pós-avaliação dos 12 grupos musculares, avaliados por meio do MRC. A **Tabela 2.2** apresenta os valores dos 12 grupos avaliados, seguida da discussão de como os valores norteiam o plano terapêutico frente aos valores obtidos.

### Tabela 2.2
### Avaliação da força muscular utilizando o MRC

| Movimento | MSE | MSD | MIE | MID | Total |
|---|---|---|---|---|---|
| Abdução do ombro | 2 | 3 | - | - | |
| Flexão de cotovelo | 4 | 4 | - | - | |
| Extensão de punho | 4 | 4 | - | - | |
| Flexão de quadril | - | - | 2 | 2 | |
| Extensão de joelho | - | - | 4 | 4 | |
| Dorsiflexão de tornozelo | - | - | 4 | 4 | |
| TOTAL | 10 | 11 | 10 | 10 | 41 |

MSE: membro superior esquerdo; MSD: membro superior direito; MIE: membro inferior esquerdo; MID: membro inferior direito.
MRC: Medical Research Council.
Fonte: Acervo do autor.

- Observamos um déficit de força mais acentuado em grupos musculares proximais (grupos musculares: abdução de ombro e flexão de quadril);
- O foco inicial do tratamento, poderia objetivar: a) fortalecimento das cadeias musculares proximais, b) exercícios de estabilidade, c) trabalho com cadeia cinética fechada;
- A fraqueza muscular fica caracterizada quando o paciente apresenta valores do MRC menor ou igual a 48 pontos dos 60 pontos totais.

## DINAMOMETRIA DE PREENSÃO PALMAR

A dinamometria de preensão palmar é uma forma simples e objetiva de se avaliar a força muscular periférica. A força de preensão está associada a uma variedade de resultados do envelhecimento e constitui um componente essencial dos fenótipos da sarcopenia e da fragilidade. Por intermédio das medidas de força do segmento avaliado, é possível extrapolar os resultados para os músculos periféricos, permitindo dessa forma estimar a força global do paciente.

Existe grande interesse na avaliação clínica por meio da força de preensão palmar em virtude de sua correlação como marcador de envelhecimento saudável. A queda na capacidade de geração de força de preensão ao longo do tempo é naturalmente esperada. Dessa forma, valores de referência têm sido adotados e utilizados clinicamente para o direcionamento de condutas.

> **LEMBRETE**
>
> A dinamometria de preensão palmar está **contraindicada** em:
> - Tenorrafia, neurorrafia, feridas abertas, fraturas recentes, pacientes impossibilitados de realizar exercícios isométricos.

Por meio da dinamometria de preensão palmar, pontos de corte foram estabelecidos e adotados como valores de referência na literatura para caracterizar pacientes com fraqueza muscular adquirida em UTI (FAUTI) e pacientes com sarcopenia, conforme **Tabela 2.3**. O membro dominante normalmente é aquele em que a destreza e a capacidade de geração de força são maiores quando comparado ao membro contralateral. Assim, é recomendado realizar o teste sempre no membro dominante do paciente. Porém, na impossibilidade de realização da avaliação no membro dominante por qualquer motivo, o teste poderá ser conduzido no membro contralateral, porém registrando a observação em prontuário para a devida notificação.

**Tabela 2.3**
**Valores de referência de dinamometria de preensão palmar**

|  | FAUTI | Sarcopenia |
|---|---|---|
| Homens | 11 kg/F | 27 kg/F |
| Mulheres | 7 kg/F | 16 kg/F |

FAUTI: fraqueza muscular adquirida em UTI.
Fonte: Ali, et al. Am J Respir Crit Care Med. 2008 Aug 1;178(3):261-8. Cruz-Jentoft, et al. Age Ageing. 2019,1;48(1):16-31.

A dinamometria de preensão palmar deve ser realizada de forma padronizada para garantir uma boa reprodutibilidade do teste. O paciente deve ser posicionado preferencialmente em uma cadeira ou poltrona, com os pés apoiados chão ou numa superfície reta. No entanto, se não for possível realizar a transferência do paciente, a avaliação pode ser realizada no leito de forma a garantir o posicionamento do tronco próximo a 90°.

> **LEMBRETE**
>
> A unidade de medida adotada para valores de dinamometria de preensão palmar é kg/F.

O dinamômetro deverá ser posicionado no membro dominante, com ombro aduzido, cotovelo a 90° e leve extensão de punho – até cerca de 30°. O paciente deverá realizar três manobras consecutivas de preensão palmar com intervalo de 60 segundos entre as medidas. É importante ressaltar que o valor da medida a ser considerado deve ser sustentado por pelo menos 1 segundo, sendo o maior valor entre as três medidas considerado o resultado do teste (**Figura 2.6**).

| Posicionamento | Extensão de punho | Força de preensão | Flexão de cotovelo + Membro dominante |

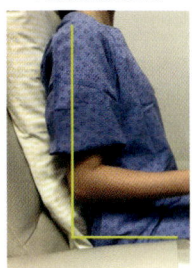

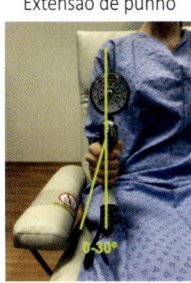

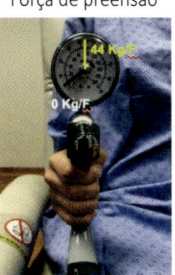

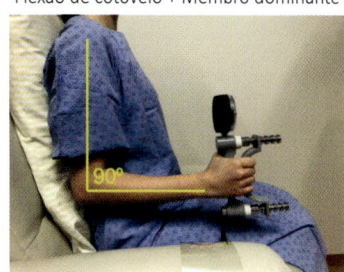

Posicionar o paciente em uma cadeira ou poltrona com encosto reto ou no leito com cabeceira elevada, o mais próximo de 90°, com: 1) Ombro aduzido; 2) Cotovelo fletido em 90°; 3) Antebraço em neutro; 4) Punho em extensão entre 0 e 30°.

Realizar três medidas consecutivas com intervalo de 60 segundos entre elas, sendo sempre realizadas no membro dominante.

**Figura 2.6** Instruções para o correto posicionamento do paciente e manobra para mensuração da dinamometria de preensão palmar.
Fonte: Acervo do autor.

## PONTOS-CHAVE

- A avaliação de força muscular deve ser realizada em pacientes que apresentem fatores de risco ao desenvolvimento de fraqueza muscular adquirida na UTI;
- O teste de 1RM é preconizado para realizar a estratificação da carga de treino nos pacientes com indicação de treino de força muscular;
- A fraqueza muscular adquirida na UTI é caracterizada com pontuações iguais ou menores do que 48 pontos na avaliação por meio do MRC.

Acesse aqui o conteúdo interativo do capítulo

## Referências

1. Powers SK, Howley, ET Fisiologia do Exercício – teoria e aplicação ao condicionamento e ao desempenho. 8. ed. Manole: Barueri; 2014.
2. Cáceres JMS, Steinbach CV, Figueiredo T, Salles BF de, Souza RA de, Miranda H, Simão R. Teste de 1RM na prescrição do treinamento de força. Revista Brasileira de Prescrição e Fisiologia do Exercício, São Paulo, v.5, n.30, p.543-547. Nov./Dez. 2011.
3. Parry S, Puthucheary Z. The impact of extended bed rest on the musculoskeletal system in the critical care environment. Extrem Physiol Med 2015; 4: 16.
4. Naqvi U, Sherman Al. Muscle Strength Grading. [Updated 2019 Jul 1]. In: StatPearls- (Online) 2020. [Citado 2020-15-03]. Disponível em: https://www.ncbi.nlm.nih.gov/books/NBK436008/?report=reader#_NBK436008_pubdet_.

5. Ali NA, O'Brien JM Jr, Hoffmann SP, Phillips G, Garland A, Finley JC, Almoosa K, Hejal R, Wolf KM, Lemeshow S, Connors AF Jr, Marsh CB; Midwest Critical Care Consortium. Acquired weakness, handgrip strength, and mortality in critically ill patients. Am J Respir Crit Care Med. 2008 Aug 1;178(3):261-8.
6. Cruz-Jentoft AJ, Bahat G, Bauer J, Boirie Y, Bruyère O, Cederholm T, Cooper C, Landi F, Rolland Y, Sayer AA, Schneider SM, Sieber CC, Topinkova E, Vandewoude M, Visser M, Zamboni M; Writing Group for the European Working Group on Sarcopenia in Older People 2 (EWGSOP2), and the Extended Group for EWGSOP2. Sarcopenia: revised European Consensus on Definition and Diagnosis. Age Ageing. 2019,1;48(1):16-31.
7. Bragança RD, Ravetti CG, Barreto L, Ataíde TBLS, Carneiro RM, Teixeira AL, Nobre V. Use of handgrip dynamometry for diagnosis and prognosis assessment of intensive care unit acquired weakness: a prospective study. Heart Lung. 2019;48(6):532-537.
8. Morales J, Sobonya S. Use of submaximal repetition tests for predicting 1RM strength in class athletes. J Strength Cond Res. 1996;10:186-9.

# 3

# Ultrassonografia Muscular Periférica e Diafragmática

Carla Luciana Batista | Rogério Dib

## OBJETIVOS DO CAPÍTULO

- Descrever as possibilidades para realização de medidas ultrassonográficas da musculatura periférica e do diafragma pertinentes ao fisioterapeuta, com proposta de avaliação cinesiofuncional;
- Apresentar os valores de referência e sua aplicabilidade clínica na prática assistencial;
- Estimular o raciocínio perante as possibilidades de avaliação cinesiofuncional com a ultrassonografia.

## INTRODUÇÃO

A ultrassonografia (US) vem surgindo fortemente como um método de avaliação de fácil reprodutibilidade por ser aplicado à beira do leito, com ausência de radiação e baixo custo. De forma dinâmica, é possível avaliar a estrutura e a função do músculo diafragma e da musculatura periférica, o que permite um diagnóstico cinesiofuncional que muito auxilia na tomada de decisões clínicas. Por meio de treinamento específico direcionado, respeitando a área de atuação e conhecendo o limite de suas competências, o fisioterapeuta tem a ultrassonografia como uma excelente e atual opção na sua avaliação dentro da unidade de terapia intensiva (UTI).

## ULTRASSONOGRAFIA MUSCULAR PERIFÉRICA

A ultrassonografia muscular periférica é realizada pelo fisioterapeuta para quantificar a massa magra e avaliar a qualidade muscular. Esse exame não invasivo é realizado com um aparelho de ultrassom (portátil ou não) utilizando o transdutor linear preferencialmente de 06/18 MHz na modalidade bidimensional, posicionado, algumas vezes, no plano longitudinal e, outras vezes, no plano transversal dependendo do objetivo. Essas duas formas estão descritas nos exemplos a seguir. A ultrassonografia apresenta baixo custo de realização quando comparada com outros métodos de quantificação de massa magra; pode ser realizada à beira do leito por diversos profissionais da área da saúde, apresentando ótima reprodutibilidade intra-avaliador e interavaliadores.

Essas avaliações podem ser realizadas tanto em pacientes adultos como em pediátricos. A avaliação da massa magra pode ser uma ferramenta de grande valia para ajustar necessidades nutricionais e traçar um plano terapêutico para frear a perda de massa no paciente grave, lembrando que a avaliação da massa corresponde a um dos três itens fundamentais nesse processo composto pela seguinte tríade (Figura 3.1).

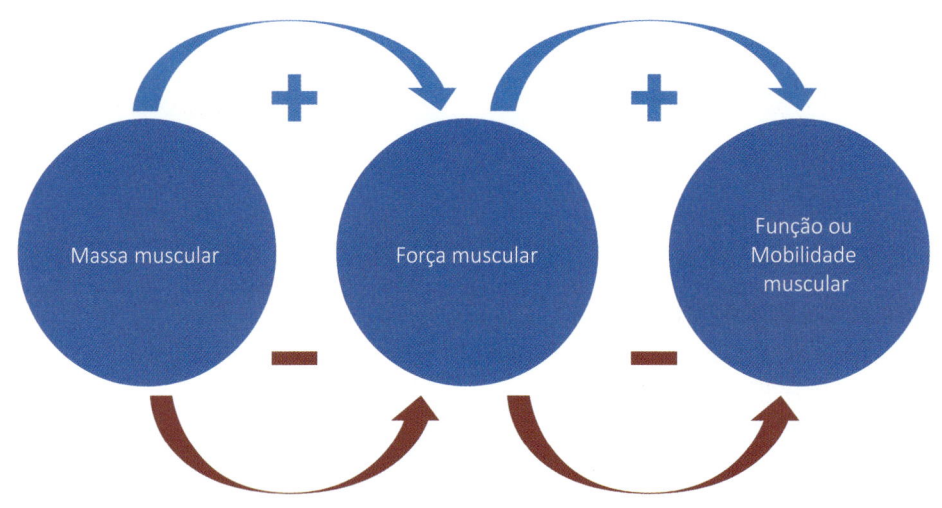

**Figura 3.1:** Tríade de avaliação motora.
Fonte: Acervo do autor.

Existem algumas formas possíveis para realização desta avaliação que visa verificar a quantidade e a qualidade da massa muscular. Podem-se dividir essas avaliações em quatro possibilidades:

1. Espessura;
2. Ecogenicidade;
3. Ângulo de penação;
4. Área de secção transversa.

Para iniciar a avaliação, é necessário traçar pontos específicos utilizando-se caneta dermatológica e fita métrica. O primeiro será um ponto médio entre a borda superior da patela e crista ilíaca anterossuperior e o segundo ponto, entre os marcos citados anteriormente, dividindo em três terços a distância e sendo considerado o último terço o ilustrado no esquema (**Figura 3.2**). Lembrando, existem outros marcos de medidas citados na literatura.

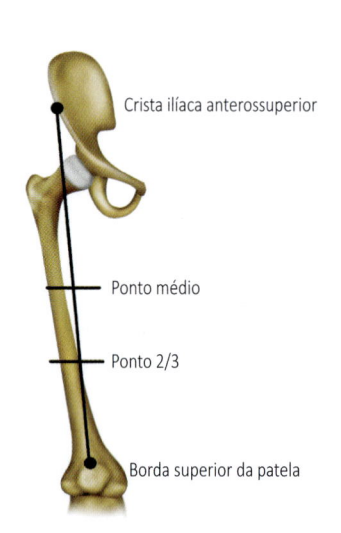

**Figura 3.2:** Descrição dos pontos para avaliação do quadríceps pela ultrassonografia.
Fonte: Adaptado de: Matamis et al. Sonographic evaluation of the diaphragm in critically Ill patients. Technique and clinical applications. Intensive Care Med (2013) 39:801-810

## MENSURAÇÃO DA ESPESSURA MUSCULAR

Nessa forma de avaliação, é observada a espessura da massa muscular. Nesses exemplos, as imagens do eixo anterior do quadríceps avaliam conjuntamente a espessura do músculo vasto intermédio e do reto femoral, e são realizadas com o transdutor na posição longitudinal (**Figura 3.3**) e transversal (**Figura 3.4**).

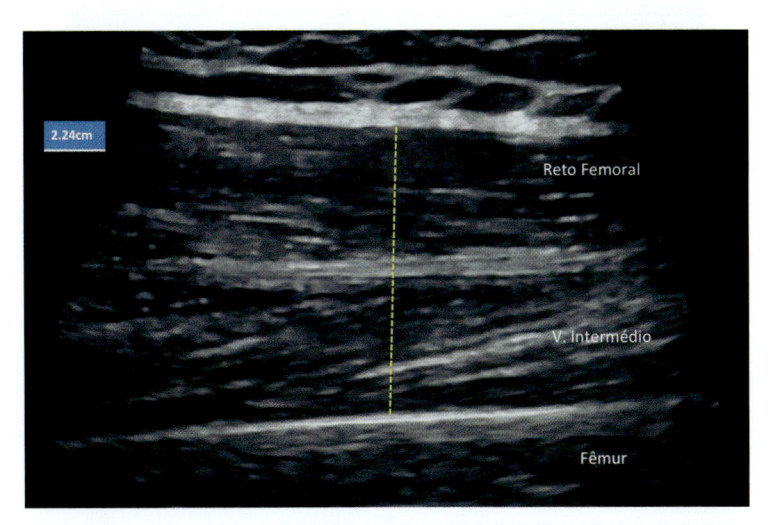

**Figura 3.3:** Avaliação da espessura muscular do quadríceps femoral longitudinalmente.
Fonte: Acervo do autor.

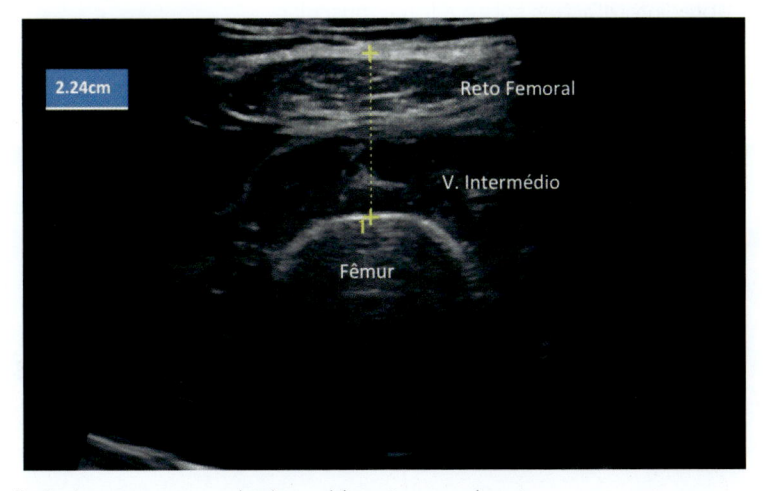

**Figura 3.4:** Avaliação da espessura muscular do quadríceps transversalmente.
Fonte: Acervo do autor.

## MENSURAÇÃO DA ECOGENICIDADE MUSCULAR

A ecogenicidade é utilizada para avaliar a qualidade muscular em uma escala de tons que vai de 0 (preto) até 255 (branco). Quanto maior o número, mais ecogênico e pior a qualidade muscular, com maior quantidade de tecido fibrótico e gordura intramuscular; e quanto menor o número, menos ecogênico e melhor a qualidade muscular, com menor quantidade de gordura e tecido fibrótico intramuscular (**Figura 3.5**).

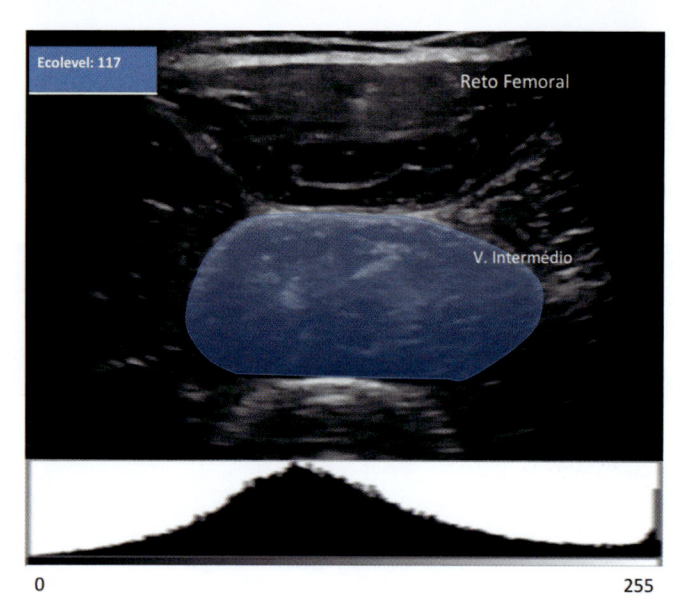

**Figura 3.5:** Avaliação da ecogenicidade do músculo vasto intermédio. Na figura, o nível de ecogenecidade (Ecolevel) encontra-se em 117.
Fonte: Acervo do autor.

## MENSURAÇÃO DO ÂNGULO DE PENAÇÃO MUSCULAR

Com o transdutor na posição longitudinal, será possível observar a angulação das fibras musculares e obter informações sobre a força muscular.

Quanto maior o ângulo de penação, mais tecido muscular contrátil, aumentando a capacidade do músculo produzir força (**Figura 3.6**).

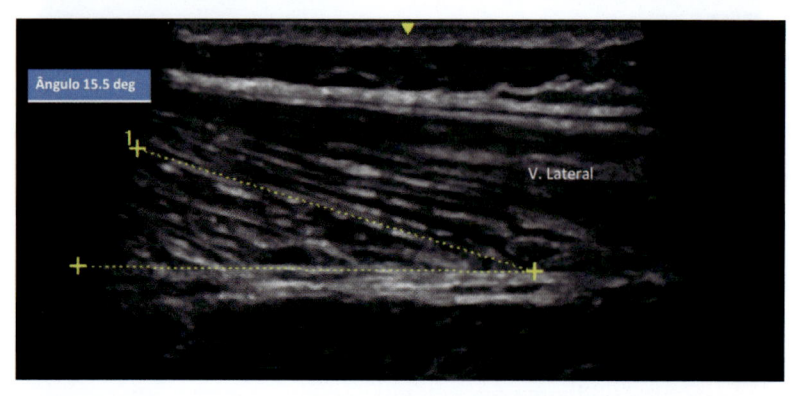

**Figura 3.6:** Avaliação do ângulo de penação do músculo vasto lateral. No presente exemplo, observa-se um ângulo de penação de 15,5°.
Fonte: Acervo do autor.

## MENSURAÇÃO DA ÁREA DE SECÇÃO TRANSVERSA (AST)

Utilizada para avaliar área de secção transversa ou área linear da estrutura desejada. Pode ser mensurada em momentos diferentes e o valor da medida pode ser em centímetros quadrados ou em centímetros lineares (**Figura 3.7**).

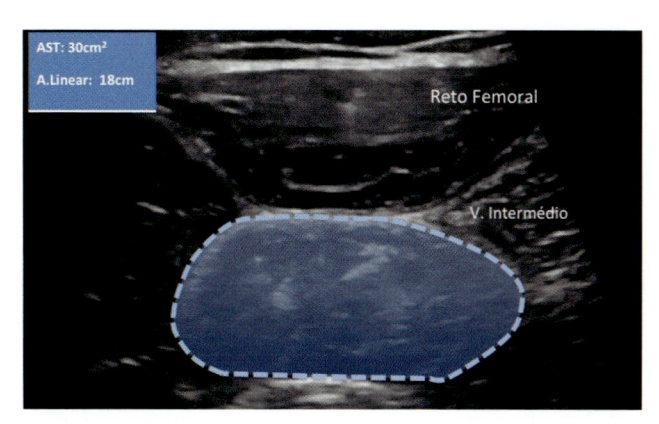

**Figura 3.7:** Avaliação da área de secção transversa do músculo vasto intermédio. No exemplo, observa-se uma área de secção transversa (AST) de 30 cm².
Fonte: Acervo do autor.

Cada forma citada apresenta particularidades de acordo com o propósito da avaliação, por isso é necessário treinar a equipe para que ela possa utilizar o equipamento e escolher a melhor modalidade para o objetivo desejado. Confeccionar protocolos de avaliação visando homogeneizar a amostra dos profissionais e destacar quais serão seus objetivos com a medida e quais dessas medidas poderão ser realizadas pelo aparelho disponível, lembrando que ainda não existem medidas padrão para população, ou seja, as medidas de um indivíduo serão comparadas em momentos diferentes. Considerar o balanço hídrico (BH) um dos itens a constar na ficha de avaliação, pois esse pode interferir nos valores aferidos. Sugestão de coletas: admissão; 3 dias; e alta da UTI como descrito na **Figura 3.8**.

## SUGESTÃO DE FICHA DE AVALIAÇÃO

**Figura 3.8:** Sugestão de ficha de avaliação de ultrassonografia muscular de membros inferiores.
MRC: medical research council, BH: balanço hídrico.
Fonte: Acervo do autor.

A ficha de avaliação contempla avaliação de força muscular por meio do MRC ou por meio da avaliação de força de preensão palmar (**conforme Capítulo 2 – Força Muscular Periférica**), sem deixar de avaliar o BH das últimas 24 horas, que pode influenciar nas imagens obtidas pelo ultrassom.

A ultrassonografia cinesiofuncional passou a ser uma ferramenta indispensável para a prática do fisioterapeuta, pois é possível validar e demonstrar o efeito positivo das intervenções.

## ULTRASSONOGRAFIA DIAFRAGMÁTICA

A fraqueza muscular na terapia intensiva, particularmente dos músculos respiratórios, é de bastante relevância no ambiente de terapia intensiva, trazendo consigo vários problemas clínicos associados.

A disfunção do músculo diafragma é altamente prevalente nos pacientes críticos. Estudos recentes mostram que, após 24 horas de ventilação mecânica, a fraqueza diafragmática está presente em 64% dos pacientes, ao passo que, no momento do desmame, esta prevalência pode chegar até 80%. Tal fator contribui fortemente para a possibilidade de desfechos desfavoráveis, como maior tempo de desmame e maiores taxas de falha após extubação.

No entanto, não só apenas os pacientes em ventilação mecânica dentro da UTI desenvolvem disfunção do diafragma. Várias outras causas no ambiente hospitalar são descritas como fatores de risco para o seu desenvolvimento nos pacientes críticos (**Figura 3.9**).

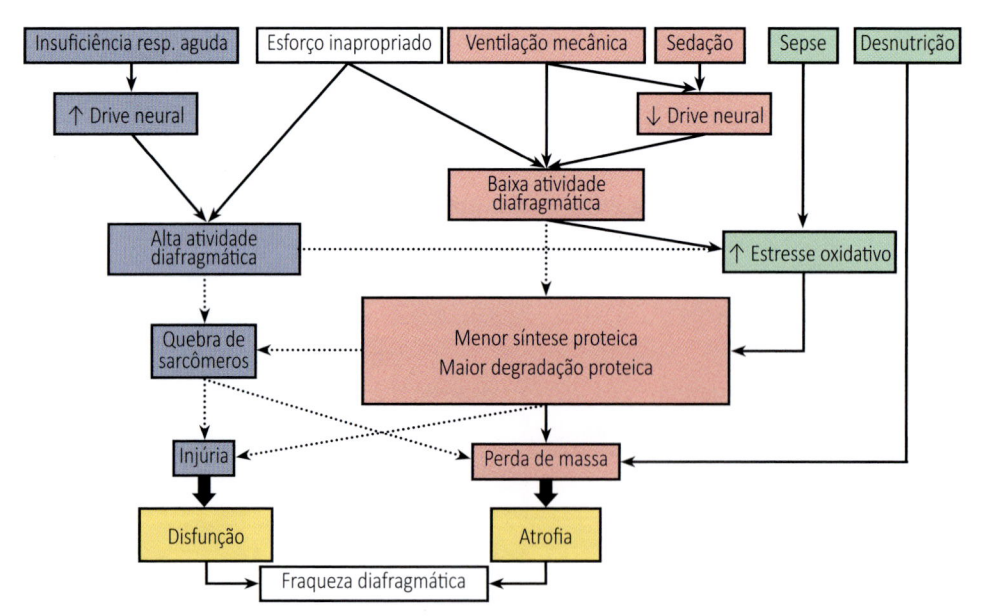

**Figura 3.9** – Ilustração sistemática dos mecanismos evolvidos na fraqueza diafragmática nos pacientes críticos.
Fonte: Adaptado de Dres M, Goligher EM, et al. (2017).

Sua coexistência também está associada a piores desfechos, como aumento da mortalidade na UTI, além do desmame difícil e ventilação mecânica prolongada, como já citado. Anormalidades do diafragma também podem ser observadas em condições em que haja injúria frênica, como nos casos de pós-operatórios cardíacos e abdominais, em doenças neuromusculares e neurológicas, traumas e doenças pulmonares.

## FORMAS DE AVALIAÇÃO
### MOBILIDADE DIAFRAGMÁTICA – VISTA SUBCOSTAL

A mobilidade do diafragma, ou excursão diafragmática, é adquirida utilizando-se transdutor convexo ou fásico de baixa frequência (2 a 6 MHz) posicionado bem abaixo do arco costal ao nível da linha clavicular média, com o transdutor angulado de forma a conseguir atingir a porção posterior do músculo (**Figura 3.10**).

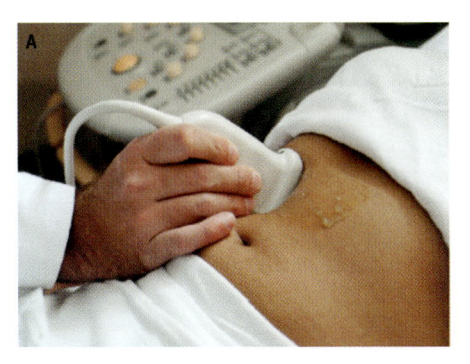

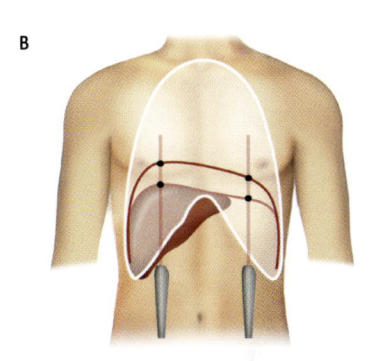

**Figura 3.10:** Excursão diafragmática. A: posição correta do transdutor, na linha clavicular média por vista subcostal. B: Feixe do ultrassom atingindo o diafragma.
Fonte: Adaptado de Supinski GG, et al. (2017).

A partir de então, o diafragma pode ser identificado como uma linha brilhante (hiperecoica), delineando o fígado à direita, ou o baço à esquerda, utilizando-se o modo B do ultrassom. Ao identificar o músculo, sua mobilidade pode ser quantificada empregando-se o modo M. Uma linha perpendicular é traçada na direção do movimento. Durante a inspiração, a cúpula do diafragma abaixa, aproximando-se do transdutor, o que torna a curva positiva. Durante a expiração, o diafragma volta à sua posição inicial, afastando-se do transdutor. A medida de excursão será realizada a partir da linha de base até o pico da inspiração.

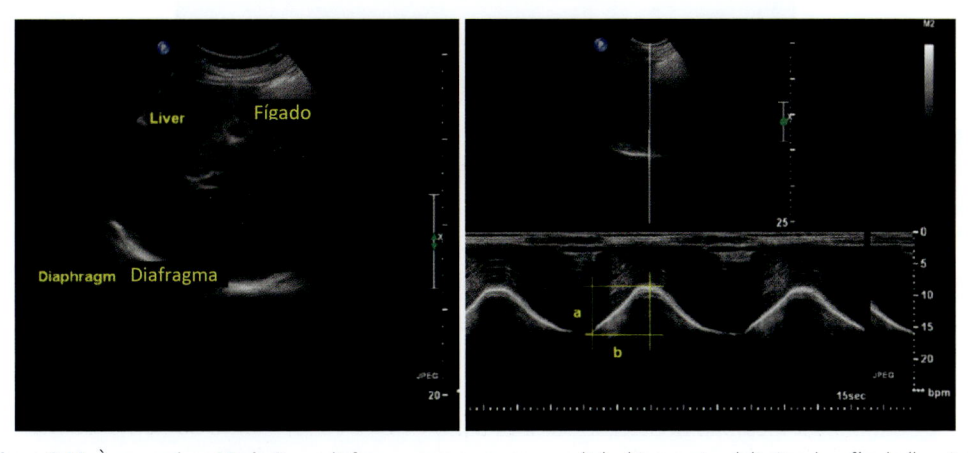

**Figura 3.11:** À esquerda, o **Modo B** – o diafragma aparece como uma linha hiperecoica delimitando o fígado (hemicúpula direita). À direita, o **Modo M** – uma linha perpendicular é traçada e obtém-se o traçado de mobilidade (seta horizontal "b": do início ao final da inspiração, seta vertical "a": excursão diafragmática).
Fonte: Adaptado de Supinski GG, et al. (2017).

A mobilidade do diafragma deve ser avaliada apenas durante ciclos de respiração espontânea (isto é, fora de assistência ventilatória mecânica), de forma que a contração não seja confundida com a mobilidade causada pela pressão do ventilador. Nos casos em que se queira avaliá-la durante o teste de respiração espontânea, o exame deverá ser realizado utilizando-se tubo "T".

Outras possíveis medidas para avaliação neste mesmo exame são o tempo inspiratório, o tempo expiratório, a velocidade de contração do músculo e o tempo total da ventilação.

### MOBILIDADE DIAFRAGMÁTICA – VISTA INTERCOSTAL

Existem situações, em especial no ambiente de terapia intensiva, em que nem sempre é possível obter a avaliação subcostal, sobretudo em indivíduos obesos, pós-operatórios de cirurgias torácicas e abdominais com presença de drenos e curativos, ou em situações em que ocorra distensão abdominal. Nestes casos, uma vista alternativa pode ser utilizada seguindo-se os mesmos princípios de avaliação do diafragma citados anteriormente. No entanto, o transdutor é posicionado em sentido posterolateral, entre as linhas axilar anterior e média, aproximadamente entre o 7° e 8° espaços intercostais e a mesma imagem pode ser obtida (**Figura 3.12**).

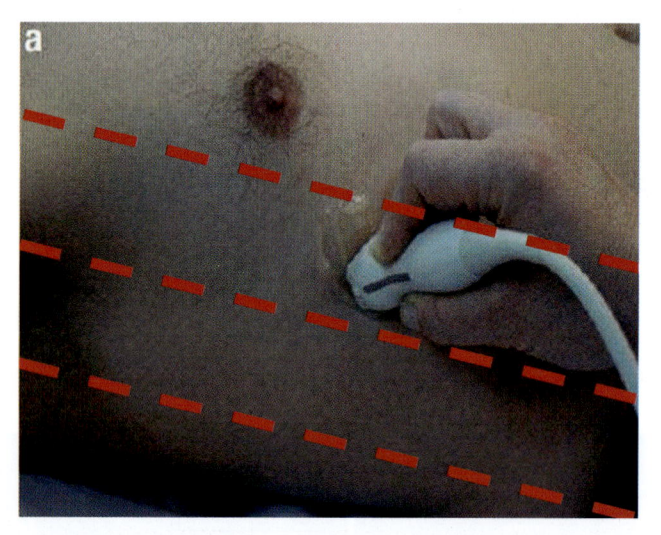

**Figura 3.12:** Avaliação da mobilidade diafragmática por vista intercostal – transdutor posicionado entre as linhas axilares anterior e média (aproximadamente entre os 7° e 8° espaços intercostais).
Fonte: Acervo do autor.

- **Forma de aplicação:** paciente posicionado em decúbito de 30 a 45°, de forma a minimizar os efeitos da pressão abdominal sobre o diafragma;
- **Interpretação:** a mobilidade do diafragma pode ser classificada em:
  - **Normal:** a curva é positiva durante a inspiração, de acordo com os valores apresentados (**Figura 3.13**).
  - **Diminuída:** incursão abaixo do valor predito
  - **Abolida:** nenhum movimento vertical é visualizado durante a inspiração (**Tabela 3.1**);
  - **Paradoxal:** uma curva negativa durante a inspiração, associado à paralisia do diafragma e ação dos músculos acessórios (**Figura 3.13**).

## Tabela 3.1
### Valores de Referência para Mobilidade Diafragmática na população normal e UTI

| População | Condição | Valores de referência | Valores anormais |
|---|---|---|---|
| UTI | Volume corrente | - | < 11 mm |
| | Inspiração máxima | - | < 25 mm |
| População geral | Volume corrente | Homem 18 ± 3 | < 10 mm |
| | | Mulher 16 ± 3 | < 9 mm |
| | Sniff Test | Homem 29 ± 6 | < 18 mm |
| | | Mulher 26 ± 5 | < 16 mm |
| | Inspiração máxima | Homem 70 ± 11 | < 47 mm |
| | | Mulher 57 ±10 | < 37 mm |

Fonte: Adaptada de Tuiman P, Jonkman AH, Heunks L et al. Respiratory muscle ultrasonography: methodology, basic and advanced principles and clinical aplications in ICU and ED patients – a narrative review. Intensive Care Med (2020) 46 (4): 594-605.

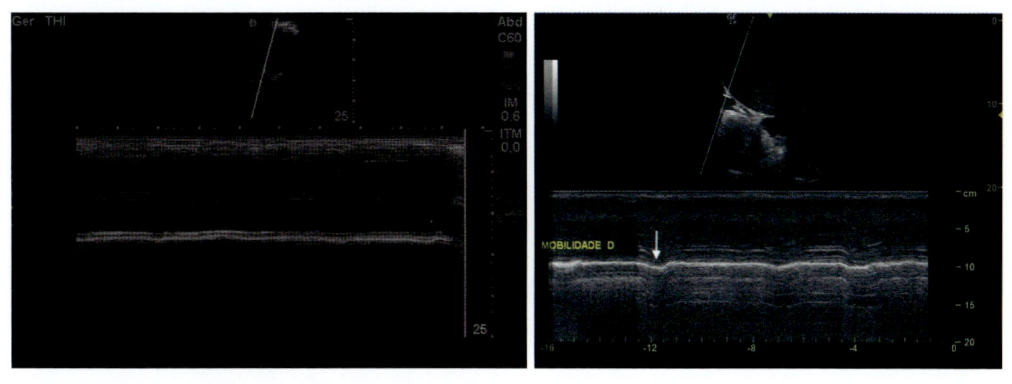

**Figura 3.13:** À esquerda, ausência de mobilidade do diafragma indicando paralisia do músculo. À direita, movimento paradoxal com incursão negativa da curva.
Fonte: Acervo dos autores.

## APLICABILIDADE

A avaliação da mobilidade do diafragma tem sido utilizada como um importante marcador na avaliação do desmame ventilatório, no sucesso da extubação e no reconhecimento do desmame difícil. Valores de mobilidade abaixo de 1 cm são considerados preditivo de falha no desmame, sendo, portanto, uma importante ferramenta de avaliação para o fisioterapeuta. Outras situações, como suspeita clínica de lesão frênica, reconhecimento da dispneia de diferentes origens, monitorização da fraqueza durante a internação e acompanhamento de pacientes com doenças neuromusculares, são exemplos de indicação do uso da ultrassonografia para as quais ela tem acurácia reconhecida.

## ESPESSURA E FRAÇÃO DE ESPESSAMENTO

Através da *zona de aposição diafragmática*, porção muscular que toca a parede torácica, conseguiu-se acessar a espessura do diafragma e observar sua contratilidade durante a respiração, o que permite avaliar a estrutura e função do músculo. Por tratar-se de estrutura superficial, utilizamos transdutor linear de alta frequência (8 a 13 MHz) posicionado verticalmente entre o 7°, 8° e 9° espaços intercostais, entre as linhas axilar anterior e média (**Figura 3.14**).

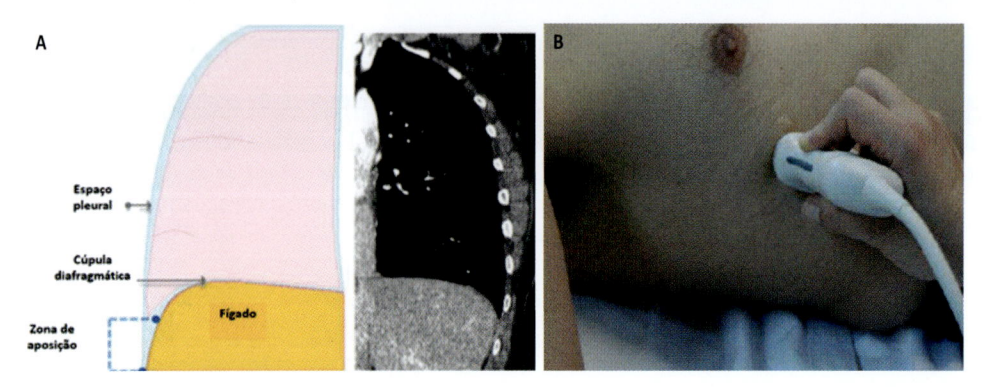

**Figura 3.14: A**: Representação da zona de aposição do diafragma. **B**: Avaliação da espessura diafragmática com transdutor linear, na zona de aposição entre os 7º, 8º e 9º espaços intercostais.
Fonte: Figura A adaptada de Dass C, et al. (2019).

O diafragma aparecerá entre os espaços intercostais e delimitados por duas linhas (linha pleural acima e linha peritoneal abaixo), com a visualização do fígado sob esta estrutura (**Figura 3.15**). A medida do músculo será o valor mensurado entre essas duas linhas. O movimento do músculo será identificado durante a respiração, tornando-se mais espesso durante a contração (inspiração) e menos espesso durante a expiração. Essa variabilidade da espessura durante a inspiração e a expiração é a fração de espessamento, a qual reflete diretamente a capacidade de contração e consequente função do diafragma.

A **Figura 3.15** apresenta de forma esquemática (à esquerda) e no modo B (à direita) a aparência normal da espessura através da zona de aposição do diafragma. Um espaço intercostal é demarcado por duas costelas e suas respectivas sombras acústicas. Duas linhas hiperecoicas (pleural acima e peritoneal abaixo) mostram a visualização do músculo diafragma (seta branca). A medida da espessura compreende a distância entre as duas linhas.

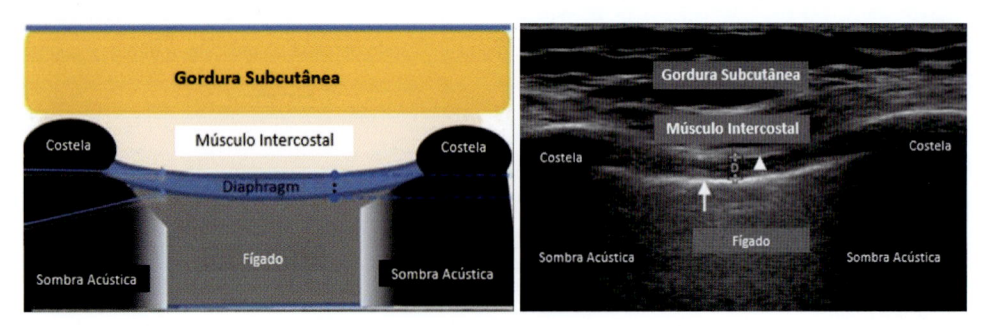

**Figura 3.15:** Avaliação da espessura diafragmática.
Fonte: Figura adaptada a partir de Dass C, et al. (2019).

A fração de espessamento deve ser calculada pela medida ao final da inspiração (inspiração máxima ou volume corrente) e ao final da expiração, com a fórmula a seguir. Vale ressaltar que a mesma técnica deve ser repetida entre uma medida e outra, evitando dessa forma o erro de comparação.

$$\text{Fração de espessamento} = \frac{\text{Edi (ins)} - \text{Edi (ex)}}{\text{Edi (ex)}} \times 100$$

Edi (ins): espessura diafragmática inspiratória, Edi (ex) espessura diafragmática expiratória.

**Forma de aplicação:** paciente posicionado em decúbito de 30 a 45°.

**Interpretação:** na unidade de terapia intensiva (UTI), podemos classificar como disfunção diafragmática o músculo que, na avaliação ultrassonográfica, apresente uma espessura ao final da expiração menor que 1,7 milímetros, embora, em razão das características antropométricas individuais, esse valor apresente vasta variabilidade. Por essa razão, são mais preconizados (UTI) e utilizados na literatura estudos que avaliem a capacidade de contração do diafragma, representada pela fração de espessamento. Esta relaciona-se à funcionalidade do músculo, sendo que valores abaixo de 30% correspondem à disfunção (**Tabela 3.2**).

**Tabela 3.2**
**Valores de referência para espessura diafragmática e fração de espessamento na população normal e UTI**

| População | Condição | Valores de referência | Valores anormais |
|---|---|---|---|
| UTI | Espessura (mm) | - | < 1,7 |
| | Fração de espessamento | - | < 30% |
| População geral | Espessura (mm) | Homem 1,9 ±0,4 | < 1,7 |
| | | Mulher 1,4 ± 0,3 | < 1,3 |
| | Fração de espessamento | 80% ± 50% | < 20% |

Fonte: Adaptada de Tuiman P, Jonkman AH, Heunks L et al. Respiratory muscle ultrasonography: methodology, basic and advanced principles and clinical aplications in ICU and ED patients – a narrative review. Intensive Care Med (2020) 46 (4): 594-605.

**Aplicabilidade:** a disfunção diafragmática em pacientes sob ventilação mecânica está associada a maior tempo de suporte ventilatório, dificuldade no desmame, aumento do tempo de UTI e aumento na mortalidade. Estudos também sugerem que há relação direta entre fração de espessamento e força, representada pela pressão inspiratória máxima ($PI_{MÁX}$), atividade elétrica do diafragma e pressão muscular.

Portanto, dado a alta incidência de disfunção, seu impacto negativo em todas essas variáveis e sua relação com marcadores já validados, é de relevante importância que introduzamos a ultrassonografia como marcador de sucesso para o desmame ventilatório e como item de avaliação diafragmática nos pacientes internados em terapia intensiva.

## PONTOS-CHAVE

- Ultrassonografia é uma ferramenta de avaliação à beira do leito para o fisioterapeuta e permite avaliar a estrutura e função do músculo diafragma e periférico;
- A avaliação por ultrassonografia muscular permite o diagnóstico cinesiofuncional e auxílio na tomada de decisões;
- O ultrassom muscular periférico permite a avaliação da espessura (massa muscular), ecogenecidade (qualidade do músculo), ângulo de penação (capacidade de o músculo produzir força), área de secção transversal (tamanho do músculo);
- O ultrassom muscular diafragmático permite a avaliação da mobilidade, espessura e fração de espessamento – relação com a força, atividade elétrica e pressão do diafragma.

Acesse aqui o conteúdo interativo do capítulo

## Referências

1. Michael T, et al. Validation of bedside ultrasound of muscle layer thickness of the quadricps in the critically III patient (VALIDUM Study): a prospective multicenter study. Jornal of Parenteral and Enteral Nutrition, Volume XX 1-10.
2. Selina M, et al. Ultrasonography in the intensive care setting can be used to detect changes in the quality and quantity of muscle and is related to muscle strength and function. Journal of Critical Care 30 (2015) 1151.e9–1151.e14.
3. Matamis D, Soilemezi E, et al. Sonographic evaluation of the diaphragm in critically ill patients. Technique and Clinical Applications. Intensive Care Med. 2013; 39:801-810.
4. Crefito. Capitulo 1. (RNPF 4. ed. valores para 2018). Consultas Fisioterapêuticas e Exames Funcionais.
5. Tillquist M, et al. Bedside ultrasound is a practical and reliable measurement tool for assessing quadriceps muscle layer thickness. Journal of Parenteral and Enteral Nutrition, Vol. 38, number 7, Sep. 2014, 886–890.
6. Toledo DO, et al. Bedside ultrasound is a practical measurement tool for assessing muscle mass. Rev Bras Ter Intensiva (2017).
7. Cartwright MS, et al. Quantitative neuromuscular ultrasound in the intensive care unit. Muscle e Nerve 47: 255-259(2013).
8. Demoule A, Jung B, Prodanovic H, et al. Diaphragm dysfunction on admission to the intensive care unit. Prevalence, risk factors, and prognostic impact–a prospective study. Am J Respir Crit Care Med. 2013; 188:213–219.
9. Dres M, Dubé B-P, Mayaux J, et al. Coexistence and impact of limb muscle and diaphragm weakness at time of liberation from mechanical ventilation in medical intensive care unit patients. Am J Respir Crit Care Med. 2017;195:57–66.
10. Dres M, Goligher EM. et al. Critical illness-associated diaphragm weakness. Intensive Care Med. 2017; 43:1441–1452.
11. Dass C, Dako F, et al. Sonographic evaluation of diaphragmatic dysfunction technique, interpretation and clinical applications. J Thoracic Imaging. 2019;34:131-140.
12. Zambom M, Greco M, et al. Assessment of diaphragmatic disfunction in the critically ill patient with ultrasound: a systematic review. Intensive Care Med. 2017;43: 29-38.
13. Tuinman P, Jonkman A, et al. Respiratory muscle ultrasonography: methodology, basic and advanced principles and clinical applications in ICU and ED patients – a narrative review. Intensive Care Med. 2020 46: 594-605.
14. Kim WY, Suh HJ, et al. Diaphragm dysfunction assessed by ultrasonography: influence on weaning from mechanical ventilation. Critical Care Med. 2011,39:2627-30.
15. Dress M and Demoule A (2018). Diaphragm dysfunction during weaning from mechanical ventilation: an underestimated phenomenon with clinical implications. Critical Care Med. 2018,22:73.
16. Supinski GS, Morris PE, Dhar S, Callahan LA. Diaphragm Dysfunction in Critical Illness. Chest. 2018 Apr;153(4):1040-1051. doi: 10.1016/j.chest.2017.08.1157. Epub 2017 Sep 5. PMID: 28887062; PMCID: PMC6026291.

# 4

# Oxigenioterapia

Érica Albanez Giovannetti | Caroline Mosimann Souza

## OBJETIVOS DO CAPÍTULO
- Explicar os mecanismos de hipóxia e hipoxemia;
- Descrever os principais sistemas de oxigenoterapia e suas aplicações.

## INTRODUÇÃO

O oxigênio ($O_2$) é fundamental para o normal funcionamento enzimático celular. A baixa oferta de $O_2$ aos tecidos é definida como hipóxia tecidual. Taquipneia, dispneia, taquicardia e alterações mentais são sinais clínicos que podem sinalizar a hipóxia. A terapia com $O_2$ suplementar é amplamente utilizada para pacientes que apresentam doenças respiratórias agudas ou crônicas, principalmente em pacientes hospitalizados. A oxigenoterapia consiste em ofertar oxigênio em doses superiores à encontrada no ar ambiente, que é em torno de 21%. Trata-se de um gás inodoro, incolor e insípido.

A baixa concentração de oxigênio no sangue arterial é caracterizada pela hipoxemia. A hipoxemia pode levar à hipóxia, sendo de suma importância classificar o seu fator desencadeante, podendo, assim, definir seu tratamento. A hipóxia pode ocorrer por diversos fatores, como por alteração de ventilação perfusão (V/Q), hipoventilação, shunt arteriovenoso, limitação de difusão ou alterações hemodinâmicas. Um paciente é considerado hipoxêmico quando a pressão parcial do oxigênio no sangue arterial ($PaO_2$) é inferior a 60 mmHg e/ou a saturação arterial de oxigênio ($SaO_2$) está abaixo de 90%.

Em altas doses, o oxigênio pode ser tóxico, levando a lesões histopatológicas, fibrose intersticial, atelectasia de absorção, quebra de proteínas alveolares e aumento de radicais livres em vários órgãos. Considera-se hiperóxia quando a suplementação de $O_2$ proporciona níveis de $PaO_2 \geq 100$ mmHg ou $SaO_2 \geq 96\%$. Isso porque a $SaO_2$ de 100% pode corresponder a valores de $PaO_2$ de 100 a 500 mmHg.

## INDICAÇÕES

### Hipóxia hipóxica
Pode ocorrer nas patologias pulmonares com deficiência de troca gasosa e consequente queda da $PaO_2$ e da $SaO_2$ (Tabela 4.1).

### Hipóxia anêmica
Ocorre nas perdas sanguíneas, anemias ou envenenamento por monóxido de carbono, como consequência da diminuição da capacidade de transporte do $O_2$.

### Hipóxia isquêmica
A hipóxia isquêmica está presente nas patologias com diminuição de fluxo sanguíneo observado na insuficiência cardíaca congestiva, no choque e na parada cardíaca. O oxigênio ofertado serve apenas como medida de suporte, e não como tratamento.

### Hipóxia histotóxica
Está presente na exposição acidental a venenos, como cianeto, impedindo a metabolização tecidual.

**Tabela 4.1**
**Características da Hipóxia hipóxica**

| Alteração | Descrição |
|---|---|
| Alta relação ventilação/perfusão – efeito espaço morto | • Caracteriza-se por alvéolos ventilados, porém pouco perfundidos.<br>• O uso de $O_2$ suplementar melhora, mas não restabelece a função pulmonar normal. |
| Hipoventilação | • Ocorre em situações de baixa ventilação alveolar, como na depressão do sistema respiratório.<br>• O uso de $O_2$ pode melhorar a oxigenação, mas somente o tratamento da causa pode reverter por completo tal distúrbio. |
| Baixa relação ventilação/perfusão – efeito shunt | • Refere-se a áreas pulmonares perfundidas, porém pouco ventiladas. Este fenômeno pode ser encontrado nas pneumonias e na síndrome do desconforto respiratório agudo (SDRA).<br>• Neste caso, a administração de $O_2$ não reverte o shunt, pois os alvéolos podem estar preenchidos de líquido e células inflamatórias, e o oxigênio não consegue chegar até a membrana alveolocapilar. |
| Alteração na difusão | • Ocorre quando ar alveolar não consegue chegar até o sangue capilar, como nas doenças intersticiais pulmonares. |

Fonte: Acervo do autor.

## CONTRAINDICAÇÕES
- Defeitos cardíacos congênitos cianóticos que dependem da patência do ducto arterioso, como valvulopatia átrio ventricular grave, transposição dos grandes vasos, atresia pulmonar com septo íntegro e tetralogia de *Fallot*;
- Em neonatos prematuros nos quais a toxicidade de $O_2$ pode causar retinopatia da prematuridade e a displasia broncopulmonar.

## SISTEMAS DE OXIGENOTERAPIA SUPLEMENTAR

### SISTEMA DE BAIXO FLUXO

Os sistemas de baixo fluxo fornecem oxigênio suplementar nas vias aéreas com fluxos de até 5 L/min.

O oxigênio liberado será diluído com o ar ambiente, resultando numa concentração variável, pois dependerá da frequência respiratória e do volume-minuto do paciente. Esses sistemas são encontrados em máscaras simples e cateter nasal.

### SISTEMA DE ALTO FLUXO

Os sistemas de alto fluxo fornecem oxigênio em fluxos iguais ou superiores a 6 L/min. Se necessário, pode-se utilizar umidificação e aquecimento do $O_2$. Entre os dispositivos de alto fluxo, estão a máscara com reservatório e cateter nasal de alto fluxo.

## DISPOSITIVOS DE OXIGENOTERAPIA CONVENCIONAL

### CÂNULA NASAL

O cateter ou cânula nasal é conhecido como um dispositivo simples, tem orifícios que se projetam para as narinas por onde o ar é liberado de maneira contínua. Dessa forma, o oxigênio preenche toda a via aérea, permitindo que o gás entre a cada respiração (**Figura 4.1**).

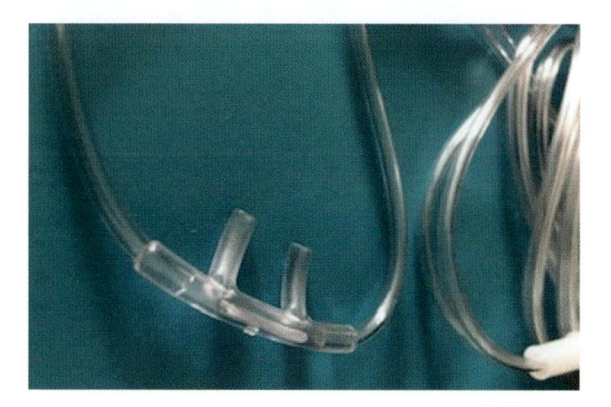

**Figura 4.1:** Cânula nasal.
Fonte: Acervo do autor.

| Tabela 4.2 Características da cânula nasal | |
|---|---|
| **Cânula nasal** | |
| Indicação | Hipoxemia leve |
| Tipo de dispositivo | Baixo fluxo<br>Utilizada para fluxos de 1 a 5 L/min |
| Modo de utilização | Sob o nariz do paciente |
| Vantagens | Boa aceitação<br>Pode ser utilizada com umidificação |
| Desvantagens | Pode causar ressecamento, dermatites e sangramento |

Fonte: Acervo do autor.

## Máscara de Venturi

A máscara de Venturi é composta por uma máscara transparente, uma traqueia de 15 cm e adaptadores removíveis de entrada de ar que possibilitam uma oferta variável de $O_2$ (**Figura 4.2**).

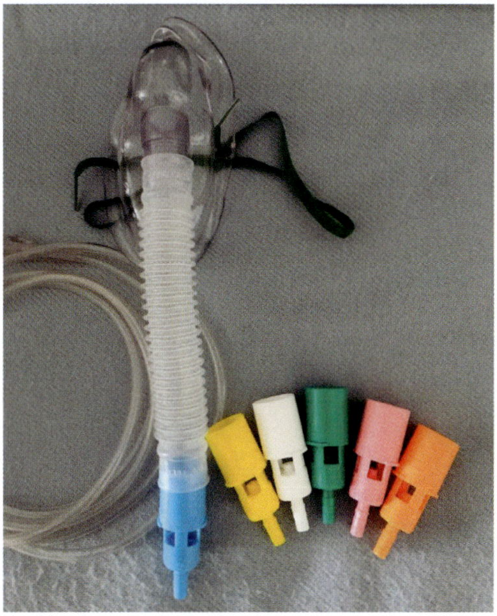

**Figura 4.2:** Máscara de Venturi e seus adaptadores.
Fonte: Acervo do autor.

| Tabela 4.3 Características da máscara de Venturi ||
|---|---|
| **Máscara de Venturi** ||
| Indicação | Hipoxemia leve a moderada |
| Tipo de dispositivo | Baixo ou alto fluxo<br>Utiliza fluxos de 3 a 15 L/min gerando $FiO_2$ de 24 a 50% |
| Modo de utilização | Sobre a face do paciente, cobrindo a boca e nariz |
| Vantagens | Fácil adaptação<br>Concentração de $O_2$ conhecida |
| Desvantagens | Ruído excessivo<br>$FiO_2$ limitada a 50%<br>Não se utiliza com umidificação<br>Favorece dispersão de partículas |

$FiO_2$: fração inspirada de oxigênio.
Fonte: Acervo do autor

Os adaptadores do sistema de Venturi têm cores diferentes. Cada adaptador corresponde a uma fração inspirada de oxigênio, podendo variar de 24 a 50%. É importante ressaltar que cada adaptador demanda um fluxo de oxigênio específico para ofertar a fração inspirada de oxigênio ($FiO_2$) desejada, conforme recomendações de cada fabricante.

## Máscara com reservatório

Máscara transparente acoplada a uma bolsa inflável que serve como reservatório de oxigênio. Também conhecida como máscara não reinalante ou parcialmente não reinalante. Durante o uso deste dispositivo seu reservatório não deve oscilar durante a respiração, condição que caracteriza trabalho respiratório superior à oferta de $O_2$ (**Figura 4.3**).

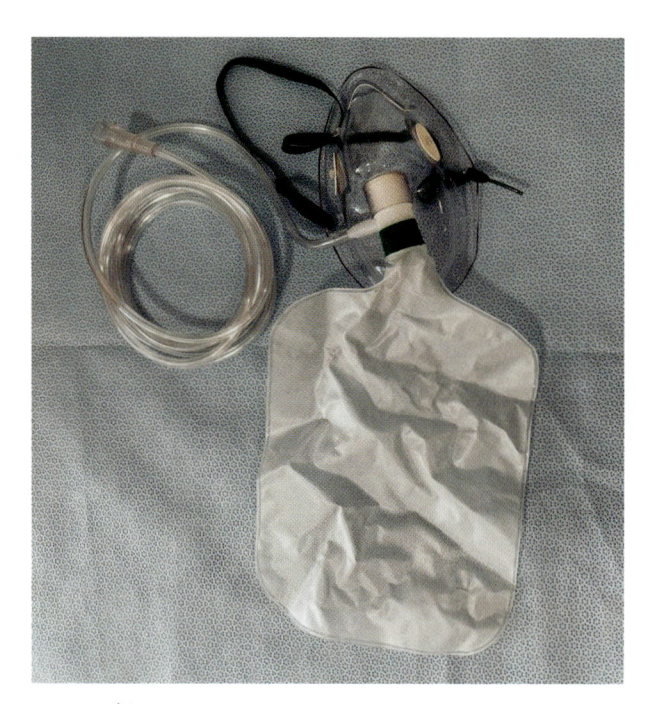

**Figura 4.3:** Máscara com reservatório.
Fonte: Acervo do autor.

| Tabela 4.4 Características da máscara com reservatório ||
|---|---|
| **Máscara com reservatório** ||
| Indicação | Hipoxemia moderada a grave |
| Tipo de dispositivo | Alto fluxo<br>Utiliza fluxos de 10 a 15 L/min gerando $FiO_2$ de 50 a 100% |
| Modo de utilização | Sobre a face do paciente cobrindo a boca e o nariz |
| Vantagens | Pouca dispersão de partículas |
| Desvantagens | Ruído excessivo<br>Não se utiliza com umidificação<br>Aceitação moderada |

$FiO_2$: fração inspirada de oxigênio.
Fonte: Acervo do autor.

## Máscara de traqueostomia

A máscara de traqueostomia é uma máscara transparente simples, leve, acoplada a uma traqueia e um nebulizador (**Figura 4.4**).

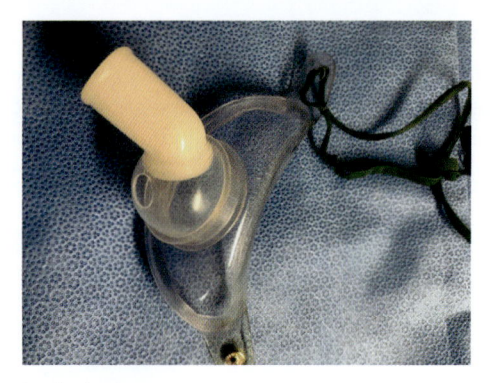

**Figura 4.4:** Máscara de traqueostomia simples.
Fonte: Acervo do autor.

### Tabela 4.5
### Características da máscara de traqueostomia

| Máscara de traqueostomia | |
|---|---|
| Indicação | Hipoxemia leve a moderada |
| Tipo de dispositivo | Alto fluxo<br>Utiliza fluxos de 5 a 15 L/min gerando FiO$_2$ de 35 a 50% |
| Modo de utilização | Acoplada sobre a cânula de traqueostomia do paciente |
| Vantagens | Boa aceitação<br>Permite umidificação e aquecimento |
| Desvantagens | Ruído excessivo<br>Alta dispersão de partículas |

FiO$_2$: fração inspirada de oxigênio.
Fonte: Acervo do autor.

## MÁSCARA DE MACRONEBULIZAÇÃO

É composta por máscara acoplada a uma traqueia e um macronebulizador, também é conhecida como "tenda" (**Figura 4.5**).

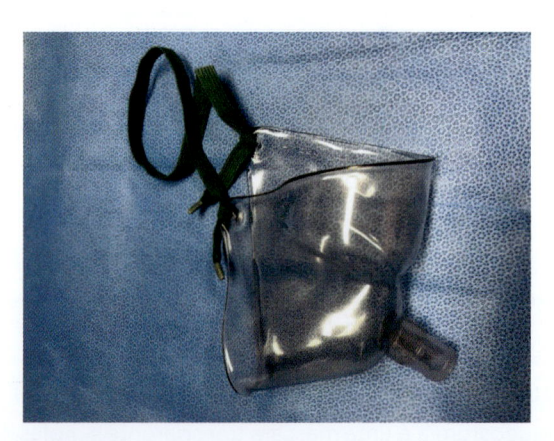

**Figura 4.5:** Máscara de macronebulização.
Fonte: Acervo do autor.

### Tabela 4.6
### Características da máscara de macronebulização

| | Máscara de macronebulização |
|---|---|
| Indicação | Hipoxemia leve e moderada |
| Tipo de dispositivo | Alto fluxo<br>Utiliza fluxos de 6 a 15 L/min gerando $FiO_2$ de até 40% |
| Modo de utilização | Posicionada entre o queixo e o nariz do paciente |
| Vantagens | Permite umidificação |
| Desvantagens | Ruído excessivo<br>Alta dispersão de partículas |

$FiO_2$: fração inspirada de oxigênio.
Fonte: Acervo do autor.

## ORIENTAÇÕES PRÉ-PROCEDIMENTO

- Avaliar o quadro clínico do paciente, incluindo padrão respiratório e $SpO_2$;
- Após constatar a hipoxemia, definir e preparar o dispositivo de oxigenoterapia a ser utilizado;
- Orientar paciente/acompanhante sobre o motivo da instalação e o que se espera do procedimento;
- Comunicar a equipe multiprofissional sobre a utilização do dispositivo.

## DESCRIÇÃO DO PROCEDIMENTO – INSTALAÇÃO DO DISPOSITIVO DE OXIGENOTERAPIA CONVENCIONAL

- Adaptar dispositivo na rede de oxigênio;
- Ajustar concentração de $O_2$ conforme $SpO_2$ alvo de 92 a 95%;
- Em pacientes com hipoxemia crônica (doença pulmonar obstrutiva crônica – DPOC), considerar como alvo $SpO_2$ 88 a 92%.

## ORIENTAÇÃO PÓS-PROCEDIMENTO

- Reavaliar quadro clínico do paciente e se a $SpO_2$ se mantém dentro do alvo;
- Se persistência de baixa $SpO_2$, considerar o escalonamento do dispositivo;
- Pacientes com desconforto respiratório associado e/ou necessidade de $O_2$ > 5 L/min, considerar associação com ventilação não invasiva ou substituição da oxigenoterapia convencional para terapia com cateter nasal de alto fluxo;
- Em caso de hipoxemia persistente a despeito de elevadas concentrações de $O_2$, considerar intubação.

## PONTOS CRÍTICOS/RISCOS

- Falha do suporte de oxigenoterapia convencional;
- Ressecamento das vias aéreas;
- Epistaxe;
- Intolerância à interface;
- Intolerância ao ruído do dispositivo.

## DESMAME DA OXIGENOTERAPIA CONVENCIONAL

- Sempre que $SpO_2 \geq 96\%$ (ou $SpO_2 \geq 92\%$ nos pacientes com hipoxemia crônica), reduzir a dose de $O_2$ suplementar;
- Quando o paciente mantém $SpO_2$ dentro do alvo, reduzir progressivamente o suporte de $O_2$ e observar se há presença de hipoxemia;
- Ao alcançar doses baixas de $O_2$ (~1 L/min), desligar dispositivo e observar se $SpO_2$ se mantém dentro dos níveis de normalidade.

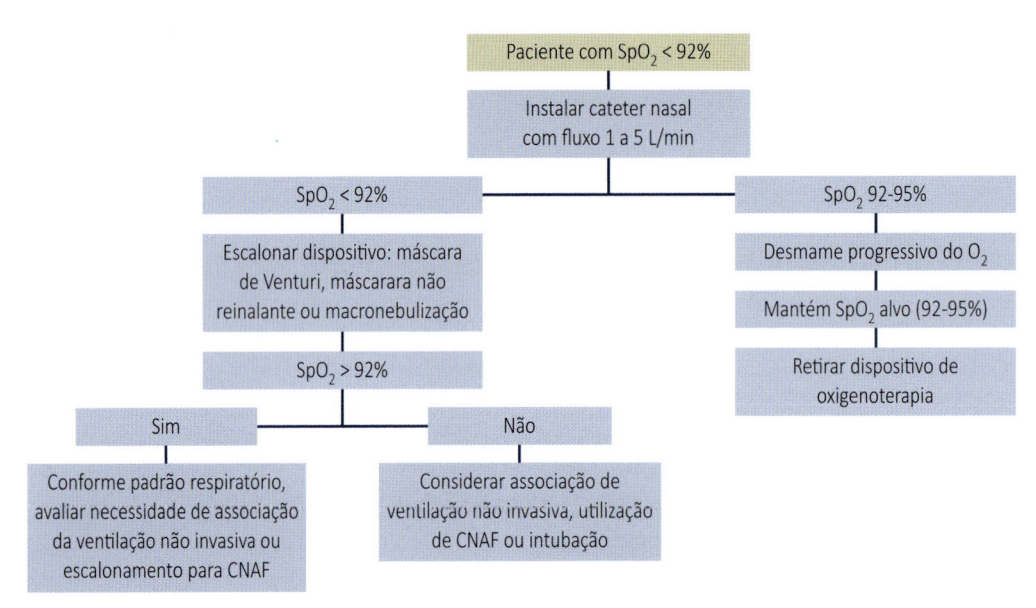

**Figura 4.6:** Aplicação de oxigenoterapia convencional.
$SpO_2$: saturação periférica de oxigênio, CNAF: cateter nasal de alto fluxo.
Fonte: Acervo do autor.

## TERAPIA COM CATETER NASAL DE ALTO FLUXO

O cateter nasal de alto fluxo (CNAF) trata-se de uma terapia respiratória não invasiva alternativa à oxigenoterapia convencional, que utiliza altos fluxos de gás – oxigênio e ar comprimido, por meio de uma cânula nasal, com possibilidade de ofertar uma $FiO_2$ de até 100% e fluxo máximo de 60 L/min. A utilização deste elevado fluxo é possível em virtude do aquecimento e da umidificação dos gases, que previnem o ressecamento das vias aéreas superiores e proporcionam maior conforto ao paciente.

Os principais efeitos fisiológicos do CNAF são: melhora da hipoxemia, diminuição do trabalho respiratório, melhora da sensação de dispneia, redução do espaço morto, aumento do volume expiratório ao final da expiração e melhora da função mucociliar. É essencial que o terapeuta esteja atento às principais indicações e contraindicações desta terapia (**Tabela 4.7**).

## Tabela 4.7
### Indicações e contraindicações do CNAF

| Indicações | Contraindicações |
|---|---|
| • Insuficiência respiratória hipoxêmica<br>• Insuficiência respiratória hipercápnica<br>• Pós-extubação nos pacientes com alto risco para reintubação<br>• Alternativa ao uso da VNI<br>• Em situações especiais, como cuidados paliativos | • Pacientes com insuficiência respiratória instalada e indicação de ventilação mecânica invasiva<br>• Instabilidade hemodinâmica (doses elevadas de vasopressor, arritmias complexas, choque e parada cardiorrespiratória)<br>• Epistaxe<br>• Alergia ou hipersensibilidade aos materiais do cateter |

CNAF: cateter nasal de alto fluxo, VNI: ventilação não invasiva.
Fonte: Acervo do autor.

## Parâmetros clínicos que podem indicar a necessidade do CNAF
- Hipoxemia com necessidade de > 6 L $O_2$/min para manutenção da $SpO_2$;
- Taquipneia com frequência respiratória (FR) > 25 rpm;
- Dispneia;
- Hipercapnia.

## Orientações pré-procedimento
- Preparar materiais e equipamento para instalação do CNAF;
- Orientar paciente/acompanhante sobre o motivo da instalação e o que se espera do procedimento;
- Avaliar a condição hemodinâmica do paciente;
- Avaliar o quadro respiratório do paciente – frequência respiratória, uso de musculatura acessória, sensação de dispneia e $SpO_2$;
- Orientação para a equipe multiprofissional sobre a utilização do CNAF.

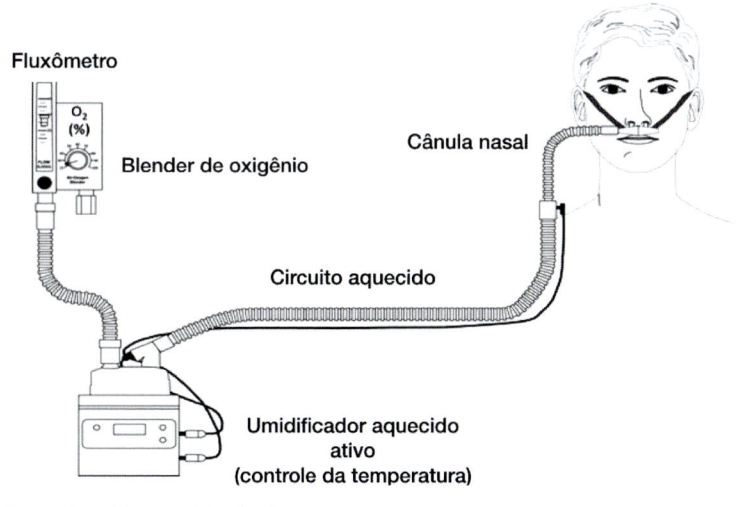

**Figura 4.7:** Equipamento cateter nasal de alto fluxo.
Fonte: Adaptado de Nishimura, 2015.

## Descrição do procedimento – instalação do CNAF
- Ajustar $FiO_2$ de acordo com $SpO_2$;
- Ajustar temperatura entre 34 e 37°C – conforme tolerância do paciente (aguardar equipamento alcançar a temperatura mínima de 33 °C para adaptar a cânula ao paciente);
- Ajustar o fluxo de acordo com a frequência respiratória e conforto do paciente.

## Orientação pós-procedimento
- Reavaliar quadro clínico do paciente – nível de consciência, hemodinâmica, padrão respiratório e trocas gasosas;
- Calcular *ROX index*, da sigla em inglês: *Respiratory rate-oxygenation (ROX index)* (Tabela 4.9);
- Em caso de não resposta à terapia com alto fluxo, considerar intubação;
- Pacientes com *ROX index* > 4,88 (em 2 e 12 horas de uso) têm maiores chances de sucesso com CNAF.

| Tabela 4.9 – *ROX index* |
|---|
| **ROX index**: $[(SpO_2 / FiO_2) / FR]$ |

$SpO_2$: saturação periférica de oxigênio; $FiO_2$: fração inspirada de oxigênio; FR: frequência respiratória.

Fonte: Adaptado de: "Roca O Messika J Caralt B García-de-Acilu M Sztrymf B Ricard JD Masclans JR. Predicting success of high-flow nasal cannula in pneumonia patients with hypoxemic respiratory failure: The utility of the ROX index. J Crit Care. 2016 Oct35:200-5. doi: 10.1016/j.jcrc.2016.05.022. Epub 2016 May 31. PMID: 27481760.

## PONTOS CRÍTICOS/RISCOS
- Falha do suporte ventilatório com CNAF;
- Hipersecreção pulmonar;
- Epistaxe;
- Intolerância ao fluxo;
- Intolerância ao ruído do dispositivo.

## DESMAME DO CNAF
Quando há melhora significativa da hipoxemia, hipercapnia e do padrão respiratório, com redução progressiva do fluxo e $FiO_2$, pode-se considerar o desmame do CNAF.

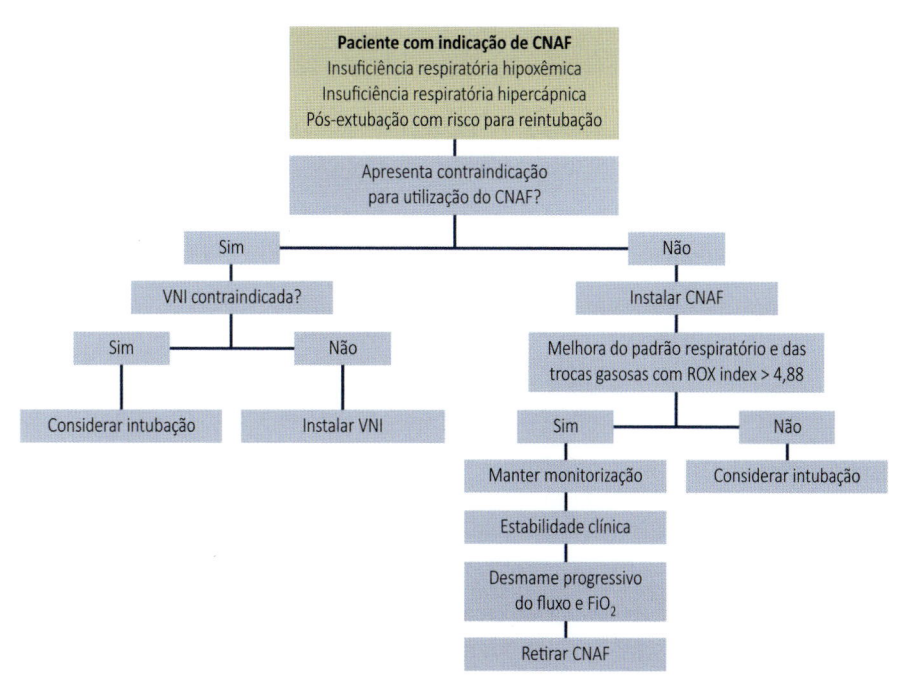

**Figura 4.8** – Fluxo de aplicação do CNAF.
CNAF: cateter nasal de alto fluxo, VNI: ventilação não invasiva, ROX: respiratory rate-oxygenation, $FiO_2$: fração inspirada de oxigênio.
Fonte: Acervo do autor.

## PONTOS-CHAVE

- A oxigenoterapia consiste na oferta de $O_2$ acima de 21%, frequentemente indicada e utilizada em pacientes com hipoxemia e insuficiência respiratória. Quando ofertado em altas doses, o oxigênio pode ser tóxico, ocasionando lesões histopatológicas e aumento de radicais livres;
- Existem dois tipos de sistemas de oxigênio suplementar: baixo fluxo – fluxos até 5 L/min e alto fluxo – a partir de 6 L/min;
- Os principais dispositivos de oxigenoterapia convencional são: cânula nasal, máscara de Venturi, máscara de macronebulização, máscara com reservatório e máscara de traqueostomia;
- O CNAF é um dispositivo alternativo à oxigenoterapia convencional e fornece altos fluxos de gás – oxigênio e ar comprimido, por meio de uma cânula nasal;
- As principais indicações do CNAF são: insuficiência respiratória hipoxêmica e hipercápnica, bem como alternativa ao uso da VNI após a extubação.

Acesse aqui o conteúdo interativo do capítulo

## Referências

1. Cousins JL. Wark PAB. McDonald VD. Acute oxygen therapy: a review of prescribing and delivery practices. International Journal of COPD 2016; 11: 1067-1075.
2. Walsh BK, Smallwood CD. Pediatric oxygen therapy: a review and update. Respiratory Care 2017; 62(6): 645-661.
3. Jackson RM. Pulmonary Oxygen toxicity. Chest 1985; 88: 900.
4. O`Driscoll BR, et al. BTS guideline for oxygen use in adults in healthcare and emergency settings. Thorax 2017; 72(1): ii1-ii90.
5. Diniz GCLM, Machado MGR. Oxigenioterapia em situações agudas e crônicas. In. Machado MG. Bases da Fisioterapia Respiratória. 2 ed. Rio de janeiro: Guanabara Koogan; 2018, 201-219.
6. Nishimura M. High-flow nasal cannula oxygen therapy in adults. J Intensive Care. 2015;3(1):15.
7. Mauri T, Turrini C, Eronia N, Grasselli G, Volta CA, Bellani G. et al. Physiologic effects of high-flow nasal cannula in acute hypoxemic respiratory failure. Am J Respir Care Med. 2017;195(9):1207-1215.
8. Helviz Y, Einav S. A systematic review of the high-flow nasal cannula for adult patients. Crit Care. 2018;22(1):71.
9. Yuste ME, Moreno O, Narbona S, Acosta F, Peñas L, Colmenero M. Efficacy and safety of high-flow nasal cannula oxygen therapy in moderate acute hypercapnic respiratory failure. Rev Bras Ter Intensiva. 2019;31(2):156-163.
10. Roca O, Caralt B, Messika J, Samper M, et al. An index combining respiratory rate and oxygenation to predict outcome of nasal high-flow therapy. Am J Respir Crit Care Med. 2019;199(11):1368-76.

# 5
# Gases Medicinais – Óxido Nítrico e Heliox

Caroline Mosimann Souza | Renata Henn Moura

## OBJETIVOS DO CAPÍTULO
- Descrever o uso das terapias com óxido nítrico e heliox;
- Apresentar os efeitos fisiológicos do uso dos gases medicinais;
- Expor as indicações e contraindicações do uso dos gases;
- Descrever forma de administração dos gases medicinais.

## INTRODUÇÃO

Diversas são as terapêuticas que podem ser utilizadas para o tratamento de disfunções pulmonares agudas no ambiente hospitalar. Neste capítulo, abordaremos aspectos acerca do uso dos gases medicinais óxido nítrico e heliox. O óxido nítrico, com seu conhecido e consagrado efeito vasodilatador seletivo pulmonar, é de grande valia no tratamento de disfunções específicas abordadas neste capítulo. O heliox é uma mistura de gases útil no tratamento de pacientes com aumento da resistência das vias aéreas. Neste capítulo, discutiremos as formas de uso no dia a dia de cada uma das terapêuticas.

## TERAPIA COM ÓXIDO NÍTRICO INALATÓRIO

O óxido nítrico inalatório (NOi) é um gás terapêutico proveniente da combinação de dois gases da atmosfera (nitrogênio e oxigênio). Atua como vasodilatador pulmonar seletivo, isto é, produz vasodilatação em áreas bem ventiladas, desviando o fluxo sanguíneo até elas, contribuindo, assim, para a redução do *shunt* intrapulmonar, aumento da oxigenação e queda da resistência vascular pulmonar (RVP). Diferentemente dos vasodilatadores endovenosos, o óxido nítrico inalatório tem efeito desprezível na vasculatura sistêmica, já que é inativado rapidamente após ligar-se à porção heme da hemoglobina.

É um gás de meia-vida muito curta – em segundos, dependendo, da utilização contínua para exercer seu efeito terapêutico. Temos suas principais indicações e contraindicações na **Tabela 5.1**.

## Tabela 5.1
### Indicações e contraindicações do NOi

| Indicações | Contraindicações |
| --- | --- |
| - Hipertensão pulmonar primária do recém-nascido<br>- Hipertensão pulmonar no pós-operatório de cirurgia cardíaca<br>- Pós-operatório de transplante cardíaco e pulmonar<br>- Hipertensão pulmonar na síndrome do desconforto respiratório agudo (SDRA)<br>- Insuficiência cardíaca direita<br>- Hipertensão pulmonar após a substituição da válvula mitral em pacientes com hipertensão pulmonar crônica | - Distúrbios hemorrágicos com sangramento ativo<br>- Deficiência de meta-hemoglobinarredutase congênita ou adquirida<br>- Recém-nascidos com cardiopatias dependentes de *shunt* direito-esquerdo |

NOi: óxido nítrico inalatório.
Fonte: Acervo do autor.

## Formas de administração do NOi
- Ventilação mecânica invasiva;
- Ventilação mecânica não invasiva;
- Máscara de venturi;
- Cateter nasal de oxigênio;
- Cateter nasal de alto fluxo.

## Orientação pré-procedimento
- Checar em prescrição médica qual a dosagem inicial de NOi;
- Preparar materiais e equipamentos para instalação do NOi;
- Avaliar a condição hemodinâmica do paciente;
- Monitorar a pressão da artéria pulmonar;
- Checar desempenho da função do ventrículo direito no ecocardiogram – quando disponível;
- Orientação para a equipe multiprofissional sobre a utilização do NOi.

## Montagem do circuito

O circuito próprio para NOi deve ser conectado no ramo inspiratório do circuito da ventilação mecânica. A extensão de oferta parte do rotâmetro e é conectada na parte distal do circuito de NOi, o ramo de leitura parte da parte proximal do circuito (em relação ao paciente) até o monitor (**Figura 5.1**). Alguns monitores têm ainda uma extensão adicional, que passa pela válvula de segurança.

## Descrição do procedimento – instalação do NOi
- Programar no monitor a dosagem de NOi prescrita;
- O monitor informará qual o fluxo necessário para atingir a dosagem;
- Caso o recurso do cálculo automático não esteja disponível, é possível calcular (**Tabela 5.2**).

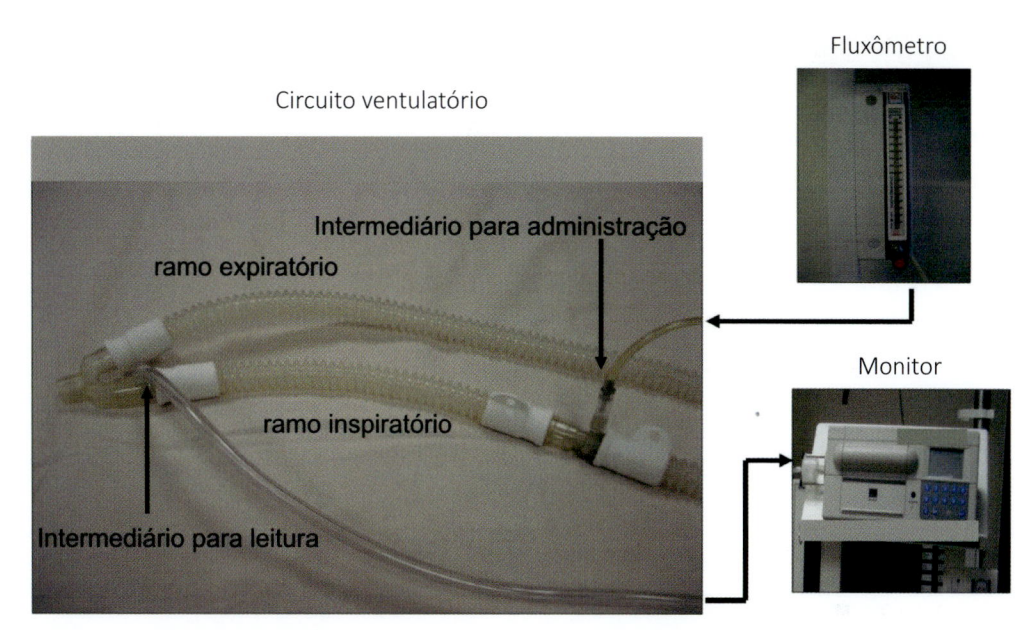

**Figura 5.1** – Esquema representando a administração do NOi na ventilação mecânica.
Fonte: Acervo do autor.

| Tabela 5.2 |
| :---: |
| Cálculo para administração de NOi |
| Concentração de NOi desejada (ppm) × Volume-minuto (mL) / Capacidade do cilindro (ppm) |

ppm: partes por milhão; mL: mililitro NOi: óxido nítrico inalatório.
Fonte: Oliveira EC, Amaral CFS, Moura MA, Campos TAF, Pauperio HM. Teste de vasoatividade pulmonar. J Bras Pneumol. 2008;34(10):838-844.

## Orientação pós-procedimento
- Monitorar a condição hemodinâmica do paciente;
- Monitorar a pressão da artéria pulmonar;
- Assim que novo ecocardiograma for realizado, checar função do ventrículo direito;
- Monitorar o quadro respiratório do paciente.

## Principais cuidados
- Evitar desconexões do circuito respiratório;
- Monitorar a concentração de $NO_2$ (dióxido de nitrogênio) fornecida pelo monitor do dispositivo – níveis acima de 2 ppm são considerados tóxicos;
- Monitorar a meta-hemoglobina – níveis até 4% são toleráveis.

# DESMAME DO NOi
O NOi pode inibir a produção endógena de óxido nítrico, portanto deve-se evitar o desmame abrupto, pois poderia levar à elevação importante da pressão dos vasos pulmonares. Para minimizar esses efeitos, há sugestões de desmame; logo a seguir mostramos um exemplo descrito na literatura (**Tabela 5.3**). Importante: o desmame sempre deverá ser realizado conforme consentimento da equipe médica responsável.

## Tabela 5.3
### Sugestão de desmame do NOi

- De 20 ppm para 5 (20, 10, 5) de 8-12 horas
- De 5 ppm para 1 (5, 3, 1) de 6 – 8 horas
- Manter por 30 minutos em 1 ppm e desligar

ppm: partes por milhão, NOi: óxido nítrico inalatório.
Fonte: Hospital Israelita Albert Einstein.

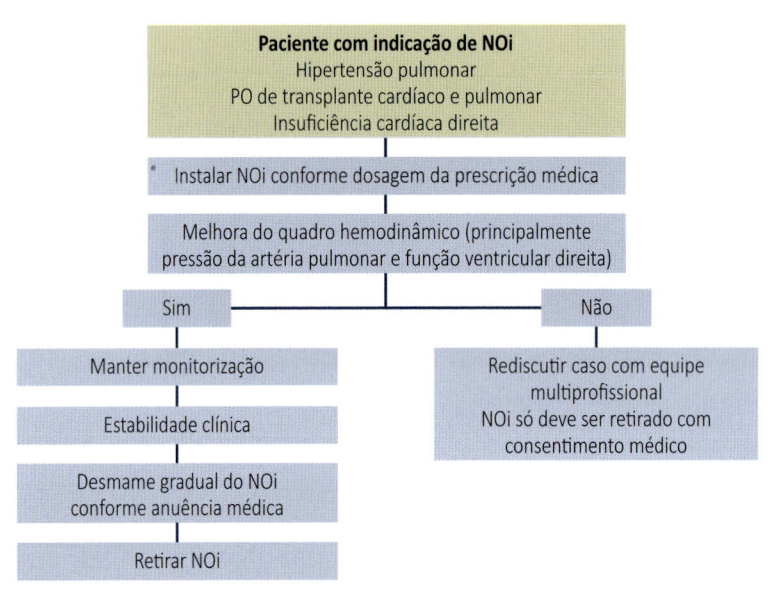

**Figura 5.2** – Fluxograma de aplicação do óxido nítrico inalatório.
NOi: óxido nítrico inalatório, PO: pós-operatório.
Fonte: Acervo do autor.

## TERAPIA COM HELIOX

O hélio é um gás inerte, inodoro e de baixa densidade, o que acelera sua propagação. O Heliox é a mistura de gás hélio com oxigênio, utilizado terapeuticamente sobretudo em doenças obstrutivas como asma, bronquiolite e laringite em razão de suas propriedades físicas de alterar o padrão de fluxo do ar de turbulento para laminar, contribuindo para diminuição da resistência e do trabalho respiratório.

Ao se tornar laminar, o fluxo de ar tem melhor distribuição em áreas de alta resistência, o que também contribui para deposição de medicamentos aerossóis nas vias aéreas. Existem três concentrações disponíveis: 60% hélio e 40% oxigênio, 70% hélio e 30% oxigênio (70/30), 80% hélio e 20% oxigênio (80/20), sendo as duas últimas as mais utilizadas. As principais indicações e contraindicações do Heliox estão na **Tabela 5.4**.

## Tabela 5.4
### Indicações e contraindicações do Heliox

| Indicações | Contraindicações |
|---|---|
| - Asma grave<br>- Laringotraqueobronquite<br>- Bronquiolite<br>- Doença pulmonar obstrutiva crônica | - Necessidade de $FiO_2$ > 40% – torna a proporção de hélio menor<br>- Hipotermia |

$FiO_2$: fração inspirada de oxigênio.
Fonte: Hospital Israelita Albert Einstein.

## Orientação pré-procedimento

- Avaliar oxigenação – $SpO_2$;
- Avaliar gasometria, caso disponível;
- Avaliar padrão respiratório e sensação de dispneia, caso aplicável;
- Avaliar mecânica pulmonar: resistência e complacência;
- Avaliar sinais de aprisionamento aéreo e pressão positiva expiratória final (da sigla em inglês, PEEP – *positive end-expiratory pressure*) intrínseca nos pacientes sob ventilação mecânica.

## Formas de administração do Heliox/descrição do procedimento

### Pacientes em respiração espontânea

- Dar preferência para utilização de máscara não reinalante específica para Heliox – permite acoplar dispositivo de inalação;
- Alternativamente, pode ser utilizado com máscara não reinalante convencional;
- Concentração do torpedo: 70/30;
- Ligar o fluxo entre 10-15 L/min.

### Pacientes em ventilação mecânica não invasiva

- Dar preferência para utilização de ventiladores com software para ventilação não invasiva (VNI) e Heliox;
- Concentração do torpedo: 80/20;
- Utilizar $FiO_2$ máxima de 40% para $SpO_2$ 92-95%.

### Pacientes em ventilação mecânica invasiva

- Utilizar ventilador com software específico para administração de Heliox;
- Concentração do torpedo 80/20;
- Utilizar $FiO_2$ máxima 40% para $SpO_2$ 92-95%.

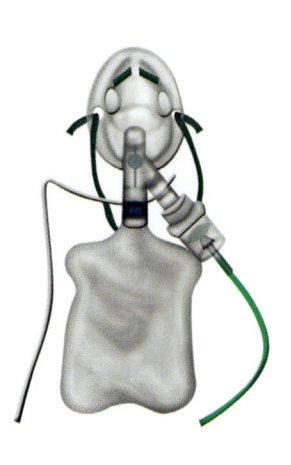

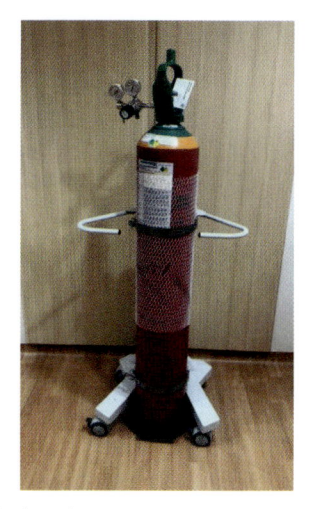

**Figura 5.3** – Cilindro e máscara específica para administração de Heliox.
Fonte: Acervo do autor.

## Orientação pós-procedimento
- Reavaliar oxigenação – $SpO_2$;
- Reavaliar gasometria, caso disponível;
- Reavaliar padrão respiratório e sensação de dispneia, caso aplicável;
- Reavaliar mecânica pulmonar: principalmente resistência;
- Reavaliar sinais de aprisionamento aéreo e pressão positiva expiratória final da sigla em inglês: *Positive Expiratory End Pressure* – PEEP, intrínseca nos pacientes sob ventilação mecânica.

## PONTOS CRÍTICOS
- Os efeitos terapêuticos do Heliox tendem a ser rápidos, portanto, se o paciente não apresentar melhora clínica significativa após 1 a 2 horas, suspender o uso;
- O hélio apresenta alta condutividade térmica e, por isso, quando a temperatura do gás é < 36 °C existe o risco de hipotermia, principalmente na administração com máscara;
- Nos pacientes em ventilação mecânica invasiva, se ocorrer hipotermia, considerar a utilização de dispositivos de aquecimento/umidificação ativa.

## DESMAME DO HELIOX
Quando o paciente apresenta melhora clínica significativa e mantém-se estável, a equipe pode discutir o melhor momento para desmame. Como a concentração do gás é pré-determinada de acordo com a forma de utilização, não é necessária a redução gradual do fluxo.

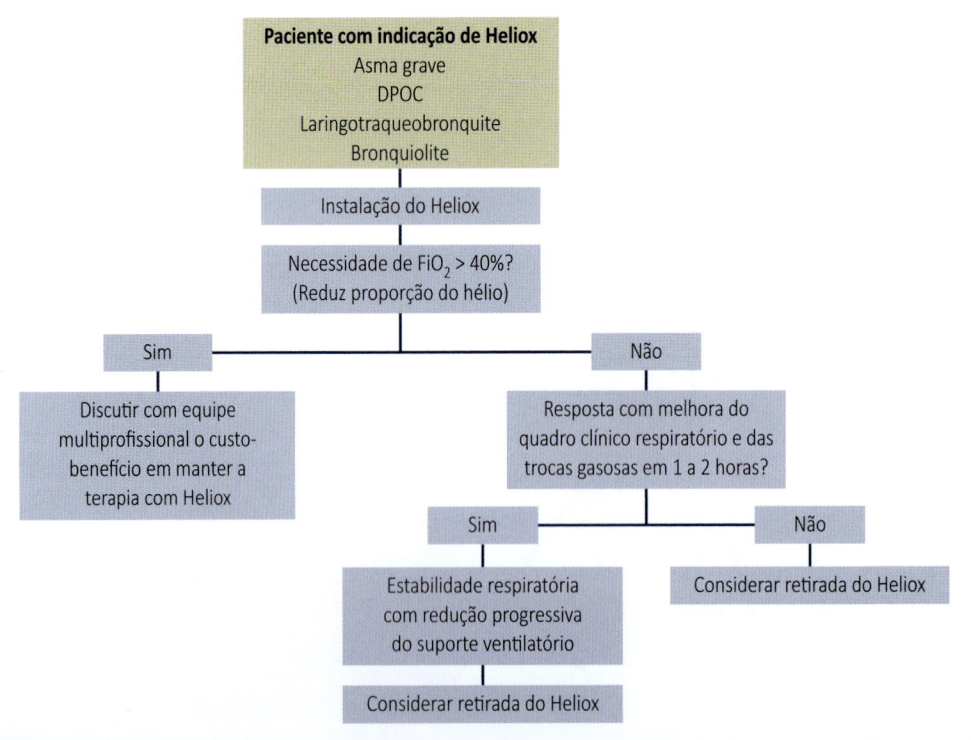

**Figura 5.4** – Fluxograma de aplicação do Heliox.
DPOC: doença pulmonar obstrutiva crônica, $FiO_2$: fração inspirada de oxigênio.
Fonte: Acervo do autor.

## PONTOS-CHAVE

### Óxido nítrico inalatório
- Atua como vasodilatador pulmonar seletivo e é um gás com meia-vida curta;
- Pode ser administrado em todas interfaces de suporte ventilatório;
- $NO_2$ (dióxido de nitrogênio) – valores acima 2 ppm são considerados tóxicos;
- O desmame do NOi deve ser gradual e progressivo.

### Heliox
- O Heliox é a mistura de gás hélio com oxigênio;
- Suas propriedades físicas alteram o padrão de fluxo de ar de turbulento para laminar, com efeitos terapêuticos rápidos;
- As principais indicações são as doenças obstrutivas, como asma, bronquiolite, laringite e laringotraqueobronquite (*croup*).

Acesse aqui o conteúdo interativo do capítulo

## Referências

1. Cannon RO, Schechter AN, Panza JA, Ognibene FP, Pease-Fye ME, Waclawiw MA, et al. Effects of inhaled nitric oxide on regional blood flow are consistent with intravascular nitric oxide delivery. J Clin Invest. 2001;108(2):279-87.
2. Creagh-Brown BC, Griffths MJD, Evans TW. Bench-to-bedside review: inhaled nitric oxide therapy in adults. Crit Care. 2009; 13(3):221.
3. George I, Xydas S, Topkara VK, Ferdinando C, Barnwell EC, Gableman L, et al. Clinical indication for use and outcomes after inhaled nitric oxide therapy. Ann Thorac Surg. 2008;82(6):2161-9.
4. Pasero DC, Martin EL, Davi A, Mascia L, Rinaldi M, Renieri VM. The effects of inhaled nitric oxide after lung transplantation. Minerva Anestesiol. 2010;76(5):353-61.
5. Hashemian SM, Fallahian F. The use of heliox in critical care. International Journal of Critical Illness and Injury Science. 2014;4(2):138-142.
6. Filho LRB, Amantéa SL, Becker A, Vitola L, Marta VF, Krumenauer R. Uso da mistura gasosa de hélio e oxigênio (Heliox®) no tratamento da doença respiratória obstrutiva da via aérea inferior em serviço de emergência pediátrica. Jornal de Pediatria. 2010;86(5):424-428.
7. Liet JM, Ducruet T, Gupta V, Cambonie. Heliox inhalation therapy for bronchiolitis in infants. Cochrane Database Syst Rev. 2015;18(9).
8. Moraa I, Sturman N, McGuire TM, Driel ML. Heliox for croup in children. Cochrane Database Syst Rev. 2018;10(10).

# 6

# Treinamento Muscular – Periférico e Respiratório

Flávia Sales Leite | Jefferson Bassi Silva

## OBJETIVOS DO CAPÍTULO
- Apresentar a importância do treinamento físico na recuperação de pacientes críticos;
- Identificar os pacientes elegíveis para o início do treinamento;
- Apontar os principais critérios de segurança clínica relacionados ao treinamento físico;
- Direcionar princípios da fisiologia do exercício para a prescrição do treinamento físico e respiratório no contexto de pacientes graves.

## O QUE É TREINAMENTO MUSCULAR?

É uma atividade que utiliza o movimento para desenvolver capacidades físicas que evoluem conforme estimuladas. A atividade neuromuscular desencadeada pela contração muscular é importante para as funções fisiológicas, metabólicas e emocionais.

O treinamento muscular respiratório (TMR) visa melhorar o desempenho dos músculos envolvidos no processo de respiração por meio de resistência inspiratória. O treinamento consiste na aplicação de carga aos músculos inspiratórios ou expiratórios, promovendo, desta forma, adaptação da musculatura estriada esquelética ao estímulo.

## POR QUE TREINAR OS MÚSCULOS DE PACIENTES INTERNADOS EM UNIDADES DE TERAPIA INTENSIVA?

A perda gradual de massa muscular decorrente do processo de envelhecimento é conhecida como "sarcopenia". Esse processo de perda muscular pode ser agravado durante o perído de internação hospitalar decorrente de inúmeros fatores como longos períodos de restrições ao leito, déficits nutricionais, presença de processos infecciosos e/ou inflamatórios, dentre outros.

A fraqueza muscular respiratória (FMR), pode ser definida como a incapacidade dos músculos respiratórios gerarem força adequada durante o ciclo respiratório. A fraqueza pode estar relacionada a alguns fatores, por exemplo, desequilíbrio entre demanda e capacidade (aumento da carga de trabalho), interrupção do estímulo neural (central ou periférico), alteração da mecânica respiratória, má-nutrição, fatores inflamatórios ou atrofia muscular causada por patologias limitantes.

## CAPÍTULO 6 – TREINAMENTO MUSCULAR – PERIFÉRICO E RESPIRATÓRIO

> **LEMBRETE**
> O imobilismo reduz o glicogênio e adenosina trifosfato (ATP) → diminuição da resistência muscular → diminuição da irrigação sanguínea e capacidade oxidativa → redução da força e capacidade de *endurance* → maior quantidade de fibras tipos I e II atrofiadas → piora da qualidade do movimento

## OBJETIVOS DO TREINAMENTO MUSCULAR

- Prevenir/melhorar fraqueza muscular;
- Melhorar o desempenho funcional;
- Promover melhor condicionamento muscular;
- Melhorar a capacidade ao exercício;
- Reduzir o tempo de ventilação mecânica (VM) e internação hospitalar.

O condicionamento e o fortalecimento muscular respiratório permitem ao paciente aumentar sua capacidade pulmonar em renovar o gás alveolar de forma mais eficaz. Dessa forma, o paciente será capaz de realizar uma determinada tarefa ou atividade (sair do leito, atividades de autocuidado e deambulação) por um tempo maior. Quando indicado, o TRM deve ser uma das intervenções do plano terapêutico respiratório, mas deve também ser considerado para potencializar os ganhos do treinamento muscular periférico, como em pacientes com dispneia, favorecendo a maior tolerância às atividades propostas.

A **Tabela 6.1** sintetiza as indicações e contraindicações do treinamento muscular periférico e a **Tabela 6.2**, as do treinamento respiratório.

**Tabela 6.1**
**Treinamento muscular periférico**

| Indicações | Contraindicações |
|---|---|
| - Pacientes em protocolo IC e DPOC;<br>- Pacientes com MRC menor que 48 pontos;<br>- Pacientes em ventilação mecânica por mais de 48 hs;<br>- Baixo desempenho funcional;<br>- Idade > 70 anos;<br>- Pacientes incapazes de sentar sem auxílio ou realizar mudança de decúbito;<br>- Pacientes com diagnóstico de sepse;<br>- Pacientes com nutrição enteral/parenteral;<br>- Pacientes em hemodiálise. | - Troca gasosa inadequada ($PaO_2$ < 60 mmHg e $FiO_2$ > 50%);<br>- Instabilidade hemodinâmica;<br>- Uso de DVA em doses elevadas;<br>- Aneurisma de aorta;<br>- Arritmias, angina, precordialgia;<br>- Hipertensão intracraniana;<br>- TVP sem tratamento ou se anticoagulado após 24 hs discutir com equipe;<br>- Hb < 8g/dL;<br>- Plaquetas < 15.000;<br>- INR > 5;<br>- Temperatura corporal < 36,5 ou > 38 °C;<br>- Glicemia < 70 ou > 200 mg/dL;<br>- Jejum/Dieta "fora" da meta. |

IC: insuficiência cardíaca; DPOC: doença pulmonar obstrutiva crônica; MRC: medical research council; $PaO_2$: pressão parcial de oxigênio; $FiO_2$: fração inspirada de oxigênio; DVA: droga vasoativa; TVP: trombose venosa profunda; Hb: hemoglobina; INR: international normalized ratio.

Fonte: Acervo do autor.

## Tabela 6.2
## Treinamento respiratório

| Indicações | Contraindicações |
|---|---|
| - Portadores de ICC e DPOC com valores de pressão inspiratória máxima ($PI_{MÁX}$) menor que 70% e 60% do predito, respectivamente;<br>- Pacientes com MRC menor que 48 pontos;<br>- Desmame prolongado ou desmame difícil da VM por FMR;<br>- Doença neuromuscular NÃO progressiva com FMR;<br>- Dispneia para atividades funcionais com FMR;<br>- Pacientes com incursão diafragmática reduzida ou atrofia diafragmática detectadas pelo ultrassom;<br>- Idade > 70 anos. | - Troca gasosa inadequada ($PaO_2$ < 60mmHg e $FiO_2$ > 50%);<br>- Instabilidade hemodinâmica;<br>- Aneurisma de aorta;<br>- Arritmias, angina, precordialgia;<br>- Hipertensão Intracraniana;<br>- Hb < 8 g/dL;<br>- Plaquetas < 15.000;<br>- INR > 5;<br>- Temperatura corporal < 36,5 °C ou > 38 °C;<br>- Glicemia < 70 ou > 200 mg/dL;<br>- Jejum/Dieta "fora" da meta;<br>- Hipersecreção pulmonar;<br>- Pneumotórax não drenado;<br>- Doença neuromuscular de caráter progressivo (esclerose lateral amiotrófica);<br>- Paralisia diafragmática bilateral. |

IC: insuficiência cardíaca; DPOC: doença pulmonar obstrutiva crônica; MRC: medical research council; VM: ventilação mecânica; FMR: Fraqueza muscular respiratória; $PaO_2$: pressão parcial de oxigênio; $FiO_2$: fração inspirada de oxigênio; DVA: droga vasoativa; TVP: trombose venosa profunda; Hb: hemoglobina; INR: international normalized ratio.

Fonte: Acervo do autor.

## COMO DESENVOLVER O RACIONAL CLÍNICO PARA OS PACIENTES COM INDICAÇÃO DE UM PROGRAMA DE TREINAMENTO MUSCULAR?

- Identificar a presença de fatores de risco para fraqueza muscular;
- Avaliar os riscos e contraindicações à prática do treinamento muscular periférico e respiratório;
- Considerar a condição nutricional e substrato energético para exigência muscular;
- Avaliar a força muscular (**conforme Capítulo 2 – Força Muscular Periférica**);
- Definir os objetivos do treinamento;
- Prescrever, adaptar e aplicar o treinamento conforme o objetivo;
- Acompanhar, reavaliar e ajustar variáveis do treino se necessário.

## COMO IDENTIFICAR A FRAQUEZA MUSCULAR RESPIRATÓRIA?

- Dificuldade no desmame da VM ou VNI em casos de pacientes traqueostomizados;
- Dispneia para atividades funcionais simples – não justificada pela disfunção aguda ou doença que levou o paciente à internação;
- MRC menor que 48 pontos (indicativo de fraqueza muscular adquirida na UTI);
- $PI_{MÁX}$ menor que o valor predito (**conforme Capítulo 1 – Medidas Ventilatórias**);
- Ultrassonografia diafragmática – redução da fração de espessamento e mobilidade (**conforme Capítulo 3 – Ultrassonografia Periférica e Diafragmática**).

## CRITÉRIOS DE PLANEJAMENTO E SEGURANÇA A SEREM CONSIDERADOS PARA SUBMETER UM PACIENTE AO TREINAMENTO FÍSICO

O quadro clínico do paciente pode sofrer alterações de forma muito rápida. É recomendado avaliar constantemente o paciente e considerar os riscos e os benefícios antes e durante os exercícios. É recomendado e muito importante atentar aos critérios de interrupção da atividade com base na alteração de parâmetros clínicos e tolerância do paciente, assim como nas condutas que devem ser empregadas para compensação do quadro (**Quadro 6.1**).

**LEMBRETE**
A variação do status fisiológico do paciente pode dificultar a realização do treinamento físico. A presença de fatores como necessidade de hemodiálise, preparo para desmame ventilatório, cirurgias e intervenções clínicas exige a elaboração de um plano terapêutico individualizado.

**Quadro 6.1**
**Critérios de interrupção e ações para compensação do quadro clínico**

| Critérios de interrupção do exercício | Ações |
| --- | --- |
| Aumento da FC maior que 20% da basal em atividades simples, sem maiores demandas | Retornar paciente para o leito, e ao repouso e observar se FC retorna aos níveis basais em até 5 minutos; caso não ela retorne, comunicar o médico |
| Borg dispneia (0-10) maior que 6 | Dar tempo para descanso e avaliar necessidade de ventilação VNI |
| Queda da $SpO_2$ abaixo de 92% | Suplementar oxigênio e avaliar se há melhora da $SpO_2$; caso não atinja níveis normais, aumentar oferta gradualmente |
| Arritmias desencadeadas pelo esforço | Retornar paciente para decúbito dorsal no leito e comunicar o médico |
| Broncoespasmo ou descompensação respiratória desencadeado pelo esforço | Retornar paciente para o leito e comunicar o médico. Se possível, usar VNI para estabilização |
| Hipotensão ou hipertensão arterial desencadeada pelo esforço | Retornar paciente para o leito e aferir PA em decúbito dorsal; caso não ocorra normalização, comunicar o médico |

FC: frequência cardíaca; PA: pressão arterial; $SpO_2$: saturação periférica de oxigênio; VNI: ventilação não invasiva.
Fonte: Acervo do autor.

## COMO PRESCREVER TREINAMENTO FÍSICO PARA PACIENTES CRÍTICOS?

O treinamento pode ser definido como um processo de repetição e sistematização de exercícios progressivos com o objetivo de melhorar o desempenho físico, cardiorrespiratório ou motor. Os três princípios básicos do treinamento são:

| Sobrecarga | Especificidade | Reversibilidade |
| --- | --- | --- |
| Consiste na aplicação de cargas progressivas que gerarão alterações celulares e consequentes resposta ao estímulo. | O treinamento deverá ser específico (força ou *endurance* ou a combinação) para os músculos envolvidos na tarefa que se deseja aprimorar. | Os sistemas corporais se adaptam de acordo com a diminuição do estímulo, portanto a continuidade é importante. |

Apresentamos a seguir um esquema (**Figura 6.1**) que demonstra de forma prática a importância da progressão do treinamento no paciente crítico, bem como a variação do estímulo (tipo de exercício) e individualização da prescrição.

| Mobilização | | Reabilitação | |
|---|---|---|---|
| Passivo | Ativo-assistido | Ativo | Resistido |
| Como manter ADM, memória cinestésica e prevenir encurtamento e perda de massa? | Qual a intervenção efetiva nesta fase? | Podemos pensar em prescrição de exercício? | Como podemos prodredir o treinamento? |
| Mobilização Alongamento Posicionamento EENM | Avaliação Função Treino postural (CORE) Periodização (divisão das terapias) | Sobrecarga Reversibilidade Periodização Nutrição Massa Muscular | Sobrecarga Especificidade Reversibilidade Força x Resistência Periodização |

Variação de estímulo, manutenção e individualização

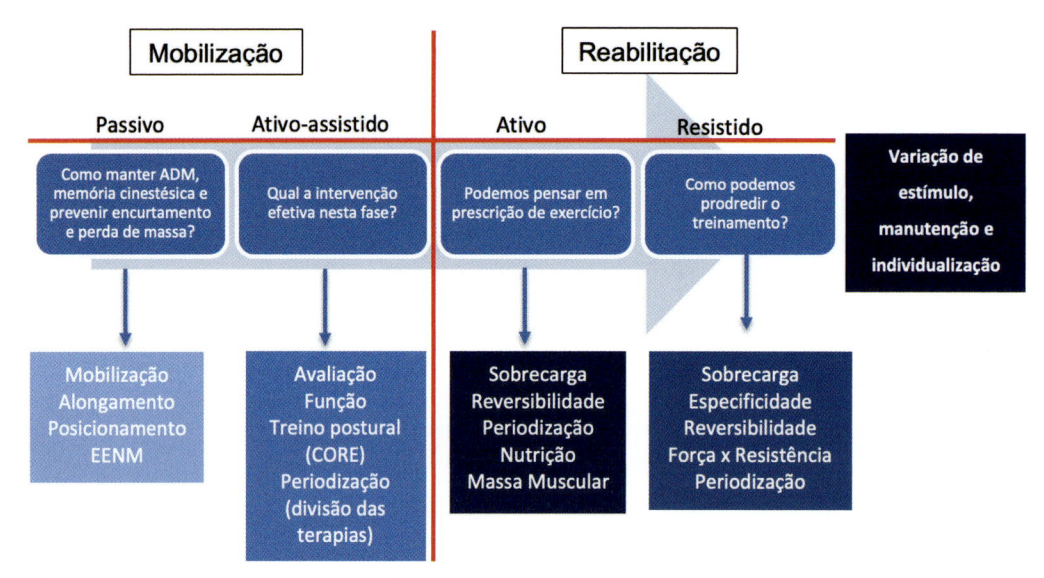

**Figura 6.1:** Relação entre os tipos de exercício em grau de progressão e as intervenções/princípios do treinamento que deve ser levada em consideração ao submeter um paciente internado a um programa de treinamento físico.
Fonte: Acervo do autor.

## QUAIS VARIÁVEIS CONSIDERAR PARA A PRESCRIÇÃO?

A escolha das variáveis é determinada pelo terapeuta com base nos objetivos estabelecidos para cada paciente. As variáveis podem ser manipuladas em função do tempo, conforme os objetivos são atingidos e novas metas devam ser traçadas (periodização) (**Figura 6.2**).

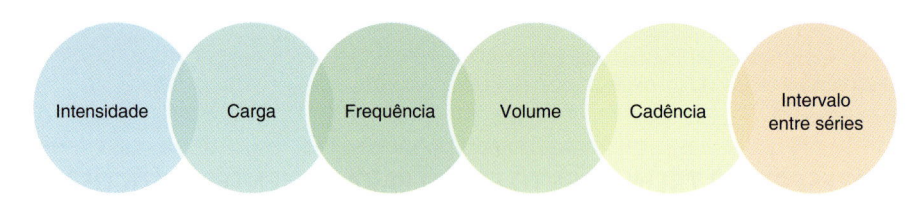

Intensidade — Carga — Frequência — Volume — Cadência — Intervalo entre séries

**Figura 6.2:** Princípio do treinamento muscular esquelético.
Fonte: Acervo do autor.

O tempo de internação hospitalar dos pacientes é variável. Dessa forma, é necessário focar os objetivos na restauração da função física pautada em programas de reabilitação e mobilização que aborde a mesma linha de raciocínio com a continuidade do processo de reabilitação.

## TREINAMENTO MUSCULAR PERIFÉRICO

A prescrição do exercício dependerá da condição atual do paciente e de como será a avaliação da força muscular.

| Força muscular – Grau 0 a 3 | Força muscular – Grau 4 e 5 |
|---|---|
| • O MRC pode auxiliar no direcionamento do grupo muscular a ser treinado.<br>• O estímulo muscular pode ser variável nesta fase, sendo mais difícil a prescrição precisa. | • A prescrição pode ser guiada pelo teste de 1RM.<br>• A variação de porcentagem pode variar de acordo com o paciente, chegando a até 60% da RM, também direcionado pelo objetivo |

MRC: Medical Research Council, RM: repetição máxima.

Nos casos em que os pacientes são incapazes de realizar movimentos ativos, a estimulação elétrica neuromuscular (EENM) pode representar uma opção terapêutica para promover o aumento ou manutenção da força muscular. O treino da musculatura central favorece a estabilidade axial e consequentemente os movimentos apendiculares serão mais bem executados. A adoção de posturas como sedestação e ortostatismo exige melhor estabilidade central para progressão dos treinos de transferências e aumento de mobilidade fora do leito (**Figura 6.3**).

Ponte em superfície estável

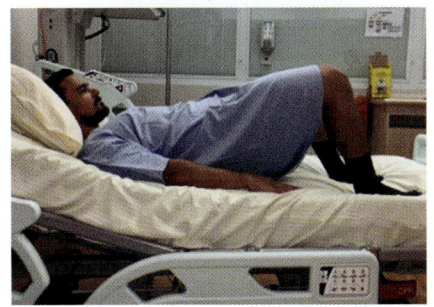

Ponte em superfície instável

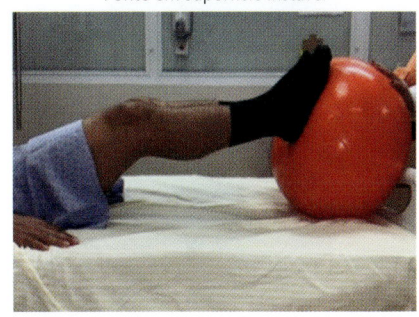

Ponte unilateral com sustentação de carga

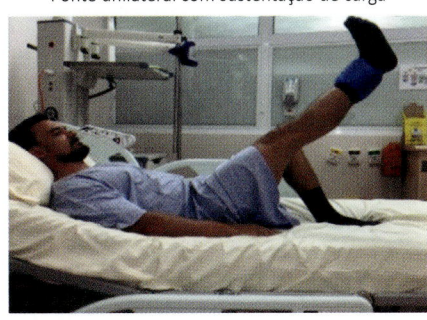

**Figura 6.3:** Exercícios de fortalecimento de cadeias musculares centrais: progressão do treino de ponte de cadeia cinética fechada (CCF) para cadeia cinética aberta (CCA) com carga.
Fonte: Acervo do autor.

Nesta fase, o paciente deve ser estimulado a realizar atividades funcionais, acionando mais grupos musculares em tarefas simples, sem cargas externas. Nesta fase, os pacientes se beneficiam de exercícios em CCF, isometria e treinamento de trocas posturais (**Figura 6.4**).

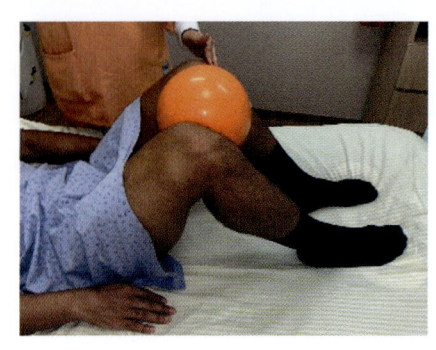

Isometria de adutores de quadril

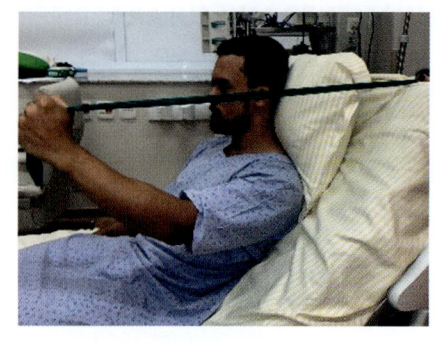

Faixa elástica pode ser usada de acordo com o grau de tensão gradual conforme tolerância do paciente

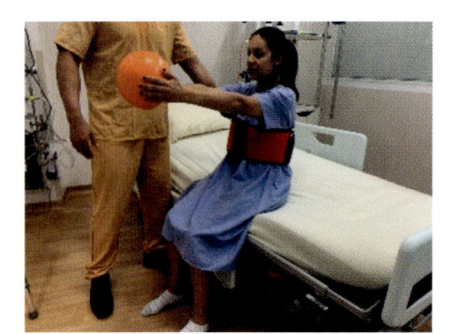

**Figura 6.4:** Exercícios funcionais sem carga, associados à manutenção postural.
Fonte: Acervo do autor.

> **LEMBRETE**
> Ponto de atenção → Avaliar a pressão arterial durante a realização de exercícios isométricos, pois pode ocorrer aumento dos níveis pressóricos sistêmicos em virtude de compressão vascular pela musculatura periférica.

O treino resistido com carga externa requer planejamento diferenciado, pois nesta fase o objetivo é aumentar a força por meio de incremento de carga. Dessa forma, é necessário o controle de algumas variáveis relacionadas ao treinamento de força, tais como número de repetições, intensidade ajustada em porcentagem da carga de 1RM ou carga determinada pelo terapeuta (**conforme Capítulo 2 – Força Muscular Periférica**), períodos de repouso, progressão e continuidade.

Quando submetermos o paciente ao treino de força, devemos considerar:
- O objetivo da seleção do exercício – escolha para o treino de grupos musculares envolvidos em atividades funcionais.
- O posicionamento e o alinhamento corporal (no leito ou em poltrona).

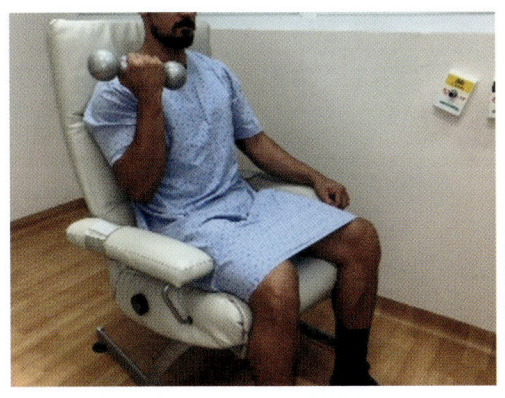

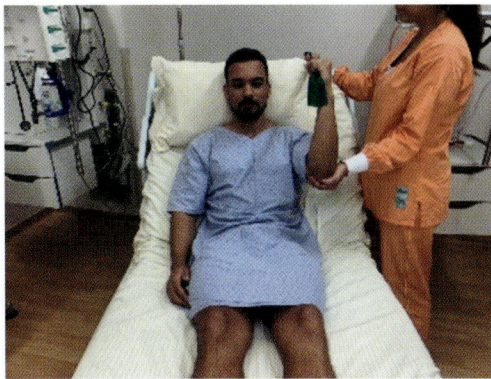

**Figura 6.5:** Exercícios de fortalecimento de membros superiores.
Fonte: Acervo do autor.

- A estabilização corporal: aumenta o desempenho dos membros. Atenção para inclusão do treino dos músculos responsáveis pela estabilização das cinturas escapular e pélvica, pois a ação estável das cinturas favorece o movimento apendicular.
- A velocidade do movimento.
- A respiração: realizar a fase concêntrica durante a expiração, visando conservação de energia e minimizar pressão intratorácica.

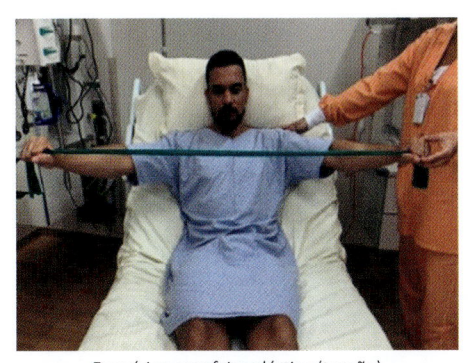

Exercícios com faixa elástica (tensão)    Exercícios com peso livre (CCA)

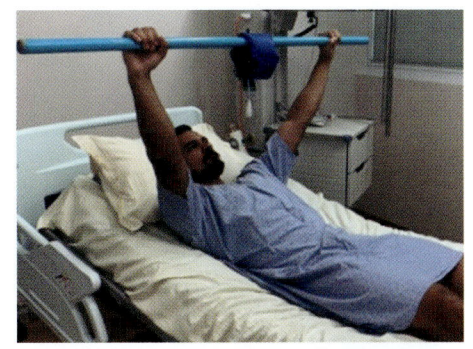

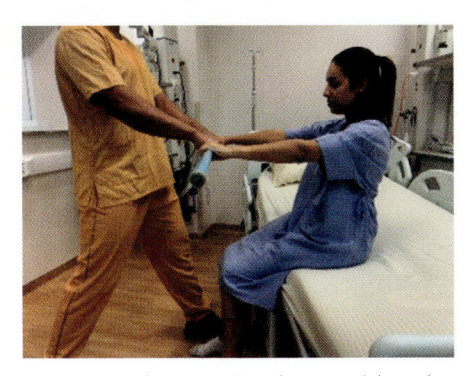

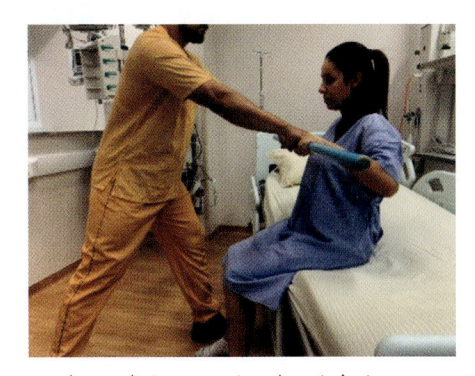

Exercícios de padrões funcionais básicos (puxar/empurrar) com níveis progressivos de resistência
**Figura 6.6:** Exercícios de fortalecimento de membros superiores e inferiores. *(continua)*

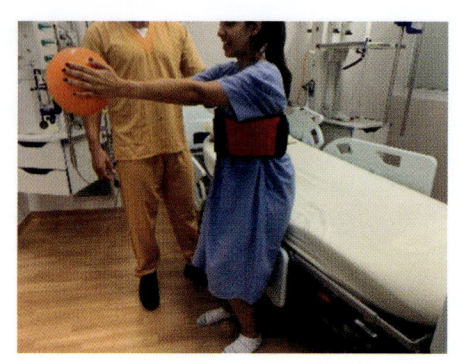

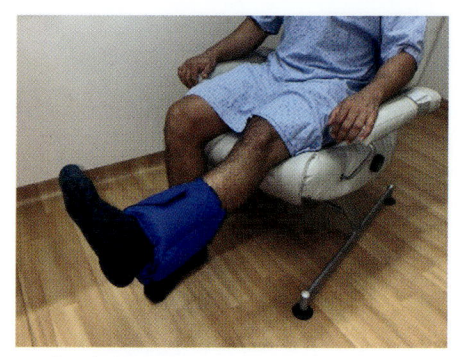

Exercícios com carga externa fora do leito

**Figura 6.6:** Exercícios de fortalecimento de membros superiores e inferiores. *(continuação)*
Fonte: Acervo do autor.

## DEVEMOS ASSOCIAR O TREINAMENTO DE *ENDURANCE* AO TREINAMENTO DE FORÇA?

Sim. A combinação das duas modalidades quando bem aplicada, organizada e com planejamento clínico, favorece a melhora do desempenho físico do paciente, tornando-o apto a realizar suas tarefas cotidianas. Porém, como no treinamento de força, o treino de *endurance* deve ser bem indicado sendo necessário que o paciente tenha adequada reserva cardíaca, respiratória e metabólica (**Figura 6.7**).

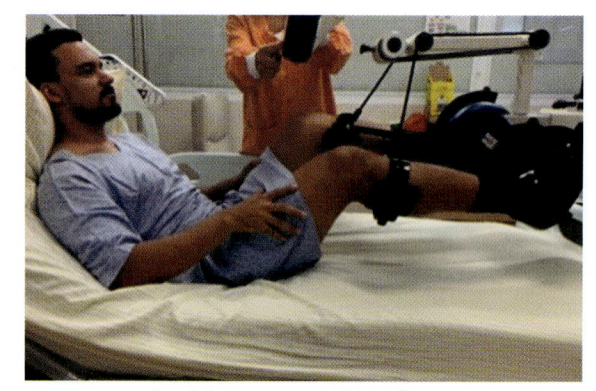

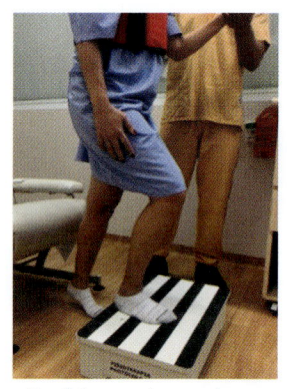

Condicionamento com degrau                Condicionamento com cicloergômetro

**Figura 6.7:** Exercícios de condicionamento de membros inferiores.
Fonte: Acervo do autor.

## CONSIDERAÇÕES

- Utilizar escala de Borg para controlar a intensidade do exercício (não ultrapassar Borg de esforço 13 ou Borg dispneia 6);
- Tempo de exercício: 10 a 20 minutos, a depender da condição física e da reserva do paciente;
- Incrementar a carga do ciclo ergômetro conforme tolerância;
- Utilizar parâmetros clínicos para avaliar resposta ao exercício (FC, PA, FR e $SpO_2$). Facilidade de o paciente ter monitorização contínua na internação;

- Atenção aos pacientes que fazem uso de betabloqueador (tomar como base a pressão arterial e Borg).

**Sugestão:** intercalar períodos de sessões de treinamento de força com períodos de treino de endurance (dividir as terapias).

## TREINAMENTO MUSCULAR RESPIRATÓRIO

- **Identificar o paciente elegível para indicar o TMR:** desmame difícil da VM, dispneia para atividades funcionais, $PI_{MÁX}$ menor que 30 $cmH_2O$ e MRC menor que 48;
- **Avaliar força muscular respiratória:** $PI_{MÁX}$ e avaliação US diafragmática;
- **Prescrição do TMR:** definir forma de treinamento (dispositivo, condição atual do paciente e objetivo do treinamento: aumentar a força muscular respiratória? Melhorar condicionamento para atividades motoras? Desmame da VMI/VNI? Desmame da TQT?).

## COMO DEFINIR A CARGA DE TREINO?

- Prescrição pela $PI_{MÁX}$: 30 a 60%;
- Prescrição por tempo: indicado para pacientes entubados ou traqueostomizados que não tolerem abrir válvula resistora → em VM: períodos controlados de PRESSÃO DE SUPORTE BAIXA → traqueostomizado no BIPAP: períodos controlados de nebulização. Ambos os treinamentos têm característica de *endurance* e devem ser aplicados de forma progressiva (atenção ao tempo para risco de fadiga).

## FREQUÊNCIA

O TMR deve ser aplicado duas vezes ao dia, 7 dias por semana, podendo ser intercalado com os períodos em que haja descanso entre os estímulos. Os dispositivos comumente disponíveis e utilizados para o TMR estão apresentados na **Figura 6.8**.

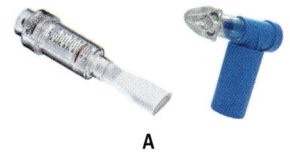

**LINEAR**
- Cargas fixas pré-ajustadas e conhecidas.
- O fluxo de ar só é liberado após o paciente vencer a resistência em $cmH_2O$ imposta pelo dispositivo.
- São mais fidedignas para treinamento de força.

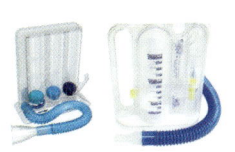

A

**ALINEAR**
- Cargas são variáveis e desconhecidas (em $cmH_2O$).
- Utiliza o incremento do volume ou fluxo ventilatório.
- A variação de pressão exercida depende do tamanho do orifício pelo qual o ar é puxado.
- Não é possível prescrever com base na $PI_{MÁX}$.

B

- Os dispositivos eletrônicos têm válvulas ajustadas em média 500 vezes por segundo, variando e distribuindo a tensão durante a inspiração com manutenção da carga (propriedade isocinética), que torna o aparelho mais confortável durante o treinamento.
- Os dispositivos têm um software com curvas para monitorizar o treinamento em tempo real, assim como gráficos de *biofeedback* que auxiliam e estimulam o paciente durante o TMR.

C

**Figura 6.8:** Dispositivos utilizados na prática clínica: **A)** Threshold® e Power Breathe®; **B)** Respiron® e Voldyne®; **C)** Power Breathe® K5.

Fonte: Threshold: https://www.usa.philips.com/healthcare/product/HCHS730010/treshold-inspiratory-muscle-trainer; Voldyne: https://teleflex.com/usa/en/product-areas/respiratory/incentive-spirometers/index.html; Respiron: https://www.ncsdobrasil.com/respiron-classic; Power Breathe: https://www.powerbreathe.com

## TREINAMENTO COM SENSIBILIDADE DO VENTILADOR MECÂNICO É UMA BOA EESTRATÉGIA DE TREINAMENTO?

Ao utilizarmos o ajuste da sensibilidade do ventilador mecânico, observamos que a carga é imposta apenas durante o intervalo entre o início da deflexão negativa da pressão pelo paciente e o início do fluxo inspiratório do paciente, somente durante a fase de pré-disparo, que termina com a abertura da válvula inspiratória. Dessa forma, dependendo do tempo de resposta da válvula inspiratória, o tempo em que o paciente será submetido à imposição da carga será muito curta, subestimando os resultados de um TMR. A EENM diafragmática pode ser utilizada para aperfeiçoar o treinamento do diafragma em casos como:

- Pacientes com fraqueza muscular, importante que não consigam deflagrar a abertura da válvula de dispositivos resistores;
- Pacientes que não tolerem desconexão da VM;
- Paresia diafragmática transitória.

| | |
|---|---|
| Frequência | 30-50Hz |
| Largura de pulso | 80 a 100 ms (deve ser menor para não irradiar para músculos abdominais) |
| Rise/decay (subida/descida) | 1 segundo |
| ON/OFF (contração/relaxamento | 1/2 s (sincronizar com tempo inspiratório e tempo expiratório). Em pacientes taquipneicos, o relaxamento pode ser menor e, para bradipneicos, pode ser maior. |
| Tempo de aplicação | 10 a 15 minutos (tempo sugerido para não haver sobrecarga do diafragma e alto risco de fadiga). |
| Intensidade | Contração visível, acompanhando o movimento diafragmático ou com o auxílio do ultrassom para visualizar a mobilidade do diafragma. |
| | São necessários quatro eletrodos pequenos (menor risco de a corrente ser dissipada para músculos abominais)<br>• dois eletrodos posicionados na região paraxifóidea.<br>• dois eletrodos posicionados na região do 6º ao 8º espaços intercostais (um em cada hemitórax). |

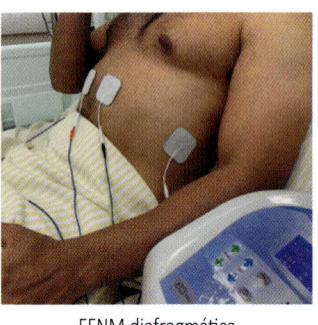

EENM diafragmática

**Figura 6.9:** Proposta para uso da EENM no treino muscular diafragmático.
Fonte: Acervo do autor.

## RECOMENDAÇÕES
- Se possível, realizar em modo espontâneo da ventilação mecânica, com parâmetros baixos de pressão de suporte, acompanhando variações do volume-corrente e "P0.1."
- Orientar o paciente a "puxar o ar" quando ele sentir o estímulo elétrico.

## Sugestão de parâmetros

Podemos também associar o TMR ao treinamento físico e combinar tipos de TM com uso de EENM diafragmática com dispositivos resistores observando o organograma proposto (**Figura 6.10**).

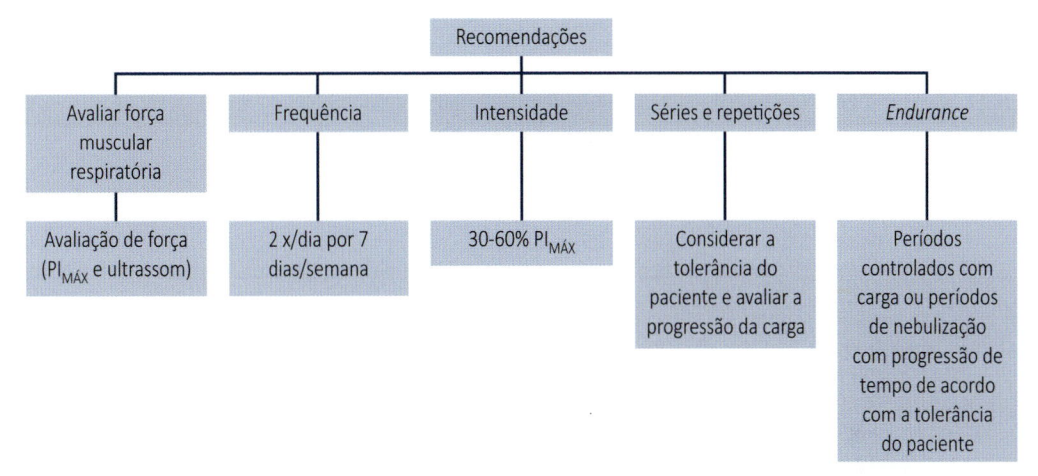

```
                              Recomendações
    ┌──────────────┬──────────────┬──────────────┬──────────────┐
Avaliar força   Frequência    Intensidade  Séries e repetições  Endurance
 muscular
respiratória

Avaliação de    2 x/dia por 7  30-60% PI_MÁX    Considerar a      Períodos
força (PI_MÁX    dias/semana                    tolerância do    controlados com
e ultrassom)                                    paciente e       carga ou períodos
                                                avaliar a        de nebulização
                                                progressão       com progressão de
                                                da carga         tempo de acordo
                                                                 com a tolerância
                                                                 do paciente
```

**Figura 6.10** – Organograma sugerido para condução do treino muscular respiratório.
Fonte: Acervo do autor.

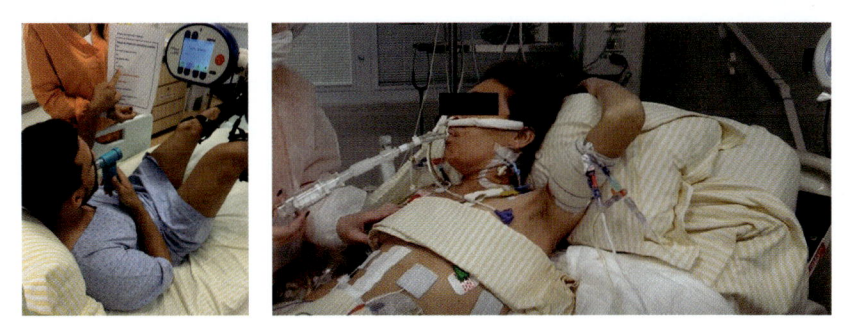

**Figura 6.11** – TMR associado ao treinamento físico e à EENM, respectivamente.
Fonte: Acervo do autor.

## PONTOS-CHAVE

- A identificação precoce e o olhar do terapeuta para submeter o paciente ao programa de treinamento físico e respiratório minimizam risco de sarcopenia e fraqueza muscular adquirida na UTI e no pós-alta hospitalar.
- Todo serviço de fisioterapia que aplique programas de treinamento estruturados deve elaborar critérios de segurança relacionada à conduta.
- A prescrição do treinamento (físico e respiratório) deve ser baseada em avaliação criteriosa e individualizada, respeitando sempre os princípios do treinamento.
- A combinação do treinamento muscular periférico e respiratório no paciente crítico com fraqueza adquirida na UTI promove desfechos funcionais favoráveis na alta hospitalar.

## Referências

1. Powers SK, Howley ET. Fisiologia do exercício – teoria e aplicação ao condicionamento e ao desempenho – 8ª Ed. 2014.
2. Roschel H. Tricoli V, Ugrinowitsch C. Treinamento físico: considerações práticas e científicas. Revista Brasileira de Educação Física e Esporte, 25(spe), 53-65.
3. Toigo M, Boutellier U. New fundamental resistance exercise determinants of molecular and cellular muscle adaptations. Eur J Appl Physiol. 2006; 97:643-63.
4. Moser ADL, Malucelli MF, Bueno SN. Cadeia cinética aberta e fechada: uma reflexão crítica. Fisioter Mov. 2010; 23 (4): 641-650.
5. Macedo, et al. Modelo periodizado para prescrição de exercícios. Int J Cardiovasc Sci. 2018; 31(4)393-404.
6. Lopes de Lima, C, Borges, E, da Silva, E, Nassar, S, Oliveira, E, Farias D. Efeitos da periodização linear versus ondulatório diária no treinamento de força sobre a flexibilidade. Revista Brasileira de Prescrição e Fisiologia do Exercício. 2019; 12(79), 1037-1044.
7. Venâncio MFCC. O treinamento de força no aprimoramento da capacidade funcional do idoso. Formiga, 2013. Disponível em: https://bibliotecadigital.uniformg.edu.br:21015/xmlui/bitstream/handle/123456789/238/TCC%20Matheus.pdf?sequence=1&isAllowed=y.
8. Borges P, Aenir I, Bigolin M, Pereira MG, Weber RW. Efeitos do treinamento muscular esquelético em pacientes submetidos à ventilação mecânica prolongada. Cogitare Enfermagem. 2010; 15(1); 164-168.
9. Chandler TJ, Brown LE. Treinamento de força para o desempenho humano. Porto Alegre: Artmed Editora; 2009.
10. Burtin C, Clerckx B, Robbeets C, Ferdinande P, Langer D, Troosters T, Hermans G, Decramer M, Gosselink R. Early exercise in dritically ill patients enhances short-term functional recovery. Crit Care Med 2009,37:2499-2505.
11. Veldema J, Bosl K, Kugler P, Ponfick M, Gdynia HJ, Nowak DA. Cycle ergometer training versus resistance training in ICU-acquired weakness. Acta Neurol Scand. 2019; 140(1): 62-71.
12. McConnell A. Treinamento respiratório para um desenvolvimento superior. Barueri: Manole; 2013.
13. Wischmeyer PE, Puthucheary Z, San Millán I, Butz D, Grocott MPW. Muscle mass and physical recovery in ICU: innovations for targeting of nutrition and exercise. Curr Opin Crit Care. 2017; 23 (4): 269-78.
14. Sommers J, Engelbert RHH, Dettling-Ihnenfeldt D, Gosselink R, Spronk PE, Nollet F, van der Schaaf M. Physiotherapy in the intensive care unit: an evidence-besed, expert driven, practical statement recommendations. Clin Rehabil 2015;29(11): 1051-63.
15. Schumann DS, Gomes TT, Lunardi AC, Lamano MZ, Fragoso A, Pimentel M, Peso CN, Araujo P, Fu C. Impact f a progressive mobility program on the functional status, respiratory and muscular systems of patients: a randomized and controlled trial. Crit Care Med. 2019.

# 7

# Monitorização Ventilatória por Tomografia de Impedância Elétrica

Karina Tavares Timenetsky

## OBJETIVOS DO CAPÍTULO

- Apresentar o funcionamento da tomografia de impedância elétrica;
- Descrever as aplicações clínicas da tomografia de impedância elétrica (monitorização da ventilação e perfusão pulmonar à beira do leito).

## INTRODUÇÃO

A tomografia de impedância elétrica (TIE) permite realizar a monitorização regional da ventilação e perfusão pulmonar dos pacientes. Essa monitorização consiste em um método de imagem em tempo real, dinâmico, não invasivo, livre de radiação e passível de realização à beira do leito. Por essa razão, a TIE tem sido utilizada como ferramenta de monitorização em diversas aplicações clínicas no ambiente de terapia intensiva para avaliação da distribuição da ventilação pulmonar, avaliação da hiperdistensão e colapso pulmonar, detecção de pneumotórax, avaliação da perfusão pulmonar, entre outras indicações.

No presente capítulo, abordaremos as indicações, contraindicações e a prática da monitorização por meio da tomografia de impedância elétrica.

## FUNCIONAMENTO DA TOMOGRAFIA DE IMPEDÂNCIA ELÉTRICA

Para o funcionamento da tomografia de impedância elétrica, é necessária a colocação de uma cinta de eletrodos – com um total de 32 eletrodos ao redor do tórax para obtenção de imagens transversais do pulmão. Em pacientes do sexo masculino, o posicionamento deve ser realizado na altura dos mamilos. Já em pacientes do sexo feminino, o posicionamento deve ser realizado o mais próximo das axilas para melhor aderência da faixa de eletrodos (Figura 7.1).

O equipamento envia correntes elétricas de alta frequência e baixa amplitude por meio da cinta torácica. Essas correntes passam pelo tórax seguindo caminhos que variam de acordo com o formato do tórax e a distribuição da impedância elétrica do sistema respiratório. Por meio de algoritmos de reconstrução pré-ajustados no aparelho, este fornecerá a imagem correspondente à captação realizada pelo sistema.

O fornecimento de imagens em tempo real da distribuição da ventilação pulmonar com apresentação do percentual (%) do volume de ar direcionado para cada região do pulmão é realizada conforme solicitada. O equipamente possibilita comparar a distribuição da ventilação frente aos ajustes ventilatórios realizados para cada paciente.

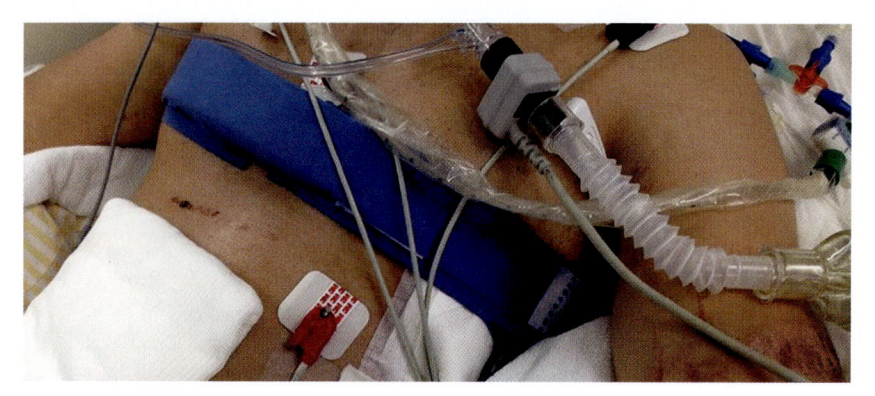

**Figura 7.1:** Faixa de elétrodos azul no local correto de instalação.
Fonte: Acervo do autor.

Atualmente existem dois modelos de aparelhos de impedância elétrica no mercado, os quais diferem entre si em relação a alguns recursos de análise. O modelo nacional até o momento é o único que tem o recurso de análise de perfusão pulmonar. Outra diferença é que o modelo nacional é dotado de um sensor de fluxo proximal, captando os sinais e parâmetros ventilatórios do paciente, permitindo seu uso acoplado a qualquer ventilador mecânico.

## INDICAÇÕES

A tomografia de impedância elétrica contempla diversas indicações clínicas, conforme descrito na **Tabela 7.1**.

| Tabela 7.1 Indicações da tomografia de impedância elétrica ||
|---|---|
| Ventilação pulmonar | • Distribuição da ventilação pulmonar<br>• Avaliação da hiperdistensão pulmonar e colapso pulmonar (durante titulação da PEEP)<br>• Variação de complacência regional |
| Perfusão pulmonar | • Análise da perfusão pulmonar regional |

PEEP: positive end-expiratory pressure.
Fonte: Acervo do autor.

A descrição do manuseio, assim como a do uso das ferramentas disponíveis de avaliação, está detalhada no vídeo disponível ao acessar o QR a seguir.

# VENTILAÇÃO PULMONAR

## DISTRIBUIÇÃO DA VENTILAÇÃO PULMONAR

Ao instalar a tomografia de impedância elétrica no paciente, é possível observar como o ar se distribui regionalmente. Na imagem pulmonar, a parte mais superior da figura representa a região ventral do paciente e a parte inferior, a região dorsal.

A ventilação correspondente ao pulmão direito se encontra do lado esquerdo da imagem e vice-versa – conforme ocorre nas imagens de radiografia de tórax e de tomografia convencionais (**Figura 7.2**).

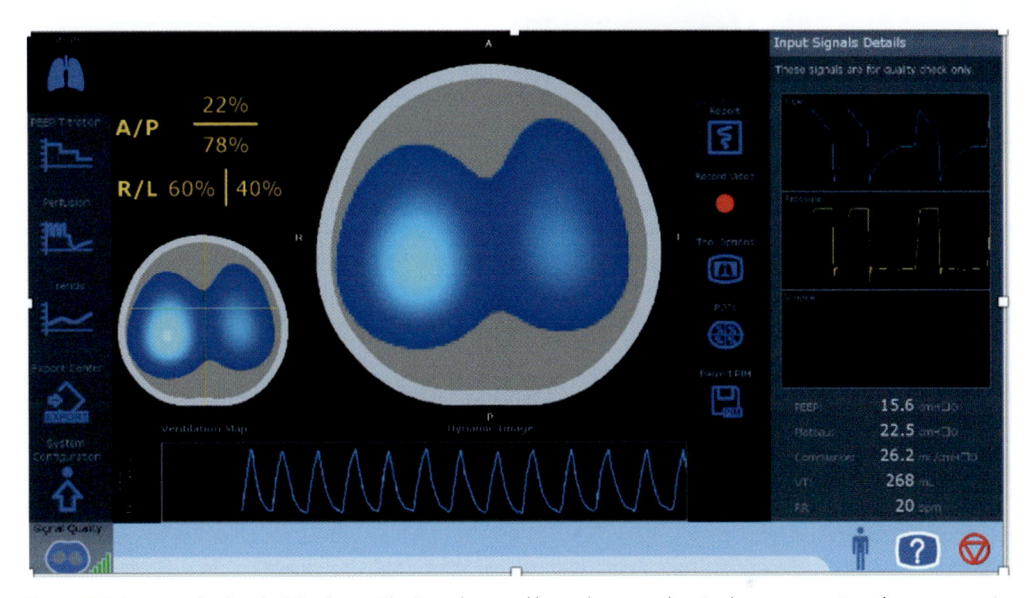

**Figura 7.2:** Imagem da distribuição da ventilação pulmonar (áreas de cor azul mais clara representam áreas com maior quantidade de ar; conforme o azul escurece, menor a quantidade de ar na região).
Fonte: Acervo do autor.

Além da monitorização da distribuição da ventilação, do lado direito da imagem, observam-se as curvas de fluxo (em azul), pressão (em amarelo) e volume (em vermelho). Neste exemplo, o volume-corrente gerado durante a ventilação corresponde a 268 mL. No entanto, a distribuição do volume-corrente se encontra 60% para o pulmão direito e 40% para o esquerdo. O mesmo volume se encontra direcionado 78% para região posterior e 22% para a região anterior, demonstrando a heterogeneidade da ventilação pulmonar neste caso. Conforme descrito na imagem, existem outras possibilidades de análises regionais da ventilação pulmonar – em quadrantes ou camadas gravitacionais.

É possível realizar a avaliação da distribuição da ventilação pulmonar em pacientes em respiração espontânea, cateter nasal de alto fluxo e ventilação não-invasiva. As variações do volume corrente na seção global (primeiro gráfico à direita) e, em cada região de interesse (ROI), estão demonstradas nos gráficos quantitativos à direita. Observa-se a redução da ventilação na região mais posterior do pulmão (ROI 4) quando comparada as outras regiões pulmonares. A variação de volume-corrente foi maior durante a terapia com cateter nasal de alto fluxo (HFNC), especialmente na ROI 1 (**Figura 7.3**).

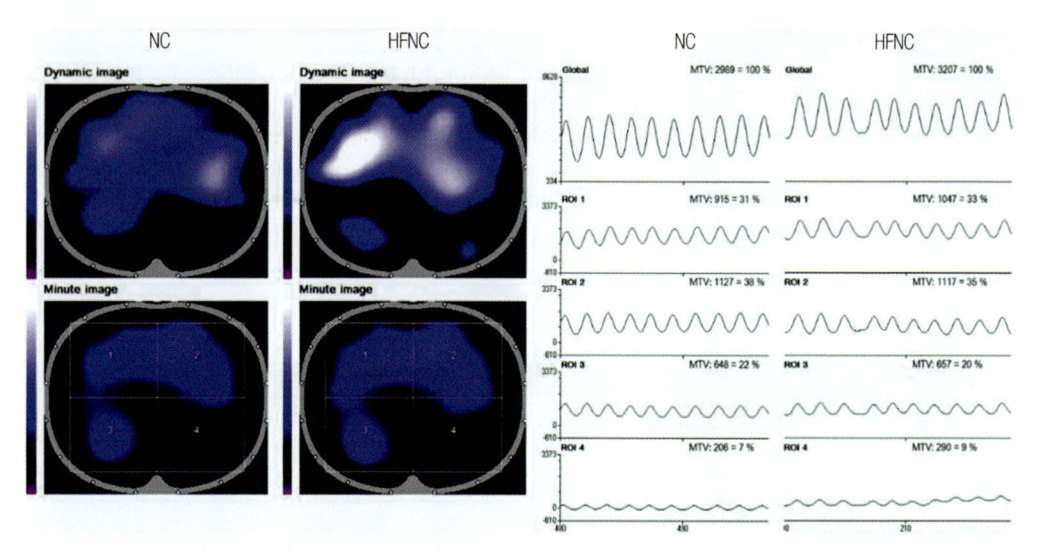

**Figura 7.3:** Região de interesse (ROI) demonstrando imagens transversais e imagem típica de tomografia de impedância elétrica. Ao lado esquerdo, imagem dinâmica demonstrando a mudança na impedância para cada respiração.
NC: cateter nasal convencional.
Fonte: Lee DH et al. Acute and Critical Care 2018; 33(1): 7-15.

## AVALIAÇÃO DA HIPERDISTENSÃO E COLAPSO PULMONAR

O colapso pulmonar e a hiperdistensão na maioria das vezes ocorrem simultaneamente em algumas patologias pulmonares, dificultando uma adequada avaliação da mecânica pulmonar habitualmente realizada em virtude da representação do pulmão como um todo. A TIE permite a monitorização das mudanças regionais da ventilação pulmonar. Essa informação, quando combinada com as informações de pressão de via aérea e fluxo, permite a avaliação da mecânica pulmonar regional. A detecção simultânea de áreas de colapso e de hiperdistensão pulmonar durante uma titulação decremental pressão positiva expiratória final – na sigla PEEP, do inglês de *positive end-expiratory pressure* –, auxilia na determinação do melhor compromisso entre colapso e hiperdistensão à beira do leito.

Durante a titulação decremental da PEEP, ocorre a avaliação da complacência pulmonar regional fornecida pela informação da variação do volume pulmonar regional avaliada pela TIE. Inicialmente, observa-se aumento gradual da complacência regional representando o alívio da hiperdistensão, até que, em um determinado momento, se observa a redução representando o colapso pulmonar progressivo. Ao final da titulação decremental, todas as regiões são levadas em consideração e fornecem uma medida resumida do colapso e da hiperdistensão pulmonar a cada nível de PEEP (**Figura 7.4**).

A ferramenta de titulação da PEEP dever ser utilizada apenas após uma manobra de recrutamento alveolar, pois o primeiro passo da titulação decremental sempre leva em consideração o primeiro passo da titulação como comparação, sendo esta considerada como zero no primeiro passo. A partir desse primeiro passo, a comparação entre a variação do volume pulmonar e a pressão é realizada para o cálculo da complacência regional.

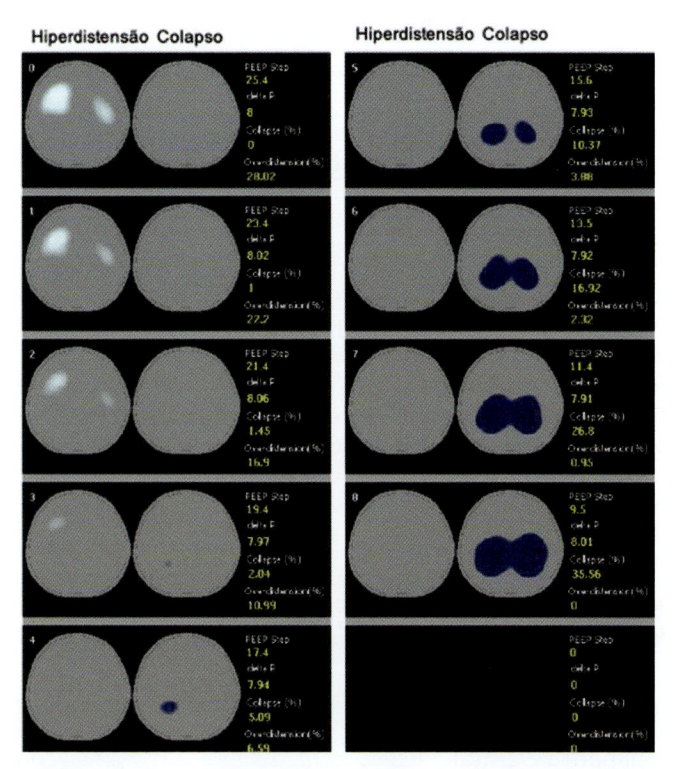

**Figura 7.4:** Titulação da PEEP decremental (PEEP de 25 cmH$_2$O até 9 cmH$_2$O): passos decrementais de PEEP, em que, em cada nível de PEEP, constam representados a hiperdistensão (em imagem do lado esquerdo com a cor branca) e o colapso (em imagem do lado direito com cor azul), além da informação da porcentagem da hiperdistensão e colapso ao lado de cada figura em cada nível de PEEP.
Fonte: Acervo do autor.

Não é possível instalar a TIE para avaliar o grau de hiperdistensão e colapso pulmonar no momento da instalação sem a realização da avaliação decremental. Além da imagem, é possível obter a informação gráfica da evolução do colapso, da hiperdistensão e da complacência pulmonar em cada nível de PEEP (**Figura 7.5**).

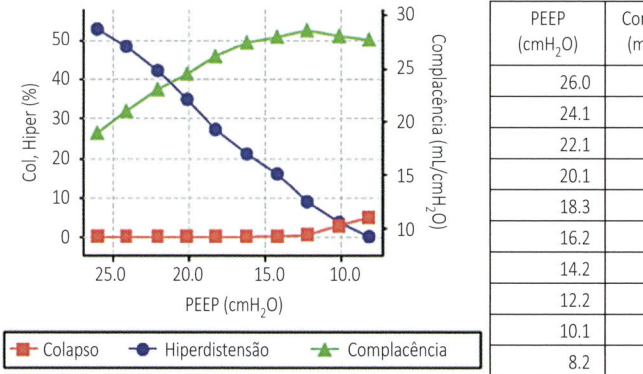

| PEEP (cmH$_2$O) | Complacência (mL/cmH$_2$O) | Hiperdistensão (%) | Colapso (%) |
|---|---|---|---|
| 26.0 | 19.0 | 53.0 | 0.0 |
| 24.1 | 21.0 | 48.5 | 0.0 |
| 22.1 | 23.0 | 42.3 | 0.0 |
| 20.1 | 24.5 | 35.0 | 0.0 |
| 18.3 | 26.2 | 27.3 | 0.0 |
| 16.2 | 27.5 | 21.1 | 0.0 |
| 14.2 | 28.0 | 16.1 | 0.1 |
| 12.2 | 28.6 | 8.9 | 0.4 |
| 10.1 | 28.1 | 3.6 | 2.8 |
| 8.2 | 27.8 | 0.0 | 4.8 |

**Figura 7.5:** Resumo da titulação decremental de PEEP passível de obtenção em arquivo para análise e relatório em prontuário da estratégia realizada.
Fonte: Acervo do autor.

## VARIAÇÃO DA COMPLACÊNCIA REGIONAL

A análise de variação da complacência regional é passível de realização por meio da comparação entre dois momentos distintos. Esse recurso é interessante para se avaliar, ao longo do tempo, a evolução da complacência regional assim como a comparação entre mudanças de parâmetros ventilatórios e terapêuticas realizadas com o paciente, como antes e após posição prona. Essa análise não requer a realização da manobra de recrutamento alveolar, tornando-se uma ferramenta de avaliação interessante à beira do leito e possível de ser realizada a qualquer momento, sempre que necessário.

Mediante imagens de ventilação pulmonar representadas em cada nível de PEEP, observamos um ganho de ventilação na região posterior com a PEEP de 10. Na PEEP de 8, a região posterior com apenas 22% da ventilação, ao aumentar a PEEP para 10, a ventilação na região posterior alcança 47% da ventilação. A comparação entre os momentos de ajuste de PEEP igual a 8 para 10 apresenta uma terceira imagem que representa a variação da complacência regional entre os momentos (**Figura 7.6**). Podemos observar que houve ganho de complacência regional na região posterior representada na cor verde (ganho de unidades alveolares) e redução da complacência regional na região anterior representada na cor vermelha (hiperdistensão regional) (**Figura 7.6**).

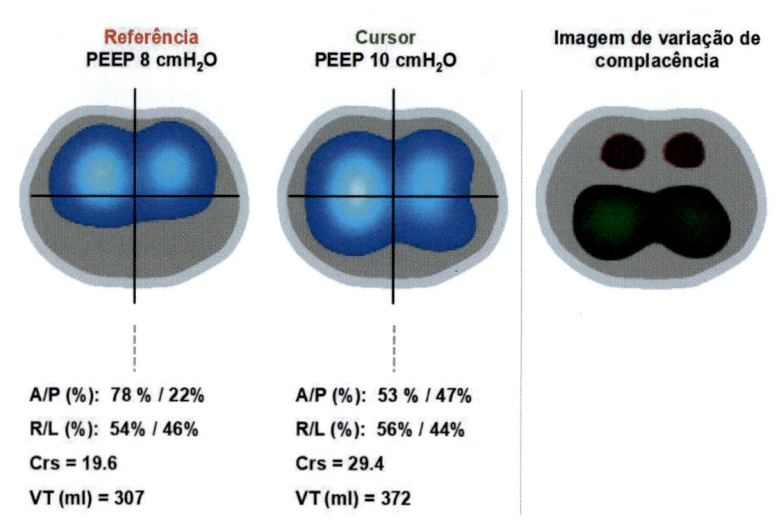

**Figura 7.6:** Comparação de variação de complacência regional entre o momento com PEEP de 8 e posteriormente com o aumento da PEEP para 10.

PEEP: positive end-expiratory pressure, A/P: anterior/posterior, R/L: direito (right)/esquerdo (left), Crs: complacência do sistema respiratório, VT: volume corrente (tidal volume).

Fonte: Acervo do autor.

## PERFUSÃO PULMONAR

A TIE é capaz de avaliar a perfusão pulmonar após a injeção de solução salina hipertônica mediante a técnica de diluição, técnica semelhante à utilizada para obtenção das curvas de termodiluição para análise da artéria pulmonar. Ao instilar a solução salina hipertônica, é possível quantificar a curva regional de impedância em relação ao tempo, utilizando a técnica de rampa máxima da curva durante um ciclo de apneia do paciente.

A análise de perfusão pulmonar auxilia na compreensão das causas da hipoxemia, tendo em vista que a alteração de perfusão poderia ser a causa, como nos casos em que há presença de tromboembolismo pulmonar ou de hiperdistensão pulmonar. Esse recurso também se torna interessante para uma análise mais detalhada do mapa da ventilação e da perfusão pulmonar à beira do leito.

Na **Figura 7.7**, podemos observar redução da perfusão pulmonar do lado direito do pulmão do paciente (representado ao lado esquerdo da figura). No entanto, ao se observar a distribuição da ventilação (representada ao lado direito da imagem em azul), esta se encontra simétrica, não representando um problema na ventilação, e sim um problema na perfusão pulmonar do paciente, possível suspeita de tromboembolismo pulmonar, confirmada posteriormente na angiotomografia de tórax.

É possível se observar que o pulmão direito do paciente apresenta 39% da perfusão, enquanto o pulmão esquerdo apresenta 61% (quanto mais amarelo, maior a perfusão local). Ao se atentar à ventilação, observa-se uma distribuição bem homogênea da ventilação. Nesse exemplo, a perfusão que se apresenta prejudicada no paciente, porém com ventilação normal, faz suspeitar de tromboembolismo pulmonar, (**Figura 7.7**).

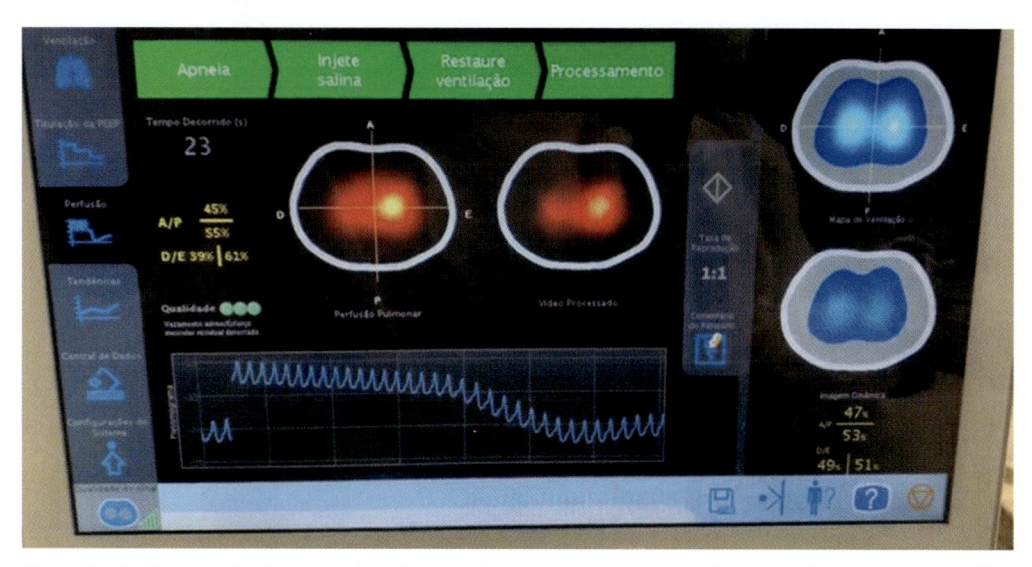

**Figura 7.7:** Análise da perfusão pulmonar. As imagens do lado esquerdo em vermelho e amarelo representam a análise de perfusão pulmonar, enquanto as imagens à direita em azul representam a análise de ventilação pulmonar.
Fonte: Acervo do autor.

## CONTRAINDICAÇÕES

A TIE está contraindicada em pacientes portadores de marca-passo cardíaco até que se prove que seria seguro em decorrência de aplicação de corrente elétrica na região do tórax do paciente. Pacientes com lesão na pele ou presença de curativos no local de instalação da cinta de eletrodos bem como pacientes e gestantes não devem fazer o uso da TIE.

## PONTOS-CHAVE

- A tomografia de impedância elétrica é uma ferramenta de monitorização à beira do leito, livre de radiação, não invasiva, fornecendo uma imagem dinâmica e em tempo real;
- Monitorização da ventilação pulmonar regional e auxiliar na titulação decremental de PEEP;
- Monitorização da perfusão pulmonar auxiliando a compreensão da relação ventilação-perfusão à beira do leito.

## Referências

1. Victorino JA, Borges JB, Okamoto VN, et al. Imbalances in regional lung ventilation: a validation study on electrical impedance tomography. Am J Respir Crit Care Med. 2004;169: 791–800.
2. Costa EL, Lima RG, Amato MB. Electrical impedance tomography. Curr Opin Crit Care. 2009;15:18–24.
3. Costa EL, Borges JB, Melo A, et al. Bedside estimation of recruitable alveolar collapse and hyperdistension by electrical impedance tomography. Intensive Care Med. 2009;35:1132–1137.
4. Costa EL, Chaves CN, Gomes S, et al. Real-time detection of pneumothorax using electrical impedance tomography. Crit Care Med. 2008;36:1230–1238.
5. Borges JB, Suarez-Sipmann F, Bohm SH, et al. Regional lung perfusion estimated by electrical impedance tomography in a piglet model of lung collapse. J Appl Physiol. 2012;112:225–236.
6. Costa EL, Amato MBP. Electrical impedance tomography in critically Ill patients. Clin Pulm Med 2013; 20: 178-186.
7. Bachmann MC, Morais C, Bugedo G, Bruhn A, Morales A, Borges JB, et al. Electrical impedance tomography in acute respiratory distress syndrome. Critical Care. 2018; 22: 263-274.
8. Lobo B, Hermosa C, Abella A, Gordo F. Electrical impedance tomography. Ann Transl Med. 2018; 6(2): 26-34.
9. Riera J, Pérez P, Córtes J. Effect of high nasal cannula study using electrical impedance tomography. Respir Care. 2013; 58: 589-96.
10. Lee DH, Kim EY, Seo GJ, Suth HJ, Huh JW, Hong SB et al. Acute and Critical Care. 2018;33(1):7-15.
11. Tomicic V, Cornejo R. Lung monitoring with electrical impedance tomography: technical considerations and clinical applications. J Thorac Dis. 2019; 11(7): 3122-3135.
12. Franchineau G, Bréchot N, Lebreton G, Hekimian G, Nieszkowska A, Trouillet JL, et al. Bedside contribution of electrical impedance tomography to setting positive end-expiratory pressure for extracorporeal membrane oxygenation-treated patients with severe acute respiratory distress syndrome. Am J Respir Crit Care Med. 2017;196(4):447-57.

# 8

# Ventilação não invasiva

Nathália Lousada Cracel Lira | Sâmia Luisa Hilger Doná

## OBJETIVOS DO CAPÍTULO
- Apresentar as diretivas para utilização da ventilação não invasiva;
- Expor os efeitos fisiológicos respiratórios e hemodinâmicos decorrentes do uso da pressão positiva não invasiva;
- Conceituar as modalidades ventilatórias e suas aplicações, bem como a utilização de interfaces adequadas;
- Demonstrar indicações e contraindicações terapêuticas em condições clínicas específicas e apresentar possíveis complicações e cuidados específicos na sua adaptação.

## INTRODUÇÃO

Denomina-se ventilação não invasiva (VNI) a utilização de qualquer forma de suporte ventilatório por meio de técnicas que não demandem a instalação de uma via aérea artificial, como tubo endotraqueal, máscara laríngea ou traqueostomia, sendo, portanto, realizada por meio de interfaces do tipo máscaras (oronasal, nasal, tipo *prong*, facial total) ou capacetes, que permitam a "conexão" paciente/ventilador.

Apesar de a VNI ter sido utilizada pela primeira vez para tratar pacientes com insuficiência respiratória aguda (IRpA) na década de 1940, seu amplo uso como ferramenta de cuidados respiratórios foi disseminado mundialmente somente nos últimos 20 anos. No começo da década de 1990, o aumento do uso da VNI em unidades de terapia intensiva (UTI) foi facilitado pela introdução de ventiladores do tipo binível e, a partir de 1995, houve grande aumento nas publicações acerca do uso da VNI em várias formas de IRpA.

Atualmente, a VNI é considerada tratamento de primeira linha para IRpA de diversas causas. Os melhores resultados são observados em pacientes com insuficiência respiratória hipercápnica, por aumentar a ventilação alveolar, ajudando na redução da pressão parcial de dióxido de carbono ($PaCO_2$) e promover alívio da sobrecarga da musculatura respiratória.

Além de poder ser aplicada em diversos contextos, assume ainda a importância crescente pelas suas vantagens, entre elas: a redução de complicações e infecções associadas à ventilação mecânica invasiva (VMI); abreviação do tempo de VMI, quando utilizada após extubação; redução do tempo de internação em UTI e hospitalar; redução dos custos com tratamento; facilidade de aplicação, permitindo que possa ser utilizada fora do ambiente de terapia intensiva e ainda por minimizar o desconforto do paciente, no sentido de manutenção da fala e da deglutição.

## EFEITOS FISIOLÓGICOS DA VNI

O coração sofre influência direta da ação da musculatura respiratória, por ser envolvido pelo pericárdio, que tem comunicação direta com as pleuras pulmonares. Durante a terapia com VNI, bem como durante a VMI, a interação cardiopulmonar passa a sofrer influência adicional da pressão positiva. Com isso, podem-se observar efeitos hemodinâmico e cardiovascular sobre a ventilação e trocas gasosas, assim como efeitos da ventilação na situação hemodinâmica. O emprego da pressão positiva expiratória final (da sigla em inglês, PEEP – *positive end-expiratory pressure*) na presença de colapso alveolar está associado com:

- Melhora das trocas gasosas;
- Aumento da pressão parcial de oxigênio ($PaO_2$);
- Redução da resistência vascular pulmonar, causada pela vasoconstrição hipóxica.

Entretanto, o uso de altos valores de PEEP pode provocar o efeito inverso como resultado de possível hiperinsuflação pulmonar:

- Aumento excessivo da pressão intratorácica;
- Compressão das câmaras cardíacas, reduzindo seu diâmetro e seu volume diastólico final em ambos ventrículos;
- Estado funcional de hipovolemia;
- Compressão dos vasos alveolares;
- Aumento da pós-carga do ventrículo direito (VD).

## EFEITOS DA PRESSÃO POSITIVA NA SITUAÇÃO HEMODINÂMICA

O aumento da pressão intratorácica promove a redução do retorno venoso sistêmico e da pré-carga do VD. Além disso, a pressão positiva promove o aumento da resistência vascular pulmonar – determinante da pós-carga do VD, por meio do aumento dos volumes pulmonares. Dessa forma, é possível que haja o aumento da pós-carga de VD com o uso da pressão positiva.

A redução da pré-carga de VD (em decorrência de redução do retorno venoso para o VD) e o aumento da pós-carga de VD (em virtude do aumento da resistência vascular pulmonar) levam à culminam em redução do retorno venoso pulmonar, limitações no fluxo e preenchimento do ventrículo esquerdo (VE), que podem cursar com redução do débito cardíaco (DC) e perfusão dos demais órgãos, (**Figura 8.1**).

Outro efeito relevante é que o aumento da pressão intratorácica em relação à pressão atmosférica leva a uma diferença de pressão entre as cavidades intratorácicas e extratorácicas, pois a maior parte da circulação sistêmica ocorre na pressão atmosférica, a qual é menor que a do VD e da aorta torácica. Portanto, a terapia com pressão positiva pode reduzir a pré-carga de VD, a pré-carga e pós-carga de VE e aumentar a pós-carga de VD.

```
Pressão positiva ──┬──► ↓ Retorno venoso sistêmico ──► ↓ Pré-carga VD ──┐
                   │                                                      │
↑ Pressão intratorácica ──► ↑ Resistência vascular pulmonar ──► ↑ Pós-carga VD ──► ↓ Débito cardíaco
                   │                                                      ▲
                   ├──────────────────────────────────► ↓ Pré-carga VE ───┤
                   └──────────────────────────────────► ↓ Pós-carga VE ───┘
```

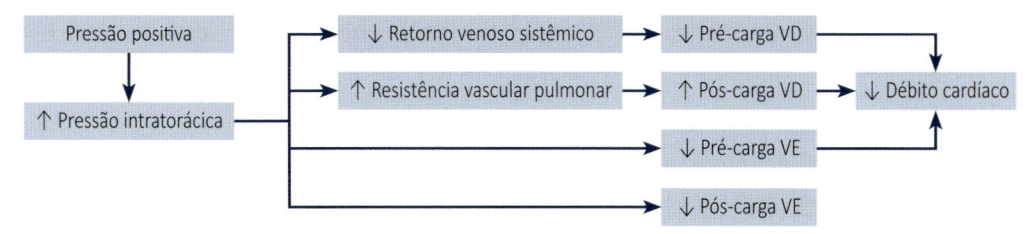

**Figura 8.1:** Síntese das principais alterações hemodinâmicas em decorrência da pressão positiva nas vias aéreas.
VD: ventrículo direito, VE: ventrículo esquerdo
Fonte: Adaptado de Takao K, et al. (2014).

## EFEITOS DA PRESSÃO POSITIVA NO SISTEMA RESPIRATÓRIO

A pressão positiva previne o colapso alveolar ao final da expiração, com consequente melhora das trocas gasosas e oxigenação. Por intermédio do recrutamento de unidades alveolares colapsadas contrapõem-se às forças hidrostáticas que levam ao edema pulmonar, devido ao aumento da pressão intra-alveolar dificultando a entrada de líquido no alvéolo. Além disso, a pressão positiva pode atuar na redução do trabalho respiratório, proporcionando a melhora da função pulmonar e a manutenção da capacidade residual funcional. Pode também prevenir o estreitamento e colapso das vias aéreas superiores, funcionando como "tala pneumática", sendo altamente eficaz no tratamento de distúrbios do sono. Ainda quanto aos benefícios, o suporte inspiratório fornecido pela VNI favorece o aumento do volume-corrente (VC), destacando-se em condições clínicas que cursam com hipoventilação.

## CONCEITO E MODALIDADES VENTILATÓRIAS NA VNI

No âmbito hospitalar, as formas de aplicação da VNI mais comumente utilizadas são o CPAP e a ventilação por pressão de suporte (PSV) + PEEP, que podem ser aplicadas por meio de ventiladores mecânicos com programas específicos para este fim, ou de aparelhos portáteis o tipo Binível/*Bilevel,* com compensação de vazamentos. Neste último, são aplicados dois níveis distintos de pressão positiva: um na inspiração – pressão positiva inspiratória nas vias aéreas (IPAP) – e outra que se mantém durante a expiração – pressão positiva expiratória nas vias aéreas (EPAP) ou PEEP. A diferença entres as pressões gera incremento do VC e da ventilação alveolar, favorecendo a redução da $PaCO_2$. Pode ser utilizado em modo ventilatório espontâneo (S), espontâneo/cronometrado (S/T) ou cronometrado (T) (**Tabela 8.1**).

| Tabela 8.1 Binível – Modos ventilatórios na VNI | |
|---|---|
| **S (*spontaneous*)** | Esforço inspiratório do paciente ativa o ventilador<br>Paciente controla a duração do ciclo ventilatório<br>Limitação por fluxo |
| **S/T (*spontaneous/timed*)** | Esforço inspiratório do paciente ativa o ventilador<br>Duração do ciclo controlada pelo ventilador (pressão ou volume alvo)<br>Possibilita ajustes de I:E, TI ou TE<br>Tem FR *back-up* |
| **T (*timed*)** | Ciclo completamente controlado pelo ventilador, com base no tempo ajustado<br>Ventilações espontâneas fora da programação não recebem suporte<br>Possibilita ajustes de FR; I:E, TI ou TE |

I:E: relação inspiração/expiração; TI: tempo inspiratório; TE: tempo expiratório; FR: frequência respiratória.
Fonte: Acervo do autor.

No modo CPAP, o ventilador entrega uma pressão constante durante todo o ciclo respiratório, e essa pressão, a PEEP, promove recrutamento de alvéolos, pouco ou não ventilados, resultando em melhora nas trocas gasosas e na oxigenação. A maioria dos ventiladores exibe informações em tempo real, nos formatos numérico e/ou gráfico, incluindo a fase do ciclo respiratório, a frequência respiratória (FR), o VC, a ventilação minuto, o pico de pressão inspiratória e o volume de vazamento de ar.

## INDICAÇÕES E CONTRAINDICAÇÕES DA VNI

Por proporcionar melhora das trocas gasosas e diminuição do trabalho respiratório, a VNI está indicada nos quadros de IRpA e crônica agudizada. Sinais clínicos como desconforto respiratório, taquipneia, uso de musculatura acessória, hipoxemia e hipercapnia ($PaCO_2$ > 50) são indicativos da implementação de VNI e devem ser monitorizados durante seu uso, evidenciando a eficácia ou falha na terapia. As principais indicações e recomendações do uso de VNI estão descritas a seguir:

### VNI NA EXACERBAÇÃO AGUDA DA DOENÇA PULMONAR OBSTRUTIVA CRÔNICA (DPOC)

Muito bem estabelecido na literatura, o uso da VNI em pacientes DPOC diminui a necessidade de intubação endotraqueal, a mortalidade e o tempo de internação em UTI e hospitalar. Além disso, está associado à rápida melhora da oxigenação, da troca gasosa e do pH (potencial hidrogeniônico) em virtude do aumento da ventilação alveolar e da diminuição da hiperinsuflação.

### VNI NA EXACERBAÇÃO DA ASMA

A VNI pode ser utilizada em associação com terapia medicamentosa para melhora da limitação ao fluxo aéreo e redução do esforço respiratório nos pacientes em crise asmática grave ou moderada.

### VNI NO EDEMA PULMONAR CARDIOGÊNICO

A utilização da VNI em pacientes com edema pulmonar de origem cardiogênica é bem sustentada por diversos estudos multicêntricos e deve ser iniciada precocemente e em conjunto com a terapia medicamentosa. Recomenda-se a utilização de Binível ou CPAP visando redução da necessidade de intubação endotraqueal, da mortalidade e do tempo de internação hospitalar.

### VNI NA SÍNDROME DO DESCONFORTO RESPIRATÓRIO AGUDO (SDRA)

Não está recomendada nos casos mais graves em razão da alta taxa de falência respiratória e consequente evolução para intubação endotraqueal, evidenciada nos estudos controlados e randomizados. Nos pacientes com SDRA leve, pode-se utilizar VNI com rigorosa monitorização, evitando-se retardar o procedimento de intubação.

### VNI NA PNEUMONIA ADQUIRIDA NA COMUNIDADE GRAVE

Os pacientes desse grupo que apresentam IRpA hipoxêmica podem se beneficiar da utilização da VNI, especialmente se forem portadores de DPOC, sempre monitorizando a melhora dos sinais clínicos, com a finalidade de não postergar a intubação endotraqueal.

## VNI EM PACIENTES IMUNOSSUPRIMIDOS

Por intermédio do uso da VNI, pacientes imunossuprimidos com diagnóstico de pneumonia adquirida na comunidade demonstraram redução da necessidade de intubação endotraqueal, menor número de complicações, principalmente sepse e choque séptico, e diminuição da mortalidade.

## VNI PÓS-EXTUBAÇÃO

A aplicação imediata da VNI pós-extubação em pacientes com alto risco de desenvolvimento de IRpA, conhecida como VNI preventiva, reduz a mortalidade, diminui as taxas de pneumonia associada à VMI e reduz o tempo de permanência em UTI. Pacientes DPOC hipercápnicos podem se beneficiar da VNI como facilitadora do processo de extubação.

## VNI EM PÓS-OPERATÓRIO

A VNI para tratamento da IRpA no pós-operatório imediato de cirurgias eletivas abdominal e torácica está recomendada. Geralmente, utilizam-se pressões terapêuticas mais baixas, respeitando as limitações do procedimento cirúrgico. Está associada à diminuição da necessidade de intubação endotraqueal e do trabalho respiratório, melhora das trocas gasosas, redução e ou prevenção de atelectasias.

## CONTRAINDICAÇÕES AO USO DA VNI

As contraindicações ao uso da VNI encontram-se descritas na Tabela 8.2, dividididas em contraindicações absolutas e relativas.

| Tabela 8.2 Contraindicações do uso da VNI |
| --- |
| **Absolutas** |
| ▪ Necessidade de intubação endotraqueal de emergência<br>▪ Parada cardíaca ou respiratória |
| **Relativas** |
| ▪ Não cooperação, recusa do paciente, agitação ou confusão<br>▪ Incapacidade de proteger as vias aéreas ou mobilizar secreções<br>▪ Rebaixamento do nível de consciência (exceto acidose hipercápnica em DPOC)<br>▪ Falências orgânicas não respiratórias (encefalopatia, arritmias malignas ou hemorragias digestivas graves com instabilidade hemodinâmica)<br>▪ Cirurgia facial ou neurológica<br>▪ Trauma ou deformidade facial<br>▪ Alto risco de broncoaspiração<br>▪ Vômitos recorrentes<br>▪ Obstrução das vias aéreas superiores<br>▪ Pós-operatório recente de cirurgia de via aéreas superiores e de estômago |

VNI: ventilação não invasiva; DPOC: doença pulmonar obstrutivas crônicas.
Fonte: Adaptado de Diretrizes Brasileiras de Ventilação Mecânica, 2013.

## PRINCIPAIS INTERFACES

Atualmente, encontram-se no mercado diversos modelos de interfaces (máscaras oronasais, faciais totais, nasais, *prongs* nasais e capacetes), constituídas de materiais cada vez mais leves e menos abrasivos, visando melhorar o conforto e a tolerância do paciente à terapia, além de promover ajustes mais anatômicos e reduzir os vazamentos. Cada tipo de interface apresenta sua especificidade e indicação adequada, dependendo do quadro clínico do paciente, havendo vantagens e desvantagens relacionadas à sua escolha.

### Máscara oronasal

É o modelo mais utilizado no ambiente hospitalar, pois os pacientes tendem a assumir padrão ventilatório oral durante desconforto, e este modelo minimiza o escape aéreo oral. Por cobrir nariz e boca, pode mais frequentemente originar claustrofobia e lesão nasal, além de apresentar risco para broncoaspiração (**Figura 8.2**).

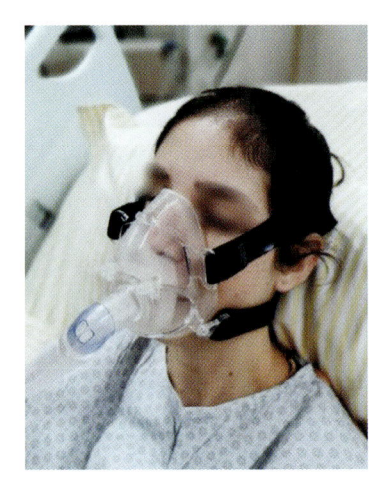

**Figura 8.2:** Máscara oronasal.
Fonte: Acervo do autor.

### Máscara facial total

Adapta-se à totalidade da face, reduz o risco de lesão cutânea na região nasal, é mais confortável para usos prolongados e tolera maiores pressões inspiratórias. Não permite fala e alimentação durante seu uso. Assim como na máscara oronasal, apresenta maior risco de claustrofobia e broncoaspiração (**Figura 8.3**).

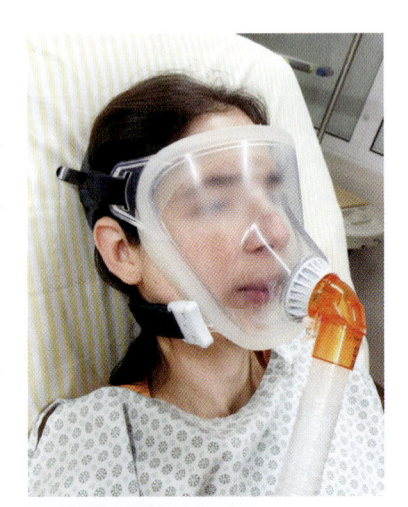

**Figura 8.3:** Máscara facial total.
Fonte: Acervo do autor.

## Máscara nasal

Comumente utilizada para condições crônicas, como apneia obstrutiva do sono, diminui o risco de broncoaspiração e proporciona menor sensação de claustrofobia. O escape aéreo oral é seu maior limitante (**Figura 8.4**).

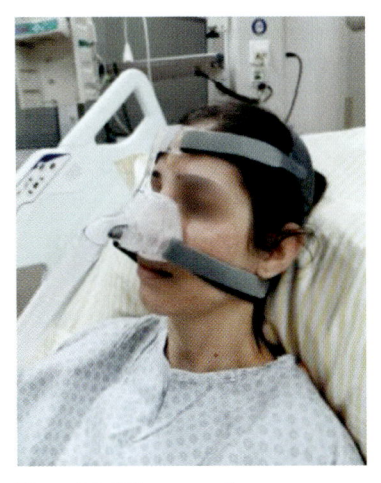

**Figura 8.4:** Máscara nasal.
Fonte: Acervo do autor.

## Máscara do tipo *prong*

É a interface de menor contato com a pele do paciente, o que reduz o risco de lesão por pressão. No entanto, fluxo de ar é direcionado para as narinas, o que pode causar ressecamentos. Depende do efetivo selamento oral para sua maior eficiência (**Figura 8.5**).

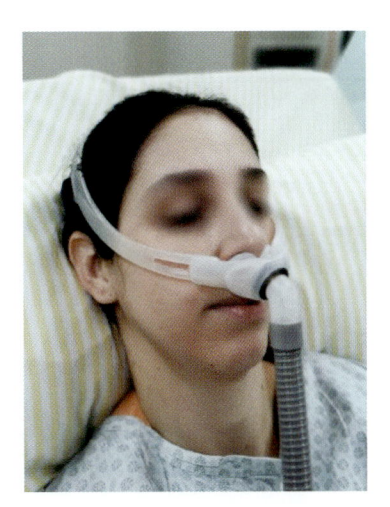

**Figura 8.5** – Máscara do tipo *prong*.
Fonte: Acervo do autor.

## CUIDADOS ESPECIAIS RELACIONADOS AO USO DA VNI

### Monitorização/ajuste de alarmes

Recomenda-se a monitorização do VC, da FR e da saturação periférica de oxigênio (SpO$_2$) durante o uso da VNI. Quando possível, avaliar a monitorização gráfica. É fundamental o ajuste adequado dos alarmes disponíveis no equipamento antes da instalação da VNI, visando a segurança do paciente em caso de alteração dos valores de referências considerados fisiológicos, sendo indicada a avaliação de um fisioterapeuta em caso de disparo.

### Assincronia durante VNI

A sincronia paciente-ventilador ideal pode ser de obtenção muito difícil durante a VNI como consequência da presença de vazamentos na interface paciente-máscara que podem interferir em vários aspectos do funcionamento do ventilador. Esses vazamentos podem ser relacionados à adaptação imperfeita das máscaras ao rosto do paciente ou à escolha inadequada da interface, podendo resultar no aumento do trabalho respiratório e no desconforto do paciente.

A mecânica e o padrão respiratório também influenciam o aparecimento e o grau de assincronia paciente-ventilador durante a VNI. As principais assincronias associadas ao seu uso são o esforço inefetivo, o duplo disparo, o autodisparo, a ciclagem precoce e a ciclagem tardia, estando diretamente relacionadas à pouca tolerância do paciente à terapia.

## PREVENÇÃO DE LESÕES POR PRESSÃO (LP)

A interface escolhida também pode desempenhar um papel importante nas complicações da VNI, tais como eritema facial, LP, dor e irritação ocular. Os locais mais comuns de atrito e dano à pele são a ponte nasal (**Figura 8.6 A** – máscara oronasal; e também na máscara nasal) o lábio superior (nas máscaras nasais) e a mucosa nasal (no *prong* nasal, **Figura 8.6B**). A frequência de LP de face é maior em pacientes submetidos a mais de 18 horas de VNI por dia.

Recomendam-se a avaliação diária para desmame da VNI (sempre que possível) e a implementação de ações preventivas, como: revezamento de interfaces para pacientes submetidos a longos períodos de utilização da VNI; avaliação e cuidados de enfermagem diários com a pele; utilização de películas ou dispositivos adequados de proteção à pele; vigilância periódica quanto à adaptação das interfaces; evitar o uso de fixadores cefálicos excessivamente apertados; medidas educativas para toda a equipe assistencial e orientações direcionadas aos pacientes.

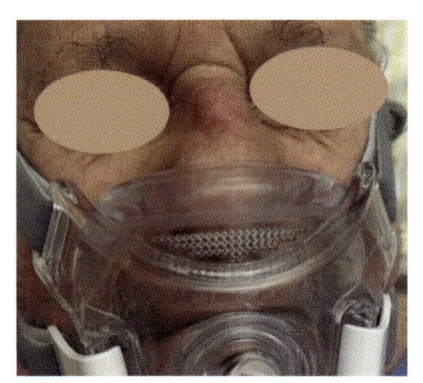

**Figura 8.6A:** Lesão em ponte nasal decorrente de uso de máscara oronasal.
Fonte: Acervo do autor.

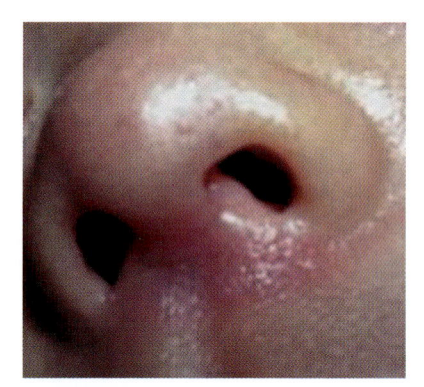

**Figura 8.6B:** Lesão nasal decorrente utilização de *prongs* nasais.
Fonte: Acervo do autor.

## RISCO DE BRONCOASPIRAÇÃO NA VNI

A broncoaspiração durante o uso da VNI pode acarretar eventos adversos graves ou catastróficos aos pacientes. Sendo assim, antes do início dessa terapêutica, deve-se realizar uma avaliação criteriosa quanto aos riscos, baseada nas contraindicações absolutas e nos fatores de risco da utilização desse dispositivo (**Figura 8.7**).

A instalação da VNI deve ser descartada no caso de qualquer contraindicação absoluta e deve ser discutida com a equipe multidisciplinar, bem como consideradas outras opções terapêuticas no caso de fatores de risco relativos. Em caso de se decidir por dar prosseguimento à terapia, apesar de um ou mais fatores de risco, atentar-se a cuidados imprescindíveis como orientar que o paciente não converse e que mantenha a boca fechada durante a terapia, para minimizar o risco de aerofagia; explicar ao paciente a importância da retirada emergencial da interface em caso de náuseas, vômito ou desconforto abdominal durante o uso; manter o paciente em decúbito elevado a pelo menos 30°; realizar a instalação da VNI com jejum mínimo de 40 minutos; manter vigilância do nível de consciência a cada 6 horas; sinalizar, no prontuário do paciente e para toda a equipe assistencial, se houver risco de broncoaspiração.

Além disso, sugere-se como medidas de segurança (**Figura 8.7**):
- Investigação diagnóstica/acompanhamento dos fatores de risco;
- Discutir indicação de sonda nasogástrica ou manutenção da gastrostomia aberta;
- Considerar utilização de protetor gástrico, antieméticos e/ou procinéticos;
- Avaliar necessidade de acompanhamento fonoaudiólogo.

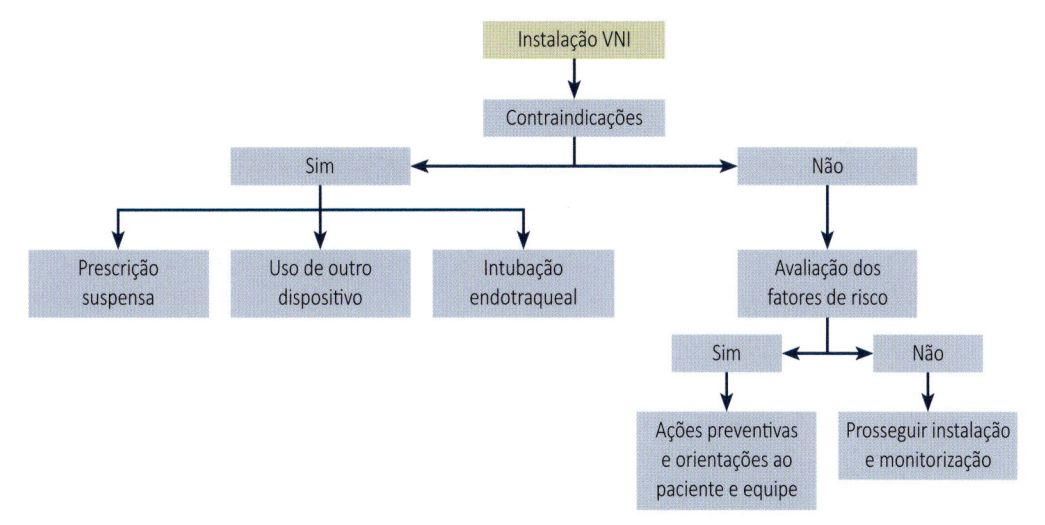

**Figura 8.7:** Fluxo de tomada de decisão para instalação de VNI baseada nos riscos de broncoaspiração.
VNI: ventilação não invasiva.
Fonte: Acervo do autor.

## PONTOS-CHAVE

- A VNI é indicada para tratamento da IRpA em diversas patologias e para prevenção de intubação endotraqueal;
- Pode ser aplicada em ventiladores mecânicos ou aparelhos portáteis específicos de VNI, em modalidade CPAP ou Binível;
- Existem diversos tipos de interface para uma boa adaptação no paciente;
- As contraindicações absolutas ao uso da VNI são paradas cardíaca e respiratória;
- Importante a avaliação de risco de broncoaspiração; caso risco presente, realizar as medidas de prevenção antes da aplicação de VNI;
- O sucesso terapêutico depende da indicação adequada do paciente, determinação da modalidade ventilatória, equipamento e interface apropriados, além da monitorização contínua do paciente para manutenção ou mudança da estratégia terapêutica.

## CASO CLÍNICO

Paciente J.C.A.S, 68 anos, sexo masculino, portador de hipertensão arterial sistêmica (HAS), diabetes *mellitus* (DM), dislipidemia, valvopatia mitral, com histórico prévio de abordagem cirúrgica e fibrilação atrial crônica. Apresentou quadro de dispneia há 2 dias, relato de dificuldade para dormir e edema de membros inferiores, com aumento da pressão arterial (PA) e piora do quadro respiratório nas últimas horas. Foi admitido na UTI com os seguintes parâmetros clínicos: consciente, orientado e colaborativo, PA: 190x110 mmHg, frequência cardíaca (FC): 112 bpm, temperatura: 36,5 °C, frequência respiratória (FR): 28 ipm, $SpO_2$: 88% em cateter nasal de $O_2$ a 2 L/min, com uso discreto de musculatura acessória e retração de fúrcula. Apresenta tosse seca. Ausculta pulmonar: murmúrio vesicular presente, com estertores crepitantes bilaterais.

Foram realizadas: radiografia de tórax, apresentando diminuição da radiotransparência pulmonar bilateral, mais evidente em região peri-hilar; e gasometria arterial em ar ambiente, indicando pH: 7,34 / $pCO_2$: 48 / $pO_2$: 56 / $HCO_3$: 22 / BE: – 1,5 / SpO2: 87%. Quais condutas fisioterapêuticas podem ser tomadas frente a esse quadro clínico?

## DISCUSSÃO DO CASO

Acesse aqui o conteúdo interativo do capítulo

**Anexo 8.1** – *Checklist* para avaliação de risco de broncoaspiração em pacientes em VNI. *(continua)*

**Anexo 8.1** – *Checklist* para avaliação de risco de broncoaspiração em pacientes em VNI. *(continuação)*
Fonte: Hospital Israelita Albert Einstein.

# Referências

1. Mas A, Masip J. Noninvasive ventilation in acute respiratory failure. Int. J. Chron. Obstruct. Pulmon. Dis. 2014;9:837-852.
2. Pierson, DJ. History and epidemiology of noninvasive ventilation in the acute-care setting. Respir Care. 2009;54,(1):40-52.
3. Keenan SP, Sinuff T, Burns KE, Muscedere J, Kutsogiannis J, Mehta S, et al. Clinical practice guidelines for the use of noninvasive positive-pressure ventilation and noninvasive continuous positive airway pressure in the acute care setting. Can. Med. Assoc. J. 2011.183(3).
4. Barbas CSV, Ísola AM, Farias AM, et al. Recomendações brasileiras de ventilação mecânica 2013. Parte I. J. Bras. Pneumol. 2014;40(4):327-332.
5. Takao K, Shoko S, Takatoshi K. Positive airway pressure therapy for heart failure. 2014;6(11).
6. Christopher RK, Andrew RH, Subani C. Noninvasive positive-pressure ventilation. N. Engl. J. Med. 2015;372(e30).
7. Rochwerg B, Brochard L, Elliotti MW, Hess D, Hill NS, Nava S, et al. Official ERS/ATS clinical practice guidelines: noninvasive ventilation for acute respiratory failure. Eur. Resp. J. 2017;50(2).
8. Levy M, Tanios MA, Nelson D, Short K, Senechia A, Vespia J, et al. Outcomes of patients with do-not-intubate orders treated with noninvasive ventilation. Crit. Care Med. 2004;32(10):2002-2007.
9. Nava S, Navalesi P, Gregoretti C. Interfaces and humidification for noninvasive mechanical ventilation. Respir Care. 2009;54(1):71-84.
10. Schönhofer B, Sortor-Leger S. Equipment needs for noninvasive mechanical ventilation. Eur. Respir. J. 2002;20(4):1029-1036.

# 9

# Desmame Simples e Difícil da Ventilação Mecânica Invasiva

Caroline Mosimann Souza | Gustavo da Costa Ferreira | Monique Buttignol

## OBJETIVOS DO CAPÍTULO
- Apresentar as estratégias e recursos terapêuticos que possam reduzir o tempo de ventilação mecânica invasiva facilitando esse processo;
- Descrever os mecanismos ligados à falha ou ao sucesso do processo de desmame da ventilação mecânica invasiva;
- Explicar como executar e conduzir tais diretrizes diminuindo o tempo no uso da ventilação mecânica invasiva, assim como suas complicações e custos hospitalares.

## INTRODUÇÃO

O desmame da ventilação mecânica invasiva (VMI) é o processo de transição entre o suporte ventilatório artificial invasivo e a respiração espontânea. Estudos apontam que 40% do tempo que o paciente permanece sob VMI seja despendido neste processo.

Apesar de a VMI ser um suporte de vida essencial em diversas situações no ambiente da terapia intensiva, pode ocasionar complicações como pneumonia associada à ventilação mecânica (PAV), lesão pulmonar induzida pela ventilação (LPIV) e disfunção diafragmática.

É evidente que um dos principais objetivos é descontinuar o suporte ventilatório invasivo o mais breve possível. Entretanto, o desmame prematuro também pode predispor o paciente a complicações, entre as principais: broncoaspiração – principalmente nos pacientes com falta de proteção de via aérea; déficit nas trocas gasosas; e fadiga muscular respiratória. Consequentemente, nesses casos haverá maiores chances de reintubação.

A falha na extubação está associada a um pior desfecho clínico, como aumento na mortalidade e tempo de internação na UTI. Em pacientes que obtêm sucesso na extubação, a mortalidade é de 12%, já nos pacientes que falham e são reintubados, pode chegar a 43%. Nesse contexto, é essencial a criação de estratégias e de protocolos que favoreçam o processo de desmame.

## DEFINIÇÕES

Podemos classificar o desmame dos pacientes em simples, difícil e prolongado.

- **Desmame simples:** o paciente passa no primeiro teste de respiração espontânea (TRE) e é extubado.
- **Desmame difícil:** há falha na primeira tentativa de TRE e são necessárias até três tentativas de TRE em um período de até 7 dias.
- **Desmame prolongado:** há falha em pelo menos três tentativas de TRE ou o paciente necessita de mais de 7 dias para passar no teste.

A ventilação mecânica prolongada é definida como a dependência do suporte ventilatório por um período maior que 21 dias por mais de 6 horas/dia. Considera-se sucesso do desmame a manutenção da respiração espontânea, sem dependência de suporte ventilatório em até 48 horas pós-extubação e até 7 dias nos pacientes em ventilação mecânica prolongada.

## PROCEDIMENTO

Todos os pacientes submetidos à ventilação mecânica por mais de 24 horas são considerados elegíveis para realizar a avaliação diária de desmame ventilatório, seguida do TRE.

## AVALIAÇÃO DIÁRIA

Pacientes em VMI devem ser avaliados diariamente quanto aos critérios de elegibilidade para realizar o TRE por meio da avaliação diária (**Tabela 9.1**).

**Tabela 9.1**
**Avaliação diária de desmame ventilatório**

| |
|---|
| Resolução da causa atual da ventilação mecânica |
| Troca gasosa adequada ($SpO_2$ > 90% com $FiO_2$ ≤ 40% ou P/F ≥ 150, com PEEP ≤ 10; e FR ≤ 35 rpm, sem acidose respiratória significativa) |
| Capacidade de iniciar respirações adequadamente |
| Nível de consciência adequado (RASS: 0 a 2 ou próximo ao basal) |
| Estabilidade cardiovascular: ausência de vasopressor ou doses baixas/estáveis |

$SpO_2$: saturação parcial de oxigênio; $FiO_2$: fração inspirada de oxigênio; P/F: relação $PaO_2/FiO_2$; $PaO_2$: pressão arterial de oxigênio; PEEP: pressão positiva expiratória final; FR: frequência respiratória; RASS: *Richmond Agitation Sedation Scale* (escala de agitação e sedação de Richmond).
Fonte: Acervo do autor.

### Realização do teste de respiração espontânea – TRE

A fase final do desmame é conhecida como TRE e, nos últimos 20 anos, diferentes estratégias e modalidades ventilatórias de desmame foram descritas. De acordo com a literatura, a ventilação com pressão de suporte (PSV) e o "tubo T" são as estratégias mais utilizadas e descritas no desmame. Em um recente estudo publicado comparando essas estratégias, os achados apoiam o uso de uma estratégia de ventilação mais curta e menos exigente para testes de respiração espontânea, ou seja, o modo PSV.

Parâmetros para realização do TRE:

- **Modo ventilatório:** pressão de suporte (PSV);
- **Pressão de suporte (PS):** 5 a 8 $cmH_2O$;
- **PEEP:** ≤ 10 $cmH_2O$;

- **FiO$_2$:** ≤ 40%;
- **Duração:** 30 a 120 minutos.

Durante o TRE, o paciente deve ser acompanhado de perto e alguns requisitos são necessários para que possamos considerar a extubação:

- **Adequada troca gasosa:** SpO$_2$ ≥ 90% com FiO$_2$ ≤ 0,5; aumento < 10 mmHg da pressão arterial do gás carbônico (PaCO$_2$) basal;
- **Estabilidade hemodinâmica:** frequência cardíaca (FC) ≤ 120 a 140 bpm ou aumento < 20% FC inicial; pressão arterial (PA) estável;
- **Conforto respiratório:** FR ≤ 35 rpm/min e/ou aumento FR ≤ 50% basal; sem uso de musculatura acessória;
- **Manutenção do nível de consciência adequado:** ausência de agitação psicomotora ou depressão dos níveis de atenção;
- ***Cuff leak test*** **(teste de vazamento do balonete) > 24 %:** aplicar em pacientes de risco – intubação difícil ou traumática, intubação > 6 dias, cânula endotraqueal > 8 mm, sexo feminino ou reintubação. Nos casos de *cuff leak test* negativo, considerar o uso de corticosteroide e extubar após 6 horas (não há necessidade de repetir o teste). Nesses casos, a broncoscopia pode ser considerada (**Tabela 9.2**).

Acesse aqui o conteúdo interativo do capítulo

| Tabela 9.2 Como realizar o *Cuff leak test* – Teste de vazamento do balonete |
|---|
| 1. Antes de aplicar o *cuff leak test*, proceder à aspiração das secreções traqueais, vias aéreas superiores e cavidade oral. Ajustar o ventilador para o modo assisto-controlado a volume |
| 2. Com o balonete inflado, registrar o VC inspirado e expirado, observando se são similares |
| 3. Desinsuflar o balonete |
| 4. Registrar o VC expirado durante seis ciclos respiratórios, observar que ele atingirá um platô após poucos ciclos |
| 5. Se o VC expirado for menor que o VC inspirado (programado) > 24% – SUCESSO |

VC: volume corrente.

Fonte: Barbas CSV, Ísola AM, Farias AMC, Cavalcanti AB, Gama, AM, Duarte ACM, et al.[11] Girard TD, Alhazzani W, Kress JP, Ouellette DR, Schmidt GA, Truwit JD, Burns SM, Epstein SK, Esteban A, Fan E, Ferrer M, Fraser GL, Gong MN, Hough CL, Mehta S, Nanchal R, Patel S, Pawlik AJ, Schweickert WD, Sessler CN, Strøm T, Wilson KC, Morris PE.[12]

## IMPORTANTE

Caso o paciente não atinja os critérios de sucesso durante o TRE, deve-se interrompê-lo imediatamente e retornar aos parâmetros anteriores ao inicio do teste ou modificá-los até que se promova conforto respiratório. As possíveis causas de falha devem ser investigadas e um novo teste poderá ser realizado após 24 horas deste primeiro TRE. Se sucesso no TRE, retornar o paciente aos parâmetros iniciais por 1 hora antes da extubação nos casos em que esses sejam maiores que os valores do TRE.

## ORIENTAÇÃO PRÉ E PÓS-PROCEDIMENTO

O processo de desmame e extubação da ventilação mecânica deve envolver toda a equipe multidisciplinar. Dessa forma, os profissionais estarão cientes de que o paciente passa pelo processo de desmame e certificar-se-ão das medidas que favoreçam o sucesso, sendo essencial o trabalho em equipe.

Além disso, deve-se orientar o paciente e seu familiar sobre o processo de retirada da ventilação mecânica e possíveis riscos, bem como quanto à necessidade de utilização dos dispositivos de oxigenoterapia ou ventilação não invasiva (VNI).

## EXTUBAÇÃO

A extubação é a etapa final do processo de desmame e consiste na retirada da via aérea artificial, que somente será realizada se o paciente obtiver sucesso no TRE. Este procedimento deve ser realizado com o paciente em decúbito dorsal elevado. O suporte de oxigênio, VNI ou cateter nasal de alto fluxo (CNAF), quando indicados, já devem estar preparados para instalação.

## PÓS-EXTUBAÇÃO/RISCO DE REINTUBAÇÃO

Após extubar o paciente, deve-se considerar o uso da VNI de forma profilática e preventiva por no mínimo 18 horas contínuas nos pacientes de alto risco de reintubação como:

- Idade maior de 65 anos;
- Insuficiência cardíaca como indicação da VM;
- Doença pulmonar obstrutiva moderada ou grave;
- Desmame difícil ou prolongado;
- Índice de massa corpórea (IMC) superior a 30 kg/m$^2$;
- Risco de desenvolver edema laríngeo pós-extubação;
- Ventilação mecânica por mais de 7 dias;
- Inabilidade no manuseio de secreções respiratórias (reflexo de tosse inadequado ou aspiração > 2 vezes dentro 8 horas pré-extubação);
- Duas ou mais comorbidades.

A reavaliação no período de 6 horas após a extubação é fundamental, considerando a adaptação e a tolerância de permanência do paciente à VNI, assim como o manuseio da paciente à secreção (conforme **Capítulo 8 – Ventilação Não Invasiva**). E o uso do catéter nasal de alto fluxo (CNAF) deve ser o recurso alternativo nos pacientes de alto risco de reintubação com intolerância ou contraindicação à VNI (conforme **Capítulo 4 – Oxigenioterapia**).

Após a extubação, o paciente que evoluir com sinais de insuficiência respiratória aguda deve ser prontamente reintubado, estando ele em VNI, CNAF, ou oxigenioterapia convencional. Não é recomendado instalar a VNI ou o CNAF de forma curativa nos pacientes que falharam na extubação.

Nos pacientes com desmame simples, mas com algumas condições clínicas especiais como doença neuromuscular, trauma raquimedular ou polineuropatias, é interessante a realização dos índices preditivos como pressão inspiratória máxima (PI$_{MÁX}$), pressão expiratória máxima (PE$_{MÁX}$), capacidade vital (CV), índice de respiração rápida superficial (f/Vt) e pico de fluxo de tosse (PFT) para auxiliar na tomada de decisão quanto à progressão do desmame ventilatório (conforme **Capítulo 1 – Medidas Ventilatórias – e Capítulo 17 – Diretriz prática no paciente com doença neuromuscular**).

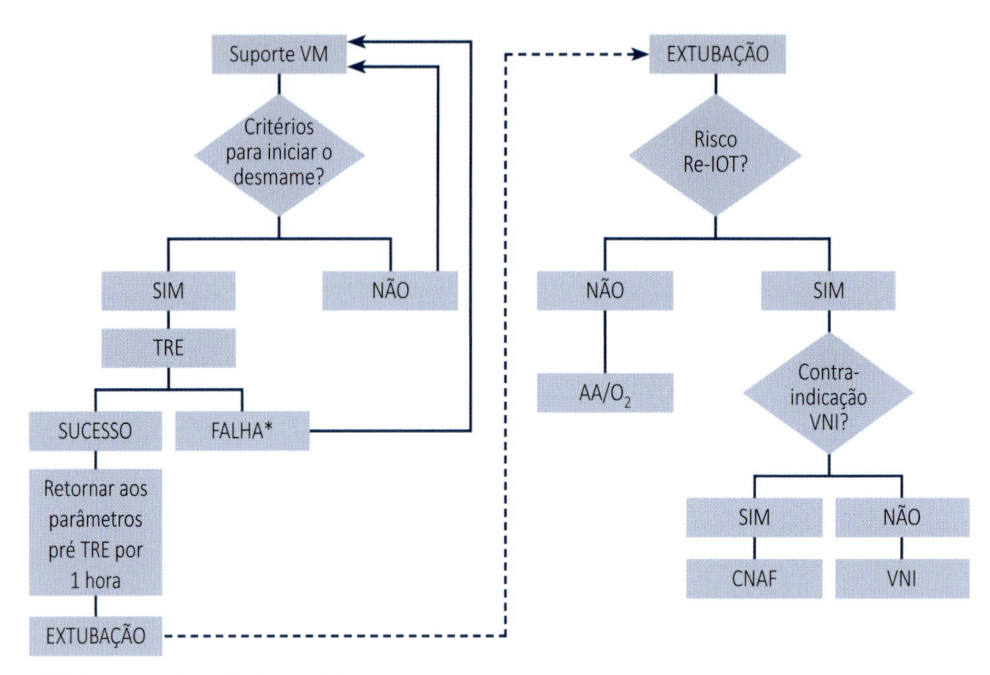

**Figura 9.1:** Desmame da ventilação mecânica.
VM: ventilação mecânica, Re-IOT: reintubação oro-traqueal, TRE: teste de respiração espontânea, AA: ar ambiente, O2: oxigênio, VNI: ventilação não invasiva, CNAF: cateter nasal de alto fluxo.
*Se houver falha do TRE, seguir o fluxo do desmame ventilatório difícil.
Fonte: Acervo do autor.

## DESMAME DIFÍCIL E PROLONGADO DA VENTILAÇÃO MECÂNICA

Os pacientes que evoluem com desmame difícil ou prolongado da ventilação mecânica devem ter suas causas e patologias intensamente investigadas, a fim de se identificarem as situações potencialmente reversíveis para a obtenção de sucesso neste processo. Em situações como esta, a fisiopatologia da falha pode ser complexa e multifatorial, sendo os fatores mais comuns descritos a seguir, na **Tabela 9.3**.

## ÍNDICES PREDITIVOS DE DESMAME

Neste grupo de pacientes, as avaliações dos índices preditivos podem ajudar a esclarecer o motivo da falha do desmame, bem como guiar o momento adequado para retirada da via aérea artificial. Nesta condição, cabem as medidas ventilatórias de $PI_{MÁX}$, $PE_{MÁX}$, f/Vt e CV.

O índice de respiração rápida superficial (f/Vt) é uma medida ventilatória amplamente estudada e relatada na literatura como um importante parâmetro para prever o sucesso do desmame e extubação. Um índice menor que 105 respirações por minuto por litro é um bom preditor para o desmame. Sabe-se que a ventilação mecânica causa rápida perda diafragmática, enfraquecendo a força muscular necessária para gerar um volume-corrente adequado para suprir as necessidades fisiológicas do corpo. A $PI_{MÁX}$ é um bom parâmetro para determinar a capacidade muscular respiratória, um resultado de desmame bem-sucedido é provável se os valores de $PI_{MÁX}$ forem $< -30$ cm $H_2O$ e uma falha de desmame se os valores de $PI_{MÁX} > -20$ cm $H_2O$.

**Tabela 9.3**
**Fisiopatologias mais comuns na falha do desmame ventilatório**

| | |
|---|---|
| Causas respiratórias | - Aumento do trabalho respiratório por configurações inadequadas do ventilador;<br>- Complacência pulmonar reduzida por pneumonia; edema pulmonar cardiogênico ou não cardiogênico; fibrose pulmonar; hemorragia pulmonar; infiltrados pulmonares difusos;<br>- Broncoconstrição das vias aéreas por carga resistiva aumentada durante o TRE, ou pós-extubação (edema da glote; aumento das secreções das vias aéreas). |
| Causas cardíacas | - Disfunção cardíaca prévia;<br>- Carga de trabalho cardíaca aumentada ensejando disfunção miocárdica por hiperinsuflação dinâmica; demanda metabólica aumentada; sepse não resolvida. |
| Causas neuromusculares | - Impulso central deprimido por alcalose metabólica; ventilação mecânica; medicamentos sedativos;<br>- Disfunção central: falha do sistema respiratório neuromuscular;<br>- Disfunção periférica: causas primárias de fraqueza neuromuscular; polineuropatia do doente crítico. |
| Neuropsicológico | - Delírio;<br>- Ansiedade;<br>- Depressão. |
| Metabólico | - Corticosteroides;<br>- Hiperglicemia. |
| Nutrição | - Obesidade;<br>- Desnutrição;<br>- Disfunção do diafragma induzida pela ventilação mecânica. |
| Anemia | - Redução na quantidade de hemoglobina – investigar as causas |

TRE: teste de respiração espontânea.
Fonte: Acervo do autor.

A medida de CV é possível de ser realizada acoplando-se um aparelho – ventilômetro na cânula orotraqueal – e solicitando uma inspiração máxima do paciente, quando este estiver colaborativo e bem desperto. Valores abaixo de 10 a 15 mL/kg predizem fracasso no desmame. A avaliação da pressão de oclusão na via aérea nos primeiros 100 milissegundos da inspiração (P0.1) pode ser uma importante medida ventilatória, pois reflete a atividade do centro respiratório. Valores de P0.1 abaixo de 4.0 ou 4.2 geralmente predizem sucesso no desmame da ventilação mecânica.

Acesse aqui o conteúdo interativo do capítulo

O contexto clínico e o *status* global do paciente, somados às medidas ventilatórias e à discussão com a equipe multiprofissional formam um bom conjunto de ações na tomada de decisão sobre o desmame e a extubação de um paciente, em especial nos casos de ventilação mecânica prolongada.

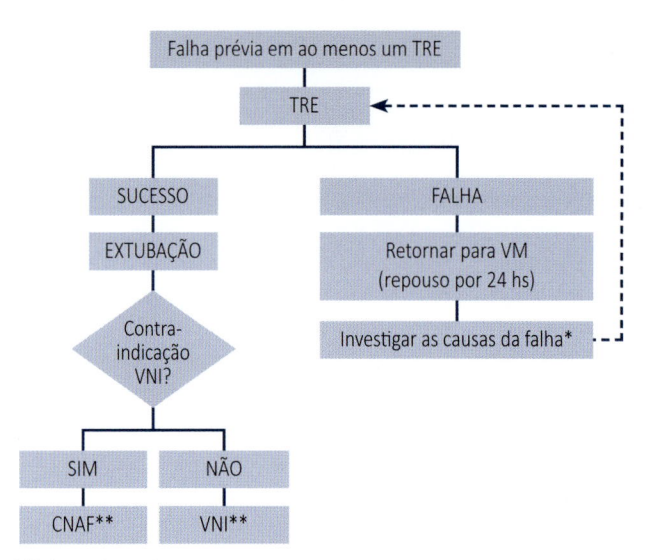

**Figura 9.2:** Desmame difícil e prolongado.
TRE: teste de respiração espontânea, VNI: ventilação não invasiva, VM: ventilação mecânica, CNAF: cateter nasal de alto fluxo.
*Considerar realizar medidas ventilatórias e iniciar treinamento muscular respiratório.
**18 hs contínuas para risco de reintubação, intercalando se necessário.
Fonte: Acervo do autor.

## QUAL O PAPEL DA ULTRASSONOGRAFIA NO DESMAME?

Além dos índices ventilatórios descritos aqui, recentemente a ultrassonografia pulmonar foi introduzida no processo de desmame da ventilação mecânica, com descrições na literatura sobre seus potenciais benefícios na previsão de possíveis falhas. A avaliação por ultrassonografia (US) se dá pela análise da aeração pulmonar, medição da espessura e incursão do diafragma. Valores de mobilidade abaixo de 1 cm e fração de espessamento menor que 30% são considerados preditivos de falha no desmame (conforme **Capítulo 3 – Ultrassonografia Periférica e Diafragmática**).

## QUAL O PAPEL DA MOBILIZAÇÃO PRECOCE NO DESMAME DA VENTILAÇÃO MECÂNICA?

A mobilização precoce é indicada em todas as fases da assistência respiratória, inclusive durante o desmame. A utilização de um protocolo para guiar a mobilização em paciente sob ventilação mecânica é bem recomendada, pois favorece um menor tempo de ventilação mecânica, com uma redução aproximada de 2,7 dias (conforme **Capítulo 11 – Diretriz Prática de Mobilização Precoce**).

## INDICADORES DE QUALIDADE

Os indicadores de qualidade são uma importante ferramenta para avaliação e acompanhamento dos processos assistenciais. Para acompanhamento dos índices de sucesso de desmame ventilatórios, os seguintes indicadores são sugeridos (conforme **Capítulo 26 – Indicadores de Qualidade e Modelo de Melhoria**):

- Taxa de utilização da ventilação mecânica;
- Tempo de ventilação mecânica (dias);
- Taxa de sucesso no TRE (%);
- Taxa de reintubação (%);
- Dias livres de ventilação mecânica (dias – 28 dias);
- Tempo de internação na UTI (dias).

## PONTOS-CHAVE

- **Tratamento da insuficiência respiratória:** a causa da necessidade do suporte ventilatório invasivo cujos objetivos são a adequação da troca gasosa e do trabalho respiratório, a estratégia ventilatória protetora, a sincronia entre paciente e ventilador, a higiene brônquica e a proteção das vias aéreas;
- **Avaliação para desmame da ventilação mecânica invasiva:** realizar diariamente para considerar o início da retirada do suporte ventilatório conforme critérios de elegibilidade citados anteriormente. Pode-se realizar mensuração dos índices preditivos para auxiliar na tomada de decisão, principalmente nos casos de desmame difícil e prolongado;
- **Avaliação para extubação:** com a realização do TRE;
- **Pós-extubação** cujos objetivos são manter adequada troca gasosa e trabalho respiratório, evitar fadiga muscular e manter via aérea pérvia. Nos pacientes com alto risco para reintubação, recomenda-se a instalação da VNI ou de CNAF logo após a extubação.

## Referências

1. Esteban A, Alía I, Ibañez J, Benito S, Tobin MJ. Modes of mechanical ventilation and weaning. A national survey of Spanish hospitals. The Spanish Lung Falilure Collaborative Group. Chest. 1994;106(4):1188-93.
2. Walaszek M, Rózanska A, Walazek MZ, Wójkowska-Mach J and de Polish Society of Hospital Infections Team. Epidemiology of ventilator-associated pneumonia, microbiological diagnosis and length of antimicrobial treatment in the Polish Intensive Care Units in the years 2013-2015.BMC Infectious Diseases. 2018; 18:308.
3. Parker JC, Hernandez LA, Peevy KJ. Mechanisms of ventilator-induced injury. Crit Care Med. 1993;21(1):131-43.
4. Levine S, Nguyen T, Taylor N, Friscia ME, Budak MT, Rothenberg P, et al. Rapid disuse atrophy of diafragm fibers in mechanically ventilated humans. N Eng J med. 2008;358(13):1327-35.
5. Beckmann U, Gillies DM. Factors associated with reintubation in intensive care: an analysis of causes and outcomes. Chest. 2001;120(2):538-42.
6. Epstein SK, Ciubotaru RL, Wong JB. Effect of failed extubation on the outcome of mechanical ventilation. Chest. 1997;112(1):186-92.
7. Boles JM, Bion J, Connors A, Herridge M, Marsh B, Melot C, Pearl R, Silverman H, Stanchina M, Vieillard--Baron A, Welte T. Weaning from mechanical ventilation. Eur Respir J. 2007 May;29(5):1033-56.
8. Barbas CSV, Ísola AM, Farias AMC, Cavalcanti AB, Gama, AM, Duarte ACM, et al. Recomendações brasileiras de ventilação mecânica 2013. Parte 2. Revista Brasileira de Terapia Intensiva. 2014;26(3):89-121.
9. Subirà C, Hernández G, Vázquez A, Rodríguez-García R, González-Castro A, García C, Rubio O, Ventura L, López A, de la Torre MC, Keough E, Arauzo V, Hermosa C, Sánchez C, Tizón A, Tenza E, Laborda C, Cabañes S, Lacueva V, Del Mar Fernández M, Arnau A, Fernández R. Effect of pressure support vs t-piece ventilation strategies during spontaneous breathing trials on successful extubation among patients receiving mechanical ventilation: a randomized clinical trial. JAMA. 2019 Aug 20;322(7):696.
10. Nemer SN, Barbas CSV. Parâmetros preditivos para o desmame da ventilação mecânica. Jornal Brasileiro de Pneumologia. 2011; 37(5), 669-679.
11. Barbas CSV, Ísola AM, Farias AMC, Cavalcanti AB, Gama, AM, Duarte ACM, et al. Recomendações brasileiras de ventilação mecânica 2013. Parte 2. Revista Brasileira de Terapia Intensiva. 2014;26(3):89-121."
12. Girard TD, Alhazzani W, Kress JP, Ouellette DR, Schmidt GA, Truwit JD, Burns SM, Epstein SK, Esteban A, Fan E, Ferrer M, Fraser GL, Gong MN, Hough CL, Mehta S, Nanchal R, Patel S, Pawlik AJ, Schweickert WD, Sessler CN, Strøm T, Wilson KC, Morris PE; ATS/CHEST Ad Hoc Committee on Liberation from Mechanical Ventilation in Adults. An Official American Thoracic Society/American College of Chest Physicians Clinical Practice Guideline: Liberation from Mechanical Ventilation in Critically Ill Adults. Rehabilitation Protocols, Ventilator Liberation Protocols, and Cuff Leak Tests. Am J Respir Crit Care Med. 2017 Jan 1;195(1):120-133.

# 10
# Desmame da Ventilação Mecânica no Paciente Traqueostomizado

Andréia da Silva Azevedo Cancio | Cilene Saghabi de Medeiros Silva

### OBJETIVOS DO CAPÍTULO
- Abordar os benefícios, a prevenção, as complicações agudas e tardias da traqueostomia;
- Direcionar estratégias de remoção do suporte ventilatório no paciente traqueostomizado.

## INTRODUÇÃO

A decisão do momento para realizar a traqueostomia é colaborativa, podendo em determinados casos, ser discutida com o paciente e seus familiares. Deve-se levar em consideração a opinião do paciente, probabilidade de desmame ou decanulação, resultados esperados e alternativas de cuidados continuados ou paliativos.

Em alguns casos, o processo de retirada do paciente do suporte ventilatório mecânico pode ser mais difícil do que mantê-lo. Dessa forma, realizar avaliações sistemáticas auxilia no processo de identificação de quais pacientes estão aptos para a retirada do suporte ventilatório. Neste contexto, os pacientes podem ser classificados como desmame simples, difícil ou prolongado, e a ventilação mecânica como prolongada ou definitiva. Por isso, é importante o entendimento das questões relacionadas à avaliação, ao gerenciamento, à seleção e à possibilidade de transferência de pacientes de difícil desmame para unidades de cuidados intensivos intermediários.

Atualmente, com o desenvolvimento dos cuidados na unidade de terapia intensiva, o aumento da proporção de pacientes que sobrevivem e recebem alta hospitalar desencadeia novos desafios para os serviços de saúde. Compreender essa população de pacientes com doença crítica, dificuldade de desmame ou ventilação mecânica prolongada é essencial para o planejamento do tratamento multiprofissional.

## TRAQUEOSTOMIA X INTUBAÇÃO

O acesso das vias aéreas para a utilização da ventilação mecânica pode ser realizado por um tubo endotraqueal ou por traqueostomia. Durante a insuficiência respiratória aguda, os pacientes frequentemente são ventilados através de um tubo endotraqueal e a mudança para a traqueostomia, pode ser considerada após 10 dias de ventilação mecânica invasiva (VMI).

Diversos estudos não demonstraram benefícios da traqueostomia precoce, antes de 7 dias de VMI, em relação à redução da mortalidade, dias de ventilação mecânica, tempo de permanência em unidade de terapia intensiva (UTI) e, também, pode ocasionar cirurgia desnecessária e ventilação mecânica prolongada em pacientes que poderiam ser extubados. Todavia, em certos grupos de pacientes, como aqueles com trauma de coluna cervical e síndrome de Guillain Barré, a traqueostomia está indicada precocemente.

Nesse sentido, a traqueostomia pode diminuir o trabalho respiratório, a resistência das vias aéreas, o pico de pressão inspiratória e o auto-PEEP durante a VMI. Como resultado, ocorre a melhora do índice de respiração rápida e superficial – FR/Vt (frequência respiratória/Volume-corrente) e a sincronia entre ventilador e paciente em desmame difícil, embora o volume-corrente, a frequência respiratória e o volume do espaço morto permaneçam inalterados.

Em contrapartida, a aspiração do conteúdo orofaríngeo nos pacientes é comum tanto na traqueostomia como na intubação endotraqueal e a via aérea destes pacientes é frequentemente colonizada por microrganismos. Com a traqueostomia, essa aspiração ocorre em 30 a 50% dos casos e de forma silenciosa em 75 a 82%. Até o momento, não há consenso na literatura se a traqueostomia melhora a taxa de pneumonia nosocomial em relação à intubação endotraqueal.

No caso da traqueostomia, existem modelos de cânulas com fenestras e modelos convencionais que permitem a instalação de válvula unidirecional de fonação, ambas facilitam a comunicação e a interação do paciente com o meio externo. Inclusive, estudos preliminares sugerem que a fonação precoce é viável e pode ser benéfica quando instituída durante a ventilação mecânica em pacientes traqueostomizados. Em modos espontâneos, como na ventilação por pressão de suporte associada a pressão positiva expiratória final, na sigla PEEP, do inglês *positive expiratory end pressure*, não é necessário o ajuste do volume-corrente antes da instalação da válvula de fonação, especialmente nos pacientes com doença neuromuscular, embora seja necessário em outros modos ventilatórios para alcançar o mesmo pico de pressão nas vias aéreas antes da desinsuflação do balonete. No QR code a seguir, demonstramos como colocar e remover a válvula de fonação, além de demonstrar os cuidados para um procedimento seguro.

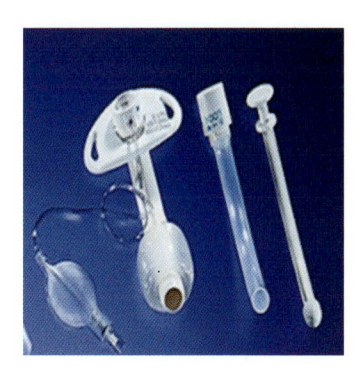

Cânula convencional
Fonte: MA Hospitalar

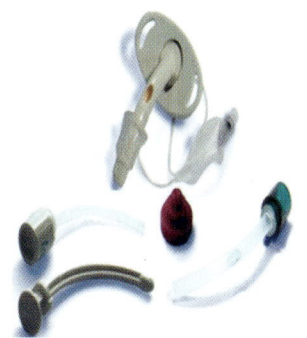

Cânula fenestrada
Fonte: Medflex Online

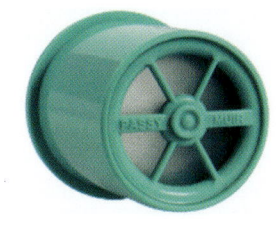

Válvula de fonação
Fonte: Fonovim

| Tabela 10.1 Traqueostomia | |
|---|---|
| Indicação | ▪ De acordo com as condições clínicas do paciente, avaliação diária da VMI e consenso da equipe. |
| Fatores prévios que podem aumentar a necessidade de traqueostomia | ▪ Declínio do quadro funcional, idade avançada, estado nutricional prejudicado, doença pulmonar, dispositivo de suporte ventricular etc. |
| Benefícios | ▪ Conforto: permite reduzir o uso de sedativos, sem aumentar o tempo de agitação.<br>▪ Facilitação do desmame<br>▪ Mortalidade: alguns estudos apontam menor taxa de mortalidade em pacientes traqueostomizados, desmamados e decanulados quando comparados aos pacientes que permaneceram em VMI. |
| Complicações | **AGUDAS**<br>▪ Obstrução parcial da traqueostomia: causada pelo contato da cânula com o tecido membranoso da traqueia;<br>▪ Pneumotórax e enfisema subcutâneo: ocasionados pelo mau posicionamento da cânula e perfuração da parede posterior da traqueia;<br>▪ Hemorragia e infecção no pós-operatório.<br>**TARDIAS**<br>▪ Estenose traqueal: pode ser causada pela compressão da traqueia pelo tubo endotraqueal, associada à ventilação mecânica prolongada, presença de traqueobronquite crônica e processos inflamatórios;<br>▪ Traqueomalácia: caracterizada por flacidez da cartilagem de suporte da traqueia que leva ao colapso, geralmente ocorre quando a pressão do balonete da traqueostomia é superior à pressão de perfusão da traqueia (acima de 25 $cmH_2O$);<br>▪ Fístula traqueoarterial: causa hemorragia maciça e sua incidência é inferior a 1%;<br>▪ Fonação reduzida: alguns pacientes podem apresentar redução ou perda da fonação após a traqueostomia, a duração pode ser prolongada ou indefinida. |

VMI: ventilação mecânica invasiva.
Fonte: Acervo do autor.

## REMOÇÃO DO SUPORTE VENTILATÓRIO NO PACIENTE TRAQUEOSTOMIZADO

A maioria dos pacientes que obedece aos critérios clínicos para remoção do suporte ventilatório invasivo tolera permanecer sem ou com o mínimo de suporte ventilatório, indicando que a ventilação mecânica não é necessária. Como discutido no capítulo de desmame simples, difícil e prolongado, o motivo da falha deve ser identificado e corrigido para continuidade do processo de desmame da ventilação mecânica. Ao se analisarem as causas que facilitam as falhas repetidas nas tentativas de desmame, verifica-se a incapacidade do paciente de acompanhar a carga de trabalho exigida pela respiração não assistida em virtude da demanda ventilatória excessiva, do comprometimento da função respiratória ou mesmo da combinação desses dois fatores.

A literatura questiona se o manejo do desmame da ventilação mecânica difere no paciente intubado e no traqueostomizado. Uma das hipóteses levantadas para justificar o desmame mais rápido no paciente traqueostomizado, além das possíveis causas citadas na **Tabela 10.2**, é a facilidade do retorno da ventilação mecânica, já que não é necessária a remoção da cânula traqueal.

As diversas estratégias de desmame refletem no julgamento clínico e individualizado, pois o empirismo na remoção do suporte ventilatório pode prolongar o tempo de ventilação mecânica. Dessa forma, é recomendado programar estratégias para identificar os pacientes elegíveis para o teste de respiração espontânea. Inicialmente, para considerar o desmame, a doença que ocasionou a necessidade do suporte ventilatório deve estar tratada e resolvida e, para garantir a segurança do paciente, os critérios clínicos a seguir devem ser respeitados.

**Tabela 10.2 – Possíveis razões pelas quais a traqueostomia pode facilitar o desmame da ventilação mecânica**

- Redução do espaço morto
- Menor resistência das vias aéreas
- Diminuição do trabalho respiratório
- Melhor remoção da secreção durante a sucção
- Menor probabilidade de obstrução do tubo traqueal
- Maior conforto do paciente
- Menor necessidade de sedação
- Melhor função glótica com menor risco de aspiração
- Capacidade de remover o paciente fora do ambiente de terapia intensiva

Fonte: Acervo do autor.

## CRITÉRIOS PARA CONSIDERAR RESPIRAÇÃO ESPONTÂNEA (NEBULIZAÇÃO CONTÍNUA) NO PACIENTE TRAQUEOSTOMIZADO

- Adequada troca gasosa ($SpO_2 \geq 92\%$);
- Estabilidade hemodinâmica (FC ≤ 120-140 ou Δ (delta) < 20% PA estável);
- Conforto respiratório.

Pacientes que apresentem todos esses critérios clínicos podem ser considerados aptos para prosseguir o desmame e submetidos ao teste de respiração espontânea.

## FORMAS DE REALIZAR O TESTE DE RESPIRAÇÃO ESPONTÂNEA (TRE) NO PACIENTE TRAQUEOSTOMIZADO

O desmame pode envolver o teste de respiração espontânea ou a redução gradual da pressão de suporte, sendo a primeira escolha, o teste de respiração espontânea. A redução gradual no nível de pressão suporte pode ser uma estratégia utilizada em pacientes em ventilação prolongada, o que será abordado nas unidades a seguir.

Os métodos de ensaios de respiração espontânea e redução do nível de pressão de suporte são os mais tradicionais de desmame nos pacientes traqueostomizados e incluem ensaios de respiração espontânea, como a utilização de nebulização contínua com oxigênio, ar comprimido ou ambos, a redução do nível de pressão suporte (PS 5 a 6 $cmH_2O$), que são os mais utilizados, e outros modos computadorizados e automatizados. Poucos trabalhos na literatura comparam esses dois métodos. O estudo de Jubran et al. demonstraram desmame mais precoce da ventilação no grupo que fez a nebulização em relação ao grupo em pressão de suporte. A influência do método foi relacionada ao tempo de falha no procedimento de triagem, o desmame foi mais rápido com a nebulização no grupo de falha tardia, mas não no grupo de falha precoce. No entanto, a mortalidade foi equivalente em ambos os grupos em 6 e 12 meses.

A seguir, estão listadas algumas questões norteadoras para a decisão do melhor momento de retirada do suporte ventilatório no paciente traqueostomizado:

- O paciente tem critério para iniciar o desmame do ventilador mecânico?
- O paciente tem critério para iniciar a nebulização?
- O paciente permaneceu em nebulização?

A **Figura 10.1** apresenta a sequência desde avaliação inicial até a instalação da nebulização contínua do paciente traqueostomizado.

**Critérios para considerar início do desmame da ventilação**
- Resolução da causa atual da VM
- Adequada troca gasosa: $SpO_2$ > 90% com $FiO_2$ ≤ 40% ou P/F > 150, com PEEP ≤ 10 $cmH_2O$; FR < 35 rpm; sem acidose respiratória significativa
- Estabilidade cardiovascular: sem ou com baixas doses de dopamina ou nora < 0,05 µg/kg/min; dopamina dose estável ou em desmame

**Critérios para considerar retirada da VM**
- Adequada troca gasosa ($spO_2$ ≥ 92%)
- Estabilidade hemodinâmica (FC ≤ 120-140 ou Delta < 20% PA estável)
- Conforto respiratório

Determinar a causa da dependência da VM → Reversão da possível causa
- Sim → TRE em nebulização 30-120 min → Sucesso → Manter nebulização contínua → Exercício com pressão positiva intermitente 3 x dia
- Não → Suporte ventilatório adequado

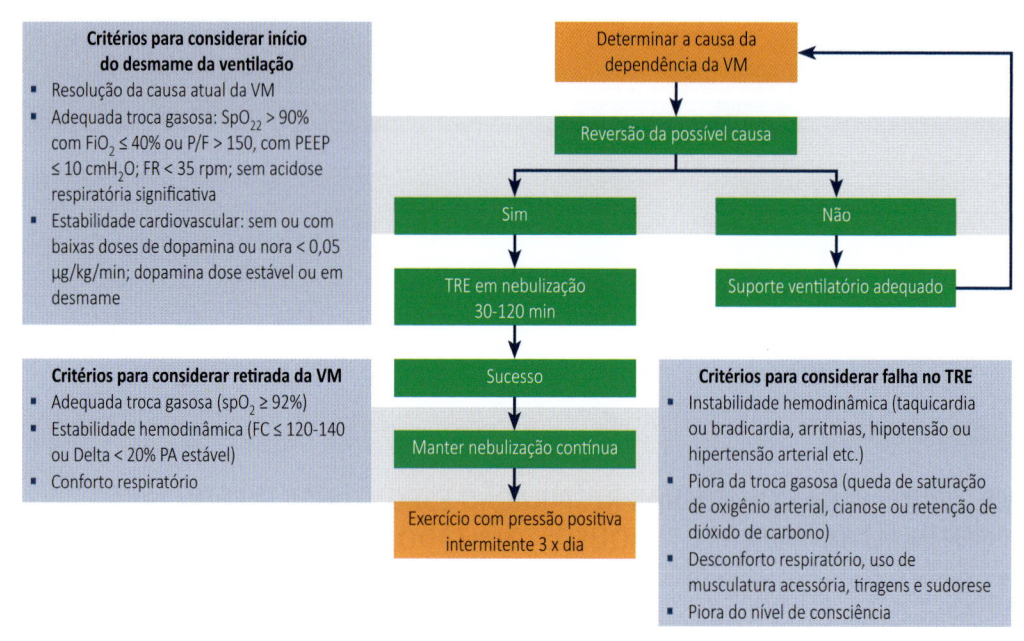

**Critérios para considerar falha no TRE**
- Instabilidade hemodinâmica (taquicardia ou bradicardia, arritmias, hipotensão ou hipertensão arterial etc.)
- Piora da troca gasosa (queda de saturação de oxigênio arterial, cianose ou retenção de dióxido de carbono)
- Desconforto respiratório, uso de musculatura acessória, tiragens e sudorese
- Piora do nível de consciência

**Figura 10.1:** Fluxograma do processo de desmame da traqueostomia.

VM: ventilação mecânica, $SpO_2$: saturação periférica de oxigênio, $FiO_2$: fração inspirada de oxigênio, P/F: relação de troca $PaO_2/FiO_2$, $PaO_2$: pressão parcial de oxigênio, PEEP: *positive end-expiratory pressure*, FR: frequência respiratória, PA: pressão arterial, TRE: teste de respiração espontânea.

Fonte: Hospital Israelita Albert Einstein.

Caso o paciente apresente esses critérios, iniciar o teste de respiração espontânea com máscara de nebulização (NBL) por um período de 30 a 120 minutos e observar de perto os sinais clínicos. Durante o teste, o paciente pode manter-se confortável e clinicamente estável ou apresentar sinais de falha, como descrito na **Figura 10.1**.

Na ausência de sinais de falha no decorrer do teste, manter o paciente em nebulização contínua; do contrário, recomenda-se retornar o suporte ventilatório para modos que favoreçam a recuperação do sistema respiratório e busca-se identificar as possíveis causas da fadiga. Nesse período, será importante entender o motivo da falha que, frequentemente, está relacionada aos distúrbios fisiopatológicos existentes que acarretam o desequilíbrio entre a carga de trabalho imposta ao sistema respiratório e a habilidade em responder a essa demanda. A dependência do suporte ventilatório significa uma resolução incompleta da doença ou o desenvolvimento de novos problemas ou complicações.

Alguns centros de terapia intensiva têm a opção de utilizar ventiladores com circuito único, com sistema de segurança, com dois níveis de pressão positiva nas vias aéreas – *inspiratory positive air pressure* (IPAP) e *expiratory positive air pressure* (EPAP) – e com aprovação para serem usados também de forma invasiva em pacientes traqueostomizados. Essa estratégia possibilita o planejamento de transferência do paciente para uma unidade de cuidados intermediários (Unidade de Tratamento semi-intensivo) e continuidade do processo de reabilitação e desmame do suporte ventilatório. O fluxograma a seguir (**Figura 10.2**) é uma sugestão de estratégia para os pacientes que falham em permanecer na nebulização contínua e instalação do BIPAP na traqueostomia.

# CAPÍTULO 10 – DESMAME DA VENTILAÇÃO MECÂNICA NO PACIENTE TRAQUEOSTOMIZADO

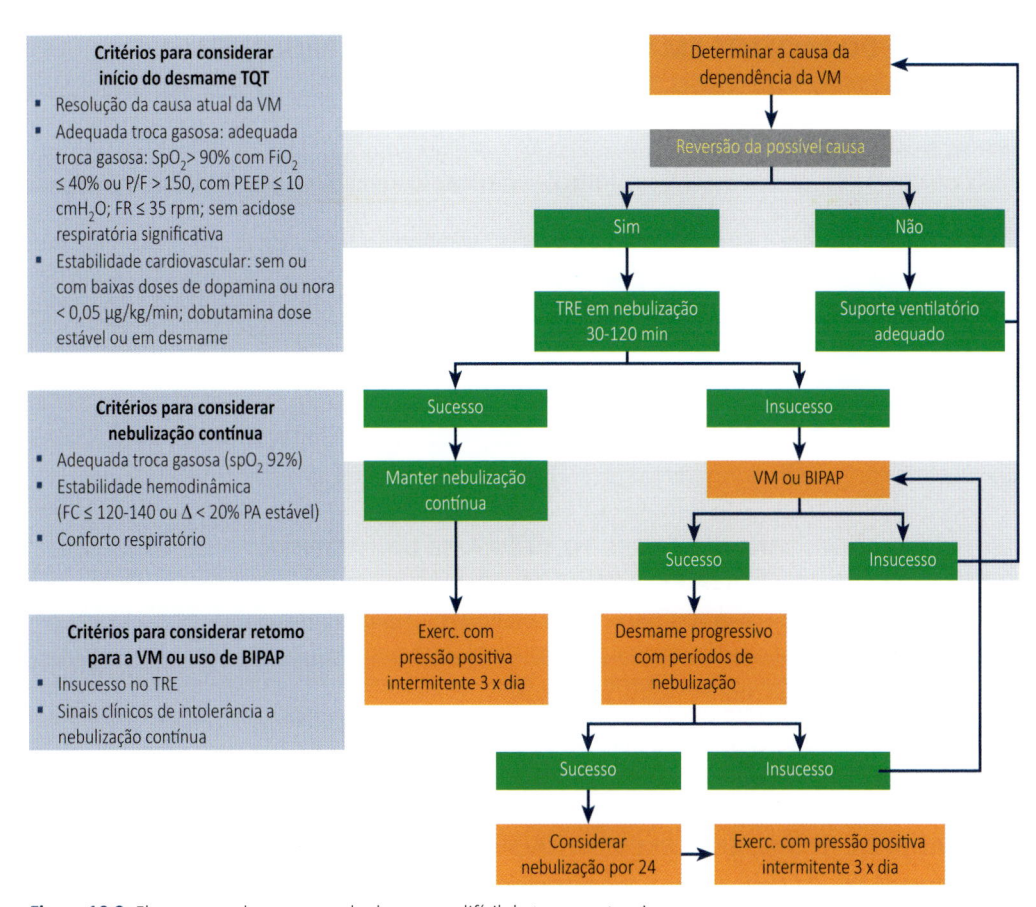

**Critérios para considerar início do desmame TQT**
- Resolução da causa atual da VM
- Adequada troca gasosa: adequada troca gasosa: SpO$_2$ > 90% com FiO$_2$ ≤ 40% ou P/F > 150, com PEEP ≤ 10 cmH$_2$O; FR ≤ 35 rpm; sem acidose respiratória significativa
- Estabilidade cardiovascular: sem ou com baixas doses de dopamina ou nora < 0,05 µg/kg/min; dobutamina dose estável ou em desmame

**Critérios para considerar nebulização contínua**
- Adequada troca gasosa (spO$_2$ 92%)
- Estabilidade hemodinâmica (FC ≤ 120-140 ou Δ < 20% PA estável)
- Conforto respiratório

**Critérios para considerar retorno para a VM ou uso de BIPAP**
- Insucesso no TRE
- Sinais clínicos de intolerância a nebulização contínua

**Figura 10.2:** Fluxograma do processo de desmame difícil da traqueostomia.

VM: ventilação mecânica; TQT: traqueostomia; SpO$_2$: saturação periférica de oxigênio; FiO$_2$: fração inspiratória de oxigênio; P/F: relação PaO$_2$/FiO$_2$; PEEP: *positive expiratory end pressure*; FC: Frequência cardíaca; FR: Frequência respiratória; HDN: hemodinâmica; PA: pressão arterial.

Fonte: Hospital Israelita Albert Einstein.

Caso o paciente apresente desconforto respiratório, piora da saturação de oxigênio e/ou outra instabilidade durante o uso do BIPAP, recomenda-se retornar o paciente à ventilação mecânica com o objetivo de descansar sua musculatura respiratória e identificar as possíveis causas do insucesso. O paciente mantendo-se estável, confortável e com boa saturação de oxigênio, manter no BIPAP por pelo menos 24 horas. No 2º dia, realizar um planejamento para continuidade do desmame progressivo, sugere-se retornar o paciente à nebulização por 12 horas e manter o BIPAP à noite e, no 3º dia, mantê-lo em nebulização por 24 horas e realizar exercícios com pressão positiva intermitente. O desmame pode ser considerado bem-sucedido quando os pacientes permanecem respirando espontaneamente sem assistência do ventilador mecânico por pelo menos 5 dias. Em algumas instituições, pacientes traqueostomizados, com suporte ventilatório contínuo, podem ser tratados fora da unidade de terapia intensiva, permitindo a transferência do paciente para uma unidade de cuidados semi-intensivos, o que possibilita a retirada gradual do suporte ventilatório e a continuidade do processo de reabilitação.

## DESMAME DO PACIENTE EM VENTILAÇÃO MECÂNICA PROLONGADA

A dependência prolongada do ventilador – tempo maior que 21 dias – significa uma resolução incompleta da doença que precipitou a ventilação mecânica ou o desenvolvimento de novos problemas, vale ressaltar que, frequentemente, mais de um fator é responsável pela falha no desmame. Dessa forma, o protocolo ideal para desmame em pacientes que necessitam de VM prolongada não é conhecido. Contudo, em geral, são necessárias abrangentes intervenções multidisciplinares de reabilitação, além do suporte ventilatório. Uma estratégia de redução gradual do suporte ventilatório pode ser apropriada nessa população de pacientes, como também, em alguns casos, seja indicada ventilação mecânica noturna persistente ou ventilação não invasiva.

### Desfechos

Sucesso no desmame, mortalidade, alta para casa e qualidade de vida no paciente em ventilação mecânica prolongada.

### Considerações sobre o sucesso de desmame do paciente em ventilação mecânica prolongada

São necessários mais estudos para definir melhor o sucesso de desmame do paciente com resolução lenta da insuficiência respiratória em ventilação mecânica prolongada. A menos que os pacientes tenham insuficiência respiratória irreversível, eles permanecem em média 36 dias em VM na UTI e 31 dias fora da UTI, porém alguns pacientes necessitam de vários meses para serem liberados da VM. O estudo de Neil et al. sugere identificar o sucesso do desmame quando o paciente mantiver a autonomia em respiração espontânea por 7 dias consecutivos.

### Mortalidade no paciente em ventilação mecânica prolongada

Pacientes em VM prolongada podem evoluir para a necessidade de cuidados paliativos e elevada taxa de mortalidade (33 a 73%). Alguns estudos retratam algumas variáveis para predizer mortalidade:
- Uso de vasopressores;
- Necessidade de hemodiálise;
- Presença de trombocitopenia;
- Idade ≥ 50 anos no 21° dia de ventilação mecânica.
- A ausência desses fatores foi associada a 15% da mortalidade, enquanto a presença de três ou quatro fatores, a 97%.

## ALTA HOSPITALAR E QUALIDADE DE VIDA

Os cuidados na unidade de terapia intensiva têm se desenvolvido no decorrer dos anos; assim, há um aumento da proporção de pacientes que sobrevivem à doença crítica e recebem alta hospitalar, trazendo novos desafios ao próprio paciente e aos serviços de saúde. A síndrome pós-cuidados intensivos *Post Intensive Care Unit Syndrome* (PICS) caracteriza-se por alterações físicas, cognitivas, e psiquiátricas e tem o potencial de levar à redução da qualidade de vida dos pacientes e, muitas vezes, também de seus familiares. A somatória entre comorbidades, complicações da doença crítica, tratamentos de suporte de vida, aspectos organizacionais do cuidado intensivo e adaptação ao período pós-alta pode impactar substancialmente na qualidade de vida. O tratamento multidisciplinar é de fundamental importância para contribuir na recuperação funcional, cognitiva e psicológica desses pacientes.

Acesse aqui o conteúdo
interativo do capítulo

## PONTOS-CHAVE

- A traqueostomia pode ajudar no processo de desmame da ventilação mecânica de forma mais rápida ou gradativa. Além da possibilidade do retorno da ventilação mecânica, já que não é necessária a remoção da cânula traqueal;
- Os métodos mais tradicionais de desmame nos pacientes traqueostomizados incluem ensaios de respiração espontânea, como a utilização de nebulização contínua com oxigênio, ar comprimido ou ambos, e a redução do nível de pressão suporte;
- Pacientes que passam no teste de respiração espontânea em nebulização, manter em nebulização contínua; do contrário, recomenda-se retornar o suporte ventilatório, em modos que favoreçam a recuperação do sistema respiratório e busca-se identificar as possíveis causas da fadiga.

## Referências

1. Young D, Harrison DA, Cuthbertson BH, et al. Effect of early vs late tracheostomy placement on survival in patients receiving mechanical ventilation: the TracMan randomized trial. JAMA. 2013; 309:2121.
2. Mohr AM, Rutherford EJ, Cairns BA, Boysen PG. The role of dead space ventilation in predicting outcome of successful weaning from mechanical ventilation. J Trauma. 2001; 51:843.
3. Kunduk M, Appel K, Tunc M, et al. Preliminary report of laryngeal phonation during mechanical ventilation via a new cuffed tracheostomy tube. Respir Care. 2010; 55:1661.
4. Prigent H, Samuel C, Louis B, et al. Comparative effects of two ventilatory modes on speech in tracheostomized patients with neuromuscular disease. Am J Respir Crit Care Med. 2003; 167:114.
5. Pierson DJ. Tracheostomy and weaning. Respir Care 50 (4), 526-33 Apr 2005.
6. Boles JM, Bion J, Connors A, Herridge M, Marsh B, Melote C, Pearl R, Silverman H, Stanchina M, Vieillard-Baron A, Welte T.. Weaning from mechanical ventilation. Eur Respir. J 2007; 29: 1033–1056.
7. Jubran A, Grant BJB, Duffner LA, Collins EG, Lanuza DM, Hoffman LA, Tobin MJ. Effect of pressure support vs unassisted breathing through a tracheostomy collar on weaning duration in patients requiring prolonged mechanical ventilation: a randomized trial. JAMA, February 20, 2013—Vol 309, No. 7.
8. Funk GC, Anders S, Breyer MK, et al. Incidence and outcome of weaning from mechanical ventilation according to new categories. Eur Respir J. 2010; 35:88
9. Peñuelas O, Frutos-Vivar F, Fernández C, et al. Characteristics and outcomes of ventilated patients according to time to liberation from mechanical ventilation. Am J Respir Crit Care Med. 2011; 184:430.
10. Boles JM, Bion J, Connors A, et al. Weaning from mechanical ventilation. Eur Respir J. 2007; 29:1033.
11. Garnacho-Montero J, Amaya-Villar R, García-Garmendía JL, et al. Effect of critical illness polyneuropathy on the withdrawal from mechanical ventilation and the length of stay in septic patients. Crit Care Med. 2005; 33:349.
12. De Jonghe B, Bastuji-Garin S, Durand MC, et al. Respiratory weakness is associated with limb weakness and delayed weaning in critical illness. Crit Care Med. 2007; 35:2007.
13. MacIntyre NR, Epstein SK, Carson S, Scheinhorn D, Christopher K, Muldoon S. Management of patients requiring prolonged mechanical ventilation. Report of a NAMDRC Consensus Conference. CHEST 2005; 128:3937–3954.
14. Oyen SG, Vandijck DM, Benoit DD, Annemans L, Decruvenaere JM. Quality of life after intensive care: a systematic review of the literature. Crit Care Med. 2010;38(12):2386-400.
15. Carson SS, Kahn JM, Hough CL, et al. A multicenter mortality prediction model for patients receiving prolonged mechanical ventilation. Crit Care Med. 2012; 40:1171.

# 11
# Diretriz Prática de Mobilização Precoce

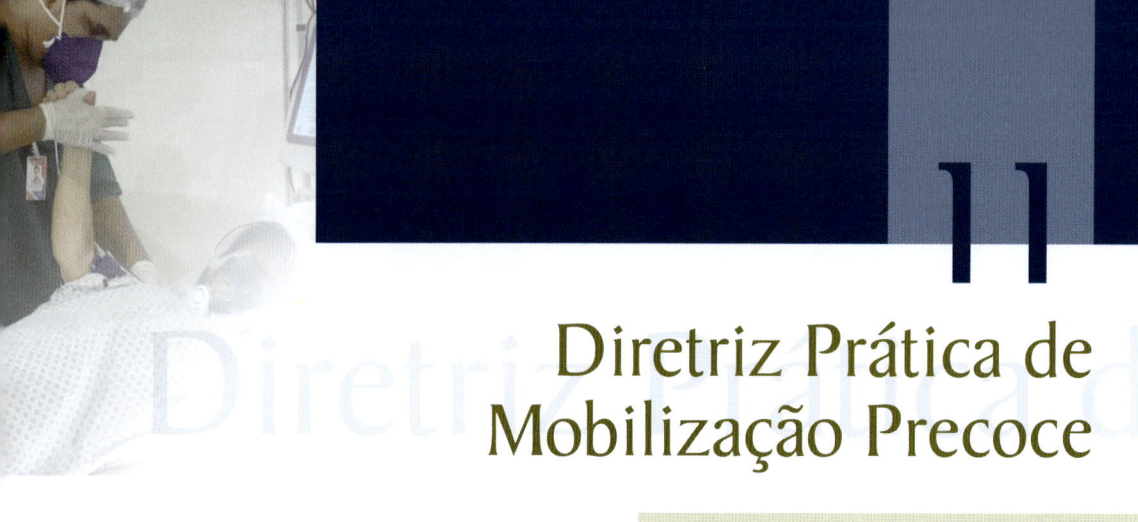

Camila Nascimento | Ricardo Kenji Nawa

## OBJETIVOS DO CAPÍTULO
- Apresentar conceitos básicos de fraqueza muscular, polineuropatia do paciente crítico;
- Progressão do *status* funcional, mediante avaliação de força muscular, mobilidade e massa muscular, utilizando instrumentos de medida;
- Padronizar parâmetros e respostas fisiológicas para iniciar, progredir e/ou interromper o processo de reabilitação;
- Diferenciar níveis do processo de reabilitação precoce.

## INTRODUÇÃO

O propósito da diretriz de mobilização precoce é de ser um guia para a equipe multiprofissional, otimizar o processo de reabilitação em unidade de terapia intensiva (UTI). A reabilitação consiste em terapias de cunho motor com ou sem uso de dispositivos auxiliares para estimular precocemente os pacientes de forma passiva, assistida, ativa e/ou resistida. As técnicas utilizadas para o estímulo de atividades de mobilidade funcional são as trocas posturais, as transferências e as reações corporais, objetivando-se a independência funcional e qualidade de vida.

> **LEMBRETE**
> A diretriz de mobilização precoce objetiva:
> - Prevenir ou minimizar os efeitos deletérios do imobilismo;
> - Promover atividades e otimizar o processo de recuperação da função física;
> - Evitar o declínio funcional;
> - Prevenir e minimizar a incidência de *delirium*;
> - Promover e garantir atividades de mobilização de forma segura.

Pacientes que apresentem fatores de risco pré-admissão ao desenvolvimento de fraqueza muscular devem ser avaliados pela equipe multidisciplinar. A equipe de fisioterapia será responsável por traçar o plano terapêutico e adequar dose, intensidade e frequência do tratamento. Metas a curto, médio e longo prazo deverão ser estabelecidas buscando-se a manutenção e/ou a recuperação funcional dos pacientes. Entre os fatores de risco ao desenvolvimento de fraqueza muscular e declínio funcional mais recorrentes, podemos citar:

- Idade ≥ 70 anos;
- Internação na UTI por mais de 48 horas;
- Suporte ventilatório mecânico invasivo > 24 horas;
- Uso de sedação > 24 horas;
- Uso de bloqueador neuromuscular;
- Hemodiálise contínua;
- Nutrição parenteral;
- Presença de fraturas de membros superiores (MMSS) e inferiores (MMII), pelve, costal ou dorsal;
- Uso de dispositivos tais como: balão intra-aórtico (BIA), oxigenação por membrana extracorpórea (da sigla em inglês, ECMO – *extracorporal membrane oxygenation*), dispositivo de assistência ventricular esquerda (da sigla em inglês, LVAD – *left ventricular assist device*), Centrimag, entre outros que limitem a mobilidade dos pacientes.

## FRAQUEZA MUSCULAR ADQUIRIDA EM UTI

A fraqueza muscular adquirida em unidade de terapia intensiva (FAUTI) é caracterizada como a diminuição ou perda da capacidade do músculo em gerar força. Diferentemente das doenças neuromusculares, o acometimento envolve a musculatura periférica e respiratória de forma difusa, simétrica e bilateral, sendo uma complicação frequentemente observada em pacientes críticos. Estima-se que cerca de 25 a 50% dos pacientes internados em UTI desenvolverão algum grau de fraqueza muscular, dependendo do método diagnóstico utilizado e da gravidade da doença crítica.

> **LEMBRETE**
> **Fatores de risco comumente associados ao desenvolvimento de FAUTI:**
> - Uso de agentes bloqueadores neuromusculares por períodos prolongados de tempo;
> - Antibióticos;
> - Distúrbios eletrolíticos;
> - Imobilização prolongada.

A neuropatia, miopatia e a polineuromiopatia do paciente crítico são as causas mais comuns para o desenvolvimento de FAUTI. Estudos evidenciam que uma amplitude reduzida do potencial de ação muscular obtida após estimulação muscular direta pode identificar a excitabilidade da membrana muscular em pacientes não cooperativos, sendo possível diferenciar a miopatia do paciente crítico da neuropatia do paciente crítico.

## CONCEITO MASSA MUSCULAR, FORÇA MUSCULAR E FUNÇÃO FÍSICA

Massa muscular, força muscular e função são entidades altamente inter-relacionadas. O conceito envolvendo as três entidades se baseia no preceito de que quanto maior a quantidade de massa muscular, maior será a capacidade do músculo em gerar força. Dessa forma, a função estará preservada em razão da inter-relação existente entre força e função. No entanto, haverá prejuízo gradual na capacidade do paciente manter suas funções preservadas sem apresentar incapacidades e/ou dificuldades à medida que a geração de força diminui em detrimento da diminuição da massa muscular (**Figura 11.1**).

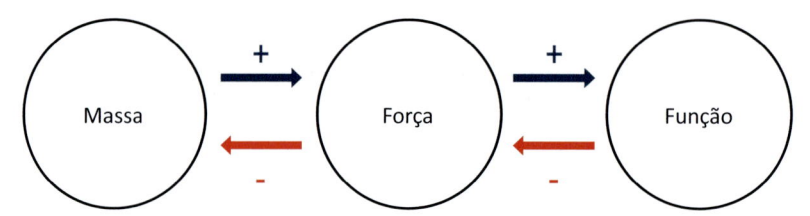

**Figura 11.1:** Relação entre massa muscular, força muscular e função.
Fonte: Acervo do autor.

O estabelecimento de processos de avaliação padronizados e estruturados se faz necessário para que a reabilitação e o plano terapêutico possam ser estabelecidos de forma estruturada. Por se tratar de um método passivo e não volitivo, ou seja, que não depende da colaboração do paciente, a avaliação de massa muscular por meio do uso da ultrassonografia tem sido amplamente difundida e utilizada. Mais detalhes no entendimento a respeito de métodos de avaliação de massa muscular (conforme **Capítulo 3 – Ultrassonografia Muscular Periférica e Diafragmática**).

> **LEMBRETE**
>
> Métodos volitivos de avaliação são caracterizados pela necessidade de adequadas compreensão e colaboração por parte do paciente para realização do teste.

A avaliação da força muscular difere do processo de avaliação da massa muscular em razão da necessidade de compreensão e de cooperação do paciente para se determinar a capacidade de geração de força por parte dos músculos avaliados. Mais detalhes no entendimento a respeito do processo de avaliação de força muscular estão descritos no **Capítulo 2 – Força Muscular Periférica**.

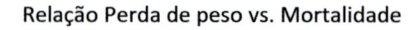

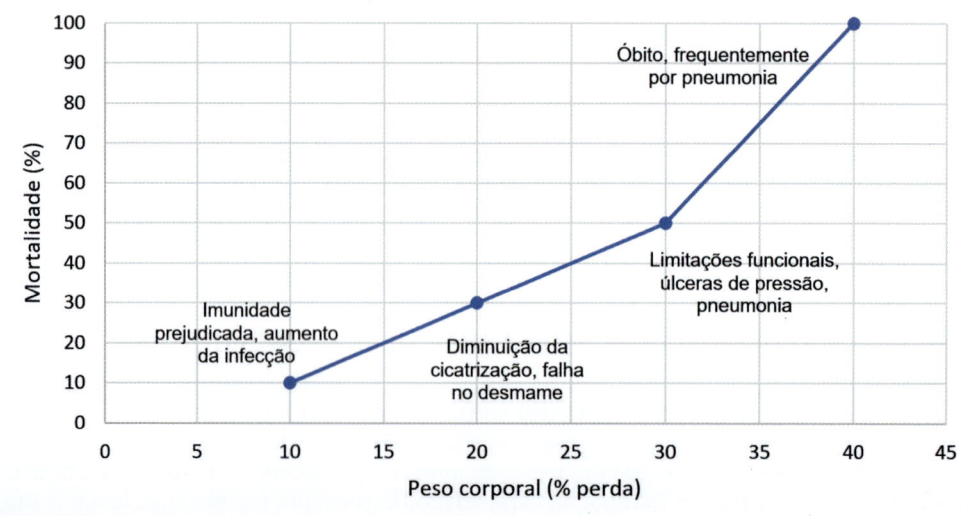

**Figura 11.2:** Associação entre perda de peso e mortalidade.
Fonte: Adaptado de Chang, et al. (1998).

## FUNÇÃO FÍSICA

O termo "função física" é definido como a habilidade de realizar atividades que exigem capacidade física que vão desde o autocuidado até atividades mais vigorosas que exijam graus crescentes de mobilidade, força e resistência. A avaliação da função física permitirá mensurar quais serão as metas terapêuticas para estabelecer o plano de tratamento de reabilitação. O acometimento da capacidade funcional de pacientes pós-internação hospitalar é frequentemente observado em graus variados. Este será gradativamente maior quanto maior for a gravidade da doença, entre outros fatores que contribuem para tal declínio, ressaltando as comorbidades.

Dessa forma, a avaliação da função física pré-admissão hospitalar se torna de grande relevância e contribui no estabelecimento das metas terapêuticas por parte da equipe multidisciplinar, por estabelecer o nível máximo em que o indivíduo possivelmente atingirá no pós-alta hospitalar (**Figura 11.3**). O melhor preditor do futuro é o passado, Cuthbertson et al. (2016).

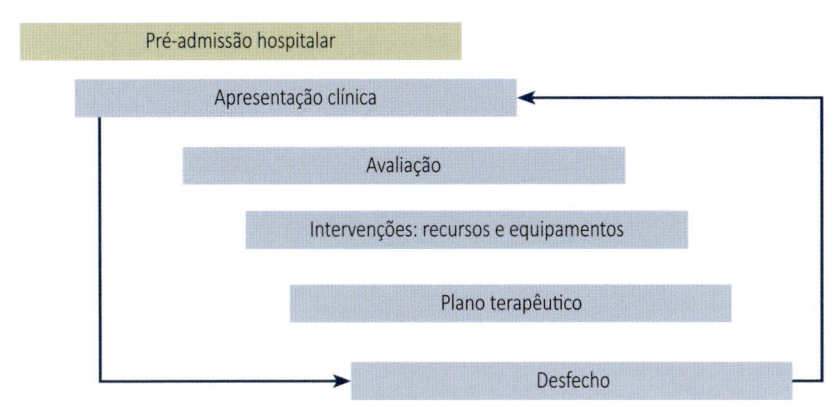

**Figura 11.3:** Fluxo esquemático do processo de avaliação, intervenção e tratamento de pacientes.
Fonte: Acervo do autor.

## *BUNDLE* DO ABCDEF

Há um reconhecimento crescente das consequências a longo prazo do cuidado da UTI na função de saúde física e mental dos pacientes. Um episódio de internação em terapia intensiva pode culminar em desfechos de declínio cognitivo, transtorno de estresse pós-traumático e depressão. O *bundle* do ABCDEF é considerado um conjunto de ações, no qual a mobilização precoce e o exercício são parte integrante, com intuito de alinhar e coordenar os cuidados do paciente grave na promoção de desfechos favoráveis. Eles têm sido protocolos, há alguns anos, para garantir que os pacientes recebam cuidados e tratamentos baseados em evidências (**Tabela 11.1**).

Diversas barreiras podem ser identificadas na prática clínica quando iniciado o processo de mobilização precoce, são situações como: necessidade de sedação em doses elevadas, instabilidade hemodinâmica, deslocamento e/ou falta de equipamentos, restrição de tempo da equipe envolvida na mobilização entre outros fatores. Diversos protocolos têm sido propostos com objetivo de estratificar diferentes perfis e níveis de atividades que auxiliem o processo de reabilitação. Os níveis evoluem à medida que atividades progressivamente mais complexas são incorporadas aos perfis estratificados.

O conceito de mobilizar precocemente pacientes em UTI, reduzir o uso de sedativos, permitindo maior participação dos pacientes nas atividades com intuito de diminuir o tempo de restrição ao leito tem se mostrado benéfico. Intervenções que atenuem o desenvolvimento de FAUTI e encurtem o tempo de recuperação têm o potencial de melhorar a qualidade de vida dos pacientes a longo prazo, contribuindo também com a redução dos custos em saúde.

### Tabela 11.1
### Bundle do ABCDEF

| | |
|---|---|
| **A** | **Avaliar, prevenir e controlar a dor**<br>(*Assess, prevent and manage pain*)<br>• Avaliar a dor pelo menos quatro vezes por plantão utilizando-se uma escala validada;<br>• Tratar a dor em até 30 minutos após sua identificação e reavaliar;<br>• Utilizar abordagens não farmacológicas e farmacológicas;<br>• Prevenir a dor: administrar analgesia e/ou intervenções não farmacológicas antes de procedimentos;<br>• Tratar a dor antes de sedar o paciente. |
| **B** | **Protocolos de despertar espontâneo e de respiração espontânea**<br>(***B**oth Spontaneous Awakening Trials and Spontaneous Breathing Trials*)<br>Consistem em definir um período diário de interrupção da sedação para reorientação de pacientes em relação ao horário do dia e conduzir um protocolo de respiração espontânea com o objetivo de liberar o paciente da ventilação. |
| **C** | **Escolha da analgesia e sedação**<br>(***C**hoice of analgesia and sedation*)<br>Reavaliação, no mínimo uma vez ao dia pela equipe multidisciplinar, da necessidade das intervenções farmacológicas que foram iniciadas para o tratamento da dor e da agitação. |
| **D** | ***Delirium*: avaliar, prevenir e gerenciar**<br>(***D**elirium: assess, prevent and manage*)<br>PARE: considerar sedativos, revisar as medicações e fazer um plano de redução da exposição a drogas.<br>PENSE *(THINK)*: situações tóxicas, hipoxemia infecção/sepse nosocomial, **i**mobilização, intervenções não farmacológicas, nível de potássio ou outros distúrbios hidroeletrolíticos.<br>MEDIQUE: as recomendações atuais sugerem o uso de medicamentos não benzodiazepínicos. |
| **E** | **Mobilização precoce e exercício**<br>(***E**arly mobility and exercise*)<br>Identificar estratégias de implementação de programas de mobilização precoce por toda a equipe multidisciplinar. |
| **F** | **Envolvimento e empoderamento da família**<br>(***F**amily engagement and empowerment*)<br>Avaliar a importância da participação dos familiares na UTI;<br>Familiares podem obter informações por meio do endereço eletrônico. |

Fonte: Adaptado ICU Liberation Bundle (A-F)." https://www.sccm.org/Clinical-Resources/ICULiberation-Home/ABCDEF-Bundles

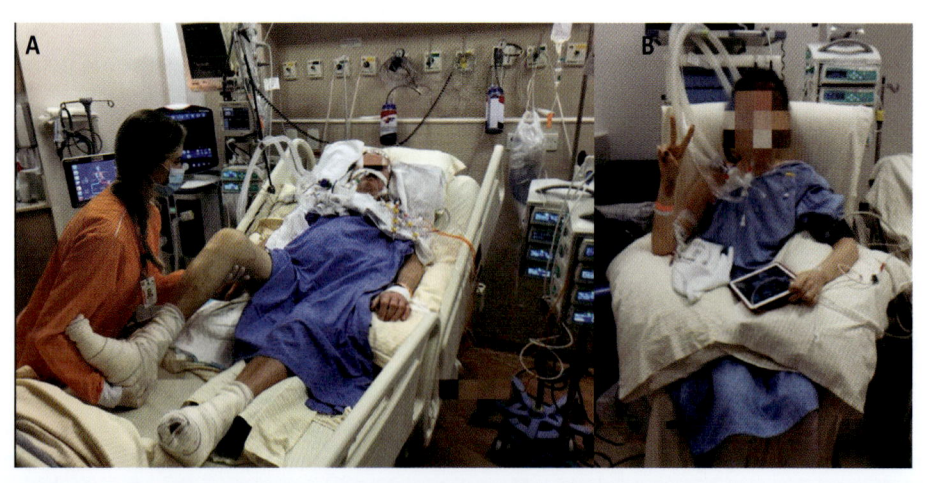

**Figura 11.4: A)** Característica de pacientes alocados no "Nível 1" do processo de reabilitação precoce. **B)** Característica de pacientes alocados no "Nível 3" do processo de reabilitação precoce.
Fonte: Acervo do autor.

Os critérios para o início das atividades de mobilização devem incluir todos os membros da equipe multidisciplinar. Ao se considerar a decisão de mobilizar um paciente, critérios de estabilidade clínica devem ser avaliados bem como eventuais alterações nas condições devem ser consideradas para interrupção. A fim de evitar a ocorrência de eventos adversos, quatro condições básicas devem ser avaliadas: 1) respiratória; 2) cardiovascular; 3) neurológica e 4) cirúrgicas e/ou médicas (**Figura 11.5**).

**RESPIRATÓRIO**
Suporte ventilatório invasivo ou não invasivo, parâmetros ventilatórios e necessidade de terapias adjuvantes

**CARDIOVASCULAR**
Presença de dispositivos, ritmos cardíacos e pressão arterial

**NEUROLÓGICA**
Nível de consciência, delirium e pressão intracraniana

**CIRÚRGICAS E/OU MÉDICAS**
Restrições ortopédicas e ou cirúrgicas conforme orientação médica

**Figura 11.5:** Avaliação de condições para considerar o início e manutenção do processo de reabilitação.
Fonte: Acervo do autor.

A ventilação não invasiva durante a mobilização pode melhorar a tolerância ao exercício em pacientes não intubados (**Figura 11.6**). O treinamento aeróbico e o fortalecimento muscular, além da mobilização de rotina, melhoram a distância de marcha mais do que a mobilização isolada em pacientes ventilados com doença crítica crônica. A estimulação elétrica neuromuscular (EENM) também tem sido utilizada para evitar atrofia muscular por desuso.

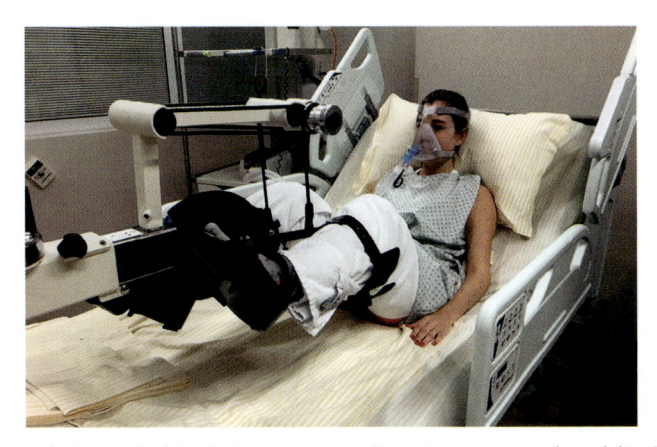

**Figura 11.6:** Uso da assistência ventilatória não invasiva como adjuvante ao processo de reabilitação.
Fonte: Acervo do autor.

Dessa forma, o uso de novas tecnologias e de equipamentos tem sido incorporado no processo de assistência ao paciente crítico como adjuvantes à terapia de reabilitação. Esses recursos otimizam o processo de mobilização, podendo ser citados equipamentos tais como: cicloergômetro de MMSS e MMII, dispositivos auxiliares de transferência de pacientes, bem como a incorporação de terapias por realidade virtual para reduzir o tempo de inatividade com técnicas mais lúdicas e atrativas.

## CICLOERGÔMETRO

O cicloergômetro é um equipamento que consiste em um ciclo estacionário com mecanismo que permite graduar a quantidade de trabalho realizado pelo paciente. Modelos mais robustos contam com mecanismo de atividade passiva, em que o paciente não realiza esforço físico e não há trabalho por parte do paciente; bem como a modalidade ativa / resistida, em que o paciente realiza esforço e participa ativamente. A prescrição de dose, intensidade e duração do tempo de terapia deve sempre ser individualizada e avaliada para cada paciente (**Figura 11.6**).

> **LEMBRETE**
> O uso do cicloergômetro, contribui para:
> - Estimular a circulação de MMSS e/ou MMII.
> - Estimular e preservar o trofismo muscular.

## DEAMBULAÇÃO

A deambulação pode ser considerada a atividade de maior complexidade passível de execução no âmbito de terapia intensiva. Funcionalmente, o ato de deambular exige uma série de interdependência entre os sistemas, o que torna esta atividade um marco de mobilidade. Em UTI, é comum observarmos uma restrição à prática desta atividade em virtude de uma série de barreiras e limitações de natureza ambiental que são impostas aos pacientes.

> **LEMBRETE**
> Itens recomendados para uma deambulação segura:
> - Calçado adequado: "fechado" e/ou meia de solado antiderrapante;
> - Cinto de segurança: "cinto de tórax";
> - Andador: tipo fixo ou móvel, conforme necessidade;
> - Cadeira de rodas: para períodos de descanso, conforme necessário;
> - Monitor de sinais vitais portátil.

Assim, é recomendado que, quando a atividade for proposta ao paciente, o uso de recursos e equipamentos sejam utilizados com foco na segurança dele (**Figura 11.7**). O profissional deve estar sempre atento ao padrão da marcha, equilíbrio e possíveis alterações hemodinâmicas ao submeter o paciente a esta atividade física.

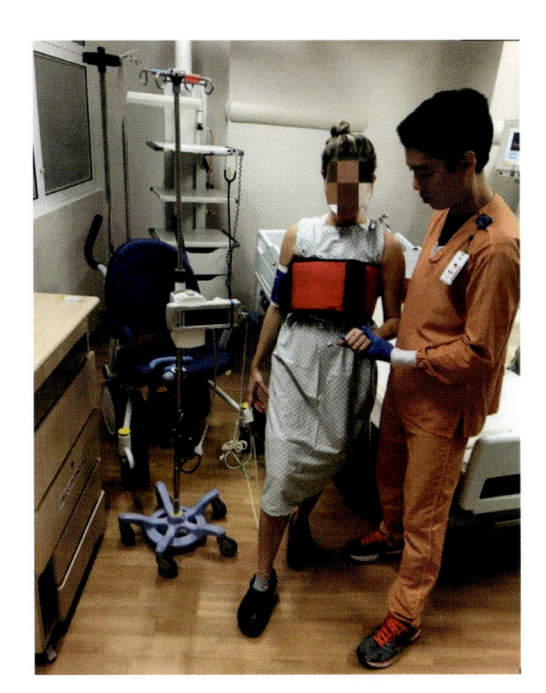

**Figura 11.7:** Paciente realizando deambulação conforme recomendações.
Fonte: Acervo do autor.

## TERAPIA POR REALIDADE VIRTUAL

A segurança e a viabilidade do uso de dispositivos de realidade virtual têm se mostrado eficazes e efetivos, devendo ser incorporados nas fases da mobilização precoce na medida do possível. Por serem consideradas atividades lúdicas, a adesão por parte dos pacientes tende a ser maior. Os dispositivos aqui descritos podem auxiliar no treino de equilíbrio, mobilidade e resistência de forma global. Quando se diz respeito à mobilização precoce, algumas barreiras podem interferir nesse processo.

> **LEMBRETE**
>
> Diversos fatores podem ser considerados barreiras à mobilização:
> - Profissionais não capacitados ou falta de conhecimentos;
> - Uso de VNI ou VM;
> - Falta de recursos e de equipamentos para auxiliar a mobilização;
> - Uso de sedação ou de drogas vasoativas;
> - Instabilidade clínica: respiratória, hemodinâmica etc.;
> - Presença de drenos, acessos e dispositivos.

## INSTRUMENTOS DE MEDIDA

O uso de instrumentos de avaliação se justifica como forma de otimizar, padronizar, avaliar a eficácia do tratamento bem como as mudanças do quadro clínico do paciente ao longo do tempo. No entanto, a seleção do instrumento mais adequado deve considerar principalmente sua aplicabilidade clínica, considerando-se o perfil dos pacientes avaliados e o estabelecimento do teste das propriedades de medida. Em revisão sistemática publicada por Parry et al. (2015), um total de 33 instrumentos utilizados no processo de avaliação de paciente críticos foram identificados, sendo 3 para força muscular, 4 para massa muscular e 26 para função (Tabela 11.2).

### Tabela 11.2
### Instrumentos de medida utilizados para avaliação de pacientes críticos

| Massa muscular | Força muscular | Função |
|---|---|---|
| BIS, ultrassom, antropometria | HHD, HGD, manual-muscle test, chair-stand test | Katz ADL, Lawton IADL, Índice de Barthel, Escala de Rankin Modificada, CPAx, Fried's Frailty Index, RMI, SOMS, MIF, FSS-ICU, PFIT, TUG test, Escore Perme, University of Rochester Scale, Kansas Hospital University Acute Care Tool, FAC, Global Motor Performance (50m), Elderly Mobility Scale, Functional Disability Scale, Escala de Mobilidade em UTI, 6MWT, ISWT, 4-meter WT, 2MWT, 10-meter WT, Berg Balance Scale |

ADL: Activities Daily Living; BIS: Bioimpedance Spectroscopy; CPAx: Chelsea Critical Care Assessment Tool; FAC: Functional Ambulation Category; FIM: Functional Independence Measure; FSS-ICU: Functional Status Score for the Intensive Care Unit; HGD: Handgrip Dynamometry; HHD: Handheld Dynamometry; IADL: Independence in Activities of Daily Living; ISWT: Incremental Shuttle Walk Test; KHU: Kansas Hospital University Acute Care Tool; MIF: Medida de Independência Funcional; MRC: Medical Research Council; PFIT: Physical Function in Intensive Care Test; RMI: Rivermead Mobility Index; SOMS: Surgical Optimal Mobilisation Score; TUG: Timed Up and Go Test; 6MWT: 6-min walk test; 2MWT: 2-min walk test.

Fonte: Adaptado de Parry et al. (2015).

Do total de 26 instrumentos de medida identificados para avaliação de função, seis instrumentos foram desenvolvidos especificamente para uso no âmbito de terapia intensiva com apresentação por ordem cronológica de publicação (Figura 11.8).

| 2009 | 2010 | 2012 | 2013 | 2013 | 2014 |
|---|---|---|---|---|---|
| **PFIT** | **FSS-ICU** | **SOMS** | **CPAx** | **IMS** | **Perme Escore** |
| Physical Function in Intensive Care Test | Functional Status Score for the Intensive Care Unit | Surgical Optimal Mobilisation Score | Chelsea Critical Care Assessment Tool | Intensive Care Unit Mobility Score | Perme Intensive Care Unit Mobility Score |

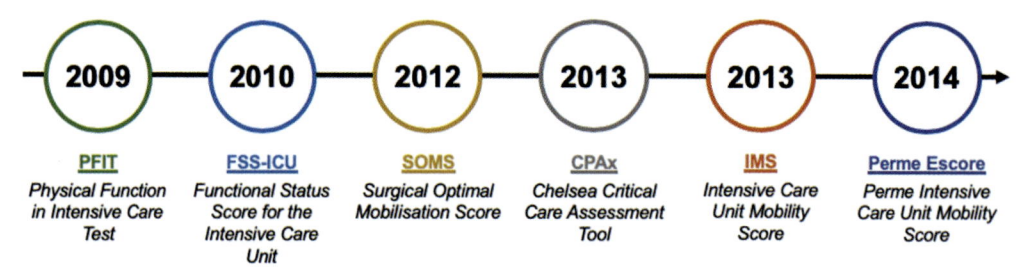

**Figura 11.8:** Instrumentos de medida UTI-específicos em publicação por ordem cronológica.
Fonte: Acervo do autor.

As atividades de vida diária (AVD) na UTI são frequentemente conduzidas ou realizadas com auxílio da equipe de enfermagem. Dessa forma, os instrumentos UTI-específicos consideram majoritariamente atividades de menor complexidade uma forma de adaptar o grau de restrição e de independência na execução das tarefas ao ambiente em que o paciente se encontra. Assim, esses instrumentos tendem a apresentar maior especificidade no processo de avaliação por adequar e considerar os itens avaliados à condição ambiental e de participação do paciente.

---

**LEMBRETE**

**Instrumentos de medida, por que utilizá-los?**
- Fazem mensuração de forma objetiva e quantitativa;
- Padronizam o sistema de avaliação;
- Permitem a comparação de resultados entre momentos distintos.

Entretanto, o uso de diferentes instrumentos de medida dificulta a comparação de resultados e acompanhamento da evolução clínica do paciente ao longo do período de internação. Diferentes instituições poderão interpretar os resultados por meio do uso de uma linguagem comum aos instrumentos, com a adoção da Classificação Internacional de Funcionalidade, Incapacidade e Saúde (CIF), proposta em 2001 pela Organização Mundial da Saúde (OMS). Com o objetivo de mapear sistematicamente os domínios e subdomínios da CIF, 60 instrumentos de medida propostos para avaliação da função física em pacientes adultos internados em UTI foram analisados. Um total de 26 domínios da CIF foram identificados, sendo o mais incidente a "mobilidade", em 63,3% dos instrumentos. Assim, o uso de instrumentos de medida mapeados para os domínios da CIF será benéfico tanto na prática clínica como na pesquisa, permitindo estabelecer *benchmarking* entre as instituições (conforme **Capítulo 25 – Aplicabilidade da Classificação Internacional de Funcionalidade, Incapacidade e Saúde**).

> **LEMBRETE**
> Para realizar a escolha do instrumento de medida ideal, considerar:
> - O teste das propriedades de medida do instrumento;
> - Aplicabilidade clínica na população de escolha;
> - Praticidade e facilidade de uso;
> - Disponibilidade de versão traduzida para a língua portuguesa.

## ESCORE PERME DE MOBILIDADE EM UNIDADE DE TERAPIA INTENSIVA

O escore Perme de mobilidade em unidade de terapia intensiva, escore Perme, é um dos instrumentos de medida que compõem a restrita lista de instrumentos de medidas desenvolvidos especificamente para avalição da função física de pacientes internados em terapia intensiva. Proposto por Perme et al. (2014), o escore é composto por sete categorias e 15 itens avaliados, e o construto avaliado por esse instrumento de medida é a mobilidade. Ele é, até o presente momento, o único instrumento de medida de que se tem conhecimento que considera em sua avaliação as barreiras à mobilização de pacientes em UTI.

Publicado originalmente na língua inglesa, o escore Perme passou pelo processo de tradução e adaptação transcultural para o português, alemão e espanhol. Ele é o instrumento de medida adotado para avaliação do nível de mobilidade de pacientes internados em nossa instituição. Juntamente com a diretriz prática de mobilização precoce, as informações de mobilidade são um dos balizados preconizados para estratificação em um dos cinco níveis de mobilidade, que serão apresentados mais à frente neste capítulo.

> **LEMBRETE**
> O escore Perme é composto por 15 itens que avaliam o nível de mobilidade de pacientes, com pontuação total variando de 0 a 32 pontos.

## DIRETRIZ PRÁTICA DE MOBILIZAÇÃO PRECOCE

No processo de mobilização precoce, existem determinadas barreiras consideradas modificáveis e não modificáveis. Identificar cada uma das barreiras bem como criar estratégias para superá-las se faz necessário para que a implementação das atividades seja incorporada como rotina na prática clínica. As práticas em uso devem ser revistas identificando-se as principais dificuldades da equipe multidisciplinar para maior interação com o paciente, buscando-se maior participação no seu processo de reabilitação.

As principais barreiras encontradas para a realização de uma mobilização precoce podem estar relacionadas à condição clínica do paciente, à estruturação técnica e humana, à cultura da unidade e ao processo em si. As contraindicações para a mobilização são consideradas barreiras não modificáveis, sendo de extrema importância a diferenciação de cada barreira para uma intervenção eficaz e segura (**Figura 11.9**).

**Neurológico**
- Agitação psicomotora intensa e perigosa com alto risco de queda
- Hipertensão intracraniana: PIC instável, maior que 20, e ou PPC abaixo de 80 mmHg

**Cardiovascular**
- Infarto agudo do miocárdio (com alterações enzimáticas)
- Arritmias sintomáticas ou assintomáticas
- BAV de surgimento agudo
- Variação de pressão arterial (> 20% do basal)
- TVP-anticoaulação > 24 hs (discutir com equipe) sangramento e queda abrupta da hemoglobina < 6 g/dL
- RNI > 5/plaquetopenia < 1.500 m³

**Pulmonar**
Dispneia: escala de Borg modificado > 7 ou Borg original > 13

**Contraindicações**

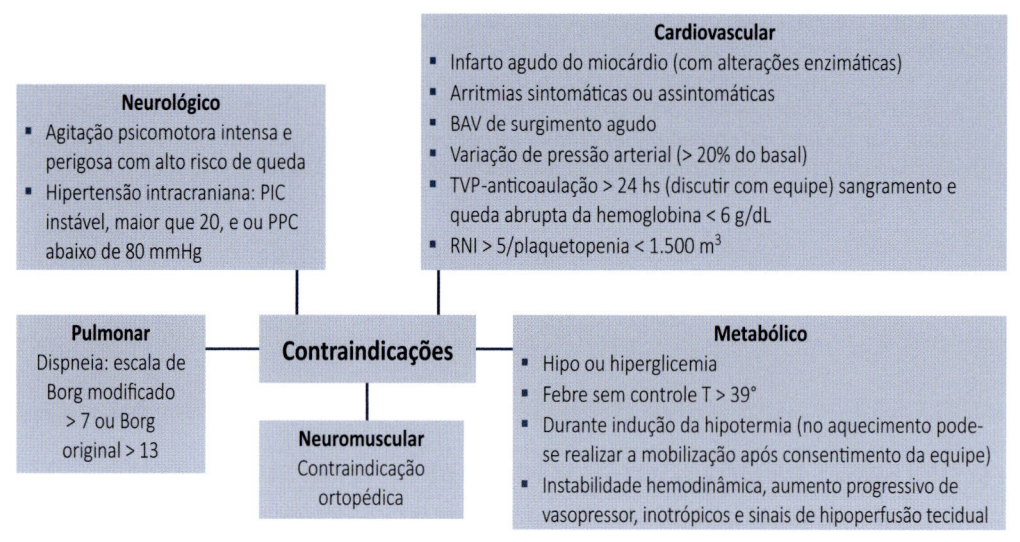

**Neuromuscular**
Contraindicação ortopédica

**Metabólico**
- Hipo ou hiperglicemia
- Febre sem controle T > 39°
- Durante indução da hipotermia (no aquecimento pode-se realizar a mobilização após consentimento da equipe)
- Instabilidade hemodinâmica, aumento progressivo de vasopressor, inotrópicos e sinais de hipoperfusão tecidual

**Figura 11.9:** Contraindicações associadas à mobilização precoce.
BAV: bloqueio atrioventricular, TVP: trombose venosa profunda, RNI: Relação Normatizada Internacional, PIC: pressão intra-craniana, PPC: pressão de perfusão cerebral, T: temperatura.
Fonte: Acervo do autor.

Algumas situações são tidas como "especiais". Situações da rotina de uma UTI, em que procedimentos e dispositivos são utilizados, porém, para o início de atividades de mobilização e transferências, deverão respeitar certo período de tempo para que complicações, tais como sangramentos e eventos adversos de outra natureza, sejam evitadas (**Tabela 11.3**).

**Tabela 11.3**
**Dispositivos e procedimentos que quando realizados devem respeitar o tempo de repouso para iniciar as atividades de mobilização**

| Dispositivo | Tempo |
|---|---|
| Pós-cateterismo cardíaco | 3 horas |
| Pós-cateterismo cardíaco em uso de bloqueadores plaquetários | 12 horas |
| Canulação de ECMO (*extracorporal membrane oxygenation*) | Discutir com equipe possibilidade de mobilização |
| Acesso femoral | 6 horas |
| Cateter central de inserção periférica (da sigla em inglês, PICC – *Peripherally Inserted Central Catheter*) | 30 minutos |
| Pressão arterial invasiva (PAi – inserção radial) | 3 horas |
| Pressão arterial invasiva (PAi – inserção femoral) | 6 horas |
| Hemodiálise convencional | Discutir com equipe possibilidade de mobilização |
| Hemodiálise contínua (CVVHDF) | Contraindicado sedestar à beira leito e em poltrona |

ECMO: extracorporal membrane oxygenation, CVVHDF: continuous venovenous hemofiltration.
Fonte: Hospital Israelita Albert Einstein.

Pacientes com fatores de risco ao desenvolvimento de fraqueza muscular que possam cursar com declínio funcional são inseridos no fluxo de mobilização precoce. Caso não haja contraindicações para o início das atividades, os pacientes serão avaliados do ponto de vista de força muscular por meio do MRC e/ou força de preensão palmar, bem como o nível de mobilidade por meio do Perme Escore.

De acordo com os resultados dessa avaliação, os pacientes serão estratificados em uma das cinco fases preconizadas pela diretriz. Cada fase é caracterizada por marcos de mobilidade sendo realizada por meio de atividades terapêuticas progressivas, tais como exercícios motores no leito, sedestação à beira do leito, transferência para a cadeira, ortostatismo e deambulação, porém sempre com a necessidade de ajustes e adequações para as metas estabelecidas no plano terapêutico para individualização de cada caso (**Figura 11.10**).

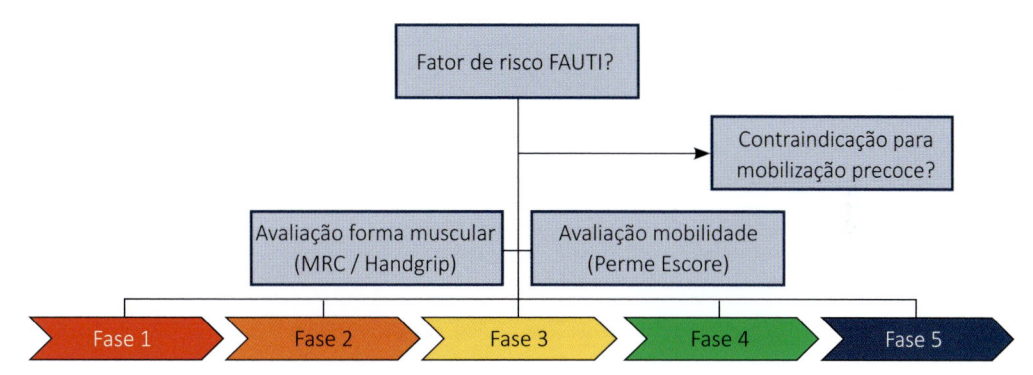

**Figura 11.10:** Matriz da Diretriz HIAE de Mobilização Precoce.
FAUTI: fraqueza muscular adquirida em UTI, MRC: medical research council, HIAE: hospital israelita albert einstein.
Fonte: Hospital Israelita Albert Einstein- Diretriz HIAE de Mobilização Precoce.

A evolução quanto às fases da mobilização deve ser determinada pela progressão de força, resistência e melhora da mobilidade do paciente, estando estas associadas ao valor de MRC e ao escore Perme. Considerada "balizadora" no processo de estratificação do perfil dos pacientes, a avaliação de força e da mobilidade direciona o tratamento conforme as demandas e necessidades apresentadas clinicamente por meio dessas variáveis. As pontuações de MRC e do escore Perme encontram-se estabelecidas e relacionadas com as fases da diretriz. Dessa forma, a avaliação permite realizar a associação clínica do conceito de massa muscular, força muscular e função física (**Figura 11.11**).

Alguns recursos podem ser empregados para otimizar os resultados da reabilitação precoce no doente crítico, para isso a associação de condição clínica, neurológica, pontuações de MRC e do escore Perme permite a evolução em diferentes níveis de mobilização precoce, a **Figura 11.12** mostra o fluxo de progressão das fases preconizadas pela diretriz de mobilização precoce, individualizando cada uma delas.

Abordaremos nos próximos capítulos o uso clínico da matriz da Diretriz Prática HIAE de Mobilização Precoce considerando as particularidades nos diferentes subgrupos: pacientes oncológicos, cuidados paliativos, cardiopatas, doença pulmonar obstrutiva crônica (DPOC)/asma, neurológicos, neuromusculares, síndrome do desconforto respiratório agudo (SDRA), transplante pulmonar, transplante cardíaco, queimados, amputados, ortopédicos e politraumatizados. A Diretriz do Hospital Israelita Albert Einstein de Mobilização Precoce está apresentada, na íntegra, na **Figura 11.12**.

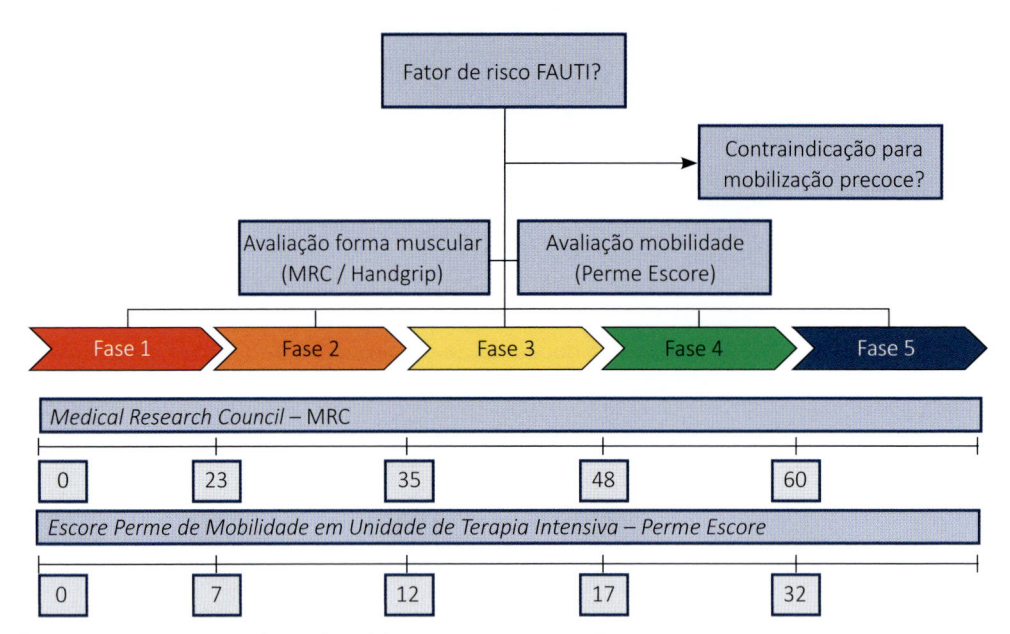

**Figura 11.11:** Balizadores da diretriz de mobilização precoce e seus valores.

FAUTI: fraqueza muscular adquirida em UTI, MRC: medical research council, HIAE: hospital israelita albert einstein.

Fonte: Hospital Israelita Albert Einstein- Diretriz HIAE de Mobilização Precoce.

# CAPÍTULO 11 – DIRETRIZ PRÁTICA DE MOBILIZAÇÃO PRECOCE

```
                    ┌─────────────────────┐
                    │ Fator de risco FAUTI?│
                    └──────────┬──────────┘
                               │         ┌──────────────────────────┐
                               ├────────▶│ Contraindicação para      │
                               │         │ mobilização precoce?      │
                               │         └──────────────────────────┘
          ┌────────────────────┴────────────────────┐
          │                                         │
┌─────────────────────────┐          ┌─────────────────────────┐
│ Avaliação forma muscular│          │ Avaliação mobilidade    │
│  (MRC / Handgrip)       │          │  (Perme Escore)         │
└─────────────────────────┘          └─────────────────────────┘
```

| Fase 1 | Fase 2 | Fase 3 | Fase 4 | Fase 5 |

**Medical Research Council – MRC**

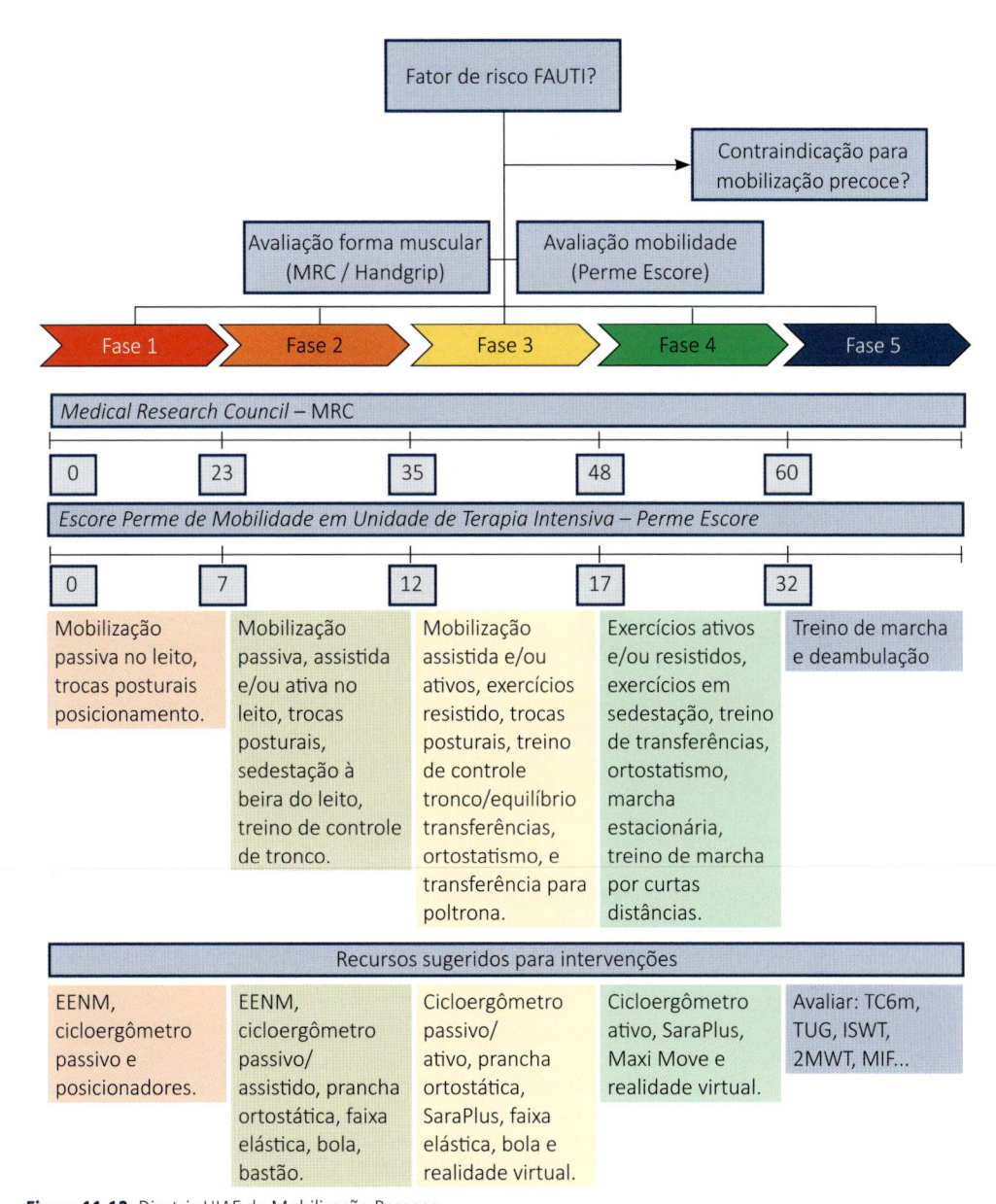

| 0 | 23 | 35 | 48 | 60 |

**Escore Perme de Mobilidade em Unidade de Terapia Intensiva – Perme Escore**

| 0 | 7 | 12 | 17 | 32 |

| Mobilização passiva no leito, trocas posturais posicionamento. | Mobilização passiva, assistida e/ou ativa no leito, trocas posturais, sedestação à beira do leito, treino de controle de tronco. | Mobilização assistida e/ou ativos, exercícios resistido, trocas posturais, treino de controle tronco/equilíbrio transferências, ortostatismo, e transferência para poltrona. | Exercícios ativos e/ou resistidos, exercícios em sedestação, treino de transferências, ortostatismo, marcha estacionária, treino de marcha por curtas distâncias. | Treino de marcha e deambulação |

**Recursos sugeridos para intervenções**

| EENM, cicloergômetro passivo e posicionadores. | EENM, cicloergômetro passivo/assistido, prancha ortostática, faixa elástica, bola, bastão. | Cicloergômetro passivo/ativo, prancha ortostática, SaraPlus, faixa elástica, bola e realidade virtual. | Cicloergômetro ativo, SaraPlus, Maxi Move e realidade virtual. | Avaliar: TC6m, TUG, ISWT, 2MWT, MIF... |

**Figura 11.12:** Diretriz HIAE de Mobilização Precoce.
FAUTI: fraqueza muscular adquirida em UTI, MRC: medical research council, EENM: eletroestimulação neuromuscular, TUG: timed up and go, ISWT: incremental shuttle walk test, 2MWT: 2 minute walk test, MIF: medida de independência funcional, HIAE: hospital israelita albert einstein.
Fonte: "Fonte: Hospital Israelita Albert Einstein- Diretriz HIAE de Mobilização Precoce."

## PONTOS-CHAVE

- A Diretriz HIAE de Mobilização Precoce propõe uma forma estruturada de raciocínio clínico e planejamento terapêutico para a equipe assistencial;
- Sempre avalie os fatores de risco bem como as contraindicações para o início do processo de reabilitação;

- Existem dois balizadores no processo de avaliação para caracterização do paciente em uma das fases da diretriz – MRC e escore Perme;
- Para cada fase da diretriz, existe uma sugestão de exercícios e recursos que podem ser utilizados no processo de reabilitação.

Acesse aqui o conteúdo interativo do capítulo

## Referências

1. Latronico N, Bolton CF. Critical illness polyneuropathy and myopathy: a major cause of muscle weakness and paralysis. Lancet Neurol. 2011;10(10):931-41.
2. Parry SM, Granger CL, Berney S, et al. Assessment of impairment and activity limitations in the critically ill: a systematic review of measurement instruments and their clinimetric properties. Intensive Care Med. 2015;41(5):744–762.
3. Chang DW, DeSanti L, Demling RH. Anticatabolic and anabolic strategies in critical illness: a review of current treatment modalities. Shock. 1998;10(3):155-60.
4. Cuthbertson BH, Wunsch H. Long-term outcomes after critical illness. The best predictor of the future is the past. Am J Respir Crit Care Med. 2016,15;194(2):132-4.
5. Barr J, Fraser GL, Puntillo K, Ely EW, Gélinas C, Dasta JF, Davidson JE, Devlin JW, Kress JP, Joffe AM, Coursin DB, Herr DL, Tung A, Robinson BR, Fontaine DK, Ramsay MA, Riker RR, Sessler CN, Pun B, Skrobik Y, Jaeschke R; American College of Critical Care Medicine. Clinical practice guidelines for the management of pain, agitation, and delirium in adult patients in the intensive care unit. Crit Care Med. 2013;41(1):263-306.
6. ICU LIBERATION. The ABCDEF Bundle. Disponível em: http://www.icuLiberation.org. Acesso em: 17 fev. 2020.
7. Marra A, Frimpong K, Ely EW. The ABCDEF Implementation Bundle. Korean J Crit Care Med. 2016;31(3):181-193.
8. Balas MC, Vasilevskis EE, Burke WJ, Boehm L, Pun BT, Olsen KM, Peitz GJ, Ely EW. Critical care nurses' role in implementing the "ABCDE bundle" into practice. Crit Care Nurse. 2012;32(2):35-8, 40-7.
9. Morandi A, Brummel NE, Ely EW. Sedation, delirium and mechanical ventilation: the 'ABCDE' approach. Curr Opin Crit Care. 2011 Feb;17(1):43-9.
10. Morris PE, Goad A, Thompson C, Taylor K, Harry B, Passmore L, Ross A, Anderson L, Baker S, Sanchez M, Penley L, Howard A, Dixon L, Leach S, Small R, Hite RD, Haponik E. Early intensive care unit mobility therapy in the treatment of acute respiratory failure. Crit Care Med. 2008 Aug;36(8):2238-43.
11. Bailey P, Thomsen GE, Spuhler VJ, Blair R, Jewkes J, Bezdjian L, Veale K, Rodriquez L, Hopkins RO. Early activity is feasible and safe in respiratory failure patients. Crit Care Med. 2007 Jan;35(1):139-45.
12. Kho ME, Damluji A, Zanni JM, Needham DM. Feasibility and observed safety of interactive video games for physical rehabilitation in the intensive care unit: a case series. J Crit Care. 2012 Apr;27(2):219.e1-6.
13. Parry SM, Granger CL, Berney S, et al. Assessment of impairment and activity limitations in the critically ill: a systematic review of measurement instruments and their clinimetric properties. Intensive Care Med. 2015;41(5):744–762.
14. Nordon-Craft A, Moss M, Quan D, Schenkman M. Intensive care unit-acquired weakness: implications for physical therapist management. Phys Ther. 2012;92:1494–1506.
15. Perme C, Nawa RK, Winkelman C, Masud F. A tool to assess mobility status in critically ill patients: the Perme Intensive Care Unit Mobility Score. Methodist Debakey Cardiovasc J. 2014;10(1):41-9.

# 12

# Diretriz Prática no Paciente Oncológico

Andréia Ferreira Nunes | Grasiani Breggue Pires

## OBJETIVOS DO CAPÍTULO
- Abordar as particularidades do paciente oncológico;
- Direcionar a escolha da melhor conduta fisioterapêutica motora e respiratória;
- Identificar as possíveis emergências oncológicas;
- Conduzir as principais complicações do paciente oncológico.

## INTRODUÇÃO

O atendimento ao paciente com câncer deve trazer um olhar inter e transdisciplinar, com a crescente demanda e arsenal terapêutico para esta população, sendo necessária esta atenção.

Diante desse cenário, o fisioterapeuta deve ter a sensibilidade e sobretudo entender que a reabilitação de um paciente com câncer tem uma magnitude diversa. Dependendo do quadro clínico deste individuo no momento da terapia, analisar os contextos que lhe traz a doença de base.

Faz-se necessário avaliar complicações que possam interferir no atendimento fisioterapêutico como as comorbidades, as restrições clínicas e, em especial, quando este paciente está em tratamento oncológico ativo. Em geral, a maior vigilância deverá ser em pós-operatórios com presença de metástases ósseas, quimioterapia em vigência, hormonioterapias e/ou radioterapia. Nessas condições, é essencial que o fisioterapeuta avalie rotineiramente os exames de imagem e os laboratoriais. O fisioterapeuta deve considerar algumas particularidades frequentes neste perfil de paciente:

- Limitação de amplitude de movimento decorrente de intervenções radioterápicas ou cirúrgicas;
- Fadiga relacionada ao câncer e/ou diminuição da capacidade física;
- Perda ou diminuição da sensibilidade e/ou força muscular pela realização de quimioterapia e pelo uso de outros medicamentos;
- Dor incapacitante;

- Possíveis alterações hematológicas e distúrbios de coagulação relacionadas a câncer hematológico, uso de anticoagulantes;
- Observar possíveis emergências oncológicas a quais podem ser atribuídas a este paciente pela localização tumoral e/ou por consequência de seu tratamento;
- Alterações na comunicação e deglutição, que podem estar associadas ao tumor de base ou à necessidade de intubação prolongada;
- Aparecimento de linfedema por decorrência da retirada de gânglios linfáticos em face, membros superiores ou inferiores;
- Alterações/disfunções miccionais pós-operatórias ou por comprometimento do sistema nervoso;
- Necessidade de suporte psicoterapêutico;
- Perdas motoras e/ou cognitivas relacionadas ao tumor de base ou por consequência das intervenções realizadas.

## FISIOTERAPIA NO CENÁRIO DE TERAPIA INTENSIVA E SEMI-INTENSIVA

### Fisioterapia motora

Tem como objetivo a prevenção da síndrome do imobilismo, prevenção de deformidades, fortalecimento de grupos musculares, trazendo a manutenção ou ganho de funcionalidade, quando esta atividade é realizada com o paciente oncológico. Em um contexto que requer maiores cuidados como o cenário da terapia intensiva e, antes de elaborar o plano terapêutico, é essencial analisar os exames laboratoriais e os antecedentes do paciente. É importante traçar a melhor conduta por meio de uma avaliação individual e detalhada afim de ser o mais assertivo possível no atendimento do paciente.

A fadiga deve ser considerada no perfil dos pacientes citopênicos (é a redução de um ou mais determinado grupo de células sanguíneas). A realização de exercícios leves em decúbito elevado ou sedestação pode contribuir para a adesão dos pacientes neste período de baixa tolerância ao exercício. Para pacientes sedados no contexto de unidade de terapia intensiva (UTI), deverá ser considerada a mobilização passiva global e até mesmo o uso de eletroestimulação em grandes grupos musculares, desde que as plaquetas estejam acima de $20.000/mm^3$.

A avaliação dos exames laboratoriais é essencial para estabelecer uma conduta assertiva e segura para manter funcionalidade ao paciente. Cada paciente deve ser avaliado individualmente (**Tabela 12.1**).

**Tabela 12.1**
**Exames laboratoriais e exercícios físicos**

| | | |
|---|---|---|
| Plaquetas | $< 20 \times 10^3/mm^3$ | Não realizar exercícios físicos |
| | $20 \times 10^3 - 30 \times 10^3/mm^3$ | Exercícios ativos leves e sem resistência |
| | $30 \times 10^3/mm^3$ | Exercícios ativos moderados e sem resistência |
| | $50 \times 10^3/mm^3$ | Exercícios ativos com resistência |
| Hemoglobna (Hb) e Hematócrito | Hb < 8 g/dL e o Ht < 25 | Exercícios leves e/ou atividades rotineiras |
| | Hb entre 8 – 10 g/dL e Ht 25-35% | Atividades aeróbicas leves |
| | Hb > 10 g/dL e Ht > 35% | Exercícios aeróbicos conforme a capacidade física apresentada pelo paciente |

Hb: hemoglobina, Ht: hematócrito, dL: decilítro, mm: milímetros.
Fonte: Acervo do autor.

## Fisioterapia respiratória

A insuficiência respiratória hipoxêmica aguda é a principal causa de admissão em UTI em pacientes imunossuprimidos. É fundamental avaliar a melhor estratégia de oxigenação com o objetivo de evitar a necessidade de intubação nesses pacientes. As técnicas empregadas pela fisioterapia respiratória têm como objetivo prevenir e/ou tratar as atelectasias e infecções respiratórias, além de dar suporte ventilatório invasivo ou não invasivo. A atenção contínua deve ser dada aos exames laboratoriais.

### Ventilação mecânica não invasiva (VNI)

Em virtude do risco desses pacientes apresentarem sangramento espontâneo quando plaquetopênicos, se apresentam hemoptise e epistaxe a VNI está contraindicada. Em pacientes hematológicos, o uso da VNI proporciona redução considerável de intubação orotraqueal nos casos de insuficiência respiratória.

### Cânula nasal de alto fluxo (CNAF)

É uma terapia inovadora de suporte respiratório não invasivo e mais confortável. O dispositivo fornece ao paciente uma mistura aquecida, umidificada, um fluxo contínuo podendo atingir até 60 litros por minuto e uma fração de oxigênio de até 100%. O CNAF tem demonstrado resultados favoráveis e seguros para a prática diária em pacientes oncológicos. Exceto para aqueles que têm risco aumentado de apresentar sangramento de vias áreas superiores.

### Contraindicações

Manobras rigorosas para higiene brônquica e reexpansão pulmonar são contraindicadas quando plaquetas estão abaixo de 20.000 mm$^3$ em razão do risco de sangramento espontâneo.

## Alterações hematológicas no paciente com câncer

A análise do exame laboratorial nos pacientes oncológicos é importante para a atuação fisioterapêutica. À deficiência nas linhagens celulares sanguíneas – glóbulos vermelhos, brancos e plaquetas – dá-se o nome de citopenia e é caracterizada por neutropenia e/ou plaquetopenia, anemia.

A citopenia pode ser desencadeada pelo tumor de base e seus mecanismos secundários, como os processos inflamatórios e a invasão do tumor na medula óssea, podem ter impacto direto na fisioterapia. A baixa tolerância aos exercícios bem como sinais de tontura, taquicardia e até mesmo angina são características do que a anemia pode proporcionar ao paciente. A plaquetopenia aumenta o risco de hemorragia e sangramentos e a neutropenia pode levar à infecção.

Na **Figura 12.1**, a seguir, estão descritos os parâmetros laboratoriais que podemos considerar frente a um paciente oncológico citopênico.

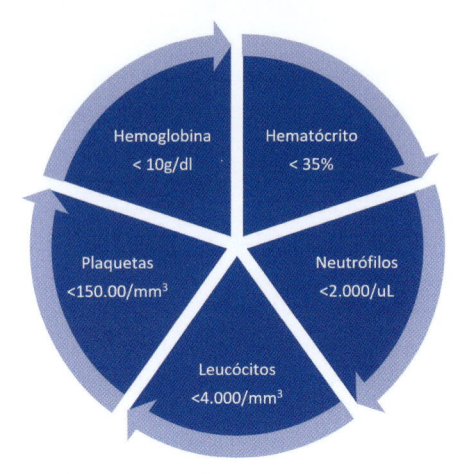

**Figura 12.1:** Parâmetros laboratoriais do paciente citopênico.
Fonte: Acervo do autor.

## FADIGA RELACIONADA AO CÂNCER

A fadiga relacionada ao câncer é um sintoma persistente, um senso subjetivo de cansaço físico, emocional e cognitivo ou exaustão relacionada ao câncer ou ao seu tratamento que não seja proporcional à atividade realizada recentemente a qual poderia interferir com a capacidade funcional usual do paciente.

O repouso absoluto neste perfil de pacientes vem sendo questionado e enfraquecido com o passar dos anos, quando muito se pesquisou sobre o tema. A imobilidade resultará em redução do *status* funcional e em aumento do descondicionamento muscular, o que interfere significativamente na qualidade de vida dos mesmos.

Os exercícios terapêuticos na fisioterapia motora e respiratória no paciente oncológico têm como estratégia evitar e/ou diminuir a fadiga nestes pacientes no escopo de um cuidado direcionado ao contexto de citopneia.

### EMERGÊNCIAS ONCOLÓGICAS E ATUAÇÃO FISIOTERAPÊUTICA

O tratamento oncológico pode ensejar situações clínicas que necessitam de intervenção terapêutica urgente. As emergências oncológicas podem ocorrer em consequência do tumor primário, metástase, síndromes paraneoplásicas ou do tratamento oncológico, emergências estas que necessitam de intervenção rápida para evitar morte ou lesão permanente grave.

A atuação do fisioterapeuta, nesse contexto, é de fundamental importância; o profissional deve estar preparado e ciente das particularidades e influências que certas emergências oncológicas podem trazer ao paciente, impactando em seu atendimento. A comunicação efetiva com a equipe multidisciplinar para a tomada de condutas terapêuticas e a avaliação periódica dos exames laboratoriais e de imagem do paciente fazem-se necessárias.

### SÍNDROME DA VEIA CAVA SUPERIOR (VCS)

A veia cava superior (VCS) pode ser obstruída por compressão, invasão tumoral, trombose ou fibrose. Massas tumorais localizadas em mediastino médio ou anterior frequentemente são a causa da obstrução, que é mais comum em pacientes com neoplasia de pulmão direito (80%).

| **Principais sintomas** | • Dispneia;<br>• Distensão das veias do pescoço e parede torácica;<br>• Edema de face;<br>• Tosse;<br>• Edema de membros superiores (MMSS);<br>• Dor precordial. |
|---|---|

Cabe ao fisioterapeuta manter a vigilância quanto ao:
- Decúbito do paciente mantendo cabeceira elevada;
- Suporte de oxigênio $O_2$ com cateter nasal, máscara de venture e/ou máscara não reinalante (Bag 100%).

É contraindicado o uso de ventilação não invasiva decorrente do quadro de obstrução de vias aérea superior.

> ⚠️ Gravidade está associada a: velocidade de instalação + grau de obstrução da VCS.
> Estridor laríngeo → sinal de alerta → redução do diâmetro da via aérea.

## DERRAME PERICÁRDICO E TAMPONAMENTO CARDÍACO

A etiologia está voltada para os principais tipos de tumores torácicos (câncer de pulmão, esôfago e mama), porém o derrame pericárdico e o tamponamento cardíaco podem ser decorrentes de metástases. Estão associados ao tratamento antineoplásico, principalmente aquele relacionado à radioterapia na área mediastinal, em que pode ocasionar fibrose pericárdica e pericardite, aumentando, assim, o risco de tamponamento cardíaco.

| **Principais sintomas** | • Dispneia aos esforços;<br>• Pulso paradoxal;<br>• Taquicardia;<br>• Tríade de Beck: hipotensão, aumento da pressão jugular e redução dos sons à ausculta cardíaca. |
|---|---|

Cabe ao fisioterapeuta manter a vigilância quanto:
- À elevação de membros inferiores (MMII), favorecendo o retorno venoso;
- Ao de $O_2$ com cateter nasal, máscara de venture e/ou bag.

> ⚠️ É considerado uma contraindicação relativa o uso de ventilação não invasiva na qual pode piorar os sintomas, causando redução do retorno venoso quando utilizada com pressões elevadas.

## SÍNDROME DE COMPRESSÃO MEDULAR MALIGNA

A síndrome decorre da compreensão tumoral no saco dural invadindo o espaço epidural. Podem ocorrer destruição óssea pelo tumor, colapso do corpo vertebral e retropulsão de fragmentos ósseos no espaço epidural. Na maioria dos casos, ocorre por metástases ósseas, atingindo principalmente os corpos vertebrais, 70% das compressões acontecem na região torácica.

> **Principais sintomas**
> - Dor;
> - Limitação de mobilidade;
> - Paresia ou parestesia;
> - Diminuição de força muscular.

Cabe ao fisioterapeuta manter a vigilância quanto:
- Aos movimentos que possam causar dor;
- À mobilização do paciente que deve ser feita fora do leito;
- Ao uso, se necessário, de coletes específicos;
- A casos de lesões mais altas, em que a vigilância respiratória deve ser maior, caso haja necessidade de suporte de ventilação não invasiva, bem como manobras de higiene brônquica.

## Derrame pleural neoplásico

É identificado quando, na análise bioquímica e citológica, acusa-se a presença de células tumorais no líquido pleural. Pode ser classificado em: 1) benigno, no qual apresenta baixa pressão oncótica, atelectasia pós-obstrutiva ou drenagem linfática pleural comprometida; 2) maligno, que evolui com infiltração direta do tumor na superfície pleural.

Independentemente da natureza, o derrame pleural em pacientes oncológicos pode causar insuficiência respiratória (IRpA). Os principais sintomas são dispneia, tosse e queda da saturação de oxigênio. Cabe ao fisioterapeuta manter a vigilância sobre:
- Manter o paciente em decúbito elevado;
- Suporte de $O_2$ com cateter nasal, máscara de venture e/ou máscara não reinalante (bag 100%);
- Avaliar necessidade de ventilação não invasiva (VNI) (possibilidade de atelectasia compressiva).

> ⚠️ Checar radiografia de tórax de controle antes de realizar VNI em pacientes submetido à toracocentese (risco de pneumotórax).

## Hipercalcemia maligna

Decorre de um desequilíbrio da liberação de cálcio pelos ossos e a capacidade de absorção óssea, em conjunto com a capacidade de excreção renal. Em torno de 10 a 20% dos pacientes podem apresentar fratura patológica, principalmente nos tipos de câncer de mama, pulmão e mieloma múltiplo. Os principais sintomas são: 1) fraqueza – podendo ocorrer na hipercalcemia maligna, por doença subjacente e não somente por conta da hipercalcemia; 2) dor perióstea. Cabe ao fisioterapeuta manter a vigilância sobre:
- Orientação e posicionamento adequado no leito e em poltrona;
- Controle da dor;
- Mobilização/exercícios segundo tolerância do paciente.

## NEUTROPENIA FEBRIL

Definida como febre (temperatura igual ou maior que 38 °C por, pelo menos, 1 hora ou temperatura acima de 38,3 °C a qualquer momento). Detectada em paciente com contagem absoluta de neutrófilos < 1.500/mL, considerada neutropenia grave < 500/mL. A causa pode ser encontrada entre os efeitos da quimioterapia citotóxica, infiltração de medula óssea ou neoplasias hematológicas. Principais focos de infecção e exteriorização rápida: sistema respiratório, sistema urinário, sangue e pele.

Cabe ao fisioterapeuta manter a vigilância sobre:
- Manobras de higiene brônquica;
- Aspiração nasotraqueal ou auxílio de tosse;
- Suporte de $O_2$ com cateter nasal, máscara de venture e/ou máscara não reinalante (bag 100%);
- Suporte ventilatório: ventilação não invasiva.

## SARCOPENIA

A sarcopenia é a principal característica da caquexia do câncer e está associada à redução da qualidade de vida e à sobrevida. A sarcopenia, caracterizada um declínio do músculo esquelético, redução da força muscular no desempenho físico, emergiu como um importante fator prognóstico para pacientes com câncer inúmeras razões, como gasto energético exacerbado, anorexia, inflamação e metabolismo do câncer desequilibrado.

↑ Consumo energético     ↓ Massa muscular     Fadiga do paciente

Cabe ao fisioterapeuta manter a vigilância sobre:
- Exercícios resistidos, prescritos individualmente de acordo com quadro clínico e exames laboratoriais;
- Exercícios aeróbicos, visando funcionalidade;
- Orientação sobre técnica de consumo de energia;
- Avaliar sempre a percepção de esforço.

> ⚠ Quando a oferta proteica ocorre após o exercício físico, em terapia combinada, é possível aumentar a síntese proteica muscular.

## SÍNDROME DE LISE TUMORAL (SLT)

A síndrome de lise tumoral (SLT) é uma condição clínica decorrente da excessiva liberação de conteúdos intracelulares (ácidos nucleicos, potássio e fosfatos) na circulação sistêmica, secundária à lise maciça de células tumorais, em geral, relacionada ao início de terapia citotóxica antitumoral. Por consequência, surgem anormalidades metabólicas potencialmente fatais, como hipercalemia, hiperfosfatemia, hipocalcemia, hiperuricemia e acidose metabólica. Esses distúrbios eletrolíticos e metabólicos podem produzir efeitos clínicos tóxicos, incluindo insuficiência renal, arritmias cardíacas, convulsões e morte por falência múltipla de órgãos.

## PONTOS-CHAVE

- Apresentar os cuidados fisioterapêuticos frente ao paciente oncológico;
- Abordagem da fisioterapia motora e respiratória na oncologia;
- Principais emergências oncológicas e condutas fisioterapêuticas em emergências oncológicas.

**Acesse aqui o conteúdo interativo do capítulo**

## Referências

1. Brito CMM, Bazan M, Pinto CA, Baia WRM. Manual de Reabilitação em Oncologia do ICESP. Barueri: Ed Manole; 2014.
2. Nunes AF, Bezerra CO, Custodio JS, Friedrich CF, Oliveira IS, Lunardi AC. Clinimetric properties of the brief fatigue inventory applied to oncological patients hospitalized for chemotherapy. Journal of Pain and Symptom Management. Vol. 57 No. 2 February 2019.
3. Cristian A, Tran A, Patel K. Patient safety in câncer rehabilitation. Pjys Med Rehabil Clin N Am. 2012;23(2):441-56.
4. Yongchun Liang, Mingming Zhou, Fanfan Wang, Zhishui Wu. Exercise for physical fitness, fatigue and quality of life of patients undergoing hematopoietic stem cell transplantation: a meta-analysis of randomized controlled trials. Japanese Journal of Clinical Oncology. Vol. 48, Issue 12, December 2018, Pages 1046–1057.
5. Drews RE, Rabkin, DJ. Malignancy-related superior vena cava syndrome. Post TW, ed. UpToDate. Waltham, MA: UpToDate Inc. https://www.uptodate.com (Accessed on April 02, 2020).
6. Rahmani B, Patel S, Seyam O, et al. Current understanding of tumor lysis syndrome. Hematological Oncology. 2019;1–11.
7. Cortegiani A, Crimi C, Sanfilippo F, Noto A, Di Falco D, Grasselli G, Gregoretti C, Giarratano A. High flow nasal therapy in immunocompromised patients with acute respiratory failure: a systematic review and meta-analysis. Journal of Critical Care, Vol. 50, 2019, 250-256.
8. Thandra K, Salah Z, Chawla S. Oncologic emergencies – the old, the new, and the deadly. Journal of Intensive Care Medicine, 35(1), 3–13, 2020.
9. Cipolat S, Braz Pereira B, Vargas Ferreira F. Fisioterapia em pacientes com leucemia: revisão sistemática. Rev. Brasileira de Cancerologia. [Internet]. 30º de junho de 2011 [citado 30º de abril de 2020];57(2):229-36.
10. Patel K, West H. Febrile neutropenia. JAMA Oncol. 2017;3(12):1751.

# 13

# Diretriz Prática no Paciente em Cuidado Paliativo

Caroline Ayres Scheidt | Renata Ferreira Ribeiro

## OBJETIVOS DO CAPÍTULO
- Introduzir o conceito de cuidados paliativos e a inclusão da fisioterapia;
- Detalhar as condutas utilizadas no contexto paliativo, divididas por sintoma;
- Apresentar os fluxos utilizados na prática em pacientes graves.

## INTRODUÇÃO

Atualmente temos visto o aumento do envelhecimento da população associado ao aumento de doenças crônicas em paralelo ao avanço tecnológico. Como profissionais da saúde, temos o ideal de cura e preservação da vida e, para isso, muitas vezes utilizamos suportes supérfluos e recursos exagerados, ignorando o sofrimento que estes podem causar no paciente.

Cuidados paliativos são definidos como uma abordagem multidisciplinar que oferece aos pacientes sem possibilidades terapêuticas de cura e aos seus familiares um cuidado total e integral do controle e/ou amenização dos sintomas e sinais físicos, psicológicos e espirituais. Nosso papel como paliativista é resgatar a dignidade humana, garantir a autonomia do paciente e evitar o sofrimento (**Figura 13.1**).

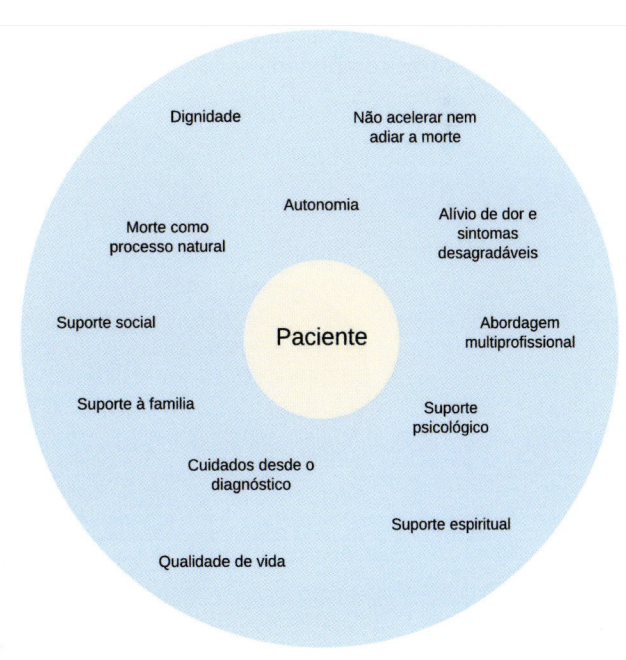

**Figura 13.1:** Princípios dos cuidados paliativos.
Fonte: Acervo do autor.

De acordo com a Organização Mundial da Saúde (OMS), há uma estimativa de que cerca de 40 milhões de pessoas necessitam de cuidados paliativos por ano. Em pacientes hospitalizados, os sintomas prevalentes são dor, dispneia, náusea, ansiedade, depressão, constipação, delirium, entre outros.

A Fisioterapia está presente em todas as fases da assistência paliativa desde o diagnóstico até a finitude, realizando um programa de tratamento de acordo com as necessidades do paciente (**Figura 13.2**). Abordaremos neste capítulo as principais atuações da Fisioterapia nesta especialidade.

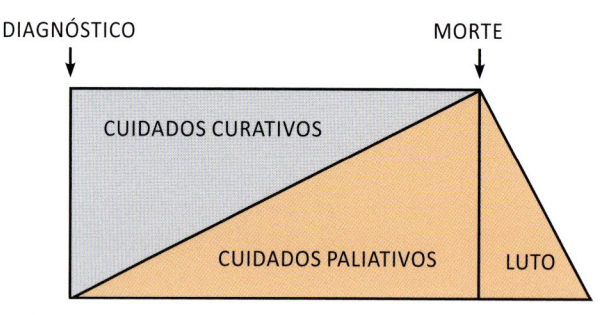

**Figura 13.2:** Fases da assistência paliativa.
Fonte: Acervo do autor.

## DOR

Considerada um dos sintomas mais prevalentes nos pacientes de cuidados paliativos. Estudos mostram que mais de 50% dos pacientes com câncer e doenças não cancerosas relataram dor e que esta prevalência tende a aumentar quanto mais próximo do final da vida. Cicely Saunders reconhece que a dor é mais do que um sintoma físico. O termo "dor total" é uma percepção individualizada e multidimensional, ou seja, a dor se modifica sob a influência de outros componentes, não só o físico (**Figura 13.3**).

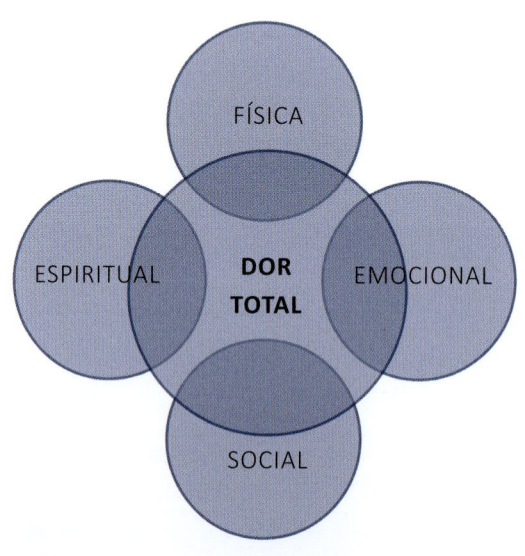

**Figura 13.3:** Conceito de "dor total".
Fonte: Acervo do autor.

## CLASSIFICAÇÕES DA DOR

Existem inúmeras escalas para mensurar a dor, as mais comumente usadas são a escala numérica e a escala visual analógica (**Figura 13.4**). A OMS sugeriu uma ordem e padronização no tratamento analgésico baseado em um escalonamento de acordo com a intensidade da dor referida pelo paciente. Em todas as etapas, a Fisioterapia pode ser realizada juntamente com as terapias medicamentosas.

A não identificação deste sintoma pode impactar negativamente na qualidade de vida do paciente, trazendo prejuízo na funcionalidade e na imobilidade, ocasiona o isolamento social, traz problemas emocionais e espirituais recusando terapias potencialmente curativas e sofrimento de familiares.

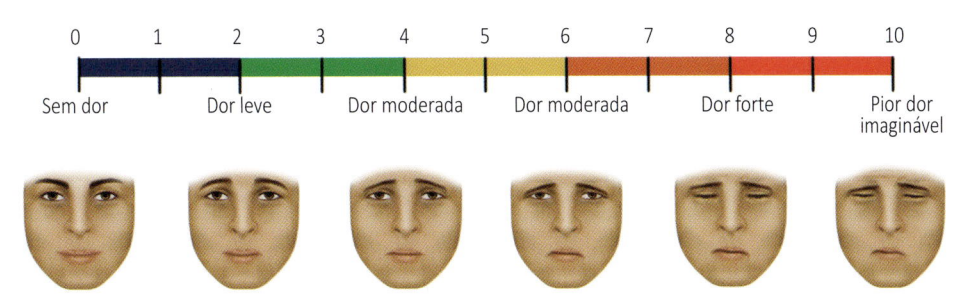

**Figura 13.4:** Escala numérica e escala visual analógica.
Fonte: Hospital Israelita Albert Einstein.

## *TRANSCUTANEOUS ELECTRICAL NERVE STIMULATION* (TENS)

A neuroestimulação elétrica transcutânea, termo usado em português para a TENS, é um método eficaz, seguro e não invasivo de tratamento de dores crônicas e agudas que utiliza a corrente elétrica através de eletrodos. Os resultados de estudos com aplicação da TENS são:

- Mostram alívio imediato da dor, sem especificidade da duração, e redução do uso de analgésicos;
- Em dor neuropática tem pouca evidência;
- Pode ser utilizada em pacientes terminais;
- A utilização da TENS em pontos de acupuntura é eficaz e diminui o uso de medicação analgésica;
- Contraindicações são as mesmas que nos pacientes não paliativos.

Utilizamos na nossa prática TENS convencional: frequência 100 Hz, pulso 100 μ, intensidade conforme tolerância, duração de 30 minutos; alternando com frequência 5 Hz, pulso 100 μ, intensidade conforme tolerância, duração também de 30 minutos.

## TERMOTERAPIA

A termoterapia por calor superficial e profundo utilizada em pacientes graves é realizada com o uso de bolsas térmicas, ultrassom e *laser*. Essas técnicas promovem analgesia, relaxamento muscular e cicatrização tecidual. Já a utilização do gelo (crioterapia) não é tão frequente em cuidados paliativos, pode ser feita em disfunções musculoesqueléticas, traumáticas, inflamatórias principalmente em processos agudos.

Restrições do uso:
- Hipoestesia;
- Áreas de insuficiência venosa;
- Tecidos lesados ou infectados;
- Riscos de disseminação de células tumorais em pacientes com câncer pelo uso do calor.

## MÉTODOS ALTERNATIVOS PARA O TRATAMENTO DA DOR

Drenagem linfática, terapias manuais, deslizamento miofascial; massagem terapêutica, acupuntura (não utilizar em pacientes em fim de vida em decorrência de alteração de cognição), mudanças de decúbito e musicoterapia.

## DISPNEIA

Dispneia é definida como uma sensação subjetiva de desconforto respiratório, podendo variar de intensidade. Depende de interações entre fatores fisiológicos, psicológicos, sociais e ambientais. É um dos principais limitantes da qualidade de vida dos pacientes em cuidados paliativos.

Os pacientes podem apresentar sinais físicos como taquipneia, taquidispneia, retração de fúrcula, batimento de asa de nariz, estridores, sibilos e roncos e pode ser relatada mesmo na ausência desses sinais. Como é um sintoma subjetivo, as escalas que mais utilizamos na prática são: a de Borg adaptada por percepção do esforço; e a visual analógica. Identificar os possíveis fatores causais da dispneia ajuda no direcionamento do manejo (**Tabela 13.1**).

| Tabela 13.1 Mecanismos da dispneia | |
|---|---|
| Aumento do esforço respiratório de causa mecânica | - Derrame pleural<br>- Obstrução de vias aéreas<br>- Doença pulmonar restritiva |
| Aumento na proporção do uso de musculatura | - Fraqueza neuromuscular<br>- Caquexia |
| Aumento da demanda ventilatória | - Hipóxia<br>- Hipercapnia<br>- Anemia<br>- Acidose metabólica<br>- Febre |

Fonte: Acervo do autor.

O tratamento da dispneia nesses pacientes se baseia em resolver as causas envolvidas e tratar as potencialmente reversíveis, considerando a funcionalidade anterior ao desenvolvimento do sintoma e a necessidade de intervenções terapêuticas, sempre avaliando os benefícios que pode trazer e os malefícios que devem ser evitados, adequando-o a cada caso e a cada momento da evolução da doença.

## OXIGENOTERAPIA

Há pouca evidência de benefício em pacientes sem hipoxemia. Por isso, só deve ser administrada após avaliação cuidadosa e indicação individualizada, considerar utilizá-la se a saturação for inferior a 92% e se o paciente apresentar dispneia. Deve-se atentar à dependência psicológica e à toxicidade causadas pela hiperóxia.

## CATETER NASAL DE ALTO FLUXO (CNAF)

Promove pouco desconforto, é bem tolerado e permite com precisão a quantidade de fluxo de oxigênio ofertado (conforme **Capítulo 4 – Oxigenoterapia**).

## VENTILAÇÃO NÃO INVASIVA

A grande polêmica de se utilizar esse suporte ventilatório no contexto paliativo está no fato de que esse foi um aparato terapêutico criado para tratamento de insuficiência respiratória aguda. Neste contexto, a decisão de se utilizar VNI precisa ser discutida em conjunto com a equipe multiprofissional, paciente e família, promovendo o alívio de sintomas, sem causar um prolongamento do sofrimento e do processo de morte. O uso de VNI nesses pacientes apresenta uma série de vantagens e desvantagens, citaremos a seguir as mais frequentes.

### VANTAGENS

- Reduz o trabalho respiratório;
- Ajuda a manter a vigília, reduzindo a quantidade de opioides necessários para manter o conforto;
- Utilizada para atingir os objetivos em curto prazo de um paciente (por exemplo, permitindo tempo para visita familiar), enquanto provemos uma morte confortável;
- Evita ventilação mecânica invasiva em casos de insuficiência respiratória aguda reversível em pacientes com doença grave avançada e/ou potencialmente fatal;
- Uso provisório até o controle farmacológico da dispneia refratária.

### DESVANTAGENS

- Risco de broncoaspiração: avaliar custo-benefício do uso;
- Privação de alimentação via oral;
- Equilíbrio entre alívio de sintoma *versus* prolongamento do sofrimento e processo de morte;
- Privação do contato com a família pela dificuldade de se expressar com máscaras;
- Camuflar sintomas.

Quando o uso de VNI chegar a um estágio em que os encargos de continuar superam os benefícios que se obtém do uso, devemos optar por retirar esse suporte. É importante iniciar as discussões sobre a retirada da VNI em uma fase anterior, em vez de deixá-las para os últimos dias de vida, assim o paciente poderá participar mais ativamente da decisão (**Figura 13.5**).

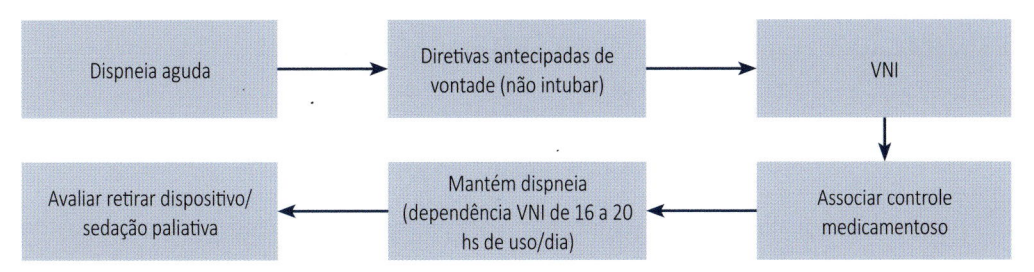

**Figura 13.5:** Fluxo VNI em cuidados paliativos.
VNI: ventilação não invasiva.
Fonte: Acervo do autor.

## FLUXO DE AR (VENTILADOR E AR COMPRIMIDO)

O uso de ar comprimido ou ventilador de refrigeração de ambiente em direção ao rosto do paciente apresenta evidências de que é eficaz na melhora da dispneia. É um método seguro e de baixo custo. Não se conhecem ao certo os mecanismos que causam esse resultado, provavelmente pelo efeito de resfriamento da face, estimulando os receptores mecânicos faciais.

## HIPERSECREÇÃO DE VIAS AÉREAS

Grande parte dos pacientes em cuidados paliativos apresenta hipersecreção na terminalidade, por isso uma avaliação minuciosa deve ser feita, iniciando-se pelas condutas não invasivas (manobras de higiene brônquica, *Cough assist*, posicionamento), evitando ao máximo as terapias invasivas – aspiração –, pois podem causar dor, dispneia e risco de sangramento, sempre dando preferência na utilização de medidas farmacológicas (medidas xerostômicas) e não farmacológicas para evitar acúmulo de secreção (**Figura 13.6**).

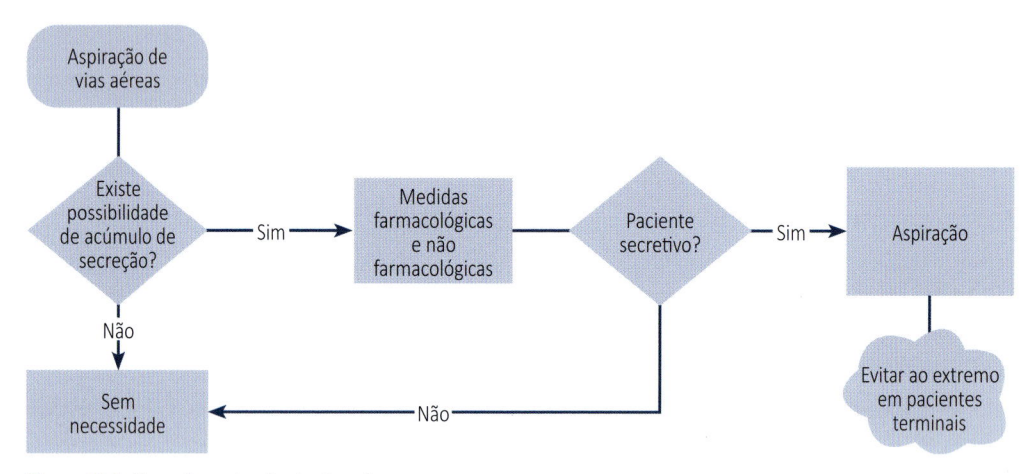

**Figura 13.6:** Fluxo de aspiração de vias aéreas.
Fonte: Acervo do autor.

## OUTRAS TÉCNICAS DE CONTROLE DE DISPNEIA

Técnicas de conservação de energia, técnicas de alongamento com cinesioterapia respiratória, técnicas de reexpansão pulmonar, mudanças de decúbito, uso de posicionadores, mudanças de ambiente, exercícios com interatividade, musicoterapia e acupuntura.

## VENTILAÇÃO MECÂNICA INVASIVA – EXTUBAÇÃO PALIATIVA

Extubação paliativa é a retirada da ventilação mecânica invasiva de um paciente cujas medidas agressivas de tratamento são incapazes de atingir os objetivos de proporcionar melhora clínica e de qualidade de vida, aumentando o sofrimento do paciente e seus familiares.

A retirada de qualquer suporte ventilatório em pacientes com diretivas antecipadas de vontade não é considerada eutanásia, pois permite que a doença siga seu curso natural que havia sido temporariamente interrompido pelo uso dos dispositivos (**Figura 13.7**).

## CAPÍTULO 13 – DIRETRIZ PRÁTICA NO PACIENTE EM CUIDADO PALIATIVO

O período que antecipa a extubação tem como foco aliviar sintomas desconfortantes, como dor e náuseas; manter balanço hídrico negativo, controle da ansiedade e de fatores que contribuem para dispneia, tais como estridor laríngeo, secreções em vias aéreas, broncoespasmo.

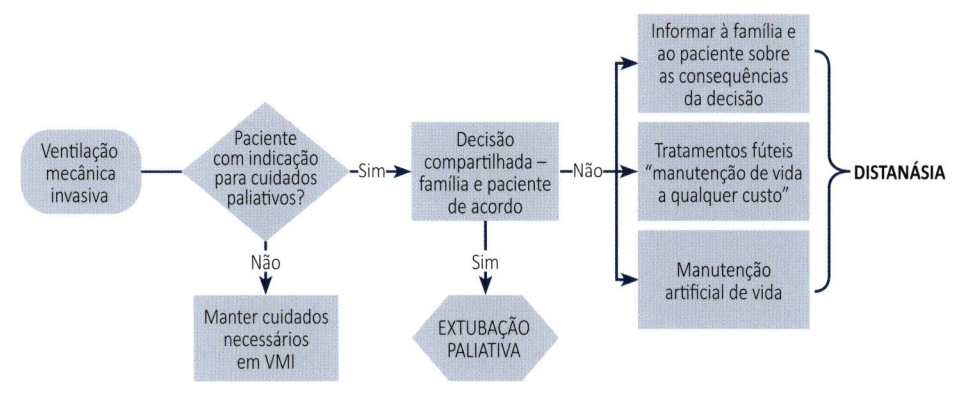

**Figura 13.7:** Fluxo ventilação mecânica invasiva.
Fonte: Acervo do autor.

Um fator importante para o sucesso da extubação paliativa é a comunicação clara e detalhada com a família e equipe multidisciplinar, antecipando frequentes problemas como imprevisibilidade do momento exato da morte, ruídos desconfortantes para quem assiste, mas não para o paciente. Existem duas formas de proceder à suspensão da VM invasiva:
- Extubação imediata;
- Desmame ventilatório terminal: redução de parâmetros ventilatórios sem retirada imediata do tubo orotraqueal, permitindo ajuste de medicamentos para controle da dor e dispneia e de sedação para controle da ansiedade ao longo do processo de desmame ventilatório, sendo o mais indicado (**Figura 13.8**).

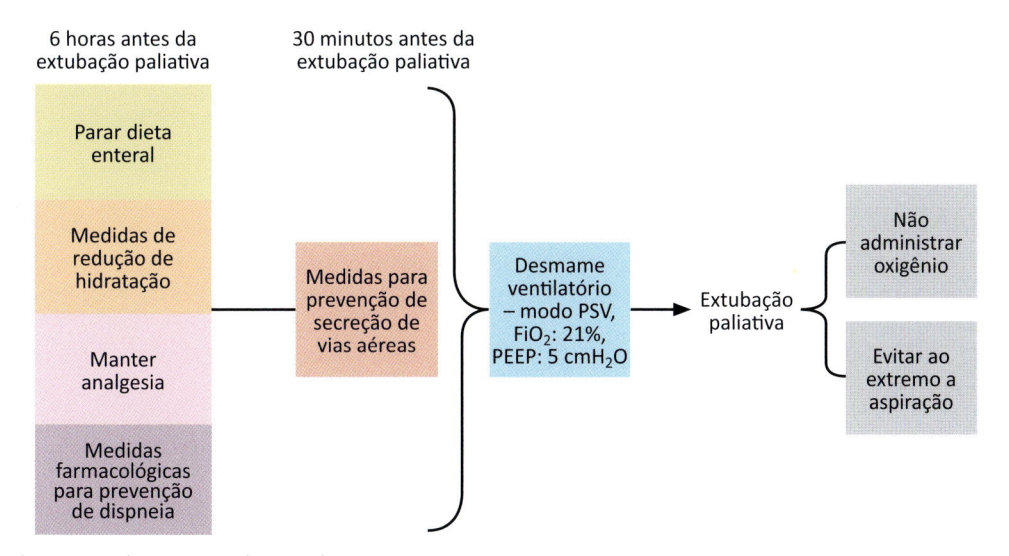

**Figura 13.8:** Fluxo para extubação paliativa.
PSV: ventilação por pressão de suporte; FiO2: fração inspirada de oxigênio; PEEP: *positive expiratory end pressure*.
Fonte: Acervo do autor.

## NÁUSEA

A ocorrência desses sintomas é prevalente nos pacientes oncológicos que necessitam de tratamento quimioterápico e/ou radioterápico, mas também podemos encontrar essa sintomatologia em hepatopatas, renais crônicos, pacientes com distúrbios metabólicos ou que necessitaram de indução de drogas como opioides ou expressam ansiedade, medo, entre outros.

## ACUPUNTURA

Vêm sendo analisadas em alguns estudos, como um método de controle de náusea e vômito, a acupressão e a estimulação elétrica nervosa transcutânea (TENS) em pontos de acupuntura. Estudos revelaram que a acupuntura e a acupressão reduziram a incidência de vômito e de náusea.

O ponto de acupuntura P6 (ponto "neiguan") vem se mostrando eficiente para a prevenção e alívio dos sintomas. Localizado no meridiano do pericárdio, sobre o nervo mediano, entre os tendões dos músculos palmar longo e flexor radial do carpo no antebraço, a um sexto da distância entre a prega distal do punho e a prega cubital. Pressiona-se por 2 a 10 minutos de cada lado. A frequência pode ser regulada por meio da gravidade do sintoma, podendo ser feita a cada 2 horas, antes da administração de opioides e das sessões de quimioterapia/radioterapia (**Figura 13.9**).

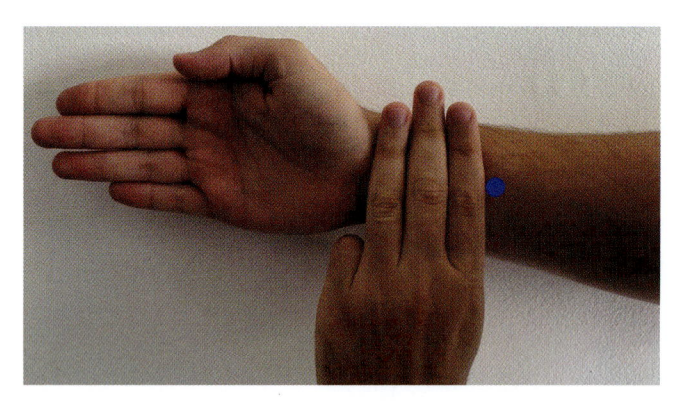

**Figura 13.9:** Localização do "Ponto P6".
Fonte: Acervo do autor.

## *TRANSCUTANEOUS ELECTRICAL NERVE STIMULATION* (TENS)

A combinação de TENS com ponto de acupuntura (P6) também tem mostrado resultados positivos, tanto na prevenção da náusea e vômito como na redução do resgate de antieméticos.

## *DELIRIUM*

A fisioterapia atua no tratamento não farmacológico, que consiste em medidas que evitem os fatores responsáveis pelo desenvolvimento do *delirium* e deve ser aplicada a todo paciente acometido.

- Comunicação clara: instruções simples e de orientação;
- Técnicas de reorientação: calendário, relógio;
- Redução de ruídos, higiene do sono;

- Fisioterapia: focada em mobilização precoce, autocuidado e independência;
- Quartos com janelas, uso de óculos, aparelho de audição;
- Musicoterapia.

## CONSTIPAÇÃO

A fisioterapia atua de forma indireta neste sintoma por meio da atividade física:
- Importante o paciente manter-se em constante movimento;
- Evitar que o paciente fique deitado por muitas horas;
- Em pacientes acamados, realizar massagem abdominal e movimentos de flexão de membros inferiores.

Não há evidências suficientes que comprovem a eficácia da massagem abdominal.

## REABILITAÇÃO EM CUIDADOS PALIATIVOS

A perda da funcionalidade é vivenciada pela maioria dos pacientes em cuidados paliativos e o desafio em reabilitá-los é desmistificar, para o paciente, família e, muitas vezes, até para a equipe multidisciplinar, que ele deve "descansar" ao máximo e informar que a perda da funcionalidade pode levar a alterações físicas, psíquicas e emocionais, que a manutenção e o ganho de funcionalidade podem trazer mais dignidade e qualidade de vida para esses pacientes (Figura 13.10).

São objetivos da reabilitação em cuidados paliativos:
- Maior autonomia possível;
- Fortalecimento muscular direcionado para a funcionalidade;
- Estabelecimento de metas funcionais realistas e flexíveis;
- Prevenção e compensação do declínio funcional;
- Exercícios com conservação de energia;
- Alívio dos sintomas (técnicas de relaxamento, liberação miofascial);
- Condicionamento físico (exercícios aeróbicos);
- Reduzir a carga de cuidados para os cuidadores.

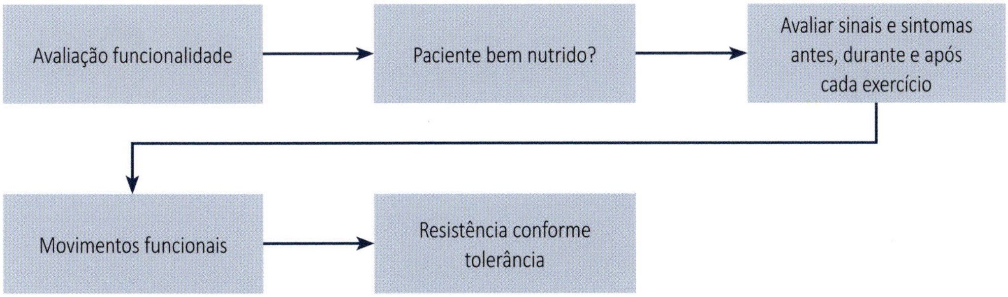

**Figura 13.10:** Fluxo de reabilitação funcional em cuidados paliativos.
Fonte: Acervo do autor.

As escalas mais utilizadas para avaliação funcional em cuidados paliativos são: a de Perfomance Paliativa (PPS); Medida de Independência Funcional (MIF); *Timed Up and Go test* (TUG test), Teste de Caminhada de 6 Minutos (TC6); e Teste de Repetição Máxima.

A atividade física tem se mostrado eficaz na redução da fadiga e na melhora da capacidade física, na autonomia nas atividades cotidianas, na autoestima, confiança e qualidade de vida e no bem-estar. A equipe de reabilitação também pode auxiliar a equipe de cuidados paliativos no planejamento da alta hospitalar, avaliando os requisitos e o nível de função do paciente e sugerindo modificações ambientais apropriadas no domicílio.

## FISIOTERAPIA NOS ÚLTIMOS DIAS DE VIDA

Nos últimos dias de vida, os pacientes se encontram em súbito declínio funcional, de causa irreversível. A abordagem da fisioterapia será de acordo com a gravidade em que o paciente se encontra (Figura 13.11).

Nossos objetivos nos últimos momentos de vida são:
- Promover/amenizar o controle de sintomas;
- Planejar conduta;
- A terapêutica se dirige exclusivamente para os sintomas;
- Compartilhar decisões com a equipe e familiares;
- Reconhecer o processo de morte;
- Pode durar horas a dias;
- Suspender fisioterapia motora;
- Pedir ajuda de outros profissionais em situações em que não nos sintamos preparados para atender estes pacientes;
- Prevenir que os sintomas se agravem nas últimas horas adotando condutas prévias;
- Evitar o sofrimento do paciente usando recursos terapêuticos não necessários nesta fase, como ventilação mecânica invasiva e múltiplas aspirações.

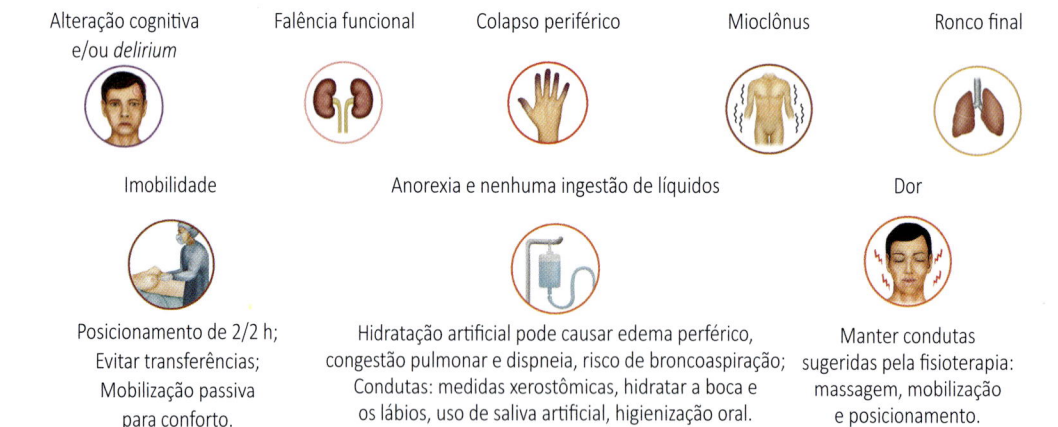

| Alteração cognitiva e/ou *delirium* | Falência funcional | Colapso periférico | Mioclônus | Ronco final |
|---|---|---|---|---|
| **Imobilidade** | **Anorexia e nenhuma ingestão de líquidos** | | **Dor** | |
| Posicionamento de 2/2 h; Evitar transferências; Mobilização passiva para conforto. | Hidratação artificial pode causar edema perférico, congestão pulmonar e dispneia, risco de broncoaspiração; Condutas: medidas xerostômicas, hidratar a boca e os lábios, uso de saliva artificial, higienização oral. | | Manter condutas sugeridas pela fisioterapia: massagem, mobilização e posicionamento. | |

**Figura 13.11:** Sinais e sintomas dos últimos dias de vida.
Fonte: Hospital Israelita Albert Einstein.

## RONCO FINAL

Estertor da morte (*death rattle*), "sororoca" ou ronco final é descrito como um som respiratório produzido pelos movimentos oscilatórios de secreção em via aérea superior, associados às fases de inspiração e expiração.

Existem dois tipos de estertor da morte. O tipo 1 ocorre quando a secreção é originária das glândulas salivares e pela falha do reflexo de deglutição que geralmente acomete pacientes nas últimas horas de vida. Já o tipo 2 surge durante vários dias decorrente da secreção advinda das glândulas bronquiais em pacientes cuja condição vem se deteriorando lentamente e naqueles com tosse prejudicada.

Um som que pode ser notado por todos, provocando grande impacto na equipe, nos familiares e cuidadores, gerando alto nível de estresse. A partir disso, é importante notar que, mesmo que os sintomas não sejam evidenciados, o tratamento é iniciado em virtude do impacto psicológico que venha a atingir aqueles que assistem o paciente. Ainda é difícil de se avaliar a percepção dos pacientes sobre esse som respiratório, porém estudos afirmam que, em virtude da diminuição dos níveis de consciência, os pacientes não estão mais cientes do sintoma e não sentem desconforto associado.

Além das intervenções medicamentosas podem ser administradas com o intuito de prevenir o sintoma, outras medidas que podem ser adotadas:

- Posicionamento: cabeceira elevada acima de 30° em posição supina ou decúbito lateral;
- Evitar aspiração do trato respiratório: pode causar dor e desconforto para o paciente, estimula náusea e enseja risco de sangramento;
- Não hidratação;
- Comunicação da equipe com a família.

## GASPING

Neste momento, o paciente já se encontra com ausência do nível de consciência, portanto não causa desconforto. Pode vir antecedido do ritmo de *Cheyne-Stokes*, com duração entre minutos a horas.

> **Pontos de atenção**
> - Garantir autonomia do paciente;
> - Controlar os sintomas;
> - Programar sua terapêutica individualizada;
> - Proporcionar qualidade de vida.

## PONTOS-CHAVE
- Atuação da Fisioterapia na assistência paliativa desde o diagnóstico até a finitude;
- Uso de técnicas não farmacológicas para o controle da dor;
- Considerar extubação paliativa;
- Programa de reabilitação em cuidados paliativos;
- Papel da Fisioterapia nos últimos dias de vida.

Acesse aqui o conteúdo interativo do capítulo

## Referências

1. Carvalho R, Parsons H. Manual de Cuidados Paliativos ANCP. 2. ed. São Paulo; 2012. Disponível em: http://biblioteca.cofen.gov.br/wp-content/uploads/2017/05/Manual-de-cuidados-paliativos-ANCP.pdf
2. Pan CX, et al. Complementary and alternative medicine in the management of pain, dyspnea, and nausea and vomiting near the end of life: a systematic review. Journal of Pain and Symptom Management. 2000; 20(5).
3. Steve G, Steven R, Peter C. High-flow nasal cannula therapy in do-not-intubate patients with hypoxemic. Respiratory Distress Respiratory Care. 2013,58(4):597-600.
4. Curtis J, Cook D, et al. Noninvasive positive pressure ventilation in critical and palliative care settings: understanding the goals of therapy. Critical Care Med. 2007;35:932-939.
5. Downar J, Delaney J, et al. Guidelines for the withdrawal of life-sustaining measures. Intensive Care Med. 2016;42:1003-1017.
6. Kompanje E, van der Hoven B, et al. Anticipation of distress after discontinuation of mechanical ventilation in the ICU at the end of life. Intensive Care Med. 2008;34(9):1593-9.
7. Tonezzer T, et al. Uso da estimulação elétrica nervosa transcutânea aplicado ao ponto de acupuntura PC6 para a redução dos sintomas de náusea e vômitos associados à quimioterapia antineoplásica. Revista Brasileira de Cancerologia. 2012;58(1):7-14.
8. Poort H, Verhagen CA, et al. Study protocol of the TIRED study: a randomised controlled trial comparing either graded exercise therapy for severe fatigue or cognitive behaviour therapy with usual care in patients with incurable cancer. BMC Cancer. 2017;17(1):81.
9. National Clinical Guideline Centre. Care of dying adults in the last days of life. London: National Institute for Health and Care Excellence (UK); 2015 Dec 16. (NICE Guideline, No. 31.
10. Kolb H, Snowden A, Stevens E. Systematic review and narrative summary: treatments for and risk factors associated with respiratory tract secretions (death rattle) in the dying adult. J Adv Nurs. 2017;74:1446-1462.

# 14
# Diretriz Prática no Paciente Cardiopata

Leandra Marques de Souza | Pedro Veríssimo da Fonseca Neto

## OBJETIVOS DO CAPÍTULO
- Demonstrar as melhores práticas de fisioterapia para cardiopatas clínicos e cirúrgicos;
- Apresentar ferramentas de segurança para assistência adequada ao paciente com doença cardiovascular;
- Estimular a funcionalidade e a independência precoce dos pacientes.

## INSUFICIÊNCIA CARDÍACA (IC)

A IC é uma síndrome clínica progressiva decorrente da ineficiência do coração para bombear adequadamente o sangue para as demandas dos órgãos e tecidos, sendo a via final comum de várias doenças. A IC é considerada descompensada quando há presença de sinais e sintomas novos ou agravados que resultem em hospitalização ou em cuidados médicos não programados. A reinternação deve ser evitada e atualmente tem maior importância, sendo indicador de qualidade, podendo gerar penalidades ao reembolso dos serviços de saúde se acontece antes de 30 dias. A reabilitação cardíaca faz parte do programa de redução de readmissão hospitalar (**Tabela 14.1**).

| Tabela 14.1 Classificação da IC | | | |
|---|---|---|---|
| Estágios de AHA/ACC | Descrição | Classe NYHA | Descrição |
| Estágio A | - Risco alto para desenvolver IC<br>- Fatores de risco presentes<br>- Sem alteração estrutural ou funcional<br>- Sem sinais e sintomas | N/A | N/A |
| Estágio B | Doença cardíaca estrutural, mas sem sinais ou sintomas | I | Sem limitações durante atividade física |

*(continua)*

| Tabela 14.1 Classificação da IC *(continuação)* | | | |
|---|---|---|---|
| **Estágios de AHA/ACC** | **Descrição** | **Classe NYHA** | **Descrição** |
| Estágio C | Doença cardíaca estrutural, mas com sinais ou sintomas presentes | I, II, III ou IV | I – Sem limitações durante atividade física<br>II – Sintomas leves durante atividade comuns<br>III – Sintomas presentes durante os esforços abaixo das atividades comuns<br>IV – Sintomas em repouso: incapaz de realizar qualquer atividade física sem sintomatologia |
| Estágio D | Doença cardíaca estrutural com sinais e sintomas que não melhoram mesmo com máxima terapêutica instituída | IV | IV – Sintomas em repouso, incapaz de realizar qualquer atividade física sem sintomatologia |

AHA: American Heart Association; ACC: American College of Cardiology; NYHA: *New York Heart Association*; IC: insuficiência cardíaca, N/A: não aplicável.
Fonte: American Heart Association- AHA" https://www.heart.org

## MODELO DE PROTOCOLO DE REABILITAÇÃO HOSPITALAR PARA PACIENTES COM INSUFICIÊNCIA CARDÍACA (IC)

Nosso protocolo tem como objetivo melhorar os sintomas, manter massa muscular e funcionalidade para a alta hospitalar. Baseia-se didaticamente em Cenários Cínicos da IC descompensada (Tabela 14.2).

| Tabela 14.2 Modelo de protocolo de reabilitação hospitalar para pacientes com insuficiência cardíaca | | | | |
|---|---|---|---|---|
| **Cenário Clínico 1** | **Cenário Clínico 2** | **Cenário Clínico 1** | **Cenário Clínico 1** | **Cenário Clínico 1** |
| **IC hipertensiva** | **IC com PAS normal** | **IC com hipotensão** | **IC com SCA** | **IC com falência de VD** |
| • Dispneia e/ou congestão;<br>• PAS > 140 mmHg;<br>• Sintomas de início abrupto;<br>• Dispneia súbita;<br>• Edema pulmonar predominante;<br>• Ausência ou mínimo edema sistêmico<br>• FE normal | • Dispneia e/ou congestão;<br>• 100 < PAS < 140 mmHg;<br>• Sintomas graduais (Congestão pulmonar/ sistêmicas e ↑ de peso)<br>• Disfunção orgânica;<br>• ↑ crônica de pressão venosa e arterial;<br>• Possível acidose metabólica; | • Hipovolemia x choque cardiogênico;<br>• Dispneia e/ou congestão;<br>• PAS < 100 mmHg e FE baixa;<br>• Sintomas de início rápido ou gradual;<br>• Sinais de hipoperfusão;<br>• Elevação crônica de pressões enchimento;<br>• Acidose metabólica;<br>• Sem edema pulmonar importante | • Dispneia e/ou congestão + sinais de SCA;<br>• Sinais e sintomas de IC + diagnóstico clínico de SCA;<br>• O quadro pode ser o mesmo dos C1, C2 e C3;<br>• Necessita de terapia específica para SCA | • Disfunção VD isolada;<br>• Sintomas rápidos ou graduais;<br>• Hipertensão pulmonar;<br>• Ausência de edema pulmonar;<br>• Congestão venosa sistêmica importante;<br>• Ascite, hepato e esplenomegalia<br>• Edema de MMII. |

PAS: pressão arterial sistólica; FE: fração de ejeção; IC: insuficiência cardíaca; SCA: síndrome coronariana aguda; VD: ventrículo direito; MMII: membros inferiores.
Fonte: Acervo do autor.

## Fluxograma

- Caso clínico 1 — IC hipertensiva
- Caso clínico 2 — IC com PAS normal
- Caso clínico 3 — IC com hipotensão
- Caso clínico 4 — IC com SCA
- Caso clínico 5 — IC com falência de VD

↓

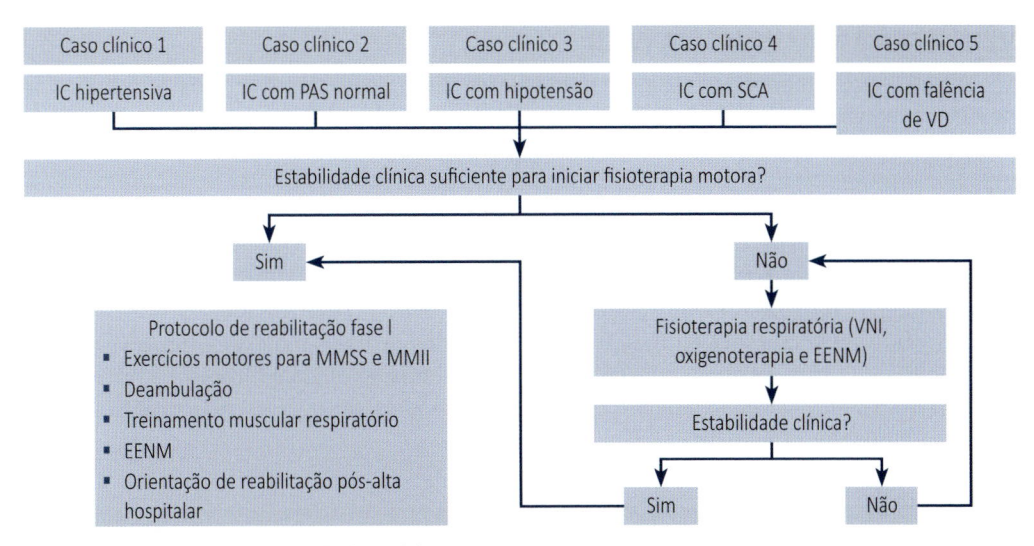

**Estabilidade clínica suficiente para iniciar fisioterapia motora?**

- **Sim** →
  Protocolo de reabilitação fase I
  - Exercícios motores para MMSS e MMII
  - Deambulação
  - Treinamento muscular respiratório
  - EENM
  - Orientação de reabilitação pós-alta hospitalar

- **Não** →
  Fisioterapia respiratória (VNI, oxigenoterapia e EENM)
  ↓
  Estabilidade clínica?
  - Sim → (retorna ao protocolo)
  - Não

**Figura 14.1:** Fluxograma do Protocolo de Reabilitação Fase 1 para IC.

IC: insuficiência cardíaca; PAS: pressão arterial sistólica; SCA: síndrome coronariana aguda; VD: ventrículo direito; MMSS: membros superiores; MMII: membros inferiores; EENM: estimulação elétrica neuromuscular; VNI: ventilação não invasiva.
Fonte: Hospital Israelita Albert Einstein.

Importante ressaltar que, no cenário clínico "3", encontramos os pacientes que podem necessitar de dispositivos de assistência ventricular (conforme **Capítulo 20 – Diretriz Prática no Paciente com Transplante Cardíaco**) (**Figura 14.1**).

## PROTOCOLO DE REABILITAÇÃO FASE I PARA PACIENTES COM IC

Racional clínico: sessões de exercícios mais curtas, com maiores intervalos para descanso, envolvendo um grupo muscular por vez e cada membro separadamente, sobrecarregam menos o sistema cardiorrespiratório na fase aguda da doença (**Tabela 14.3**).

| Tabela 14.3 Prescrição dos exercícios ||||
|---|---|---|---|
| Realizar 1-2 séries de 10 repetições ||||
| MMSS | MMII | Ponte | Deambulação |
| • Deltoide lateral<br>• Bíceps braquial<br>• Tríceps braquial | • Quadríceps femoral<br>• Abdutores<br>• Adutores | • Em decúbito dorsal<br>• Elevação do tronco (cerca de 30°) | • Distância inicial em 200 m (Monitorização portátil – FC, $SpO_2$, Borg de esforço) |

FC: frequência cardíaca; m: metros; $SpO_2$: saturação periférica de oxigênio; MMSS: membros superiores; MMII: membros inferiores.
Fonte: Hospital Israelita Albert Einstein.

**ATENÇÃO:** Em pacientes em uso de drogas vasoativas, lembrar que mais importante do que a dose da droga, é observar se está em ascensão ou não.

## VENTILAÇÃO NÃO INVASIVA (VNI)

A VNI é amplamente utilizada em unidades cardiológicas. Há benefícios comprovados no edema agudo de pulmão (EAP), sem superioridade demonstrada entre os modos CPAP e Bipap, em necessidade de intubação orotraqueal (IOT), incidência de infarto agudo do miocárdio (IAM), dias de internação e mortalidade hospitalar. Usamos frequentemente a VNI durante exercício. Estudos demonstram que o uso da VNI em pacientes com IC pode aumentar a distância percorrida no TC6min. Uma hipótese para esta melhora seria a teoria do "roubo de fluxo", já que diminuição do trabalho respiratório com a VNI redistribuiria o fluxo sanguíneo para a musculatura periférica, melhorando a tolerância ao esforço.

Em nosso protocolo, a VNI ou CPAP são indicados nestas situações: frequência respiratória (FR) > 20 rpm, dispneia em repouso ou a mínimos esforços e hipoxemia. (conforme **Capítulo 8 – Ventilação Não Invasiva**). Os critérios para indicação do tipo de dispositivo estão descritos na **Tabela 14.4**.

**Tabela 14.4**
**Tipos de dispositivo e critérios para sua indicação**

| | |
|---|---|
| CPAP | Dispneia, hipoxemia, sinais radiológicos de congestão pulmonar e/ou EAP |
| BiPAP | Dispneia, hipoxemia, sinais radiológicos de congestão pulmonar e/ou EAP + hipercapnia (PaCO$_2$ > 45 mmHg) e pH < 7,45 ou fraqueza muscular respiratória ou sinais de fadiga muscular respiratória |

EAP: edema agudo de pulmão; CPAP: *continuous positive airway pressure*; BiPAP: *bilevel positive airway pressure*; PaCO$_2$: pressão parcial de gás carbônico
Fonte: Acervo do autor.

## TREINAMENTO MUSCULAR RESPIRATÓRIO (TMR)

A PI$_{MÁX}$ tem correlação prognóstica em pacientes com IC. Para pacientes internados, um estudo demonstrou alta prevalência de fraqueza muscular inspiratória na IC descompensada, não se alterando após estabilização clínica, sugerindo, então, que a fraqueza não seja apenas pela fase de descompensação. Em nosso protocolo, os critérios para mensuração da PI$_{MÁX}$ são:

- Ausência de dispneia em repouso;
- Estabilidade hemodinâmica;
- Ausência de alterações de marcadores de necrose miocárdica e do eletrocardiograma (ECG) recentes.

Evitamos medidas rotineiras de PE$_{MÁX}$ durante a descompensação clínica, já que esta é uma medida máxima realizada com manobra de Valsalva. O protocolo de TMR segue o fluxo institucional (conforme **Capítulo 6 – Treinamento Muscular Respiratório e Periférico**).

## ELETROESTIMULAÇÃO NEUROMUSCULAR (EENM)

A EENM pode ser uma alternativa de tratamento demonstrando benefícios em melhora da força muscular e capacidade de exercício. O grupo de pacientes que mais se beneficia é aquele com maior limitação funcional e menor capacidade de exercício, de indivíduos incapazes de realizar exercícios ativamente. Para pacientes internados, a limitação de realizar exercícios pode ser tanto por piora da CF (NYHA) como por instabilidade hemodinâmica. Sendo assim, a EENM pode ser uma alternativa nessas situações. Utilizamos o mesmo protocolo institucional para EENM (conforme **Capítulo 6 – Treinamento Muscular Respiratório e Periférico**).

| Tabela 14.5 Classificação universal de IAM | |
|---|---|
| Tipo 1: Espontâneo | Infarto clássico por ruptura de placa aterosclerótica, ulceração, fissura, erosão ou dissecção resultando em trombo intraluminal |
| Tipo 2: Secundário ao desbalanço oferta/demanda | Outras condições além da aterosclerose precipitam o IAM: disfunção endotelial, espasmo coronário, embolia coronariana, anemia, taquiarritmias, insuficiência respiratória, hipo/hipertensão, etc. |
| Tipo 3: Resultando em morte com biomarcadores indisponíveis | Morte por sintomas sugestivos de IAM, mas antes da amostra sanguínea ser obtida ou evidência de elevação dos marcadores de necrose miocárdica. |
| Tipo 4a: Pós intervenção coronariana percutânea | IAM associado à intervenção coronariana percutânea é arbitrariamente definido pela elevação da troponina > 5 x 99% do percentil dos valores normais ou um aumento dos valores de troponina > 20% se os valores da linha de base forem elevados, estáveis ou em queda |
| Tipo 4b: Relacionado à trombose de stent | O IAM associado à trombose do *stent* é detectado por angiografia coronária ou por autópsia no cenário de isquemia miocárdica |
| Tipo 5: Relacionado à revascularização do miocárdio | O IAM associado à revascularização miocárdica é arbitrariamente definido pela elevação dos valores de biomarcadores cardíacos > 10 x 99% do percentil em pacientes com valores de troponina da linha de base |

IAM: infarto agudo do miocárdio.
Fonte: Thygesen et al. Four Universal Definition of Myocardial Infarction (2018). Journal of the American of Cardiology 2018;138(20):618-651.

> **ATENÇÃO**
> Sempre considerar as contraindicações relativas do uso clínico da EENM para portadores de marcapassos e CDI. Nestes casos, o uso requer liberação médica e avaliação do uso do dispositivo.

## INFARTO AGUDO DO MIOCÁRDIO (IAM)

A síndrome coronária aguda (SCA) compreende: a angina instável (AI); e o infarto agudo do miocárdio (IAM). Falamos em IAM quando há evidência de necrose miocárdica em um contexto clínico de isquemia, com elevação de marcadores de necrose miocárdica. Atualmente, o mais importante é diferenciar infarto do miocárdio (isquêmico) de lesão miocárdica. No IAM, ocorre elevação da "troponina" com queda posterior (curva), enquanto na lesão miocárdica, por motivos não isquêmicos, a "troponina" se altera pouco e não faz curva (platô) (Tabela 14.5).

Consideramos que a reabilitação acompanha o conceito da síndrome coronariana aguda (SCA), ou seja, são elegíveis para a reabilitação também os pacientes anginosos, pois têm os mesmos fatores de risco e, portanto, se beneficiam de um programa de reabilitação, além disso, com a maior frequência de intervenções por cateterismo – diagnóstico e terapêutico –, faz-se necessário o entendimento dos riscos associados ao procedimento, como descrito abaixo:

- Investigar se o procedimento foi diagnóstico ou terapêutico;
- Confirmar se o procedimento foi na vigência de IAM ou não;
- Investigar no cateterismo terapêutico qual tipo de angioplastia ou *stent* foi realizado;
- Investigar o escore TIMI *score* para saber a qualidade de reperfusão da artéria tratada (Tabela 14.6).

| Tabela 14.6 TIMI – Thrombolysis in myocardial infarction Escore | |
|---|---|
| TIMI 0 | Sem reperfusão |
| TIMI 1 | O contraste passa da obstrução, porém não progride até o leito distal |
| TIMI 2 | O contraste passa da obstrução, porém progride lentamente até o leito distal |
| TIMI 3 | O contraste passa pela obstrução rapidamente até o leito distal |

Fonte: V Diretriz da Sociedade Brasileira de Cardiologia sobre Tratamento do Infarto Agudo do Miocárdio com Supradesnível do Segmento ST. Arq Bras Cardiol. 2015; 105(2):1-105.

- Reconhecer a classificação de Killip pós-IAM; sendo Killip I, o IAM sem complicações clínicas relevantes e Killip IV, o paciente que evolui com choque cardiogênico e pior prognóstico (Tabela 14.7).

| Tabela 14.7 Classificação de Killip | | |
|---|---|---|
| Parâmetros | Classe | Risco de óbito (%) |
| Sem sinais de insuficiência cardíaca (IC) | I | 2-3 |
| IC discreta (estertores basais e 3ª bulha) | II | 8-10 |
| Edema Agudo de Pulmão | III | 20-25 |
| Choque cardiogênico | IV | 45-70 |

IC: insuficiência cardíaca.
Fonte: V Diretriz da Sociedade Brasileira de Cardiologia sobre Tratamento do Infarto Agudo do Miocárdio com Supradesnível do Segmento ST. Arq Bras Cardiol. 2015; 105(2):1-105

- Investigar os níveis de "troponina I" para reconhecer os limites esperados nas alterações dos marcadores de necrose miocárdica após cateterismo ou revascularização do miocárdio;
- Considerar todos os fatores citados, selecionando o paciente para a reabilitação e sua estratificação de risco;
- Lembrar que alguns pacientes serão indicados para revascularização do miocárdio.

Na fase hospitalar do IAM, o papel do fisioterapeuta pode ser dividido em três momentos: a) Educação; b) atendimento de fisioterapia; e c) encaminhamento para reabilitação cardíaca.

**Educação do paciente:** devemos abordar todos os pacientes internados com orientações sobre controle dos fatores de risco e a importância da atividade física e da reabilitação cardíaca. Para isso, usamos cartilhas informativas com orientações para atividade física, além de reconhecimento e controle de sintomas.

**Atendimento de fisioterapia:** será pautado no estabelecimento de intensidade, duração e frequência para estabelecer a progressão das atividades propostas (Tabela 14.8).

### Tabela 14.8
### Recomendações do American College of Sports Medicine (ACSM) para prescrição do exercício na fase 1 de reabilitação cardiovascular

**Intensidade**
- Escala de Borg abaixo de 13 (6 a 20)
- Após IAM: FC abaixo de 120 bpm ou FC de repouso + 20 bpm
- Após revascularização do miocárdio: FC de repouso + 30 bpm
- Até a tolerância, se assintomático

**Duração**
- Sessões de exercícios intermitentes com durações de 3 a 5 minutos
- Períodos de repouso entre as séries, os quais devem ser:
    - De acordo com a vontade do paciente
    - Pelo menos de 1 a 2 minutos
    - Mais curtas do que a duração da execução do exercício
    - Duração total de 20 minutos

**Frequência**
- Mobilização precoce: 3 a 4 vezes por dia (do primeiro ao terceiro dia)
- Mobilização subsequente: 2 vezes por dia (a partir do quarto dia)

**Progressão**
- Aumentar inicialmente a duração até 10 a 15 minutos no tempo de exercício e após aumentar a intensidade

IAM: infarto agudo do miocárdio; FC: frequência cardíaca; bpm: batimentos por minuto.
Fonte: American College of Sports Medicine.

## MODELO DE REABILITAÇÃO FASE HOSPITALAR PARA SÍNDROME CORONARIANA AGUDA (IAM COM E SEM SUPRA DO SEGMENTO (ST)

- Iniciar reabilitação se quadro clínico estável há 24 horas, sem novos sintomas isquêmicos, alterações eletrocardiográficas ou dos marcadores de necrose miocárdica;
- Iniciar com atividades de leve a moderada intensidade (< 6 MET), Tabela 14.9. Respeitar princípios de prescrição expostos na **Tabela 14.7**;
- As sessões devem se iniciar no leito, evoluindo para atividades no quarto (24 a 48 horas) e depois no corredor (> 48 horas) desde que devidamente monitorizadas;
- Utilizar telemetria nas primeiras 48 horas: para monitorização da FC, ritmo e traçado eletrocardiográfico durante as atividades, na ausência desta ou similar, utilizar oximetria de pulso e controle de sintomas.

### Tabela 14.9
### Exemplos de atividades e gasto energético em unidades metabólicas (MET)

| Atividade | MET | Atividade | MET |
|---|---|---|---|
| Vestir-se | 2-3 | Banho | 3 |
| Alimentar-se | 1-2 | Caminhada (1,5 km/h) | 1-2 |
|  |  | Caminhada (3 Km/h) | 2-3 |
| Higiene sentado | 1-2 | Subir escadas | 4-7 |
| Higiene | 2-3 | Atividade sexual | 3-5 |

Fonte: Hospital Israelita Albert Einstein

## OXIGENOTERAPIA NO IAM

Para pacientes com IAM, o uso está recomendado para aqueles que apresentarem $SpO_2$ menor que 90% e/ou com dispneia, e não mais para todos os casos como antes. O estudo AVOID – *Air Verses Oxygen In Myocardial Infarction Study* não demonstrou benefícios de se utilizar oxigênio em pacientes não hipoxêmicos, inclusive trazendo complicações como arritmias pelo us (ver uso de oxigênio, conforme **Capítulo 4 – Oxigenoterapia**).

## ENCAMINHAMENTO PARA REABILITAÇÃO CARDÍACA PÓS-ALTA HOSPITALAR

Há evidências de que a abordagem do paciente durante a internação melhora a aderência à reabilitação pós-alta hospitalar. Portanto, durante a preparação para a alta é essencial conversar com o médico responsável sobre o encaminhamento (prescrição) da reabilitação cardíaca pós-alta – evidência 1A na fase ambulatorial.

## CIRURGIA CARDÍACA

A cirurgia cardíaca (CC) é um procedimento que possibilita a remissão dos sintomas e contribui para o aumento da sobrevida e para a melhora da qualidade de vida dos indivíduos cardiopatas. As cirurgias mais realizadas em pacientes adultos são a revascularização do miocárdio e o tratamento das doenças valvares e da aorta.

Em 2016, o grupo de suporte de Cardiologia do Hospital Israelita Albert Einstein criou a Diretriz Assistencial em Cirurgia Cardíaca, elaborada pela equipe médica e multidisciplinar para melhor abordagem perioperatória dos nossos pacientes. As intervenções fisioterapêuticas estão descritas neste conceito e vêm sendo incorporadas como uma das principais terapias no tratamento após eventos cirúrgicos, associadas à terapia medicamentosa e às modificações de hábitos alimentares e comportamentais.

## COMPLICAÇÕES NO PÓS-OPERATÓRIO (PO) DE CIRURGIA CARDÍACA

As complicações são uma importante causa de morbidade e mortalidade a longo prazo, da piora da qualidade de vida e do aumento dos custos com saúde. O surgimento de complicações no período pós-operatório é multifatorial, podendo ter relação com fatores pré e intraoperatório, e são pontos importantes a se avaliar (**Figura 14.2**).

**Fatores pré-operatórios:**
- Idade > 60 anos
- Sexo feminino
- Doenças preexistentes (IC, DPOC, DM, HAS, obesidade, insuficiência renal)
- Medicações pré-operatórias
- Estado crítico (uso de DVA, BIA e insuficiência renal aguda)
- EuroSCORE II*

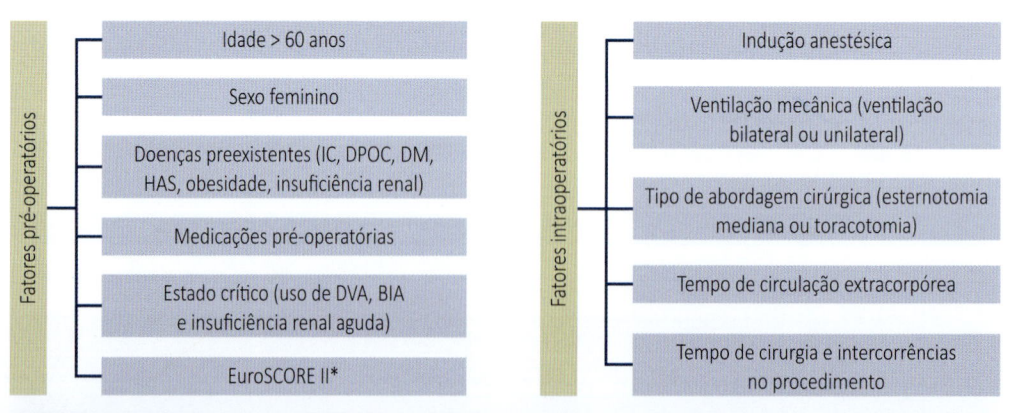

**Fatores intraoperatórios:**
- Indução anestésica
- Ventilação mecânica (ventilação bilateral ou unilateral)
- Tipo de abordagem cirúrgica (esternotomia mediana ou toracotomia)
- Tempo de circulação extracorpórea
- Tempo de cirurgia e intercorrências no procedimento

**Figura 14.2:** Fatores que contribuem para o surgimento de complicações no pós-operatório de cirurgias cardíacas.
IC: insuficiência cardíaca; DPOC: doença pulmonar obstrutiva crônica; DM: diabetes melito; HAS: hipertensão arterial sistêmica; DVA: droga vasoativa; BIA: balão intra-aórtico.
Fonte: Acervo do autor.

EuroSCORE II – Sistema Europeu para Avaliação de Risco em Cirurgia Cardíaca, uma ferramenta de estratificação de risco com a finalidade de avaliar os fatores de risco para mortalidade na cirurgia cardíaca. As complicações orgânicas podem ser classificadas como cardiovasculares, não cardiovasculares e pulmonares, como se vê na **Tabela 14.10**.

**Tabela 14.10**
**Complicações cardiovasculares, não cardiovasculares e pulmonares no pós-operatório de cirurgia cardíaca**

| Complicações cardiovasculares | Complicações não cardiovasculares | Complicações pulmonares |
|---|---|---|
| • Hipertensão arterial<br>• Taquiarritmias<br>• Infarto agudo do miocárdio<br>• Tamponamento cardíaco<br>• Insuficiência cardíaca<br>• Pericardite | • Comprometimento pulmonar<br>• Insuficiência renal aguda<br>• Cerebrais (acidente vascular encefálico, confusão mental, delirium)<br>• Infecciosas (mediastinite, infecções do esterno)<br>• Hemorragia digestiva alta, isquemia mesentérica, icterícia, pancreatite<br>• Sangramentos | • Atelectasia<br>• Pneumonia<br>• Derrame pleural<br>• Lesão do nervo frênico<br>• Pneumotórax<br>• Ventilação mecânica prolongada<br>• Síndrome do desconforto respiratório agudo |

Fonte: Hospital Israelita Albert Einstein.

As complicações pulmonares são mais comuns após CC e caracterizam-se por limitação da respiração profunda e redução do estímulo da tosse. Elas prolongam o tempo de internação, contribuem para a morbidade pós-operatória e expressam altas taxas de mortalidade, entre 8 e 24%.

## MODELO DE PROTOCOLO DE REABILITAÇÃO HOSPITALAR PARA PACIENTES PÓS-CIRURGIA CARDÍACA

A fisioterapia é fundamental na prevenção e no tratamento de complicações pós-operatórias.
- Fisioterapia no pré-operatório;
- Admissão na unidade de terapia intensiva;
- Fisioterapia respiratória;
- Fisioterapia motora;
- Orientações para alta hospitalar.

## FISIOTERAPIA NO PRÉ-OPERATÓRIO

Até o momento não há consenso sobre a melhor forma de acompanhamento fisioterapêutico no pré-operatório, mas estudos mostram que a atuação da fisioterapia neste período reflete na recuperação após cirurgia.

| Objetivo da avaliação pré-operatória em cirurgia cardíaca |
|---|
| • Verificar o estado clínico e funcional do paciente, gerando informações sobre os riscos de intercorrências nos períodos peri e pós-operatório. |
| • Realizar orientações sobre técnicas cirúrgicas, recuperação na UTI, presença de drenos, mobilização e deambulação precoce, conscientização dos exercícios respiratórios e tosse. |

Fonte: Hospital Israelita Albert Einstein.

No entanto, em nossa rotina, essa prática é incomum, já que a maioria dos pacientes chegam ao nosso departamento somente no período pós-operatório.

## ADMISSÃO DO PACIENTE NA UNIDADE DE TERAPIA INTENSIVA (UTI)

Na UTI, é realizada a avaliação inicial do paciente, desde suas condições clínicas e hemodinâmicas até dispositivos inseridos, estes componentes podem interferir diretamente nas condutas e objetivos fisioterapêuticos. Nesta fase, priorizamos o desmame da ventilação mecânica e a mobilização precoce. Os pontos a serem avaliados ao receber o paciente do centro cirúrgico são apresentados na **Figura 14.3**.

| Avaliação respiratória em paciente com tubo orotraqueal (TOT) | Avaliação respiratória de pacientes em respiração espontânea | Checagem dos drenos e dispositivos | Avaliação do paciente prontuário e exames | Avaliação hemodinâmica | Avaliação neurológica |
|---|---|---|---|---|---|
| • Posicionamento do TOT<br>• Parâmetros ventilatórios<br>• Condições de desmame da VM e extubação precoce | • Ausculta pulmonar<br>• Padrão respiratório<br>• FR e SpO$_2$<br>• Necessidade suplementação de oxigênio<br>• Presença de secreção | • Patência dos drenos<br>• Fluxo de drenagem<br>• Débito após mobilização<br>• Presença de outros dispositivos: sondas e cateteres | • Descrição cirúrgica<br>• Fatores pré-operatórios e intraoperatórios<br>• Gasometria arterial e radiografia de tórax | • Sinais vitais: FC, PAM, SpO$_2$ e dor<br>• Drogas vasoativas<br>• Dispositivo de assistência circulatória (BIA, ECMO) | • Presença de sedação (escala de Ramsay)<br>• Ausência de sedação (escala de Glasglow)<br>• Pupilas |

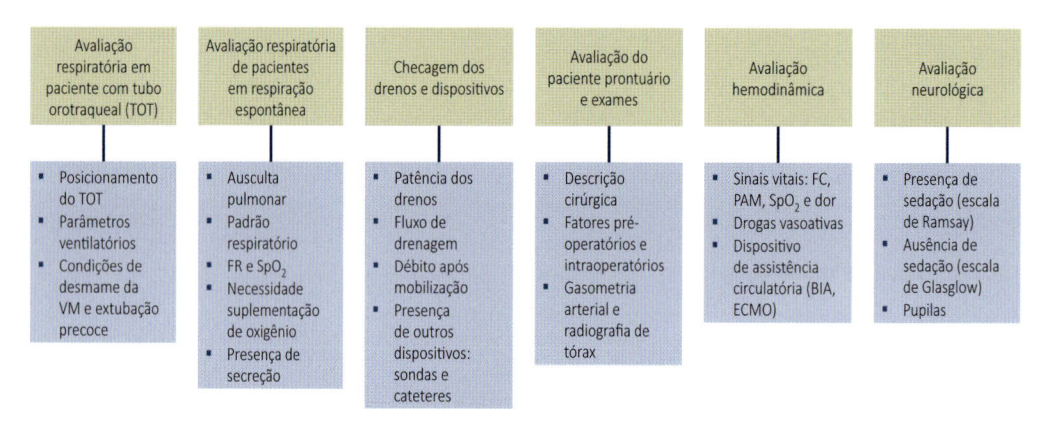

**Figura 14.3:** Avaliação fisioterapêutica na unidade de terapia intensiva.
VM: ventilação mecânica; FR: frequência respiratória; FC: frequência cardíaca; PAM: pressão arterial média; ECMO: oxigenação por membrana extracorporal; TOT: tubo oro-traqueal; SpO2: saturação periférica de oxigênio; BIA: balão intra-aórtico.
Fonte: Hospital Israelita Albert Einstein.

## FISIOTERAPIA RESPIRATÓRIA

Em nosso protocolo, todos pacientes fazem exercício respiratório com pressão positiva. A VNI pode ser utilizada conforme os critérios de indicação (ver **Capítulo 8 – Ventilação Não Invasiva**). Pode se usar técnicas capazes de melhorar a mecânica respiratória, a expansão pulmonar e a higiene brônquica. A escolha das técnicas é baseada no diagnóstico fisioterapêutico, considerando-se uma terapêutica com menor gasto de energia e maior eficácia, respeitando-se o nível de cooperação e compreensão do paciente. Manobras que envolvem compressão torácica são contraindicados em regiões da esternotomia e toracotomia.

> **ATENÇÃO**
> Sugerimos que em pacientes no PO de cirurgia minimamente invasiva ou robótica que foram submetidos à intubação seletiva, podemos associar a pressão positiva e o posicionamento no leito (decúbito lateral com o lado desinsuflado no intraoperatório para cima) para reexpansão pulmonar.

## FISIOTERAPIA MOTORA

O programa de exercícios de fisioterapia motora pós-CC é fundamentado nas indicações, contraindicações e cuidados (conforme **Capítulo 11 – Diretriz de Mobilização Precoce**).

A fase I da reabilitação cardíaca em pacientes no pós-operatório de cirurgia cardíaca é constituída por *steps* ou marcos funcionais (sedestação, ortostatismo e deambulação). Cada *step* é equivalente a um conjunto de exercícios com maior intensidade e maior gasto energético. Devem-se levar em conta as condições clínicas, hemodinâmicas, dia do pós-operatório, limitações individuais e comorbidades dos pacientes (**Figura 14.4**).

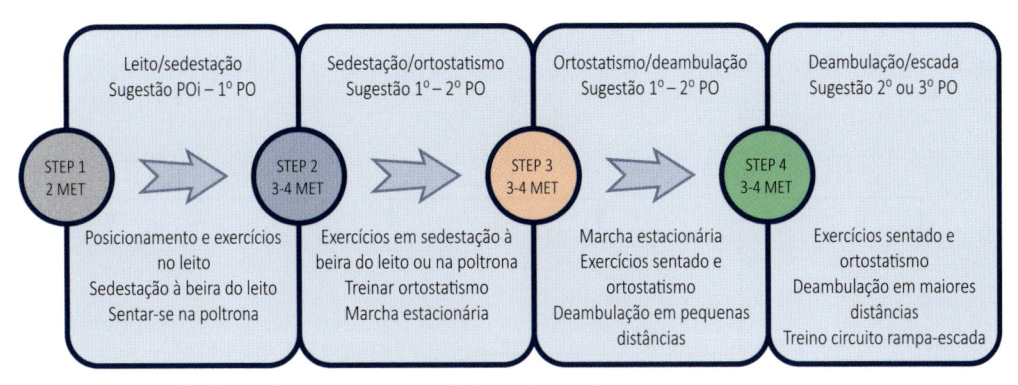

| Leito/sedestação<br>Sugestão POi – 1º PO | Sedestação/ortostatismo<br>Sugestão 1º – 2º PO | Ortostatismo/deambulação<br>Sugestão 1º – 2º PO | Deambulação/escada<br>Sugestão 2º ou 3º PO |
|---|---|---|---|
| **STEP 1**<br>2 MET | **STEP 2**<br>3-4 MET | **STEP 3**<br>3-4 MET | **STEP 4**<br>3-4 MET |
| Posicionamento e exercícios no leito<br>Sedestação à beira do leito<br>Sentar-se na poltrona | Exercícios em sedestação à beira do leito ou na poltrona<br>Treinar ortostatismo<br>Marcha estacionária | Marcha estacionária<br>Exercícios sentado e ortostatismo<br>Deambulação em pequenas distâncias | Exercícios sentado e ortostatismo<br>Deambulação em maiores distâncias<br>Treino circuito rampa-escada |

**Figura 14.4:** Sugestão de terapia motora e progressão baseado em *steps*.
Fonte: Acervo do autor.

A prescrição do exercício deve ser individualizada e cuidados devem ser tomados durante todo o processo de reabilitação, como nas Tabelas 14.11 e 14.12 respectivamente. Alterações clínicas e hemodinâmicas durante o atendimento são preditivas de interrupção, com comunicação imediata à equipe assistencial até nova reavaliação.

> **ATENÇÃO**
>
> Complicações pós-cirúrgica que acarretam desmame difícil da VM, instabilidade hemodinâmica, necessidade de re-operação e uso de dispositivos de assistência circulatória mecânica não seguem o programa de terapia motora sugerido. Até o desmame da ventilação mecânica e a estabilização do quadro clínico, estes pacientes seguem a Diretriz de Mobilização Precoce, conforme **Capítulo 11**.

**Tabela 14.11**
**Prescrição dos exercícios pós-CC**

| Prescrição de exercício | |
|---|---|
| Frequência de treinamento | 1 a 2 vezes/dia |
| Duração | 40 a 60 minutos/dia |
| Intensidade | Escala de Borg (limitar a 13) ou FC (limitar a 30 bpm do repouso) |
| Séries | 1 a 2 séries de 10 repetições (com técnicas de conservação de energia) |
| Progressão | Distância de caminhada e inclusão de circuito rampa-escada |

CC: cirurgia cardíaca; FC: frequência cardíaca.
Fonte: Hospital Israelita Albert Einstein.

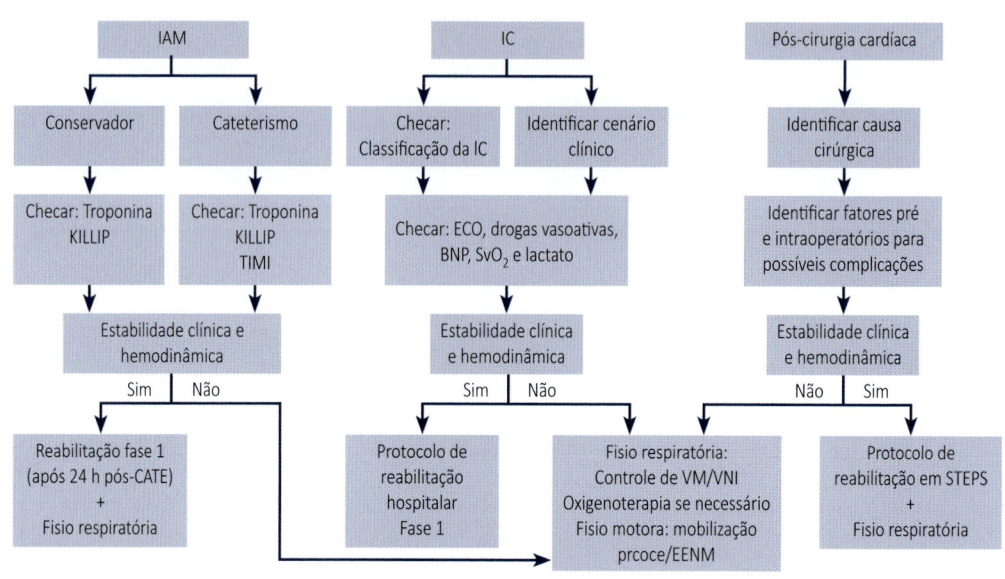

## Fluxograma 14.1

```
         IAM                              IC                      Pós-cirurgia cardíaca
          │                                │                              │
    ┌─────┴─────┐                  ┌───────┴────────┐                     ▼
    ▼           ▼                  ▼                ▼              Identificar causa
Conservador  Cateterismo      Checar:          Identificar              cirúrgica
    │           │         Classificação da IC  cenário clínico           │
    ▼           ▼                  │                │                    ▼
Checar:      Checar:               └────────┬───────┘          Identificar fatores pré
Troponina    Troponina                      ▼                  e intraoperatórios para
KILLIP       KILLIP              Checar: ECO, drogas vasoativas,  possíveis complicações
             TIMI                BNP, SvO₂ e lactato                      │
    │           │                           │                             ▼
    └─────┬─────┘                           ▼                      Estabilidade clínica
          ▼                         Estabilidade clínica            e hemodinâmica
   Estabilidade clínica e            e hemodinâmica                 Não        Sim
     hemodinâmica                    Sim        Não                  │          │
     Sim        Não                   │          │                   ▼          ▼
      │          │                    ▼          ▼          (como à esquerda / direita)
```

- **Sim (IAM)** → Reabilitação fase 1 (após 24 h pós-CATE) + Fisio respiratória
- **Não (IAM)** → (segue para Fisio respiratória: Controle de VM/VNI...)
- **Sim (IC)** → Protocolo de reabilitação hospitalar Fase 1
- **Não (IC)** → Fisio respiratória: Controle de VM/VNI / Oxigenoterapia se necessário / Fisio motora: mobilização precoce/EENM
- **Não (pós-cirurgia cardíaca)** → Fisio respiratória: Controle de VM/VNI / Oxigenoterapia se necessário / Fisio motora: mobilização precoce/EENM
- **Sim (pós-cirurgia cardíaca)** → Protocolo de reabilitação em STEPS + Fisio respiratória

**Fluxograma 14.1**
IAM: infarto agudo do miocárdio; IC: insuficiência cardíaca; ECO: ecocardiograma; BNP: *brain natriuretic peptide*; VM: ventilação mecânica; VNI: ventilação não invasiva; EENM: estimulação elétrica neuromuscular.
Fonte: Hospital Israelita Albert Einstein.

---

### Orientações de atividade física pós-alta – IAM
Interfere positivamente nos fatores de risco modificáveis, diminuindo chance de novos eventos cardiovasculares e mortalidade
Ideal começar logo após a alta e com liberação médica.
Encaminhamento para centros de reabilitação ou profissionais especializados

### Orientações de atividade física pós-alta – IC
Diminuiu risco de reinternações por descompensações, melhora qualidade de vida e condicionamento cardiovascular
Ideal começar logo após a alta e com liberação médica.
Encaminhamento para centros de reabilitação ou profissionais especializados

### Orientações de atividade física pós-alta – pós-CC
Melhora qualidade de vida, condicionamento cardiovascular e retorno precoce às atividades de vida diária
Ideal começar logo após a alta e com liberação médica.
Encaminhamento para centros de reabilitação ou profissionais especializados

**Fluxograma 14.2**
IAM: infarto agudo do miocárdio; IC: insuficiência cardíaca; CC: cirurgia cardíaca.
Fonte: Hospital Israelita Albert Einstein.

---

### Tabela 14.12
### Cuidados durante a terapia motora no PO de CC

| Cuidados com a terapia motora | |
|---|---|
| Avaliar resposta clínica e hemodinâmica | • Manter paciente monitorizado ou com telemetria.<br>• Atentar à presença de arritmias entre 2° e 5° dia do pós-operatório.<br>• Checar PA pré e pós-exercício nas trocas posturais e em ortostatismo. |
| Avaliar padrão respiratório e sinais de hipoxemia | • Manter SpO₂ 95%.<br>• Utilizar dispositivos para suplementação de oxigênio ou VNI durante o exercício. |
| Observar drenos (pleural/mediastinal) e dispositivos (sondas, cateteres, fios de marca-passo) | • Inserção, função e débito dos drenos.<br>• Individualizar mobilização conforme quadro clínico. |

PO: pós-operatório; SpO2: saturação periférica de oxigênio; CC: cirurgia cardíaca; PA: pressão arterial; VNI: ventilação não invasiva.
Fonte: Hospital Israelita Albert Einstein.

## ORIENTAÇÕES PARA ALTA HOSPITALAR

A fisioterapia é responsável pela orientação de atividade física, reabilitação cardiopulmonar e quanto aos cuidados que envolvem a esternotomia mediana. Essas orientações podem variar de acordo com a equipe médica cirúrgica e devem ser alinhadas antes de ser informadas ao paciente. Quanto às orientações da esternotomia mediana:

- Evitar decúbito lateral por 5 dias, incentivar o semilateral;
- Não fletir os MMSS acima do nível dos ombros; não abduzir os MMSS;
- Não realizar exercícios com carga para MMSS por 2 meses;
- Não carregar, puxar e empurrar objetos pesados até 30 dias;
- Atividade sexual após 30 dias;
- Evitar dirigir por 2 meses.

Em resumo, segue o Fluxograma 14.2 de atendimento da fisioterapia e as orientações pós-alta nos pacientes com IAM, IC e pós-cirurgia cardíaca.

### PONTOS-CHAVE

- Em pacientes com IC, considerar os cenários clínicos para adequar a abordagem fisioterapêutica, sempre avaliando fraqueza muscular periférica e respiratória;
- Pacientes com SCA, a abordagem fisioterapêutica vai além do atendimento propriamente dito: educação e encaminhamento para a reabilitação pós-alta são primordiais, pois impactam diretamente nos fatores de risco;
- Para pacientes cirúrgicos, os fatores pré e intraoperatórios devem ser considerados na avaliação das complicações pós-operatórias;
- Após resolução cirúrgica do comprometimento cardíaco, o retorno gradativo das atividades e a preparação para alta hospitalar devem considerar as comorbidades, condição clínica prévia à internação e às complicações no pós-operatório.

Acesse aqui o conteúdo interativo do capítulo

### Referências

1. Shoemaker MJ, Dias KJ, Lefebvre KM, et al. Physical therapist clinical practice guideline for the management of individuals with heart failure. Phys Ther. 2020;100:14–43.
2. Mebazaa A, Gheorghiade M, Piña IL, et al. Practical recommendations for prehospital and early in-hospital management of patients presenting with acute heart failure syndromes. Crit Care Med. 2008;36(1Suppl):S129-39.
3. Hui Li, Chunlin Hu, Jinming Xia, et al. A comparison of bilevel and continuous positive airway pressure noninvasive ventilation in acute cardiogenic pulmonary edema. Am J Emerg Med. 2013;31(9):1322–1327.
4. Bundchen DC, Gonzales AI, de Noronha M, et al. Noninvasive ventilation and exercise tolerance in heart failure: a systematic review and metanalysis. Brazilian Journal of Physical Therapy. 2014,18(5) 385-394.

5. Meyer FJ, Borst MM, Zugck C, et al. Respiratory muscle dysfunction in congestive heart failure clinical correlation and prognostic significance. Circulation. 2001 103(17):2153-2158.
6. Verissimo P, Timenetsky KT, Casalaspo TJA, et al. High prevalence of respiratory muscle weakness in hospitalized acute heart failure elderly patients. PLoS ONE. 201510(2):1-10.
7. Smart N A, Dieberg G, Giallauria F. Functional electrical stimulation for chronic heart failure: a meta--analysis: a meta-analysis. Int J Cardiol. 2013,167(1):80-6.
8. Thygesen, et al. Four universal definition of myocardial infarction. J Am Cardiol. 2018;72(18)2232-64.
9. V Diretriz da Sociedade Brasileira de Cardiologia sobre Tratamento do Infarto Agudo do Miocárdio com Supradesnível do Segmento ST. Arq Bras Cardiol. 2015;105(2):1-105.
10. Stub D, Smith K, Bernard S, Nehme Z, Stephenson M, et al. Air versus oxygen in st-segment–elevation myocardial infarction. Circulation. 2015;131:2143-2150.
11. Beccaria LM, Cesarino CB, Werneck AL, et al. Postoperative complications in patients undergoing cardiac surgery in a teaching hospital. Arq Ciênc Saúde. 2015;22(3):37–41.
12. Herdy AH, López-Jimenez F, Terzic CP, Milani M, Stein R, Carvalho T, et al; Sociedade Brasileira de Cardiologia. South American Guidelines for Cardiovascular Disease Prevention and Rehabilitation. Arq Bras Cardiol. 2014;103(2 Supl.1):1-31.
13. Zhu G-F, Wang DJ, Liu S, Jia M, Jia S-J. Efficacy and safety of noninvasive positive pressure ventilation in the treatment of acute respiratory failure after cardiac surgery. Chin Med J (Engl). 2013;126(23):4463-4469.
14. High-Flow Nasal Oxygen vs Noninvasive Positive Airway Pressure in Hypoxemic Patients After Cardiothoracic Surgery A Randomized Clinical Trial. JAMA. 2015;16;313(23):2331-9.
15. Santos PMR, Ricci NA, Suster EAB, Paisani DM, Chiavegato LD. Effects of early mobilisation in patients after cardiac surgery: a systematic review. Physiotherapy. 2017;103(1):1-12.

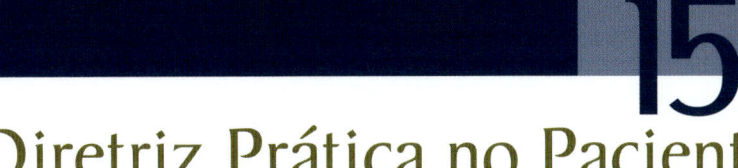

# 15
# Diretriz Prática no Paciente com Doença Pulmonar Obstrutiva Crônica e Asma

Eduardo Colucci | Rogério Dib

## OBJETIVOS DO CAPÍTULO
- Apresentar definição abreviada das patologias doença pulmonar obstrutiva crônica (DPOC) e asma;
- Apresentar a classificação por gravidade de cada doença;
- Descrever processo de reabilitação destes pacientes.

## INTRODUÇÃO

A doença pulmonar obstrutiva crônica (DPOC) é uma doença comum, prevenível e tratável, caracterizada por sintomas respiratórios persistentes e limitação ao fluxo aéreo secundária a alterações de vias aéreas e/ou alveolares, geralmente causada pela exposição a partículas ou gases nocivos. A DPOC gera importante impacto na qualidade de vida dos pacientes, ainda mais se associada a outras condições causadas pelo cigarro como doenças cardiovasculares e musculoesqueléticas.

A asma é uma doença crônica caracterizada por episódios recorrentes de falta de ar e sibilância. Os sintomas tendem a piorar pela manhã e de noite, sendo o diagnóstico predominantemente clínico. Estima-se aproximadamente 300 milhões de asmáticos no mundo. Apesar de inúmeros recursos tecnológicos, a doença ainda é subdiagnosticada e, consequentemente, subtratada, gerando dificuldades no seu controle.

As exacerbações podem ser classificadas em leve, moderada e grave, sendo a última com a necessidade de internação hospitalar. Em muitos casos, desenvolvem insuficiência respiratória aguda, sendo que uma pequena parte dos pacientes jamais retornam ao padrão basal, dificultando a retomada das atividades de vida diária (Tabela 15.1).

Sabendo-se disso, foi desenvolvido um protocolo de atendimento de fisioterapia intra-hospitalar. Os objetivos desse protocolo são uniformizar os atendimentos da equipe de fisioterapia de modo a direcionar os profissionais durante os atendimentos, minimizar a perda de massa e força muscular periférica e respiratória nos pacientes, além de reforçar a importância de um programa de treinamento físico específico como peça fundamental no tratamento da doença e de sua manutenção após a alta e durante a fase estável da doença, implantando esse cuidado em definitivo na vida desses pacientes. A seguir, apresentamos a estruturação do protocolo (Figura 15.1).

## Tabela 15.1
### Resumo dos principais sinais e sintomas dos tipos de exacerbação da DPOC

| Achado | Intensidade das exacerbações | | | |
|---|---|---|---|---|
| | Leve | Moderada | Grave | Muito grave (insuficiência respiratória) |
| Impressão clínica geral | Sem alterações | Sem alterações | Sem alterações | Cianose, sudorese, exaustão |
| Estado mental | Normal | Normal ou agitação | Normal ou agitação | Agitação, confusão, sonolência |
| Dispneia | Ausente ao repouso | Leve ao repouso | Moderada | Intensa |
| Fala | Frases completas | Frases intercortadas | Frases incompletas | Frases curtas ou monossilábicas |
| Musculatura acessória | Ausente | Retrações leves/ ausentes | Retrações acentuadas | Retrações acentuadas |
| Sibilância | Moderada, final expiração | Intensa, durante expiração | Intensa, inspiratório e expiratório | Ausente com MV diminuído |
| FR, ciclos/min | Normal ou aumentada | Aumentada | Aumentada | Aumentada |
| FC, bpm | < 100 | 100-120 | > 120 | > 140 ou bradicardia |
| PFE, % previsto | > 80 | 60-80 | < 60 | < 40 |
| $SpO_2$, % | > 95 | 90-95 | ≤ 90 | ≤ 90 |
| $PaO_2$, mmHg | Normal | > 60 | < 60 | < 60 |
| $PaCO_2$, mmHg | Normal | < 40 | > 42 | ≥ 45 |

FR: frequência respiratória, FC: frequência cardíaca, PFE: pico de fluxo expiratório, $PaO_2$: pressão parcial de oxigênio, $PaCO_2$: pressão parcial de dióxido de carbono, $SpO_2$: saturação periférica de oxigênio. MV: murmúrio vesicular.
Fonte: Adaptado de: Cardoso AP. Exacerbação da DPOC. Pulmão RJ, 2013; 22(2):60-64.

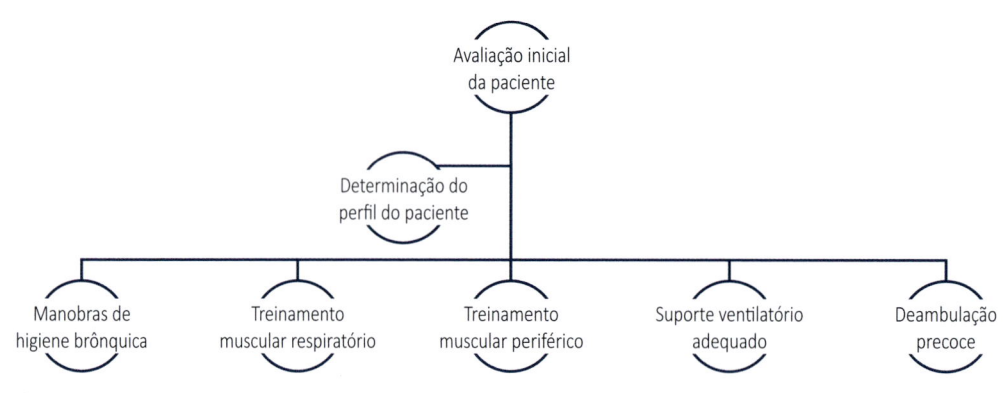

**Figura 15.1:** Estruturação do protocolo.
Fonte: Hospital Israelita Albert Einstein.

## DETERMINAÇÃO DO PERFIL DO PACIENTE E TÉCNICAS DE HIGIENE BRÔNQUICA

Realizar uma avaliação inicial focada na determinação do perfil dos pacientes que são divididos em secretivos e não secretivos, tendo em vista que nem toda exacerbação da DPOC e da asma evolui com presença de secreção, mesmo que seja de origem infecciosa.

Para os pacientes secretivos, não são estabelecidas técnicas de higiene brônquica específica, já que as indicações de cada uma podem variar de acordo com cada paciente. Podem ser aplicadas as técnicas que trabalhem com fluxos, além de dispositivos de oscilação, drenagem postural e tosse assistida, de preferência associada a terapias inalatórias, lembrando sempre de se levar em conta as técnicas que o paciente já usa e de que se beneficia.

Para os pacientes não secretivos, são realizadas as outras avaliações e feito o acompanhamento desse aspecto para abordagem futura, caso haja necessidade.

## AVALIAÇÃO E TREINAMENTO MUSCULAR RESPIRATÓRIO

O processo de avaliação e treinamento muscular respiratório está indicado nestes pacientes, mais detalhes a respeito do processo de avaliação e de titulação da carga de treinamento podem ser encontrados no **Capítulo 6 – Treinamento Muscular – Periférico e Respiratório**. No entanto, os pacientes devem preencher alguns critérios, tais como:

- Ausência de dispneia ao repouso;
- Ausência de arritmias importantes com repercussão clínica;
- Ausência de elevação de marcadores de necrose cardíaca.

Os testes de força muscular inspiratória ($PI_{MÁX}$) e expiratória ($PE_{MÁX}$) devem ser realizados, conforme **Capítulo 1 – Medidas Ventilatórias**.

A partir da identificação da fraqueza muscular respiratória ($PI_{MÁX}$ < 60% previsto) é indicado o treinamento muscular respiratório. Durante o treinamento, sempre avaliar a sensação de dispneia referida pelo paciente mediante a escala de Borg modificada, lembrando que a carga pode variar de acordo com quadro clínico diário, sugerindo manter as pontuações da escala entre 4 e 6.

Sendo assim, caso as pontuações estejam acima do valor-alvo de Borg, diminuímos a carga para um nível menor ou, ainda, podemos reduzir o número de repetições ou de séries, de forma que a escala de dispneia novamente pontue como o desejado, sem interrupção do treinamento. As medidas podem ser realizadas semanalmente até a alta hospitalar ou sempre que necessário para ajustes das cargas de treinamento.

## AVALIAÇÃO DO PICO DE FLUXO EXPIRATÓRIO

É de grande importância a medida do pico de fluxo expiratório (PFE) no paciente portador de asma, pois a partir dessa medida é possível checar corretamente a severidade da doença, monitorizar a evolução e orientar a equipe médica sobre o quadro. Também é possível checar a resposta da medicação e prevenir crises.

No ambiente hospitalar, essas medidas são utilizadas para indicação de ventilação mecânica não invasiva (VNI) e, em casos mais graves, direcionar esse paciente para um tratamento mais específico na UTI e, se necessário, intubação orotraqueal. Os valores de PFE preditos de acordo com idade e altura, bem como a forma de realização do exame de pico de fluxo expiratório, estão detalhados no **Capítulo 1 – Medidas Ventilatórias**.

## AVALIAÇÃO E TREINAMENTO PERIFÉRICO

É importante reforçar o treinamento muscular periférico o mais precoce possível durante a internação. De acordo com a literatura, está demonstrada a segurança de sua realização nesta fase e geralmente é bem tolerado pelos pacientes.

Exercícios físicos exigem atenção redobrada nos pacientes asmáticos, pois existe uma parcela dos portadores dessa doença que tem como gatilho para suas crises as atividades físicas, sendo importante maior monitorização com esse grupo de pacientes.

As cargas de trabalho são determinadas assim que o paciente estiver em condições clínicas, mas comumente podem ser obtidas logo nas primeiras sessões de atendimento, pois leva em consideração a sensação de cansaço e dispneia dos pacientes. As recomendações preconizadas na literatura de treinamento muscular periférico baseado na sensação de esforço utilizam a escala de Borg. Sendo assim, para a avaliação e treinamento, são utilizados desde exercícios assistidos até os resistidos com cargas variáveis, de forma que ambas as sensações de dispneia ou cansaço no grupo muscular avaliado estejam entre 4 e 6 na escala de Borg (conforme Capítulo 6 – Treinamento Muscular – Periférico e Respiratório).

Assim como no treinamento muscular respiratório, o treinamento periférico pode sofrer ajustes pontuais de acordo com estado clínico diário do paciente. Sugerimos fragmentar as terapias para melhor tolerância por parte dos pacientes, dividindo os grupos musculares de membros superiores (MMSS) e inferiores (MMII) em períodos diferentes do dia, trabalhando em séries entre 8 e 12 repetições, de forma a garantir o Borg Alvo (Figura 15.2).

Os principais grupos musculares englobados em nosso protocolo são:

| Músculos dos MMSS | Músculos dos MMII |
|---|---|
| ▪ Flexores de ombro<br>▪ Abdutores de ombro<br>▪ Flexores de cotovelo<br>▪ Extensores de cotovelo | ▪ Flexores de quadril<br>▪ Flexores plantares<br>▪ Extensores de joelho |

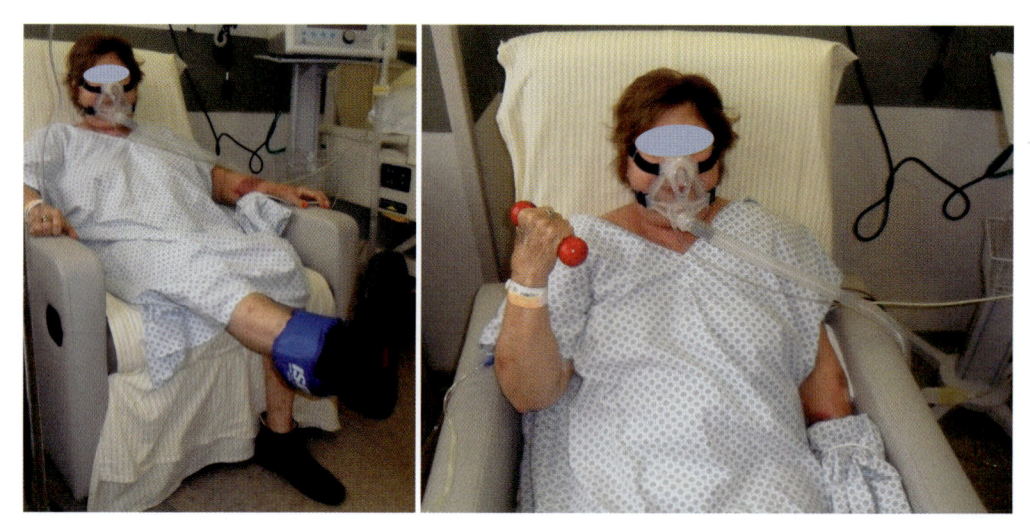

**Figura 15.2:** Paciente realizando treinamento muscular periférico de MMII e MMSS com uso de VNI.
Fonte: Acervo dos autores.

Vale ressaltar que o fortalecimento de outros grupos musculares além dos citados anteriormente não está contraindicado e deve ser realizado sempre que o fisioterapeuta identificar a necessidade.

## SUPORTE VENTILATÓRIO NA EXACERBAÇÃO DA DPOC

Para os pacientes com exacerbações mais leves ou que estejam menos sintomáticos, podemos indicar o uso da técnica de respiração por pressão positiva intermitente (RPPI) para alívio dos sintomas, principalmente após os exercícios ou como forma de auxiliar as técnicas de higiene brônquica.

Em pacientes mais sintomáticos ou aqueles com quadros de insuficiência respiratória aguda (principalmente os mais graves), recomenda-se o uso da ventilação não invasiva em dois níveis de pressão como tratamento de primeira escolha na agudização da DPOC.

| Os critérios para utilização da VNI são |
| --- |
| $PaCO_2$ > 55 mmHg |
| pH < 7,25 |
| FR > 25 ipm |
| $SpO_2$ < 90% |
| Aumento do trabalho respiratório |

$PaCO_2$: presssão parcial de gás carbônico; FR: frequência respiratória; ipm: inspirações por minuto; $SpO_2$: saturação periférica de oxigênio.
Fonte: Acervo dos autores.

O uso da ventilação não invasiva, além de auxiliar no tratamento da insuficiência respiratória aguda, poderá ocorrer durante qualquer período da terapia como forma de se diminuir ou se reverter a limitação ventilatória durante as terapias, principalmente no treinamento muscular periférico e deambulação, que são as atividades com maior demanda ventilatória e consequente maior sensação de dispneia (conforme **Capítulo 8 – Ventilação Não Invasiva**).

## DEAMBULAÇÃO

A deambulação deve ser iniciada o mais precocemente possível e seus efeitos são muito importantes na manutenção de força, condicionamento físico, controle da dispneia, funcionalidade, entre outros. É sugerido que o tempo de deambulação esteja em torno de 10 minutos por terapia, preferencialmente de forma contínua, porém podendo ser cumprido de forma intervalada de acordo com cada paciente ou com o objetivo de cada fisioterapeuta.

Nos casos em que haja impossibilidade de deambular com o paciente, sugerimos o uso do cicloergômetro de MMII ou ainda de MMSS, com o mesmo alvo de tempo e mesma forma de realização da deambulação.

O uso de dispositivos como VNI, cateter nasal de alto fluxo ou dispositivos de oxigenoterapia é recomendado principalmente nos pacientes mais sintomáticos de forma a minimizar a limitação ventilatória e permitir a realização de mais tempo de exercício com menores valores de dispneia. Para a deambulação, é importante a monitorização com telemetria e oximetria, além do uso de dispositivos

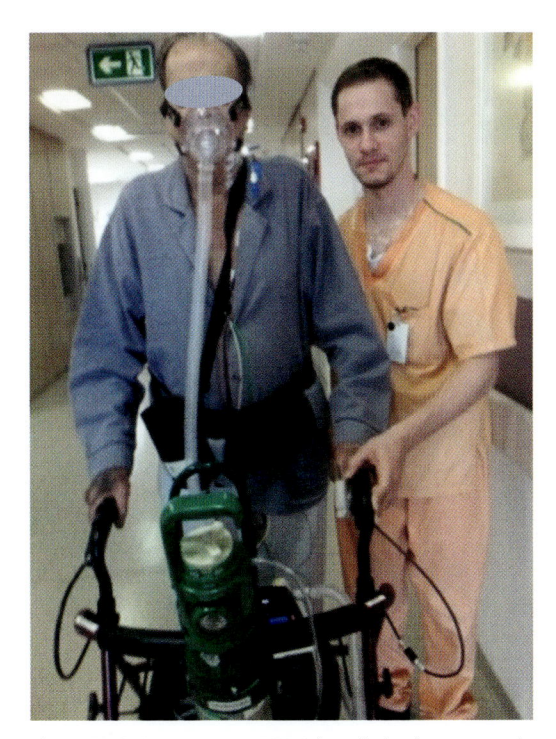

**Figura 15.3:** Paciente com DPOC deambulando com uso de oxigenoterapia, VNI e com monitorização por oximetria e telemetria.
Fonte: Acervo dos autores.

de segurança como cintos e andadores. Este último para os casos de necessidade de VNI e oxigenoterapia, ou caso o paciente necessite de pausas para descanso, pois este andador permite que o usuário realize a sedestação.

## AVALIAÇÕES COMPLEMENTARES

Utilizar a escala do *Medical Research Council* (MRC) para dispneia, questionário de qualidade de vida *COPD Assessment Test* (CAT) e o *Handgrip* (dinamometria de preensão palmar) para complementar as avaliações e melhor acompanhar os pacientes durante o período de internação, conforme **Capítulo 2 – Força Muscular Periférica**.

## RECOMENDAÇÕES GERAIS

- Manter a $SpO_2$ ≥ 90% durante o exercício, repouso e sono;
- Escala de Borg durante a caminhada, mantendo entre 4 e 6 para fadiga de MMII e/ou dispneia;
- Oxímetro de pulso e telemetria para monitorização da $SpO_2$ e frequência cardíaca, respectivamente;
- Técnicas de conservação de energia durante a realização dos exercícios, expiração na fase concêntrica e inspiração na fase excêntrica;
- Discutir com a equipe médica a possibilidade de uso de medicação broncodilatadora e ajustes de horários com equipe de enfermagem para administração cerca de 15 minutos antes da terapia, a fim de minimizar ou evitar a hiperinsuflação dinâmica, reduzindo, assim, a limitação ventilatória;
- Orientar e alinhar a continuidade dos exercícios em programas de reabilitação pulmonar pós-alta hospitalar.

Desta forma, fica estruturado o protocolo, conforme **Figura 15.4**.

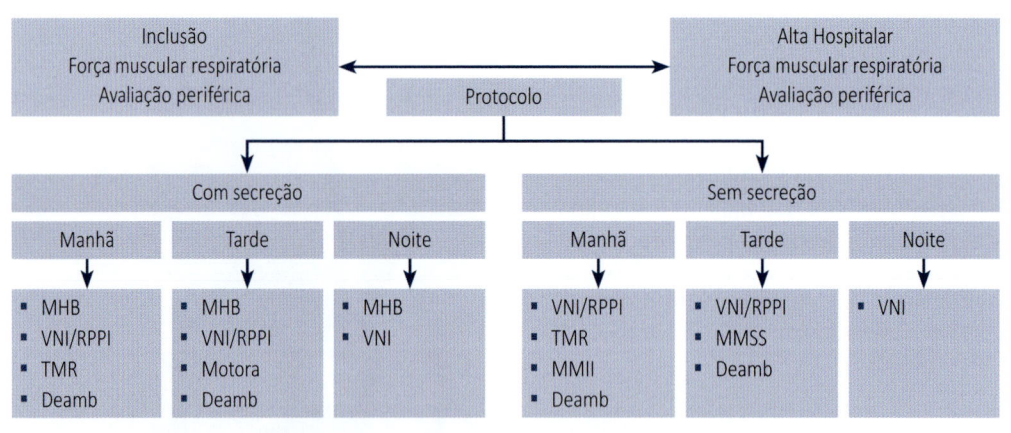

| Inclusão<br>Força muscular respiratória<br>Avaliação periférica | | | Protocolo | | Alta Hospitalar<br>Força muscular respiratória<br>Avaliação periférica | |
|---|---|---|---|---|---|---|
| **Com secreção** | | | | **Sem secreção** | | |
| Manhã | Tarde | Noite | | Manhã | Tarde | Noite |
| • MHB<br>• VNI/RPPI<br>• TMR<br>• Deamb | • MHB<br>• VNI/RPPI<br>• Motora<br>• Deamb | • MHB<br>• VNI | | • VNI/RPPI<br>• TMR<br>• MMII<br>• Deamb | • VNI/RPPI<br>• MMSS<br>• Deamb | • VNI |

**Figura 15.4:** Descrição do protocolo de atendimento ao paciente com DPOC exacerbada.
MHB: manobra de higiene brônquica; VNI: ventilação não invasiva; RPPI: respiração por pressão positiva intermitente; TMR: treinamento muscular respiratório; MMII: membros inferiores; MMSS: membros superiores.
Fonte: Hospital Israelita Albert Einstein.

O processo de reabilitação dos pacientes pneumopatas no ambiente hospitalar deve ser sistematizado para que as práticas que não condizem com os mecanismos fisiopatológicos dessas doenças sejam evitadas e as práticas com evidências científicas sejam exaltadas.

## PONTOS-CHAVE

- Características sistêmicas da fisiopatologia da asma e DPOC;
- Repercussão na capacidade de exercício dos pacientes;
- Definição e impacto das exacerbações;
- Entendimento das repercussões decorrentes das exacerbações;
- Implementação de um programa de reabilitação pulmonar na fase hospitalar.

Acesse aqui o conteúdo interativo do capítulo

## Referências

1. Global Strategy for the Diagnosis, Management, and Prevention of Chronic Obstructive Pulmonary Disease (GOLD), 2020.
2. Seemungal ART, Hurst JR, Wedzicha JA. Exacerbation rate, health status and mortality in COPD – a review of potential interventions. Int J Chron Obstruct Pulmon. 2009; 4: 203-223.
3. II Consenso Brasileiro sobre Doença Pulmonar Obstrutiva Crônica – DPOC – 2004. Caracterização da Doença Pulmonar Obstrutiva Crônica (DPOC) – Definição, Epidemiologia, Diagnóstico e Estadiamento. J Bras Pneumol. 2004;30:(supl. 5)1S-5S.
4. Langer D, Probst VS, Pitta F, Burtin C, Hendriks E, Schans CPVD, Paterson WJ, Verhoef-Dewijik MCE, Straver RVM, Klaassen M, Troosters T, Decramer M, Ninane V, Delguste P, Muris J, Gosselink R. Guia para prática clínica: fisioterapia em pacientes com doença pulmonar obstrutiva crônica (DPOC). Rev Bras Fisioter. 2009;13(3): 183-204.
5. Kovelis D, Segretti N O, Probst VS, Lareau SC, Brunetto AF, Pitta F. Validação do Modified Pulmonary Funtional Status and Dyspnea Questionnaire e da escala do Medical Research Council para o uso em pacientes com doença pulmonar obstrutiva crônica no Brasil. J Bras Pneumol. 2008;34(12):1008-1018.
6. Camelier A, Rosa F, Jones P, Jardim JR. Validação do questionário de vias aéreas 20 (Airways questionnaire 20 – AQ20) em pacientes portadores de doença pulmonar obstrutiva crônica (DPOC) no Brasil. J Pneumol. 2003;28-35.
7. Black, IF, Hyatt, RE. Maximal respiratory pressures: normal values and relationship to age and sex. Am Review Respir Disease.1969;99,696-702.
8. De Souza RB. Pressões respiratórias estáticas máximas – diretrizes para testes de função pulmonar. J Pneumol. 2002;28(Supl. 3);S155-165.
9. Andrews AW, Thomas MW, Bohannon RW. Normative values for isometric muscle force measurements obtained with hand-held dynamometers. Phys Ther. 1996;76(3):248-259.
10. Plywaczewski R, Sliwinski P, Nowinski A, Kaminski D, Zielisnki J. Incidence of noturnal desaturation while breathing oxygen in COPD patients undergoing long-term oxygen therapy. Chest. 2000;117:679-683.
11. Gosselink R, Bott J, Johnson M, Dean E, Nava S, Norrenberg M, Schönhofer B, Stiller K, van de Leur H, Vincent JL. Physiotherapy for adult patients with critical illness: recommendations of the European

Respiratory Society and European Society of Intensive Care Medicine Task Force on Physiotherapy for Critically Ill Patients. Intensiv Care Med. 2008;34(7):1188-1199.
12. Pitta F, Troosters T, Probst V, Lucas S, Decramer M, Gosselink R. Potential consequences for stable chronic obstructive pulmonary disease patients who do not get the recommended minimum daily amount of physical activity. J Bras Pneumol. 2006;32(4): 301-8.
13. Guide For Asthma Management And Prevention (for Adults and Children Older than 5 Years). 2019. Guia para "download" disponível em: https://ginasthma.org. Acesso em 12 ago 2021.
14. Global initiative for Asthma. Global Strategy for Asthma Management and Prevention, 2017. Available from:http://ginasthma.org/2018-gina-report-global-strategy-for-as-thma-management-and-prevention/.
15. Couto M, Moreira A, Delgado L. Diagnosis and treatment of asthma in athletes. Breathe. 2012;8:286-296.

# 16

# Diretriz Prática no Paciente Neurológico

Jose Aparecido de Sousa Junior | Juliana Raimondo e Silva Malzone

## OBJETIVOS DO CAPÍTULO

- Apresentar as afecções neurológicas do sistema nervoso central mais comuns que demandam hospitalização e suas peculiaridades neurofuncionais;
- Identificar os itens da avaliação neurofuncional e o plano de cuidados nas fases aguda e subaguda das afecções do Sistema Nervoso Central (SNC);
- Descrever as fases das diretrizes de mobilização com as particularidades do paciente neurológico;
- Estruturar plano fisioterapêutico, cuidados e metas da reabilitação com abordagem multidisciplinar e o preparo da desospitalização.

## INTRODUÇÃO

Neste capítulo trataremos das condições neurológicas que frequentemente requerem internação e cuidados específicos, como as lesões adquiridas no SNC: acidente vascular cerebral (AVC), traumatismo crânio encefálico (TCE) e traumatismo raquimedular (TRM).

Temos como principal ponto de alerta o AVC, considerado uma das principais causas de internações que acarretam algum tipo de deficiência na grande maioria dos pacientes. O TCE destaca-se como importante causa de morte e incapacidade em todo o mundo, principalmente em indivíduos com idade inferior a 45 anos.

O TRM tem incidência mundial estimada entre 9 e 50 casos/milhão de habitantes, sendo mais prevalente em áreas urbanas e atinge em sua maioria, pacientes em idade profissional produtiva. Estas condições neurológicas citadas cursam com permanências hospitalares prolongadas, de altao custo e envolvem equipe multidisciplinar pelo comprometimento neurológico e psicológico grave.

Nesse contexto, unidades de terapia intensiva (UTI) especializadas em pacientes neurológicos se fazem necessárias, com estudos demonstrando uma tendência na redução do tempo de internação, redução nos comprometimentos neurológicos secundários e redução na mortalidade nestas unidades.

A intervenção fisioterapêutica neurofuncional inicia-se desde já na admissão do paciente na fase aguda, com plano de reabilitação precoce contribuindo para a evolução e os desfechos.

## AVALIAÇÃO NEUROFUNCIONAL

A avaliação neurofuncional determina um processo estruturado, considerando pontos específicos e importantes do paciente neurológico, tais como:

- *Status* funcional pregresso;
- Queixa e dificuldade principal do paciente;
- Sedação, estado confusional, agitação ou outras barreiras de interação;
- Considerar interferências nos desfechos clinicofuncionais: hábitos, medicações pregressas e exames complementares.

A avaliação neurofuncional pode ser resumida na **Tabela 16.1**.

**Tabela 16.1**
**Itens da avaliação neurofuncional**

| | |
|---|---|
| 1. | Nível e conteúdo de consciência. |
| 2. | Pupilas (diâmetro e fotorreação), movimentos oculares, visão (acuidade e campo visual). |
| 3. | Aspectos cognitivos: compreensão, comunicação, orientação espaço-temporal e qualidade de interação. |
| 4. | Aspectos neurovegetativos (cardíaco e circulatório), as condições da pele e presença de edema. |
| 5. | Aspectos respiratórios: ausculta, oximetria, padrão e tipo respiratório, proteção de vias aéreas, suspeita de ineficácia da tosse e medidas ventilatórias quando possível e/ou necessário. |
| 6. | Presença ou ausência de resposta motora voluntária ou reflexa diante aos manejos passivos, assistidos e ativos. |
| 7. | Déficits sensoriais e perceptivos. |
| 8. | Alteração do tônus e trofismo muscular. |
| 9. | Resposta de coordenação e equilíbrio. |
| 10. | Possibilidade e eficácia das trocas posturais, manutenção postural, transferências, locomoção e riscos de queda em cada contexto. |

Fonte: Hospital Israelita Albert Einstein.

Importante lembrar que a história, a anatomofisiopatologia e o tempo da afecção (agudo, subagudo e crônico) tem sua importância para entender sua gravidade e para a estimativa do prognóstica funcional.

> **LEMBRETE**
> A investigação neurológica deve contemplar a avaliação da paralisia facial central que cursa com déficits do quadrante inferior da face contralateral ao lado da lesão, caracterizando desvio de rima.

## PECULIARIDADES PARA A ABORDAGEM DO AVC

Considerar o tipo (isquêmico ou hemorrágico), a fisiopatologia (cardiovascular, vascular, dentre outras) e a topografia da área lesionada. Delinear as possibilidades de prognóstico funcional inicial, as possíveis complicações secundárias como vasoespasmo, convulsões que podem ou não apresentarem sinais clínicos associados, mas podem cursar com áreas adicionais lesionadas.

A escala recomendada de avaliação e evolução do AVC é a do *National Institute of Health of Stroke Scale* (da sigla em inglês NIHSS). Esse instrumento de medida investiga os possíveis déficits de ordem motora, sensorial e cognitiva que os pacientes possam apresentar pós-evento. A pontuação total varia de 0 a 42 pontos e aponta a gravidade do comprometimento, sendo aplicada sistematicamente ao longo da internação, conforme **Tabela 16.2**.

**Tabela 16.2**
**Desfechos de gravidade do AVC de acordo com a pontuação do NIHSS**

| *National Institute of Health of Stroke Scale* (NIHSS) | |
|---|---|
| Grau LEVE | 1 – 7 pontos |
| Grau MODERADO | 8 – 16 pontos |
| Grau SEVERO | > 16 pontos |

Fonte: National Institutes of Health Stroke Scale (NIHSS).

O tratamento clínico empregado também deve ser considerado – trombólise, trombectomia mecânica e/ou outras intervenções neurocirúrgicas – antes da intervenção fisioterapêutica e plano de cuidados clínicos adotados para cada situação. Recomenda-se não retirar o paciente do leito no prazo de 24 horas pós-evento, segundo o alerta do estudo do AVERT 2015. Essa orientação busca minimizar complicações secundárias. São fundamentais, no processo de reabilitação (**Figura 16.1**), os cuidados quanto aos exercícios nos pacientes acometidos por AVC submetidos à trombectomia e trombólise venosa, acometidos por AVC isquêmico não trombolisado ou AVC hemorrágico.

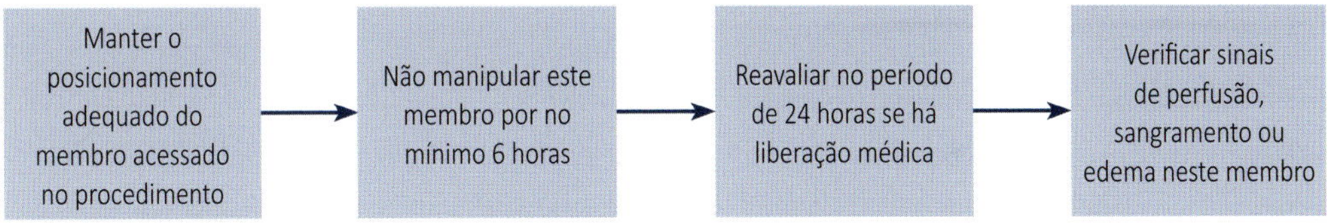

Manter o posicionamento adequado do membro acessado no procedimento → Não manipular este membro por no mínimo 6 horas → Reavaliar no período de 24 horas se há liberação médica → Verificar sinais de perfusão, sangramento ou edema neste membro

**Figura 16.1:** Cuidados com o membro acessado no procedimento de trombectomia mecânica.
Fonte: Acervo dos autores.

É importante ressaltar que, em algumas condições, a prática de exercícios e atividades está contraindicada. Atenção especial pós-trombólise venosa, AVC isquêmico não trombolisado e AVC hemorrágico quanto à prática de exercícios resistidos, devem ser consideradas:

- Durante a administração de heparina endovenosa;
- Na presença de vasoespasmo;
- Pressão arterial média (PAM) instável;
- Cardiopatias associadas que impliquem o risco de manobras de valsava.

## PECULIARIDADES PARA A ABORDAGEM DO TCE

No TCE devemos considerar o mecanismo do trauma e as possíveis intervenções cirúrgicas (craniotomia e craniectomia) no planejamento fisioterapêutico. Os cuidados na assistência são de suma importância para evitar lesões secundárias do trauma, como cabeça elevada e posicionada na linha média, monitorização da pressão de perfusão cerebral (PPC), bem como a posição dos drenos e derivações.

**LEMBRETE**

PPC = Pressão Arterial Média (PAM) − Pressão Intracraniana (PIC)

A avaliação clínica da gravidade é feita pela escala de Glasgow e, quando possível, a "Escala do Rancho dos Los Amigos" (Tabela 16.3). Esta pode ser utilizada para avaliar o contexto de interação cognitivo-comportamental, além de elucidar outros aspectos funcionais durante a internação, nortear a assistência, prognósticos de independência e endossar a necessidade da intervenção da neuropsicologia para as disfunções cognitivas que podem prejudicar o aproveitamento terapêutico do paciente.

**Tabela 16.3
Desfechos dos níveis constatados na avaliação do "Rancho dos Los Amigos"**

| Escala do Rancho Los Amigos ||
|---|---|
| Níveis cognitivos | Respostas funcionais |
| I | Nenhuma resposta |
| II | Resposta generalizada à estimulação |
| III | Resposta localizada a estímulos |
| IV | Comportamento confuso e agitado |
| V | Confuso, inadequado, inapropriado não agitado |
| VI | Comportamento confuso, mas apropriado |
| VII | Comportamento automático e apropriado |
| VIII | Comportamentos apropriados, intencionais e com finalidade (necessita de supervisão frequente) |
| IX | Intencional e apropriado (supervisão quando solicitado) |
| X | Intencional e apropriado (independência modificada) |

Fonte: Rancho dos Los Amigos Scale – RLAS.

## PECULIARIDADES PARA A ABORDAGEM DO TRM

Considerar, além do nível anatômico da lesão, o primeiro nível funcional (sensório-motor) preservado. Destacam-se os cuidados para o pós-operatório quando realizados, como estabilidade das fixações, mudanças de decúbito em bloco (quando recomendado), uso de colar cervical e colete para estabilização da cirurgia ou de um procedimento conservador quando for o tratamento.

Normalmente a fase aguda desse tipo de lesão é em torno de 48 a 72 horas, quando ainda temos a franca expressão dos processos inflamatórios da lesão. Depois desse período, é que teremos a progressão dos sinais e sintomas favoráveis ou não da recuperação. Com isso, a avaliação dos dermátomos e miótomos revelam sinais de evolução ou involução durante o tratamento. A escala específica para avaliar e acompanhar a progressão do quadro é da *American Spinal Injury Association* (da sigla em inglês ASIA).

Também, é fundamental considerar avaliação da função respiratória, pois nas lesões cervicais e torácicas e em diferentes níveis, poderá ocasionar dependência completa ou parcial do respirador, prejuízo da tosse ou ventilação ineficaz durante a noite, conforme **Tabela 16.4**.

**Tabela 16.4**
**Análise funcional respiratória ilustrando as condições (+) presentes e (-) ausentes, possibilitando mapear os pontos de vulnerabilidades de cada caso**

|     | Diafragma | Acessórios | Intercostais | Abdominais |
| --- | --- | --- | --- | --- |
| C2  | 0   | 0   | 0   | 0   |
| C4  | +/- | +   | 0   | 0   |
| C6  | +   | +   | 0   | 0   |
| T4  | +   | +   | +/- | 0   |
| T10 | +   | +   | +   | +/- |
| T12 | +   | +   | +   | +   |

Fonte: Acervo dos autores.

## DIRETRIZ ASSISTENCIAL NEUROFUNCIONAL

A assistência fisioterapêutica inicial é guiada por fases considerando-se as diretrizes de mobilização precoce (conforme **Capítulo 11 – Diretriz de Mobilização Precoce**), com as devidas particularidades do paciente neurológico. O Posicionamento Funcional também compõe o tratamento, já que subsidia uma das fases do controle motor formada pela postura (estabilidade) e pelos estímulos sensoriais apropriados para tal, além de favorecer melhor adequação do tônus postural e de outros cuidados essenciais (**Figura 16.2**).

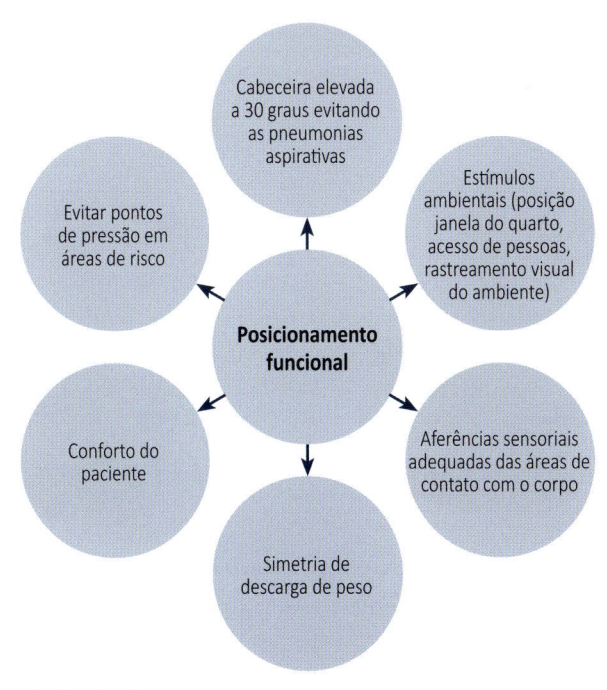

**Figura 16.2:** Posicionamento funcional.
Fonte: Acervo dos autores.

## POSICIONAMENTO ADEQUADO

Posicionamento funcional e os cuidados específicos para o decúbito dorsal, com especial atenção aos pontos de pressão, cabeceira elevada e na linha média, membros superiores apoiados, mãos com posicionadores, membros inferiores alinhados, evitando rotações de quadril, pés em 90°com alivio de pressão em calcâneos.

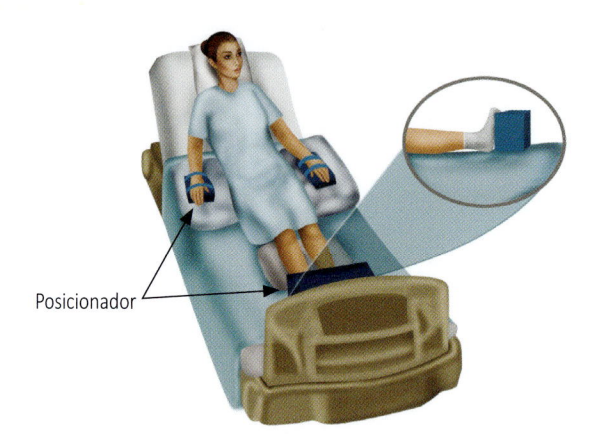

**Figura 16.3:** Posicionamento preconizado quando em decúbito dorsal no leito.
Fonte: Hospital Israelita Albert Einstein.

Posicionamento em decúbito lateral, cuidado especial deve ser dado para não deixar o peso sobre o ombro apoiado, mas sim sobre o bordo lateral da escápula. Vale ressaltar o cuidado nos pontos de pressão. Alinhar joelho e pés no mesmo nível do quadril.

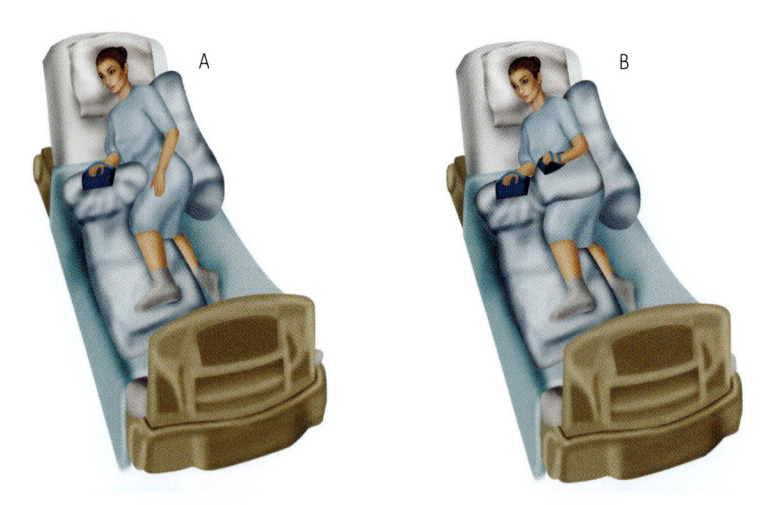

**Figura 16.4** – Posicionamento preconizado quando em decúbito lateral no leito.
Fonte: Hospital Israelita Albert Einstein.

Para o posicionamento na posição sentada, importante ressaltar a variante de pés elevados para facilitar o retorno venoso de MMII. Considerar ajustar a inclinação do encosto para melhores acomodação e estabilidade do tronco, além do cuidado com pontos de pressão.

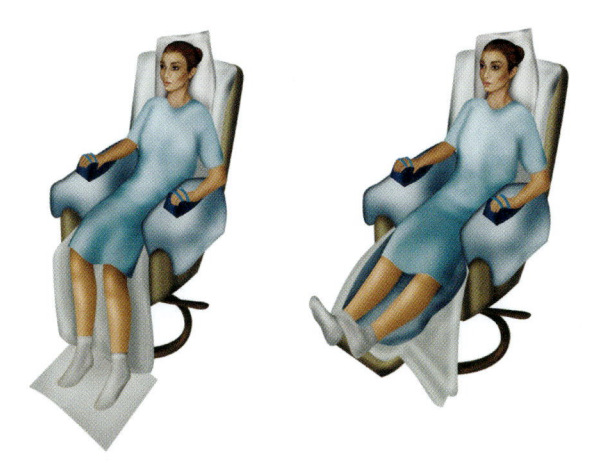

**Figura 16.5:** Posicionamento preconizado quando sentado em poltrona.
Fonte: Hospital Israelita Albert Einstein.

## PROGRESSÃO DAS METAS DA REABILITAÇÃO

A reabilitação segue nas fases de reaquisição do controle motor desde a menor complexidade para maior complexidade (da fase 1 à fase 5 da diretriz de mobilização). Inclui o desempenho dos membros, o rolar, assumir a sedestação, refinar a postura em sedestação com demandas funcionais dos membros (se possível) e assumir o ortostatismo.

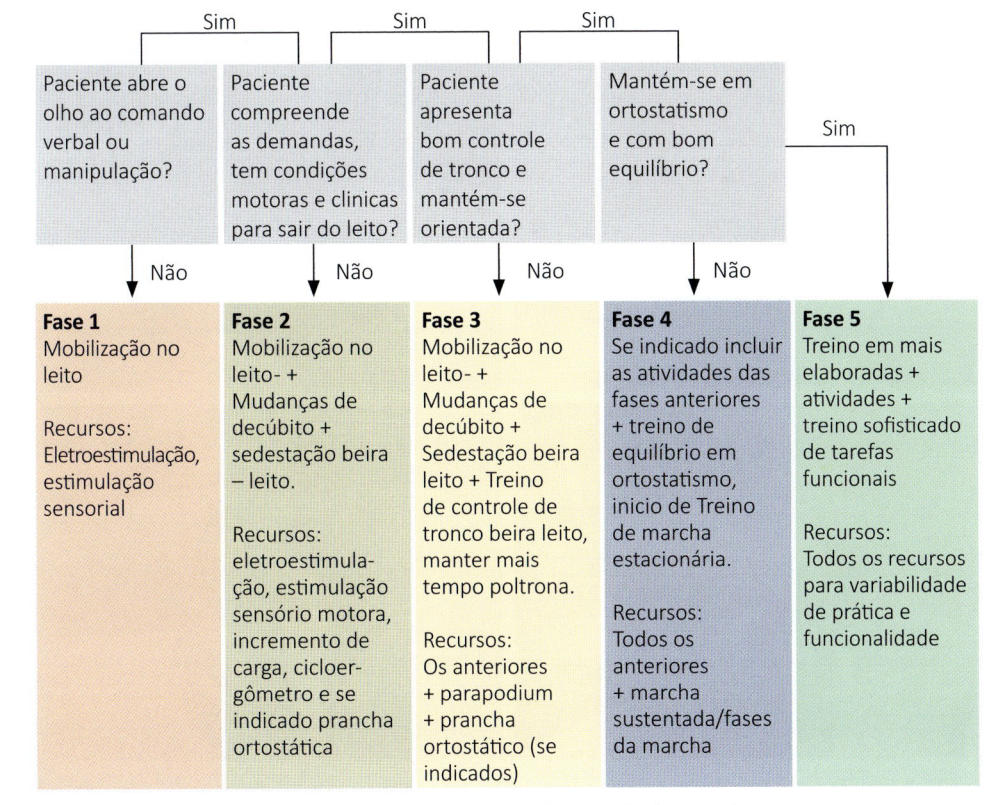

| Paciente abre o olho ao comando verbal ou manipulação? | Paciente compreende as demandas, tem condições motoras e clínicas para sair do leito? | Paciente apresenta bom controle de tronco e mantém-se orientada? | Mantém-se em ortostatismo e com bom equilíbrio? | |
|---|---|---|---|---|
| ↓ Não | ↓ Não | ↓ Não | ↓ Não | ↓ Sim |
| **Fase 1** Mobilização no leito  Recursos: Eletroestimulação, estimulação sensorial | **Fase 2** Mobilização no leito- + Mudanças de decúbito + sedestação beira – leito.  Recursos: eletroestimulação, estimulação sensório motora, incremento de carga, cicloergômetro e se indicado prancha ortostática | **Fase 3** Mobilização no leito- + Mudanças de decúbito + Sedestação beira leito + Treino de controle de tronco beira leito, manter mais tempo poltrona.  Recursos: Os anteriores + parapodium + prancha ortostático (se indicados) | **Fase 4** Se indicado incluir as atividades das fases anteriores + treino de equilíbrio em ortostatismo, início de Treino de marcha estacionária.  Recursos: Todos os anteriores + marcha sustentada/fases da marcha | **Fase 5** Treino em mais elaboradas + atividades + treino sofisticado de tarefas funcionais  Recursos: Todos os recursos para variabilidade de prática e funcionalidade |

**Figura 16.6:** Fases da fisioterapia motora embasadas nas fases de aquisição do controle motor.
Fonte: Hospital Israelita Albert Einstein.

Na fase 4 para a 5 da diretriz de mobilização, considerar o treino de equilíbrio, troca de passos, deslocamento em distintas direções (frente, atrás, latero-lateral e pivotear), realizar transferências, incluindo atividades funcionais quando possível, e treinar deambulação incluindo obstáculos e barreiras arquitetônicas (rampa e escada).

Alguns recursos adicionais são facilmente adotados no contexto hospitalar, como eletroestimulação, caneleiras, halteres, prancha ortostática, parapodium elétricos ou mecânicos, andadores com recursos distintos, dispositivo elétrico de marcha sustentada, cicloergômetro, entre outros.

Vale destacar que é fundamental que associemos o treino com dois alvos: funcional – recuperação de um desempenho habitual e funcionalidade – treino ou adaptação de performance para realizar as atividades básicas de vida diária (**Figura 16.7**).

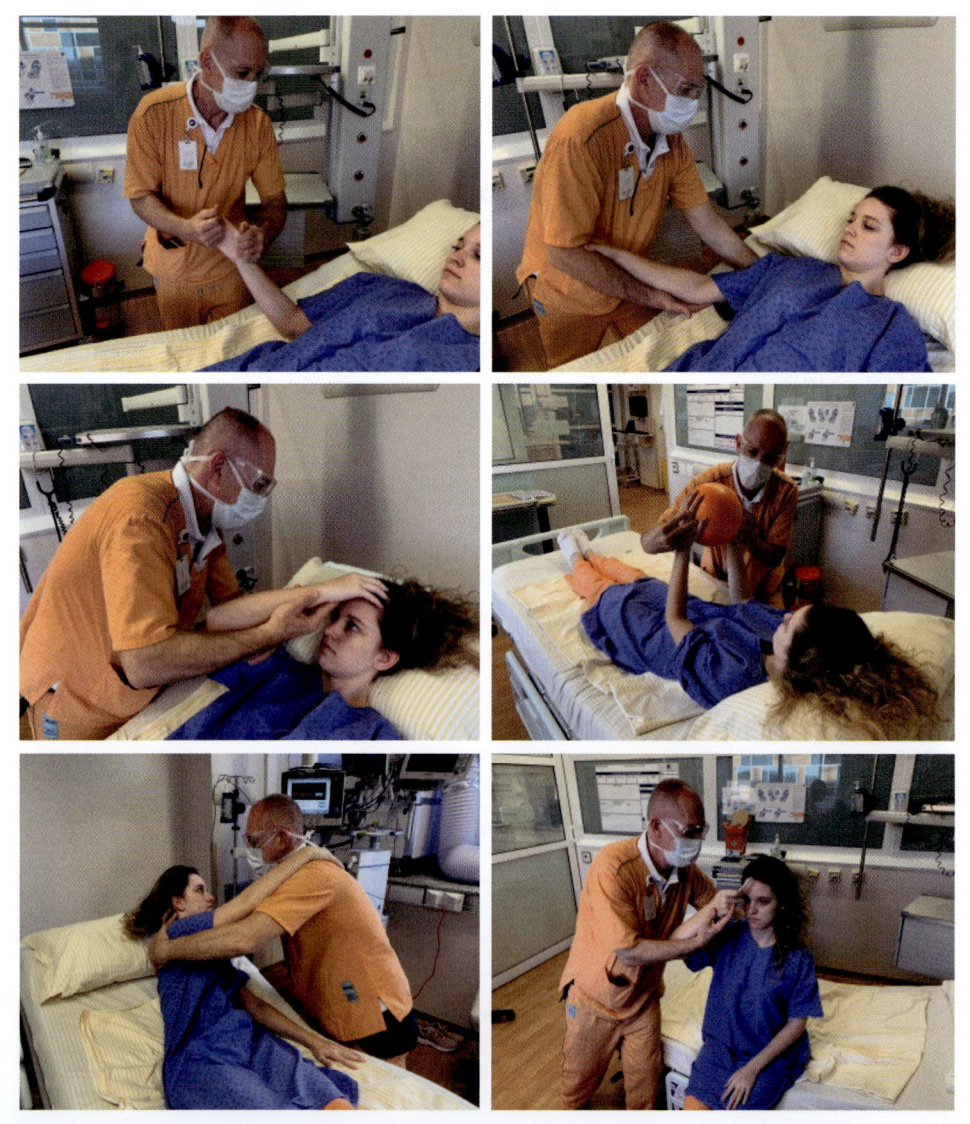

**Figura 16.7:** Fases de progressão das atividades/metas (da esquerda superior à direita inferior): mobilidade, estabilidade, mobilidade sobre estabilidade preparando o treino de habilidade.
Fonte: Hospital Israelita Albert Einstein.

A seguir, os fluxos específicos das estratégias assistenciais e planos de cuidados específicos nas doenças neurológicas abordadas neste capítulo.

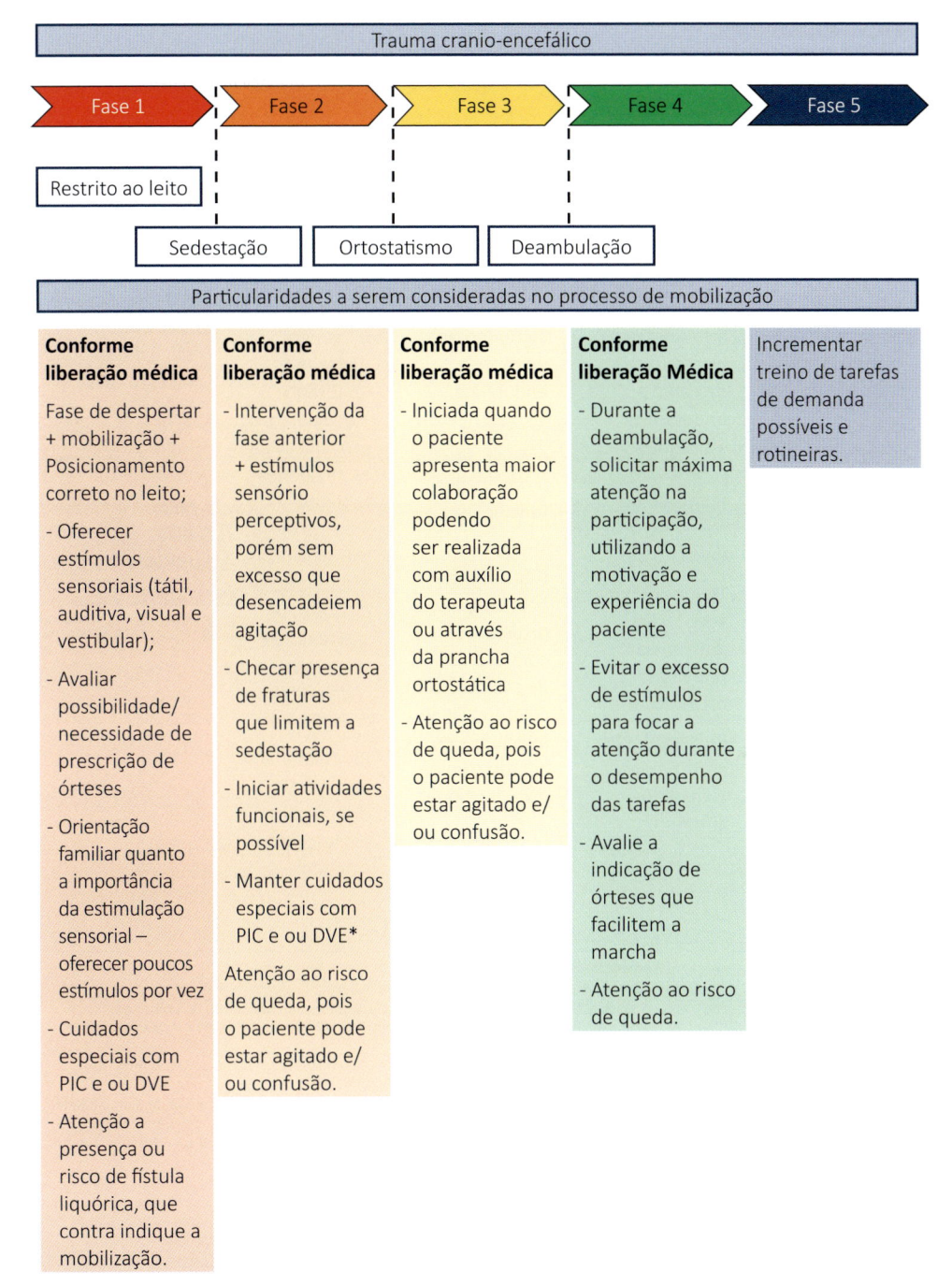

## Trauma cranio-encefálico

Fase 1 → Fase 2 → Fase 3 → Fase 4 → Fase 5

- Fase 1: Restrito ao leito
- Fase 2: Sedestação
- Fase 3: Ortostatismo
- Fase 4: Deambulação

### Particularidades a serem consideradas no processo de mobilização

| Conforme liberação médica (Fase 1) | Conforme liberação médica (Fase 2) | Conforme liberação médica (Fase 3) | Conforme liberação Médica (Fase 4) | Fase 5 |
|---|---|---|---|---|
| Fase de despertar + mobilização + Posicionamento correto no leito; <br><br>- Oferecer estímulos sensoriais (tátil, auditiva, visual e vestibular); <br><br>- Avaliar possibilidade/ necessidade de prescrição de órteses <br><br>- Orientação familiar quanto a importância da estimulação sensorial – oferecer poucos estímulos por vez <br><br>- Cuidados especiais com PIC e ou DVE <br><br>- Atenção a presença ou risco de fístula liquórica, que contra indique a mobilização. | - Intervenção da fase anterior + estímulos sensório perceptivos, porém sem excesso que desencadeiem agitação <br><br>- Checar presença de fraturas que limitem a sedestação <br><br>- Iniciar atividades funcionais, se possível <br><br>- Manter cuidados especiais com PIC e ou DVE* <br><br>Atenção ao risco de queda, pois o paciente pode estar agitado e/ou confusão. | - Iniciada quando o paciente apresenta maior colaboração podendo ser realizada com auxílio do terapeuta ou através da prancha ortostática <br><br>- Atenção ao risco de queda, pois o paciente pode estar agitado e/ou confusão. | - Durante a deambulação, solicitar máxima atenção na participação, utilizando a motivação e experiência do paciente <br><br>- Evitar o excesso de estímulos para focar a atenção durante o desempenho das tarefas <br><br>- Avalie a indicação de órteses que facilitem a marcha <br><br>- Atenção ao risco de queda. | Incrementar treino de tarefas de demanda possíveis e rotineiras. |

**Figura 16.8:** Fases da Mobilização no TCE.
PIC: pressão interna craniana; DVE: derivação ventricular esquerda.
Fonte: Hospital Israelita Albert Einstein.

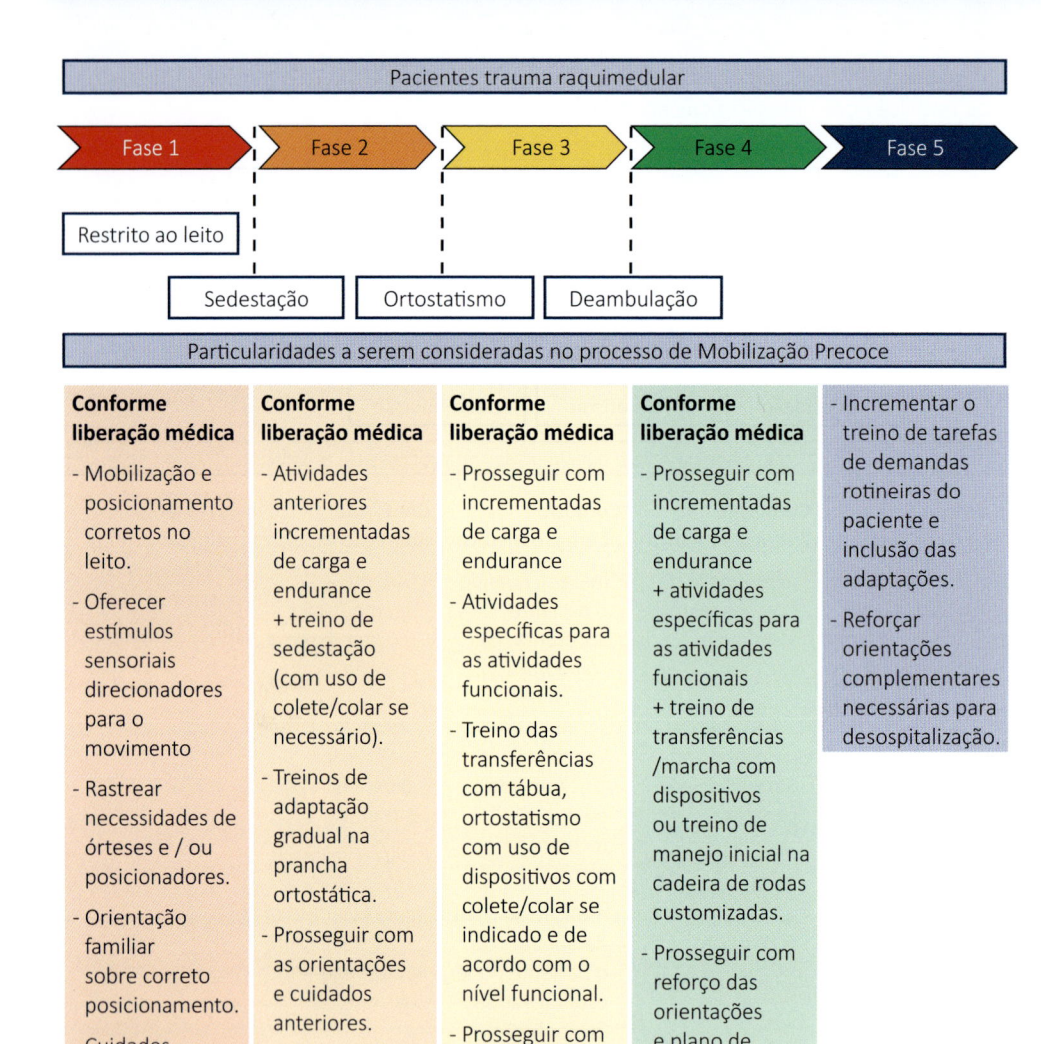

## Pacientes trauma raquimedular

**Fase 1** → **Fase 2** → **Fase 3** → **Fase 4** → **Fase 5**

- Fase 1: Restrito ao leito
- Fase 2: Sedestação
- Fase 3: Ortostatismo
- Fase 4: Deambulação

### Particularidades a serem consideradas no processo de Mobilização Precoce

| Fase 1 | Fase 2 | Fase 3 | Fase 4 | Fase 5 |
|---|---|---|---|---|
| **Conforme liberação médica** | **Conforme liberação médica** | **Conforme liberação médica** | **Conforme liberação médica** | |
| - Mobilização e posicionamento corretos no leito.<br>- Oferecer estímulos sensoriais direcionadores para o movimento<br>- Rastrear necessidades de órteses e / ou posicionadores.<br>- Orientação familiar sobre correto posicionamento.<br>- Cuidados com pontos de pressão, dor, bexiga neurogênica e risco de desencadear disreflexia autonômica principalmente nas atividades e mudanças de posturas. | - Atividades anteriores incrementadas de carga e endurance + treino de sedestação (com uso de colete/colar se necessário).<br>- Treinos de adaptação gradual na prancha ortostática.<br>- Prosseguir com as orientações e cuidados anteriores. | - Prosseguir com incrementadas de carga e endurance<br>- Atividades específicas para as atividades funcionais.<br>- Treino das transferências com tábua, ortostatismo com uso de dispositivos com colete/colar se indicado e de acordo com o nível funcional.<br>- Prosseguir com as orientações e cuidados anteriores. | - Prosseguir com incrementadas de carga e endurance + atividades específicas para as atividades funcionais + treino de transferências/marcha com dispositivos ou treino de manejo inicial na cadeira de rodas customizadas.<br>- Prosseguir com reforço das orientações e plano de cuidados. | - Incrementar o treino de tarefas de demandas rotineiras do paciente e inclusão das adaptações.<br>- Reforçar orientações complementares necessárias para desospitalização. |

**Considerações gerais:**
- Não retirar o paciente do leito se fratura instável;
- Após fixação só retirar do leito e elevação de cabeceira maior que 30 graus após liberação médica e com verificação se há necessidade de colar cervical rígido ou não, colete de tórax ou "*Colete de Putti*";
- Certificar que bexiga e intestino estejam esvaziados, assim como dor ou pontos de pressão, minimizando risco de disautonomia;
- Diferenciar paciente com LM completa e incompleta, para manutenção de sensibilidade ou motricidade preservadas em lesões incompletas;
- Ortostatismo em prancha ou "*Sara Plus*" sem calçado inicialmente, para verificar áreas de apoio e perfusão;
- Uso de colete quando indicado, avaliando pontos de pressão;

**Atenção:**
- Cuidado para as lesões "altas"; realizar a avaliação prévia e acompanhar desfechos de ventilometria e pico de fluxo de tosse devido risco de descompensações ventilatórias;
- Durante o incremento das fases do protocolo – utilizar cinta para otimizar ventilação quando necessário.

**Figura 16.9:** Fases da mobilização no TRM.
Fonte: Hospital Israelita Albert Einstein.

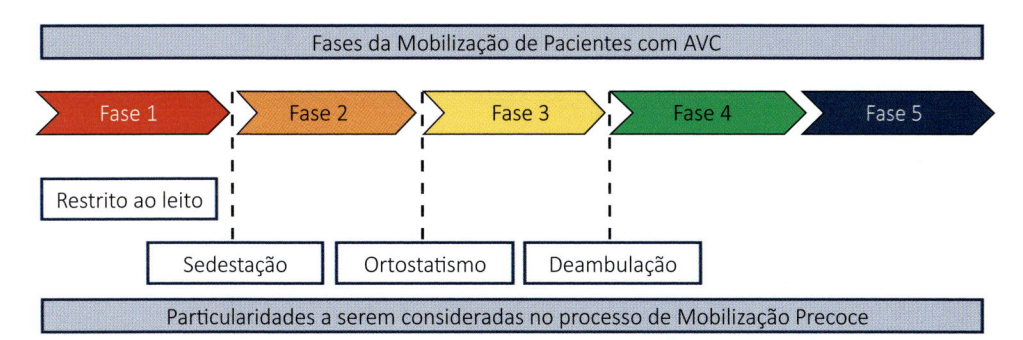

## Fases da Mobilização de Pacientes com AVC

**Fase 1** → **Fase 2** → **Fase 3** → **Fase 4** → **Fase 5**

- Fase 1: Restrito ao leito
- Fase 2: Sedestação
- Fase 3: Ortostatismo
- Fase 4: Deambulação

### Particularidades a serem consideradas no processo de Mobilização Precoce

**Fase 1 — Conforme liberação médica**
- Mobilização passiva ou ativo assistida no leito (leves) - checar liberação médica para uso do banheiro e poltrona e manter vigilância posicionamento.
- Estimulação sensorial (tátil, auditiva, visual e vestibular) pode ser recomendada nesta fase para ajudar a organização do controle motor.
- Orientação familiar para atividades complementares e auxiliar no posicionamento adequado e confortável do paciente.

**Fase 2 — Conforme liberação médica**
- Manter atividades da fase anterior + treino de controle de tronco, trocas posturais de deitado para sentado, treino gradual de transferência de peso hemicorpo acometido.
- Incrementar as orientações das atividades para família e paciente para otimizar o aprendizado das atividades.

**Fase 3 — Conforme liberação médica**
- Prosseguir com as atividades de maior demanda em treino de trocas posturais e ênfase no hemicorpo acometido.
- Evitar de pivoteamento sobre o MI parético ou plégico na fase aguda da reabilitação por risco de lesão articular. Alerta para risco de queda.
- Prosseguir com as orientações das atividades para família e paciente para otimizar o aprendizado das atividades.

**Fase 4 — Conforme liberação médica**
- Prosseguir principalmente destinados às atividades básicas de vida diária.
- Treino de fases da marcha com uso de dispositivos se necessário progredindo para deambulação se possível e variabilidade de treino de deslocamentos.
- Rastrear necessidades de aditamentos para reabilitação como cadeira de rodas. Alertar para risco de queda.
- Orientações complementares ao paciente e família.
- Considerar a necessidade de adaptações domiciliares e suporte de cuidadores.

**Fase 5**
- Incrementar o treino de tarefas de demandas rotineiras do paciente.
- Reforçar orientações complementares necessárias para desospitalização.

**Figura 16.10:** Fases da Mobilização do AVC.
Fonte: Hospital Israelita Albert Einstein.

## PONTOS DE ATENÇÃO

- A transdisciplinaridade no programa de reabilitação do paciente neurológico é imprescindível para o sucesso do tratamento.
- Considerar a Classificação Internacional de Funcionalidade (CIF), conforme **Capítulo 25**, pois ela traz ferramentas para inserção do paciente na comunidade, levando-se em consideração todas as barreiras e adaptações necessárias.

## PONTOS-CHAVE

- A avaliação neurofuncional objetiva e estruturada é fundamental para prescrição da terapia.
- As estratégias fisioterapêuticas nas doenças neurológicas abordadas neste capítulo – AVC, TCE e TRM devem seguir o raciocínio clínico, considerando-se as indicações e contraindicações.
- Estabelecer metas no processo de reabilitação de forma individualizada procurando engajar os pacientes nesta etapa.

Acesse aqui o conteúdo interativo do capítulo

## Referências

1. Almeida SRM. Análise epidemiológica do acidente vascular cerebral no Brasil. Revista Neurociências 2012; 20(4): 481-482.
2. Piras C, et al. Estudo epidemiológico do TCE em unidade de terapia intensiva geral como resultado da adesão ao Latin American Brain Injury Consortium. Revista Brasileira de Terapia Intensiva 2004; 15(3):165-169.
3. Brito LMO, et al. Avaliação epidemiológica dos pacientes vítimas de traumatismo raquimedular. Revista do Colégio Brasileiro de Cirurgiões 2011; 38(5): 304-309.
4. Hodgson CL, et al. Expert consensus and recommendations on safety criteria for active mobilization of mechanically ventilated critically ill adults. Critical Care. 2014;18(6):658.
5. Barnes-Daly MA, et al. Improving health care for critically ill patients using an evidence-based collaborative approach to ABCDEF bundle dissemination and implementation. Worldviews on Evidence-Based Nursing 2018; 15(3): 206-216.
6. Fuller G. Neurological examination made easy. 2. ed. Churchill Livingstone: London; 1999.
7. Nitrini R, Bacheschi LA, L. A. A neurologia que todo médico deve saber. 3 ed. Atheneu: São Paulo; 2015.
8. Powers WJ, et al. Guidelines for the early management of patients with acute ischemic stroke: 2019 update to the 2018 guidelines for the early management of acute ischemic stroke: a guideline for healthcare professionals from the American Heart Association/American Stroke Association. Stroke. 2019; 50 (12): 344-e418.
9. Khan F, Baguley IJ, Cameron ID. 4: Rehabilitation after traumatic brain injury. Medical Journal of Australia). 2003; 178(6):290-295.
10. Sumida M, et al. Early rehabilitation effect for traumatic spinal cord injury. Archives of physical medicine and rehabilitation. 2001;82(3):391-395.
11. Atkins JR, Donald DK. Move to improve: progressive mobility in the intensive care unit. Dimensions of Critical Care Nursing. 2014; 33 (5):275-277.

# 17

# Diretriz Prática no Paciente com Doença Neuromuscular

Jose Aparecido de Sousa Junior | Juliana Raimondo e Silva Malzone

## OBJETIVOS DO CAPÍTULO
- Identificar as doenças neuromusculares distinguindo sua evolução entre rapidamente progressiva e lentamente progressivas;
- Identificar os mecanismos de desenvolvimento da insuficiência respiratória e do comprometimento da tosse nas doenças neuromusculares;
- Compor um plano de tratamento selecionando as técnicas de assistência aos músculos respiratórios disponíveis para esse perfil de pacientes;
- Reconhecer os sinais e sintomas de hipoventilação alveolar e indicação do uso da ventilação não invasiva ou invasiva nas doenças neuromusculares;
- Reconhecer as particularidades dos prognósticos neurofuncionais para compor a abordagem motora segura e efetiva.

## INTRODUÇÃO

Neste capítulo trataremos das desordens neurológicas que frequentemente comprometem o sistema nervoso periférico e requerem internação e cuidados específicos em unidades de terapia intensiva (UTI) e semi-intensiva como as doenças neuromusculares (DNM) que cursam com comprometimento rapidamente progressivo como a síndrome de Guillain-Barré, miastenia grave e miopatias inflamatórias e de curso lentamente progressivo como a esclerose lateral amiotrófica (ELA) e miopatias hereditárias.

## DOENÇAS NEUROMUSCULARES

As DNM estão inseridas no ambiente hospitalar e, portanto, requerem a *expertise* da equipe para a adequada compreensão da fisiopatologia da doença vigente e, dessa forma, oferecer intervenção individualizada de acordo com as necessidades do paciente.

As DNM representam um diverso grupo de afecções que comprometem a unidade motora e, de acordo com os sinais neurológicos mais específicos, pode-se inferir a topografia da lesão na unidade motora.

São desordens de natureza hereditária ou adquiridas e com evolução de forma rápida ou lenta, fazendo-se necessário, no âmbito hospitalar, considerar essa divisão para a atuação eficaz e segura no tratamento dessas doenças.

Temos como exemplo de DNM de evolução lenta de grande representação no ambiente hospitalar a ELA e as miopatias hereditárias (**Tabela 17.1**). Já nas doenças de evolução rápida, também de grande representação no ambiente hospitalar, temos como exemplo a síndrome de Guillain-Barré, a miastenia grave e as miopatias inflamatórias (**Tabela 17.2**).

| Tabela 17.1 Doenças neuromusculares de evolução lenta ||
|---|---|
| Esclerose lateral amiotrófica | Miopatias hereditárias |
| Insuficiência respiratória crônica ||
| Episódios de exacerbação da insuficiência respiratória crônica por episódios de infecção respiratória ||

Fonte: Acervo dos autores.

| Tabela 17.2 Doenças neuromusculares de evolução lenta ||
|---|---|
| Miastenia Gravis/Síndrome de Guillain-Barré | Miopatias inflamatórias |
| Insuficiência respiratória aguda ||
| Reversível ||

Fonte: Acervo dos autores.

## COMPROMETIMENTO RESPIRATÓRIO NAS DOENÇAS NEUROMUSCULARES

A disfunção respiratória nas DNM é caracterizada por três pilares: falha de bomba respiratória (comprometimento dos músculos inspiratórios), comprometimento da permeabilidade das vias aéreas e disfagia (disfunção dos músculos bulbares) e comprometimento da tosse – disfunção inspiratória, expiratória e da musculatura bulbar (**Figura 17.1**).

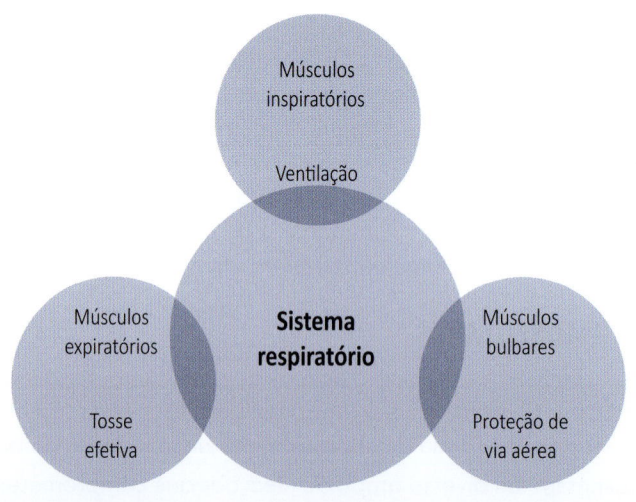

**Figura 17.1:** Os três pilares de integridade do sistema respiratório comprometidos nas DNM.
Fonte: Acervo dos autores

Vale ressaltar que o comprometimento da efetividade da tosse e concomitante incapacidade de mobilizar as secreções do trato respiratório propiciam episódios de infecção respiratória, que representam a principal causa de internação hospitalar nos pacientes com doença neuromuscular.

## AVALIAÇÃO RESPIRATÓRIA

Os testes da função respiratória têm sido utilizados para predizer o risco de falência respiratória nas DNM. No âmbito hospitalar, é necessário utilizar protocolos para garantir uma rotina de avaliação respiratória para a adequada vigilância e o acompanhamento da evolução da fraqueza, principalmente nas doenças de evolução rápida em que a ventilação mecânica deve ser instituída de forma planejada para evitar complicações inerentes às situações emergenciais.

A avaliação respiratória tem o objetivo de identificar o grau de comprometimento dos músculos respiratórios, a presença de sinais e sintomas de hipoventilação alveolar, a necessidade de introdução de técnicas de assistência dos músculos respiratórios e a indicação do suporte respiratório invasivo ou não invasivo (**Tabela 17.3**).

**Tabela 17.3**
**Rotina de avalição respiratória**

| Avaliação respiratória | |
|---|---|
| • Manovacuometria ($PI_{MÁX}$ e $PE_{MÁX}$) | • Pico de fluxo de tosse (PFT) |
| • Pressão inspiratória nasal (PIN) | • Oximetria |
| • Ventilometria e espirometria | |

PIMÁX: pressão inspiratória máxima; PEMÁX: pressão expiratória máxima.
Fonte: Acervo dos autores.

A anamnese inicial consta da investigação do comprometimento de força muscular respiratória que é evidenciado por sinais e sintomas como os distúrbios do sono, ortopneia, sonolência diurna, fadiga, cefaleia matinal (decorrente da hipoventilação), além dos sinais objetivos de debilidade respiratória como a presença de taquipneia, utilização de musculatura acessória, padrão respiratório paradoxal e batimento de asa de nariz.

## MEDIDA DE FORÇA MUSCULAR RESPIRATÓRIA

A manovacuometria é um exame sensível principalmente nas fases iniciais das DNM, pois os pacientes evidenciam primeiramente queda nos valores de pressão inspiratória máxima ($PI_{MÁX}$) e pressão expiratória máxima ($PE_{MÁX}$) e somente quando a $PI_{MÁX}$ está abaixo de 50% do previsto é que se iniciam as alterações nos valores de capacidade vital (CV) (**Figura 17.2**).

Após a realização das medidas de $PI_{MÁX}$ e $PE_{MÁX}$, devem-se calcular os valores previstos individualmente para todo o paciente submetido a teste de força muscular respiratório (conforme **Capítulo 1 – Medidas Ventilatórias**).

Atenção especial nos valores de $PI_{MÁX}$ menor que -40 $cmH_2O$, pois estão associados à tendência à hipoventilação noturna

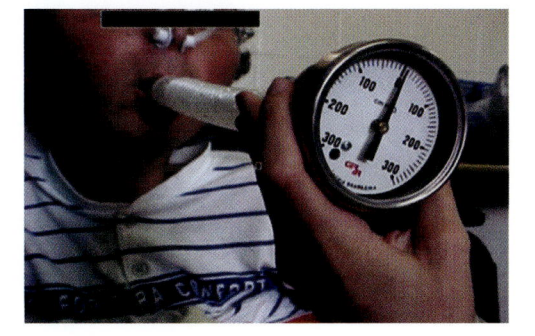

**Figura 17.2:** Realização da manovacuometria.
Fonte: Acervo dos autores.

e necessidade de introdução de suporte ventilatório, assim como a $PE_{MÁX}$ abaixo de 45 $cmH_2O$, que evidencia comprometimento dos músculos expiratórios e diminuição da efetividade da tosse.

Outra forma de avaliar a medida de força muscular inspiratória é por meio da pressão inspiratória nasal (PIN), técnica volitiva não invasiva, com o diferencial de ser facilmente aplicada, principalmente nos pacientes que apresentam fraqueza da musculatura facial. A PIN apresenta forte correlação com a $PaCO_2$ nos pacientes com ELA, sendo que valores menores que 40 $cmH_2O$ são preditores para a falência respiratória hipercápnica nesses pacientes (**Figura 17.3**).

## VENTILOMETRIA/ESPIROMETRIA

Realizada nas doenças neuromusculares para detectar a gravidade da restrição pulmonar e, dessa forma, identificar a necessidade de introdução de técnicas de auxílio aos músculos respiratórios, além do suporte ventilatório invasivo ou não invasivo.

Podemos realizar a avaliação da CV inicialmente na posição sentada e, depois, em decúbito horizontal para investigar a presença da fraqueza diafragmática, pois a queda de 20% da CV da posição sentada para decúbito dorsal horizontal traduz a fraqueza diafragmática e corrobora a queixa de ortopneia nesses pacientes.

O valor da CV (em mL) obtido poderá ser dividido pelo peso ideal do paciente (em kg), para a determinação da gravidade da restrição respiratória e definição da conduta terapêutica nas DNM de evolução rápida como a síndrome de Guillain-Barré e miastenia grave (**Figura 17.4**).

Dado importante obtido por meio da ventilometria/espirometria é a CV menor que 1 L, que identifica e tria no ambiente hospitalar os pacientes com alto risco de infecção respiratória e insuficiência respiratória associada.

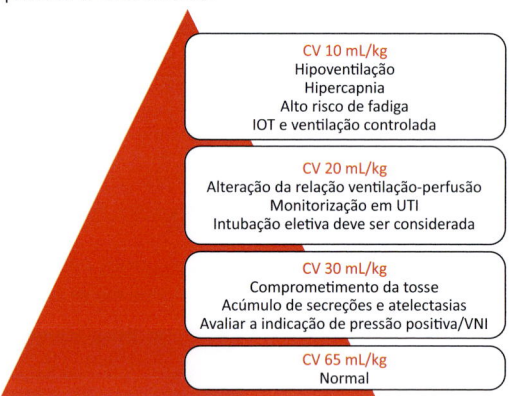

CV 10 mL/kg
Hipoventilação
Hipercapnia
Alto risco de fadiga
IOT e ventilação controlada

CV 20 mL/kg
Alteração da relação ventilação-perfusão
Monitorização em UTI
Intubação eletiva deve ser considerada

CV 30 mL/kg
Comprometimento da tosse
Acúmulo de secreções e atelectasias
Avaliar a indicação de pressão positiva/VNI

CV 65 mL/kg
Normal

**Figura 17.4:** Monitorização e indicação de suporte ventilatório na síndrome de Guillain-Barré.
Fonte: Adaptado de Ropper AH. N Engl J Med. 1992; 326(17):1130-6.

A progressão para ventilação mecânica aumenta nos pacientes que apresentam medidas de CV menor que 20 mL/kg, $PI_{MÁX}$ menor que -30 $cmH_2O$, $PE_{MÁX}$ menor que 40 $cmH_2O$ ou redução maior que 30% na medida de CV, $PI_{MÁX}$ ou $PE_{MÁX}$, o que traz, mais uma vez, a importância da instituição de protocolos que garantam a vigilância respiratória principalmente nos pacientes com DNM de evolução rápida (**Figura 17.5**).

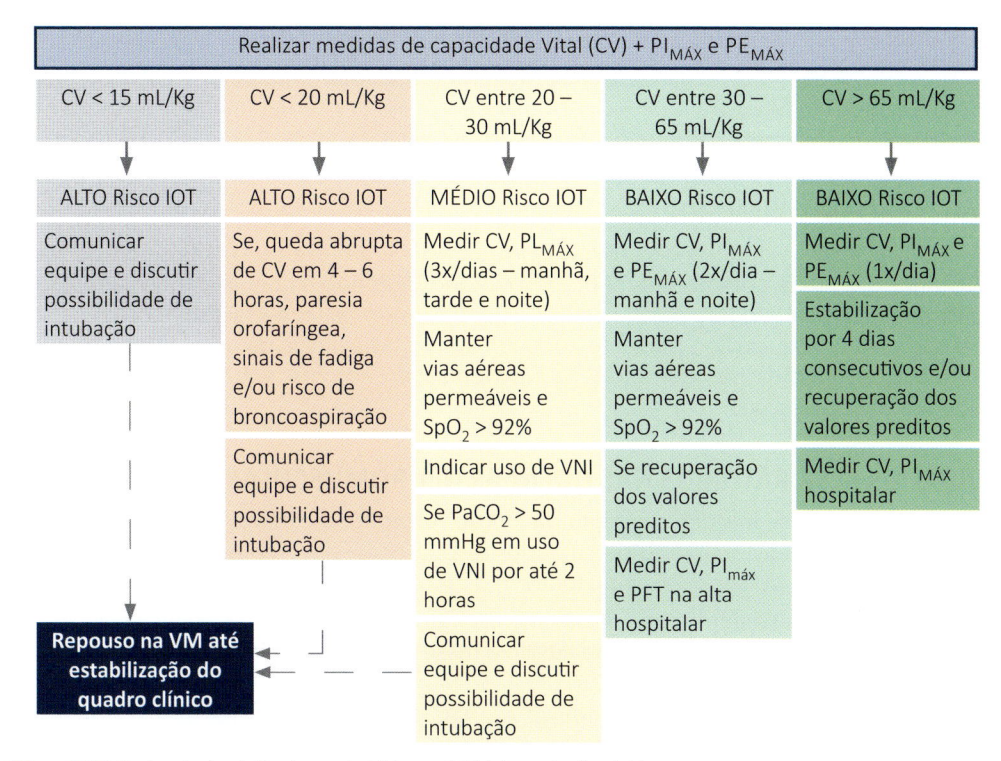

| Realizar medidas de capacidade Vital (CV) + PI$_{MÁX}$ e PE$_{MÁX}$ | | | | |
|---|---|---|---|---|
| CV < 15 mL/Kg | CV < 20 mL/Kg | CV entre 20 – 30 mL/Kg | CV entre 30 – 65 mL/Kg | CV > 65 mL/Kg |
| ↓ | ↓ | ↓ | ↓ | ↓ |
| ALTO Risco IOT | ALTO Risco IOT | MÉDIO Risco IOT | BAIXO Risco IOT | BAIXO Risco IOT |
| Comunicar equipe e discutir possibilidade de intubação | Se, queda abrupta de CV em 4 – 6 horas, paresia orofaríngea, sinais de fadiga e/ou risco de broncoaspiração | Medir CV, PL$_{MÁX}$ (3x/dias – manhã, tarde e noite) | Medir CV, PI$_{MÁX}$ e PE$_{MÁX}$ (2x/dia – manhã e noite) | Medir CV, PI$_{MÁX}$ e PE$_{MÁX}$ (1x/dia) |
| | | Manter vias aéreas permeáveis e SpO$_2$ > 92% | Manter vias aéreas permeáveis e SpO$_2$ > 92% | Estabilização por 4 dias consecutivos e/ou recuperação dos valores preditos |
| | Comunicar equipe e discutir possibilidade de intubação | Indicar uso de VNI | Se recuperação dos valores preditos | Medir CV, PI$_{MÁX}$ hospitalar |
| | | Se PaCO$_2$ > 50 mmHg em uso de VNI por até 2 horas | Medir CV, PI$_{máx}$ e PFT na alta hospitalar | |
| Repouso na VM até estabilização do quadro clínico | | Comunicar equipe e discutir possibilidade de intubação | | |

**Figura 17.5:** Protocolo de vigilância respiratória nas DNM de evolução rápida.
IOT: intubação orotraqueal; M: manhã; T: tarde; N: noite; VNI: ventilação não invasiva; CV: capacidade vital; PI$_{MÁX}$: pressão inspiratória máxima; PE$_{MÁX}$: pressão expiratória máxima.
Fonte: Hospital Israelita Albert Einstein

## AVALIAÇÃO DA EFETIVIDADE DA TOSSE

Para avaliar a efetividade da tosse, utilizamos o aparelho denominado "Peak Flow Meter" adaptado ao bocal, máscara ou conector para a via aérea artificial, para determinar o pico de fluxo de tosse (PFT), como descrito na **Figura 17.6** (conforme **Capítulo 1 – Medidas Ventilatórias**). Na DNM, temos como interpretação de tosse eficaz valores de PFT acima de 270L/min. Quando obtemos na avaliação respiratória o PFT abaixo de 160 L/min, temos como interpretação a tosse ineficaz, com comprometimento intenso do *clearance* mucociliar.

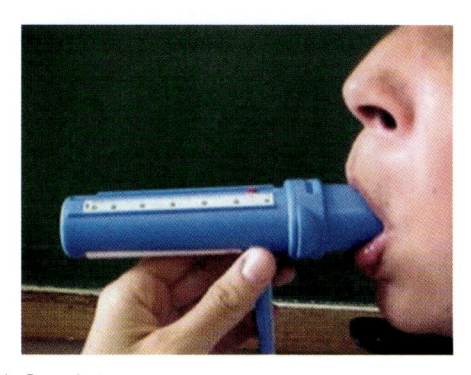

**Figura 17.6:** Avaliação do pico de fluxo de tosse.
Fonte: Acervo dos autores.

Os valores de tosse abaixo de 270 L/min representam alto índice do desenvolvimento de insuficiência respiratória na ocorrência de infecção respiratória, por isso a importância da sua avaliação e detecção precoce para triar os pacientes internados que apresentam tal risco e instituição de técnicas que otimizem a efetividade da tosse.

## AVALIAÇÃO DA OXIMETRIA

A avaliação da oximetria de pulso à beira do leito é um exame simples e crucial para avaliarmos o grau de comprometimento respiratório, pois não é comum termos alterações importantes da oximetria de pulso nesses pacientes, e sim na vigência de infecção respiratória associada ou quando o paciente encontra-se em fases finais da evolução da doença. Também está alterada na ocorrência de hipoventilação noturna, sobretudo nas doenças lentamente progressivas.

## CUIDADOS RESPIRATÓRIOS NAS DOENÇAS NEUROMUSCULARES

Após a anamnese inicial e avaliação da função respiratória criteriosa, traçaremos o plano de tratamento individualizado de cuidados respiratórios, além de avaliarmos a necessidade de adaptação do suporte ventilatório.

As técnicas de assistência aos músculos respiratórios englobam as técnicas de auxílio aos músculos inspiratórios, técnicas de auxílio à tosse e a indicação e adaptação da ventilação não invasiva ou invasiva (**Figura 17.7**).

Como vimos anteriormente, são índices preditivos de introdução de técnicas de assistência aos músculos respiratórios: PFT abaixo de 270 L/min, $PI_{MÁX}$ menor que -40 $cmH_2O$ ou a CV abaixo de 1 L.

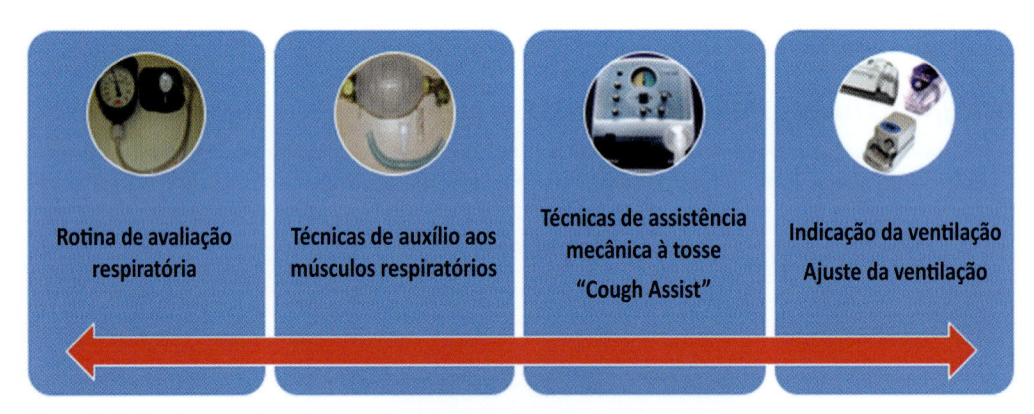

**Figura 17.7:** Planejamento do cuidado respiratório nas DNM.
Fonte: Acervo dos autores.

## TÉCNICA DE EMPILHAMENTO

Utilizamos um ressuscitador manual para promover insuflações pulmonares sustentadas e fracionadas em sincronia com a respiração do paciente, com o intuito de atingir a capacidade de insuflação máxima (CIM) dos pulmões (**Figura 17.8**).

A CIM nos pacientes com doença neuromuscular é diferente da CV em razão da fraqueza muscular. Dessa forma, é possível otimizar a capacidade inspiratória e melhorar a efetividade da tosse, evitando, assim, o desenvolvimento de atelectasias pulmonares, além de manter a amplitude de movimento da caixa torácica.

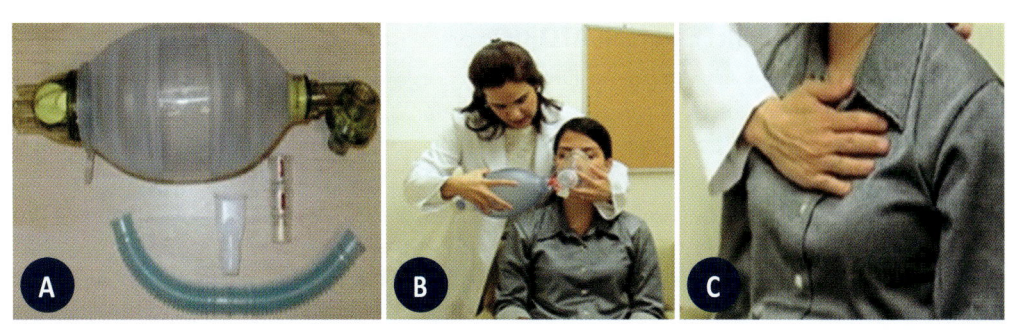

**Figura 17.8:** Técnica da tosse assistida manual, mediante compressão torácica ou abdominal na fase exalatória da tosse. **A)** Ressuscitador manual, válvula unidirecional e bocal utilizados para a técnica de empilhamento; **B)** Técnica de empilhamento; e **C)** Tosse assistida manual.
Fonte: Acervo dos autores.

Existem contraindicações a essa técnica às quais devemos estar atentos, pois, principalmente no contexto hospitalar, podemos ter condições associadas de vulnerabilidade como pneumotórax, fístula broncopleural e cardiopatia grave.

## ASSISTÊNCIA MECÂNICA À TOSSE

Nos pacientes que apresentem acúmulo de secreção nas vias respiratórias e fraqueza muscular com valores de $PI_{MÁX}$ abaixo de -40 cmH$_2$O, PFT menor que 160 L/min e CV menor que 1 L, o uso da insuflação-exsuflação mecânica tem a função de otimizar as fases inspiratória e expulsiva da tosse (**Figura 17.9**).

Os ajustes de pressões recomendados para a utilização são + 40 / - 40 cmH$_2$O para a insuflação/exsuflação com o intuito de atingir a tosse efetiva. Importante ressaltar que a utilização dessa técnica tem limitações nos pacientes com ELA com função bulbar severamente comprometida, nas doenças pulmonares obstrutivas associadas ou com restrição torácica severa. A utilização da tosse assistida mecânica tem contraindicações semelhantes como nas descritas na técnica de empilhamento.

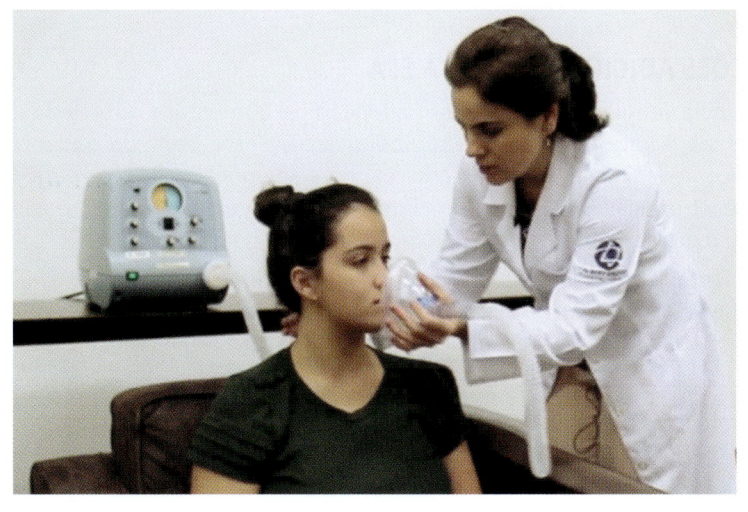

**Figura 17.9:** Tosse assistida mecânica.
Fonte: Acervo dos autores.

## INDICAÇÃO DO SUPORTE VENTILATÓRIO

A ventilação não invasiva (VNI) nas DNM tem o objetivo inicial de aliviar os sintomas de hipoventilação alveolar, reduzir internações hospitalares, aumentar a tolerância aos exercícios e melhorar os níveis dos gases sanguíneos diurno e noturno. Os efeitos benéficos da VNI são mantidos por mais de 5 anos na utilização mínima de 4 horas noturnas.

A indicação nas DNM de evolução lenta é determinada por meio de uma gama de sintomas sugestivos de hipoventilação alveolar, que representam o comprometimento da força muscular como fadiga, dispneia, cefaleia matinal e dados objetivos de fraqueza muscular como $PaCO_2 > 45$ $cmH_2O$, oximetria noturna com $SpO_2 < 88\%$ por 5 minutos consecutivos, $PI_{MÁX}$ abaixo de -60 $cmH_2O$ e CVF < 50%.

A escolha da interface é a maior responsável pelo conforto do paciente durante a VNI. Devemos também estar atentos a possíveis lesões em face e ponte nasal que acarretarão a diminuição do tempo de uso e de aderência do paciente a VNI (**Figura 17.10**).

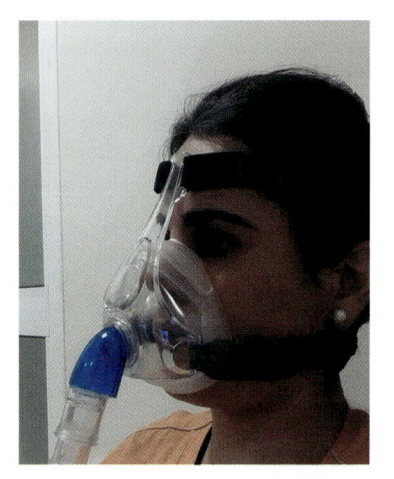

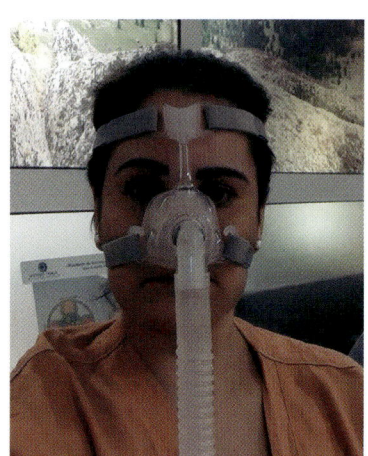

**Figura 17.10:** Exemplos de interfaces para a adaptação da VNI.
Fonte: Acervo dos autores.

## OBSERVAÇÕES ADICIONAIS PARA A ELA

A assistência ventilatória na ELA tem a função de aumentar a sobrevida e a qualidade de vida, por isso a importância dessa terapêutica para esse perfil de pacientes. Durante a internação hospitalar, tornar-se necessário realizar a anamnese criteriosa para detectar a necessidade de introdução do suporte ventilatório ou possíveis ajustes, se o paciente já estiver em uso da VNI previamente à internação hospitalar.

Nos pacientes com disfunção bulbar severa, atenção especial para a avaliação do momento de transição do suporte não invasivo para o suporte invasivo com o intuito de garantir a segurança e efetividade da ventilação (**Figura 17.11**).

## Traqueostomia

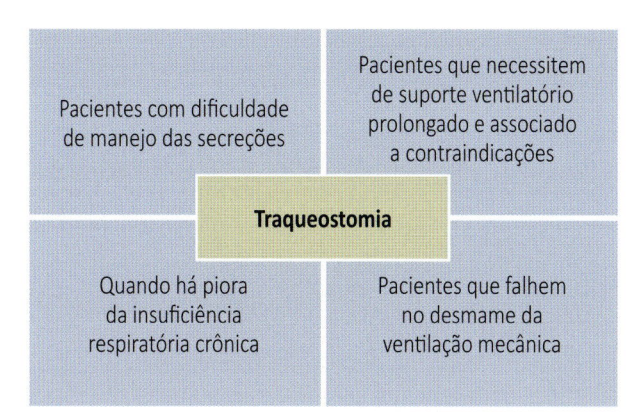

- Pacientes com dificuldade de manejo das secreções
- Pacientes que necessitem de suporte ventilatório prolongado e associado a contraindicações
- Quando há piora da insuficiência respiratória crônica
- Pacientes que falhem no desmame da ventilação mecânica

**Figura 17.11:** Fatores a serem considerados na transição da VNI para a ventilação invasiva (traqueostomia) na ELA.
Fonte: Acervo dos autores.

## OBSERVAÇÕES ADICIONAIS PARA A SÍNDROME DE GUILLAIN-BARRÉ

Nos pacientes com síndrome de Guillain-Barré, a VNI pode ser utilizada com cautela, não se devendo postergar a intubação na presença de piora respiratória. Os sinais de comprometimento respiratório, disfunção bulbar (disartria/disfagia), fraqueza facial bilateral, inabilidade para tossir e disautonomia, além dos dados objetivos de fraqueza como a CV < 20 mL/kg, $PI_{MÁX}$ menor que -30 $cmH_2O$ e $PE_{MÁX}$ abaixo de 40 $cmH_2O$ são indicativos de necessidade de ventilação mecânica invasiva, que não deve ser postergada pelos riscos inerentes durante procedimentos emergenciais.

## OBSERVAÇÕES ESPECIAIS NA MIASTENIA GRAVE

A VNI na miastenia grave tem se mostrado bem tolerada, com diminuição do tempo de internação hospitalar em comparação com os pacientes ventilados de forma invasiva, porém a monitorização da $PaCO_2$ é determinante para o rastreamento da falência da VNI, sendo os valores de $PaCO_2$ acima de 50 mmHg preditores de falência da VNI e de necessidade de suporte ventilatório invasivo.

A instituição da VNI precoce após extubação tem se mostrado efetiva em reduzir o risco de falência respiratória pós-extubação, prevenindo a reintubação desses pacientes.

## CONSIDERAÇÃO ESPECIAL: VENTILAÇÃO NÃO INVASIVA PRECOCE PÓS-EXTUBAÇÃO

A VNI imediata após a extubação de forma profilática em todos os pacientes com doença neuromuscular deve ser instituída, salvo as contraindicações, a fim de se promover a diminuição do trabalho respiratório e da fadiga desses pacientes.

## CONSIDERAÇÕES ESPECIAIS PARA A INICIAR A FISIOTERAPIA MOTORA NAS DOENÇAS NEUROMUSCULARES

O escalonamento das metas da fisioterapia motora nas DNM rapidamente progressivas pode seguir os desfechos das progressões, conforme **Capítulo 16**. A vigência do quadro de fraqueza pode ser monitorizado mediante escalas que auxiliem a equipe no acompanhamento/vigilância da melhora ou deterioração da força muscular, sendo um exemplo a avaliação do MRC (*Medical Research Council*).

Nas DNM lentamente progressivas, o escalonamento das fases deve ser pautado na atuação da equipe para evitar o imobilismo durante a internação hospitalar, visto a tendência de piora da condição funcional frente à diminuição da atividade muscular. Atenção especial para sinais de fadiga e exaustão que devem ser evitadas, sendo a intensidade dos exercícios monitorizada, pois o excesso de treinamento pode gerar aumento da fraqueza muscular, lesões associadas e prejuízo à sobrevida neuronal periférica. A associação de técnicas de conservação de energia pode ser usada para minimizar a fadiga.

Vale lembrar que as perdas sensoriais, principalmente na síndrome de Guillain-Barré, causam ataxia e incoordenação, sendo necessário incluir técnicas que promovam a reintegração sensorial e coordenação motora.

O desafio do atendimento fisioterapêutico nas doenças neuromusculares requer conhecimento das características da doença, suas principais vulnerabilidades, suas potencialidades atuais, assim como as condições de independência, adaptações e autonomias prévias. O compromisso final é detectar quais disfunções poderão impactar nos desfechos e, dessa forma, buscar alternativas para minimizar esses impactos, maximizando as potencialidades remanescentes, sempre amparados na interdisciplinaridade para garantir o melhor desfecho funcional.

## PONTOS-CHAVE

- Descrever a importância da avaliação respiratória, efetividade da tosse, indicações de ventilação invasiva ou não invasiva e demais cuidados respiratórios para cada perfil de doença neuromuscular;
- Descrever as características das doenças neuromusculares;
- Estabelecer as particularidades da abordagem no contexto hospitalar para cada perfil de doença.

**Acesse aqui o conteúdo interativo do capítulo**

## Referências

1. Sahni AS, Wolfe L. Respiratory care in neuromuscular diseases. Respir Care. 2018;63(5):601–608.
2. Suárez APA, Alejandro A; Pessolano FA, Monteiro SG; Ferreyra G, Capria ME, Mesa L, Dubrovsky A, De Vito EL. Peak Flow and Peak Cough Flow in the Evaluation of Expiratory Muscle Weakness and Bulbar Impairment in Patients with Neuromuscular Disease. American Journal of Physical Medicine & Rehabilitation. 2002;81(7):506-511.
3. Laveneziana P, Albuquerque A, Aliverti A, Babb T, Barreiro E, Dres M, Dubé B-P, Fauroux B, Gea J, Guenette JA, et al. ERS state-ment on respiratory muscle testing at rest and during exercise. Eur. Respir. J. 2019; 53: pii: 1801214.
4. Araujo PRS, et al. Valores de referência da pressão inspiratória nasal em indivíduos saudáveis no Brasil: estudo multicêntrico. J. Bras. Pneumol. [online]. 2012, vol.38, n.6 [cited 2020-04-30], pp.700-707.
5. Pereira CAC. Espirometria. In: Pereira CAC, Neder JA (eds). Diretrizes para testes de função pulmonar. J Pneumol. 2002;28(suppl. 3):S1-S82.
6. Ropper AH. The Guillain-Barré syndrome. N Engl J Med. 1992;326(17):1130.
7. Mehta S. Neuromuscular disease causing acute respiratory failure. Respir Care. 2006 Sep;51(9):1016-21; discussion 1021-3. PMID: 16934165.
8. Mehta S. Respiratory Care Sep 2006, 51 (9) 1016-1023.
9. Bach JR, Ishikawa Y, Kim H. Prevention of pulmonary morbidity for patients with Duchenne muscular dystrophy. Chest. 1997;112:124-8.
10. Poponick JM, Jacobs I, Supinski G, Dimarco AF. Effect of upper respiratory tract infection in patients with neuromuscular disease. Am J Respir Crit Care Med. 1997;156:659-664.
11. Fauroux B, et al. Physiologic benefits of mechanical insufflation-exsufflation in children with neuromuscular diseases. Chest.133(1), 61–168.
12. Kang W, Bach JR. Maximum insufflation capacity. Chest. 2000;118(1):61-65.
13. Morrow B, Zampoli M, van Aswegen H, Argent A. Mechanical insufflationexsufflation for people with neuromuscular disorders. Cochrane Database Syst Ver. 2013 Dec 30;(12):CD010044.
14. Hess DR. Noninvasive ventilation in neuromuscular disease: equipment and application. Respiratory Care. August 2006;51(8):896-912.
15. Radunovic A, Annane D, Rafiq MK, Mustfa N. Non-invasive ventilation for people with amyotrophic lateral sclerosis or motor neuron disease. Cochrane Database Syst Rev. 2009 Oct 7;(4):CD004427.
16. Dhand UK. Clinical Approach to the weak patient in the intensive care unit. Respiratory Care. 2006;51(9):1024-1041.

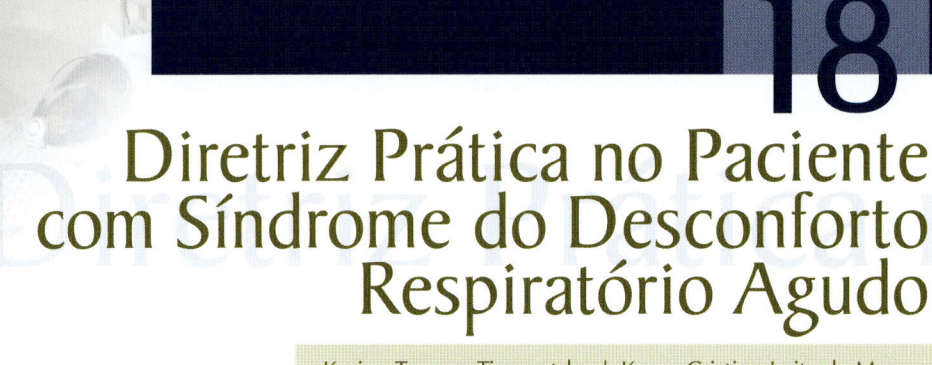

# 18
# Diretriz Prática no Paciente com Síndrome do Desconforto Respiratório Agudo

Karina Tavares Timenetsky | Karen Cristine Leite de Moraes

## OBJETIVOS DO CAPÍTULO
- Definir síndrome do desconforto respiratório agudo (SDRA);
- Identificar e explorar principais estratégias ventilatórias na SDRA;
- Apresentar estratégias de resgate para hipoxemia refratária (manobra de recrutamento alveolar, posição prona, oxigenação por membrana extracorpórea (ECMO));
- Descrever uma diretriz prática do manejo ventilatório dos pacientes com SDRA.

## INTRODUÇÃO

A SDRA caracteriza-se por uma lesão inflamatória aguda do pulmão, acarretando aumento da permeabilidade vascular pulmonar, diminuição da complacência pulmonar, redução da área aerada do pulmão com aumento do espaço morto fisiológico, causando hipoxemia e opacidades bilaterais radiográficas. Essas alterações desencadeiam insuficiência respiratória aguda e podem levar ao óbito do paciente.

Decorrente do acometimento heterogêneo pulmonar da SDRA (áreas não aeradas na região dependente da gravidade do pulmão e áreas com espaço morto fisiológico na região não dependente da gravidade), a ventilação mecânica, apesar de suporte de vida por conta da hipoxemia, se não ajustada adequadamente, pode piorar o quadro pulmonar. Ao longo dos anos, diversas estratégias ventilatórias demonstraram benefícios na redução de mortalidade desses pacientes.

## DEFINIÇÃO SDRA

Os critérios atuais para definição da síndrome do desconforto respiratório agudo estão relacionados na **Tabela 18.1**, a seguir.

## Tabela 18.1
### Critérios atuais de definição da SDRA

| Parâmetros | Definição |
|---|---|
| Tempo | - Início do quadro clínico dentro de 1 semana após insulto conhecido, ou nova piora dos sintomas respiratórios |
| Imagem pulmonar | - Opacidade bilateral – não por congestão, colapso pulmonar/lobar, ou nódulos. |
| Origem do edema | - Insuficiência respiratória não totalmente explicada por insuficiência cardíaca ou sobrecarga de volume. |
| Oxigenação | - Leve: 200 mmHg < $PaO_2/FiO_2$ ≤ 300 mmHg com PEEP ≥ 5<br>- Moderada: 100 mmHg < $PaO_2/FiO_2$ ≤ 200 mmHg com PEEP ≥ 5<br>- Grave: $PaO_2/FiO_2$ ≤ 100 mmHg com PEEP ≥ 5 |

SDRA: síndrome do desconforto respiratório agudo; $PaO_2/FiO_2$: relação de troca; $PaO_2$: pressão parcial de oxigênio; $FiO_2$: fração inspirada de oxigênio; PEEP: positive end-expiratory pressure.

Fonte: Adaptado de: The ARDS Definition Task Force. JAMA. 2012;307(23):2526-2533.

## FATORES DE RISCO

A SDRA pode ser consequente a causas pulmonares – diretas e não pulmonares – indiretas. As principais causas estão descritas na **Tabela 18.2**, a seguir.

## Tabela 18.2
### Fatores de risco para SDRA

| Causa direta | Causa indireta |
|---|---|
| Pneumonia | Sepse de foco não pulmonar |
| Aspiração de conteúdo gástrico | Choque não cardiogênico |
| Contusão pulmonar | Pancreatite |
| Lesão inalatória | Cirurgia de alto risco (torácica, coluna, abdômen agudo, cardíaca) |
| Afogamento | Traumatismo (cranioencefálico, múltiplas fraturas) |
| Ventilação mecânica | Transfusão maciça |
| Quadro viral | Abusos de drogas e álcool |

Fonte: Adaptado de: The ARDS Definition Task Force. JAMA. 2012;307(23):2526-2533.

## MANEJO VENTILATÓRIO

O manejo ventilatório nesses pacientes é fundamental, visando uma estratégia protetora, com o objetivo de minimizar a lesão pulmonar induzida pela ventilação mecânica (da sigla em inglês, VILI – *Ventilator Induced Lung Injury*). Nesse contexto, os seguintes ajustes são necessários:

- Volume-corrente frente ao peso predito do paciente (de 4 a 6 mL/kg de peso predito);
- Delta de pressão (variação frente à pressão de platô menos a PEEP) ≤ 15 $cmH_2O$;
- Pressão de platô ≤ 30 $cmH_2O$ – objetivando a menor pressão possível).

### Tabela 18.3
### Cálculo do peso predito

| | Cálculo do peso predito |
|---|---|
| Feminino | 45,5 + 0,91 x (altura em centímetros – 152,4) |
| Masculino | 50 + 0,91 x (altura em centímetros – 152,4) |

Fonte: Adaptado de: ARDSNet. N Engl J Med 2000, 342:1301-1308.

A PEEP pode ser ajustada conforme a tabela PEEP *versus* Fração Inspirada de Oxigênio ($FiO_2$), levando em consideração a tabela com PEEP baixa nos casos de SDRA leve (**Tabela 18.4A**) e com PEEP elevada nos casos de SDRA moderada a grave conforme **Tabelas 18.4B** e **18.4C**. Em relação à tabela PEEP alta, existem duas opções conforme descrito nas tabelas. Ajustar a PEEP conforme $FiO_2$ ajustada no ventilador e manter $SpO_2$ entre 90 a 95%.

### Tabela 18.4A
### PEEP x $FiO_2$ – PEEP baixa (SDRA leve)

| $FiO_2$ | 0,3 | 0,4 | 0,4 | 0,5 | 0,5 | 0,6 | 0,7 | 0,7 | 0,7 | 0,8 | 0,9 | 0,9 | 1,0 |
|---|---|---|---|---|---|---|---|---|---|---|---|---|---|
| PEEP | 5 | 5 | 8 | 8 | 10 | 10 | 10 | 12 | 14 | 14 | 14 | 16 | 18-24 |

Fonte: Adaptado de: ARDSNet. N Engl J Med 2000, 342:1301-1308.

### Tabela 18.4B
### PEEP x $FiO_2$ – PEEP alta (SDRA moderada-grave)

| $FiO_2$ | 0,3 | 0,3 | 0,3 | 0,3 | 0,3 | 0,4 | 0,4 | 0,5 | 0,5 | 0,5-0,8 | 0,8 | 0,9 | 1,0 |
|---|---|---|---|---|---|---|---|---|---|---|---|---|---|
| PEEP | 5 | 8 | 10 | 12 | 14 | 14 | 16 | 16 | 18 | 20 | 22 | 22 | 22-24 |

Fonte: Adaptado de: Fonte: Brower RG et al. N Engl J Med. 2004 Jul 22;351(4):327-36.

### Tabela 18.4C
### PEEP x $FiO_2$ – PEEP alta (SDRA moderada-grave)

| $FiO_2$ | 0,3 | 0,3 | 0,3 | 0,4 | 0,4 | 0,4 | 0,4 | 0,5 | 0,5 | 0,6 | 0,7 | 0,8 | 1,0 |
|---|---|---|---|---|---|---|---|---|---|---|---|---|---|
| PEEP | 5 | 8 | 10 | 10 | 12 | 16 | 18 | 18 | 20 | 20 | 20 | 20-22 | 22-24 |

Fonte: Adaptado de: Fonte: Brower RG et al. N Engl J Med. 2004 Jul 22;351(4):327-36.

## ESTRATÉGIAS UTILIZADAS NA SDRA

Para o manejo da SDRA, quatro estratégias podem ser utilizadas:
- Posição prona;
- Manobra de recrutamento alveolar (MRA);
- Óxido nítrico;
- Oxigenação por membrana extracorpórea (ECMO).

## POSIÇÃO PRONA

A ventilação mecânica na posição prona refere-se à estratégia ventilatória realizada no tratamento da SDRA com o paciente posicionado em decúbito ventral, objetivando-se melhorar a troca gasosa e minimizar a lesão pulmonar induzida pela ventilação mecânica.

A melhora da oxigenação decorre da abertura de alvéolos colapsados na região dorsal do pulmão, onde há maior número de capilares pulmonares, consequentemente leva à melhora da relação entre ventilação e perfusão. Para minimizar o mecanismo de lesão pulmonar induzida pela ventilação mecânica, é fundamental manter a estratégia ventilatória protetora (baixo volume-corrente e baixas pressões).

| | Tabela 18.5 Posição prona |
|---|---|
| Indicação | • $PaO_2/FiO_2 < 150$, $FiO_2 > 60\%$ e PEEP > 5 $cmH_2O$;<br>• Pacientes em até 72 horas do início dos sintomas. |
| Contraindicação | • Trauma de face ou cirurgias de face nos últimos 15 dias;<br>• Fratura instável principalmente de pelve, fêmur e coluna;<br>• Cirurgias de traqueia ou esternotomia nos últimos 15 dias; queimadura (mais de 20% da área corpórea) ou feridas abertas na região abdominal;<br>• Hipertensão intracraniana (checar se PIC < ou > que 30 ou PPC < 60 mmHg);<br>• Arritmias graves;<br>• Instabilidade hemodinâmica mesmo na vigência de vasopressores;<br>• Inserção de marca passo nos últimos 2 dias;<br>• Hemoptise maciça;<br>• Gestantes;<br>• Síndrome compartimental abdominal;<br>• Trombose venosa profunda (TVP) com tratamento nos últimos 2 dias;<br>• Ascite volumosa. |
| Tempo de permanência | • 16 a 21 horas contínuas. |
| Estratégia ventilatória | • Manter estratégia protetora;<br>• Vte 4 a 6 mL/kg de peso predito;<br>• Delta de pressão ≤ 15 $cmH_2O$;<br>• Pressão de platô ≤ 30 $cmH_2O$;<br>• PEEP ajustada pela tabela PEEP x $FiO_2$;<br>• Sedação profunda e bloqueador neuromuscular; |
| Respondedor | • Relação $PaO_2/FiO_2$ aumenta pelo menos 20% ou ≥ 20 mmHg; ou ≥ 10 mmHg, sustentando $PaO_2$, com aumento da complacência pulmonar e redução da pressão de platô;<br>• A resposta pode ser visível na primeira hora ou após 12 a 18 horas, desde que não haja risco de vida. |
| Não respondedor | • Piora na troca gasosa, na mecânica pulmonar ou no estado cardiovascular. Nesta situação, o paciente deve ser colocado de volta para a posição supina. Considerar estratégias de resgate para estes casos. |

$PaO_2/FiO_2$: relação de troca; $PaO_2$: pressão parcial de oxigênio; $FiO_2$: fração inspirada de oxigênio; PEEP: positive end-expiratory pressure; PIC: pressão intra-craniana; PPC: pressão de perfusão cerebral; Vte: volume corrente expirado.
Fonte: Adaptado de: Guérin C et al. N Engl J Med. 2013 Jun 6;368(23):2159-68.

## COMO REALIZAR O PROCEDIMENTO DE PRONAR O PACIENTE

Ao se indicar a posição prona, a equipe multiprofissional (médico, fisioterapeuta, enfermagem) deve iniciar o processo com rigoroso planejamento para que o procedimento seja seguro para o paciente e profissionais. Isso exige esforços coordenados entre 4 e 5 pessoas, e uma pessoa a mais para realizar a monitorização do paciente. Uma garantindo a estabilidade do tubo, outra protegendo os acessos vasculares e outros dispositivos. Além disso, outras duas pessoas para mobilizar o paciente. Um médico deve estar presente para ajudar na coordenação e nas possíveis intercorrências durante o procedimento.

## PREPARAÇÃO ANTES DE PRONAR O PACIENTE
- Assegurar que haja indicação;
- Eliminar contraindicação;
- Orientar a família sobre seus benefícios, limitações e complicações;
- Assegurar que o tubo está a 2 cm da "carina" e com fixação segura,
- Realizar higiene das vias aéreas do paciente;
- Certificar-se de que cateteres e outros dispositivos estão bem posicionados e bem fixados;
- Manter preparados os apoios de cabeça, tórax, pelve e outros;
- Parar a alimentação e caso indicado, esvaziar o estômago;
- Proteger os olhos do paciente;
- Colocar películas protetoras nas proeminências ósseas do paciente para reduzir o risco de lesões por pressão.

**Acesse aqui o conteúdo interativo do capítulo**

## COMPLICAÇÕES NA PRONA

A posição prona aumenta o risco de certas complicações, no entanto estas podem ser muito variáveis. As complicações mais frequentes estão relacionadas à lesão por pressão nas proeminências ósseas, além de edema de face e oculares e neuropatia de plexo braquial; complicações estas que podem ser minimizadas pelo reposicionamento frequente a cada 2 horas e com o uso de posicionadores, rolos e travesseiros suaves e adequados.

**Tabela 18.6**
**Complicações da posição prona e estratégias para minimizar os riscos**

| Complicações | Estratégias |
|---|---|
| Vômito | - Cautela para alimentação enteral e<br>- Elevação do dorso, leve declive do leito<br>- Uso criterioso de agentes pró-cinéticos |
| Instabilidade hemodinâmica e queda de $SpO_2$ transitória | - Otimizar sedação<br>- Pré oxigenar com $FiO_2$ = 100% |
| Lesões de pele<br>Edema facial | - Utilizar películas protetoras nos pontos de pressão<br>- Reposicionamento frequente<br>- Colchões, travesseiros e rolos adequados |
| Deslocamentos ou obstrução do tubo traqueal | - Adequada higiene brônquica<br>- Fixação de cânula reforçada |
| Compressão abdominal em prona | - Utilizar rolos ou travesseiros macios na região superior do tórax e quadril para manter o abdômen livre da compressão da cama |

$SpO_2$: saturação periférica de oxigênio; $FiO_2$: fração inspirada de oxigênio.
Fonte: Adaptado de: Guérin C et al. N Engl J Med. 2013 Jun 6;368(23):2159-68.

A seguir, na **Figura 18.1**, sugestão de momentos importantes para coleta da gasometria arterial para avaliação da ventilação em posição prona e em supino.

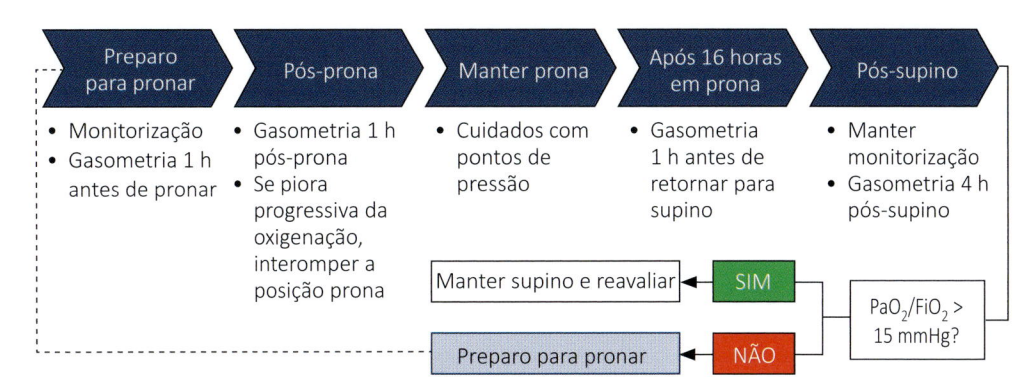

**Figura 18.1:** Fluxo das estratégias na posição prona.
Fonte: Hospital Israelita Albert Einstein.

## MANOBRA DE RECRUTAMENTO ALVEOLAR – MRA

A MRA é a breve aplicação de um alto nível de pressão positiva nas vias aéreas. O principal objetivo da MRA é abrir unidades alveolares que não estão aeradas ou que estão pouco aeradas, proporcionando os seguintes efeitos: aumento da $PaO_2$, redução da $PaCO_2$, melhora da estabilidade alveolar, prevenção de novas áreas de colapso, homogeneização da distribuição da ventilação e, consequentemente, pode reduzir a lesão pulmonar induzida pela ventilação mecânica.

Alguns efeitos indesejáveis podem acompanhar a MRA. A alta pressão intratorácica pode afetar a hemodinâmica cardiovascular e cerebral decorrente da redução do débito cardíaco e da pressão de perfusão cerebral. Não há consenso sobre o melhor nível de pressão positiva ou frequência ideal ou duração da manobra. A MRA mais utilizada é feita com o incremento gradual da PEEP, conforme descrito na **Figura 18.2**.

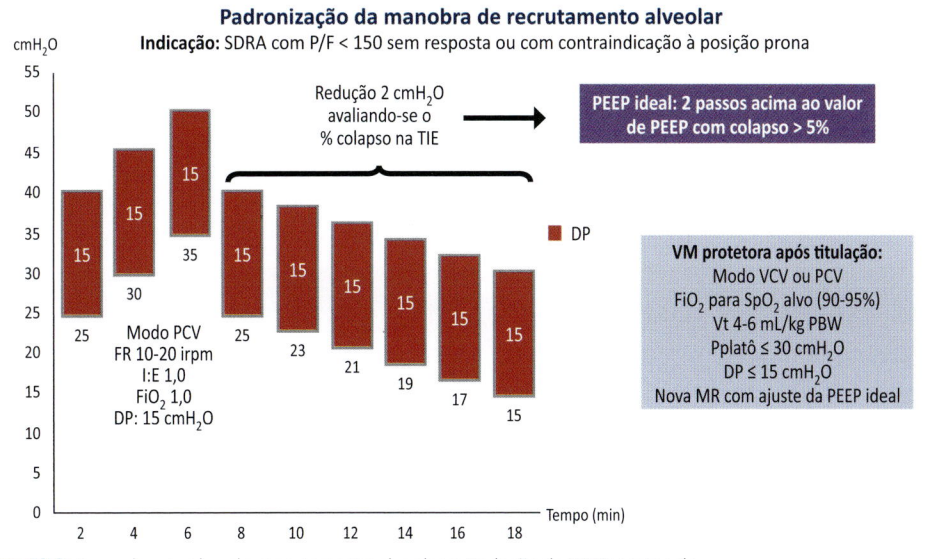

**Figura 18.2:** Fases da manobra de recrutamento alveolar e titulação da PEEP-protocolo.

SDRA: síndrome do desconforto respiratório agudo; P/F: relação de troca $PaO_2/FiO_2$; $PaO_2$: pressão parcial de oxigênio; $FiO_2$: fração inspirada de oxigênio; VM: ventilação mecânica; TIE: tomografia de impedância elétrica; VCV: ventilação volume controlado; PCV: ventilação pressão controlada; FR: frequência respiratória; I:E: relação inspiração/expiração; DP: driving pressure; Vt: volume corrente; $SpO_2$: saturação periférica de oxigênio; Pplat: pressão de platô; PBW: predicted body weight; MR: manobra de recrutamento.
Fonte: Adaptado de Matos, et al. Critical Care 2012.

Para a titulação da PEEP após a MRA, deve-se realizar a redução gradual da PEEP de 2 em 2 cmH$_2$O, a partir dos valores de 26 ou 25 cmH$_2$O. Caso esteja disponível a tomografia de impedância elétrica, é possível utilizá-la para escolha da PEEP baseada no colapso pulmonar, conforme **Capítulo 7 – Monitorização por Tomografia de Impedância Elétrica**.

No entanto, a titulação da PEEP pode ser baseada na complacência estática. Para sua realização, deve-se mudar o modo ventilatório para modo volume controlado após a MRA. O volume corrente ajustado a 5 mL/kg de peso predito, PEEP inicial de 26 ou 25 cmH$_2$O, e sua redução em 2 a 3 cmH$_2$O a cada 4 minutos e o cálculo da complacência estática deve ser realizado ao final desses 4 minutos. A redução da PEEP deve ocorrer até se observar redução da complacência, e descer mais dois passos após essa redução observada. Para ajustar a PEEP ideal, deve-se observar qual nível de PEEP gera a melhor complacência estática e somar de 2 a 4 cmH$_2$O acima desse valor para encontrar o valor da PEEP ideal.

Importante lembrar que sempre após a titulação decremental de PEEP, deve-se realizar nova MRA antes de ajustar a PEEP ideal. Confira o vídeo descrevendo como realizar a manobra de recrutamento alveolar e a titulação de Peep pela complacência estática.

**Acesse aqui o conteúdo interativo do capítulo**

## ÓXIDO NÍTRICO INALATÓRIO – NOi

O NOi inalatório pode ser utilizado como estratégia de resgate em pacientes com SDRA grave com hipertensão pulmonar aguda e falência de ventrículo direito titulando-se a dosagem em partes por milhão (ppm) e observando-se sua resposta nos valores de pressão sistólica de artéria pulmonar (conforme **Capítulo 5 – Gases Medicinais – Óxido Nítrico e Heliox**).

## OXIGENAÇÃO POR MEMBRANA EXTRACORPÓREA – ECMO

O uso da ECMO em adultos com SDRA que evoluem para hipoxemia refratária tem sido uma alternativa adotada por centros especializados. Existem dois tipos básicos de ECMO: 1) venoarterial (VA), suporte cardíaco e respiratório; e 2) venovenosa (VV), suporte respiratório (**Tabela 18.7**).

| Tabela 18.7 Indicações de ECMO |
|---|
| • PaO$_2$/FiO$_2$ < 80 mmHg |
| • PEEP< 10 cmH$_2$O |
| • FiO$_2$ > 80% |
| • Manutenção da hipoxemia mesmo após realizar as manobras adjuvantes como sedação profunda, manobras de recrutamento alveolar/titulação da PEEP, ventilação em prona e uso de óxido nítrico |
| • Critérios de hipercapnia com pH menor 7,20, mesmo com frequência respiratória elevada (FR de 35 – 40 rpm), volume corrente (VC) de 4 – 6 ml/Kg e delta de pressão ≤ 15 cmH$_2$O. |

Fonte: PaO$_2$/FiO$_2$: relação de troca; PaO$_2$: pressão parcial de oxigênio; FiO$_2$: fração inspirada de oxigênio; PEEP: *positive end-expiratory pressure*; FR: frequência respiratória; rpm: respirações por minuto; VC: volume corrente.
Fonte: ELSO Guidelines.

## CAPÍTULO 18 – DIRETRIZ PRÁTICA NO PACIENTE COM SÍNDROME DO DESCONFORTO RESPIRATÓRIO AGUDO

O principal objetivo da ECMO é proporcionar a troca gasosa, dar "descanso" pulmonar, diminuir os potenciais efeitos da lesão induzida pelo ventilador mecânico, até a recuperação do processo patológico. Com o objetivo de garantir o "repouso pulmonar", apresentamos, na **Tabela 18.8**, sugestão de manejo ventilatório para pacientes em ECMO.

| Tabela 18.8 Manejo ventilatório na ECMO |
| --- |
| Modo: controlado ou espontâneo |
| Ventilação ultraprotetora: volume-corrente de 3-4 mL/kg de peso predito |
| Pressão platô < 25 cmH$_2$O |
| PEEP entre 5 e 15 cmH$_2$O, ou conforme titulação da PEEP ideal (em situações de atelectasias o recrutamento alveolar pode ser necessário) |
| FiO$_2$ < 30% |

ECMO: extracorporeal membrane oxygenation; PEEP: positive end-expiratory pressure; FiO$_2$: fração inspirada de oxigênio.
Fonte: ELSO Guidelines.

Vale lembrar que a ECMO não é tratamento curativo, mas sim um suporte temporário enquanto há recuperação, neste caso do pulmão, podendo demorar dias ou semanas. Além disso, a ECMO é um sistema invasivo e complexo que necessita de equipamento sofisticado e de alto custo, centro especializado e equipe treinada para que sua indicação seja precoce, evitando disfunções orgânicas graves. Apresentamos, na **Figura 18.3**, fluxograma do manejo ventilatório na SDRA.

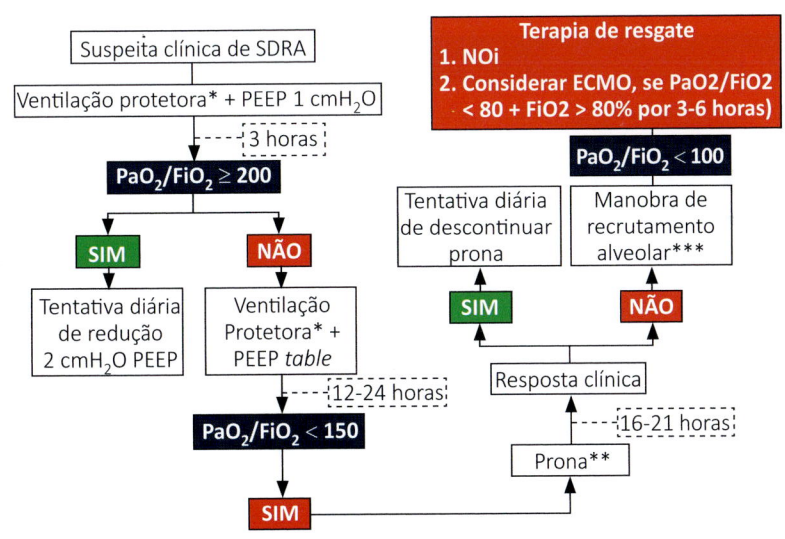

**Figura 18.3:** Fluxograma de manejo ventilatório na SDRA.
VCV: ventilação controlada a volume; PCV: ventilação controlada a pressão; SpO$_2$: saturação de pulso de oxigênio; VC: volume-corrente; Pplat: pressão de platô; Driving pressure: delta de pressão; TIE: tomografia de impedância elétrica; BNM: bloqueador neuromuscular; Pai: pressão arterial invasiva; Noi: óxido nítrico inalatório; ECMO: circulação extracorpórea com membrana de oxigenação.
*Ventilação protetora: modo VCV ou PCV; FiO$_2$ para manter SpO$_2$ entre 90-95%; VC 4-6 mL/kg; Pplat ≤ 30 cmH$_2$O; Driving Pressure ≤ 15 cmH$_2$O.
**Considerar uso de TIE, BNM e checar monitorização de Pai.
***Recomenda-se o uso da TIE para realizar a manobra de recrutamento alveolar.
Fonte: Hospital Israelita Albert Einstein.

## PONTOS-CHAVE

- Na SDRA, utilizar a estratégia protetora de ventilação mecânica (VC de 4 a 6 mL/kg de peso predito; delta de pressão 15 cmH$_2$O; pressão de platô 30 cmH$_2$O);
- A PEEP pode ser ajustada pela tabela PEEP x FiO$_2$, ou melhor complacência estática (titulação decremental), ou tomografia de impedância elétrica, ou por meio de exames de imagem como tomografia computadorizada convencional e ultrassonografia;
- Pacientes com SDRA após ajuste de estratégia protetora com manutenção da relação PaO$_2$/FiO$_2$ < 150 têm indicação de posição prona (desde que não apresentem contraindicações);
- Manter estratégia protetora em posição prona;
- A manobra de recrutamento alveolar pode ser realizada como estratégia de resgate da hipoxemia em pacientes com áreas de colapso bilateral;
- Manutenção da hipoxemia mesmo após realizar as manobras adjuvantes, como sedação profunda, manobras de recrutamento alveolar/titulação da PEEP, ventilação em prona e uso de óxido nítrico, tem indicação de ECMO.

Acesse aqui o conteúdo interativo do capítulo

## Referências

1. Thompson BT, Chambers RC, Liu KD Acute respiratory distress syndrome. N Engl J Med. 2017;377: 562-72.
2. Ventilation with lower tidal volumes as compared with traditional tidal volumes for acute lung injury and the acute respiratory distress syndrome. The Acute Respiratory Distress Syndrome Network. J Med. 2000; 342:1301.
3. Villar RM, Pérez-Méndez L, Aguirre-Jaime A. A high positive end-expiratory pressure, low tidal volume ventilatory strategy improves outcome in persistent acute respiratory distress syndrome: a randomized, controlled trial. Care Med. 2006; 34:1311.
4. Brower RG, Lanken PN, MacIntyre N, Matthay MA, Morris A, Ancukiewicz M, Schoenfeld D, Thompson BT. Higher versus lower positive end-expiratory pressures in patients with the acute respiratory distress syndrome. N Engl J Med. 2004, 351:327-336.
5. Meade MO, Cook DJ, Guyatt GH, Slutsky AS, Arabi YM, Cooper DJ, Davies AR, Hand LE, Zhou Q, Thabane L, Austin P, Lapinsky S, Baxter A, Russell J, Skrobik Y, Ronco JJ, Stewart TE. Lung open ventilation study investigators: ventilation strategy using low tidal volumes, recruitment maneuvers, and high positive end-expiratory pressure for acute lung injury and acute respiratory distress syndrome: a randomized controlled trial. JAMA 2008, 299:637-645.
6. Amato MB, Meade MO, Slutsky AS, Brochard L, Costa EL, Schoenfeld DA, et al. Driving pressure and survival in the acute respiratory distress syndrome. N Engl J Med. 2015, 372(8): 747-755.
7. Writing Group for the Alveolar Recruitment for Acute Respiratory Distress Syndrome Trial (ART) Investigators, Cavalcanti AB, Suzumura EA, Laranjeira LN, Paisani DM, Damiani LP, Guimarães HP, Romano ER, Regenga MM, Taniguchi LNT, Teixeira C, Pinheiro de Oliveira R, Machado FR, Diaz-Quijano FA, Filho MSA, Maia IS, Caser EB, Filho WO, Borges MC, Martins PA, Matsui M, Ospina-Tascón GA, Giancursi TS, Giraldo-Ramirez ND, Vieira SRR, Assef MDGPL, Hasan MS, Szczeklik W, Rios F, Amato MBP, Berwanger O, Ribeiro de Carvalho CR. Effect of lung recruitment and titrated positive end-expiratory pressure (PEEP) vs low PEEP on mortality in patients with acute respiratory distress syndrome: a randomized clinical trial. JAMA. 2017 Oct 10;318(14):1335-1345.

8. Hu SL, He HL, Pan C, et al. The effect of prone positioning on mortality in patients with acute respiratory distress syndrome: a meta-analysis of randomized controlled trials. Crit Care. 2014; 18: R109.
9. Guérin C, Reignier J, Richard JC, et al. Prone positioning in severe acute respiratory distress syndrome. N Engl J Med. 2013; 368:2159.
10. Matos GFJ, Stanzani F, Passos RH, et al. How large is the lung recruitability in early acute respiratory distress syndrome: a prospective case series of patients monitored by computed tomography. Critical Care. 2012, 16 (1) : R4
11. Costa EL, Borges JB, Melo A, Suarez-Sipmann F, Toufen C Jr, Bohm SH, et al. Bedside estimation of recruitable alveolar colapse and hyperdistension by electrical impedance tomography. Intensive Care Med. 2009; 35(6): 1132-1137.
12. Barbas CS, Matos GF, Amato MB, Carvalho CRR. Goal-oriented respiratory management for critically ill patients with acute respiratory distress syndrome. Crit Care Res Pract. 2012; 2012:952168.
13. Chaves RC de Freitas, et al. Oxigenação por membrana extracorpórea: revisão da literatura. Rev. Bras. Ter. Intensiva, São Paulo, v. 31, n. 3, p. 410-424, Sept. 2019.
14. Brogan TV, Lequier L, Lorusso R, MacLaren G, Peek G (eds.). Extracorporeal life support: the ELSO Red Book. 5. ed. Ann Arbor, MI: Extracorporeal Life Support Organization; 2017. Extracorporeal Life Support Organization-ECMO and ECLS. Publications Red Book. 5. Edition [Internet].
15. Gattinoni L, Tommaso T, Quintel M. How best to set the ventilator on extracorporeal membrane lung oxygenation. Current Opinion In Critical Care, [s.l.], v. 23, n. 1, p. 66-72, fev. 2017. Ovid Technologies (Wolters Kluwer Health).

# Diretriz Prática no Paciente com Transplante Pulmonar

Carin Ferreira Lopes | Thais Melatto Loschi

## OBJETIVOS DO CAPÍTULO
- Apresentar a atuação da fisioterapia no transplante pulmonar;
- Descrever o processo de avaliação do candidato a transplante pulmonar;
- Descrever a avaliação e o atendimento fisioterapêutico do paciente internado, pré e pós-transplante pulmonar;
- Avaliar e prescrever exercícios em um programa de reabilitação pulmonar pré e pós--transplante de pulmão.

## INTRODUÇÃO

O transplante pulmonar é o tratamento indicado para pneumopatias progressivas não neoplásicas, em estágio avançado e sem possibilidade terapêutica medicamentosa ou cirúrgica, com expectativa de vida reduzida, podendo proporcionar maior sobrevida e qualidade de vida aos receptores.

Neste capítulo serão apresentadas diretrizes práticas para avaliação e atendimento fisioterapêutico do paciente pré e pós-transplante pulmonar durante o período de internação hospitalar e na fase ambulatorial.

O primeiro transplante no Brasil ocorreu em 1989 e de lá para cá mais de 47 mil transplantes de pulmão foram realizados no mundo, sendo 1.252 no Brasil até dezembro de 2019, onde atualmente existem sete centros transplantadores ativos em quatro estados: São Paulo, Rio Grande do Sul, Paraná e Ceará.

## INDICAÇÕES

Segundo a *International Society for Heart and Lung Transplantation* (ISHLT), a indicação geral para o transplante observa as seguintes orientações:
- Alto risco de morte (> 50%) se o transplante não for realizado em 2 anos;
- Alta probabilidade (> 80%) de sobreviver pelo menos 90 dias após o transplante;
- Alta probabilidade (> 80%) de sobreviver por 5 anos caso não haja disfunção do enxerto.

As doenças com indicações mais frequentes para o transplante pulmonar podem ser divididas em quatro grandes grupos: obstrutivas, restritivas, supurativas e circulatórias (**Tabela 19.1**).

### Tabela 19.1
### Principais indicações de transplante pulmonar

| | |
|---|---|
| Pneumopatias obstrutivas | - DPOC<br>- Enfisema<br>- Deficiência de alfa-1-antitripsina bronquiolite obliterante |
| Pneumopatias restritivas | - Fibrose pulmonar idiopática sarcoidose<br>- Histiocitose de células de Langerhans linfangioleiomiomatose<br>- Silicose |
| Pneumopatias supurativas | - Fibrose cística<br>- Bronquiectasia |
| Pneumopatias circulatórias | - Hipertensão pulmonar primária ou secundária |

Fonte: Acervo dos autores.

## CONTRAINDICAÇÕES

Algumas condições podem contribuir para um desfecho não satisfatório no processo de transplante além de gerar custos desnecessários e desperdício de órgãos. Existem contraindicações absolutas e relativas para realização dessa cirurgia (**Figura 19.1**).

| Absoluta | Relativas |
|---|---|
| - Disfunção severa de outros órgãos como rins, fígado e coração (sem condições de Tx duplo);<br>- Disfunção cardíaca não relacionada à doença pulmonar;<br>- Neoplasia maligna nos últimos 5 anos (exceto melanoma, 2 anos);<br>- Tuberculose pulmonar ativa;<br>- Diátese hemorrágica incorrigível;<br>- Tabagismo, etilismo ou uso de narcóticos e substâncias psicoativas ou cessação do uso há menos de seis meses;<br>- Doença psiquiátrica grave sem controle ou não passível de tratamento;<br>- Falta de aderência ao tratamento médico proposto;<br>- Falta de suporte social e familiar;<br>- Deformidade grave de caixa torácica;<br>- Obesidade classes II e III (IMC ≥ 35 kg/m$^2$);<br>- Limitação funcional severa com pouco potencial de reabilitação. | - Idade (o limite é de 65 anos);<br>- Osteoporose severa ou sintomática;<br>- Instabilidade clínica grave;<br>- Extensa cirurgia torácica prévia com ressecção pulmonar;<br>- Colonização por agentes infecciosos de difícil tratamento;<br>- Infecções pelo vírus HIV (carga viral indetectável);<br>- Hepatite B ou C (sem sinais de cirrose ou hipertensão portal);<br>- Obesidade classe 1 (IMC 30-34,9 kg/m$^2$);<br>- Desnutrição severa;<br>- Outras doenças sistêmicas que não estejam adequadamente controladas como DM, HAS, doença do refluxo gastroesofágico, colagenoses. |

**Figura 19.1:** Contraindicações relativas e absolutas para o transplante pulmonar.
Tx: transplante pulmonar; IMC: índice de massa corporal; DM: diabetes melito; HAS: hipertensão arterial sistêmica.
Fonte: Acervo dos autores.

A sobrevida após o transplante ainda é menor que a desejada. O alto índice de mortalidade está relacionado principalmente às disfunções primária ou crônica do enxerto e às infecções. De acordo com os dados da ISHLT, as taxas de sobrevida pós-transplante pulmonar em 1, 3 e 5 anos são de, respectivamente, 82%, 66,7% e 55,3%.

## ESCOLHA DO DOADOR

A taxa de doadores no Brasil ainda não é suficiente para o número de pacientes em lista de espera, principalmente no caso do pulmão. Entre as principais causas, estão: recusa da família, parada cardíaca, contraindicação médica pelas más condições do doador.

Assim, para aumentar o número de órgãos disponíveis, podemos classificar os potenciais doadores em ideal ou marginal, sendo este caracterizado por não apresentar todos os critérios, segundo a **Tabela 19.2**.

**Tabela 19.2**
**Critérios do perfil do doador ideal**

| | |
|---|---|
| ▪ Idade < 55 anos | ▪ Bacterioscopia negativa na secreção traqueal ou no lavado broncoalveolar |
| ▪ Carga tabágica < 20 anos-maço | |
| ▪ Ausência de trauma torácico | ▪ Gasometria arterial: $PaO_2$ > 300 mmHg com pressão expiratória final positiva de 5 $cmH_2O$ e $FiO_2$ de 100% |
| ▪ Ventilação mecânica < 48 horas | |
| ▪ Ausência de história de asma | ▪ Radiografia de tórax sem áreas de consolidação |
| ▪ Ausência de neoplasia | ▪ Broncoscopia sem secreção nas vias aéreas |

$PaO_2$: pressão parcial de oxigênio; $FiO_2$: fração inspirada de oxigênio.
Fonte: Acervo dos autores.

Nos casos de doadores marginais, alguns estudos não mostraram diferença no desfecho após um ano do transplante, porém a presença de dois ou mais critérios contraindica o uso desse órgão.

## MODALIDADE DE TRANSPLANTE

As principais modalidades de transplante pulmonar incluem o unilateral, o bilateral sequencial, o lobar e o cadiopulmonar. Cada tipo de transplante será indicado segundo as condições clínicas e funcionais do paciente, levando-se em consideração também a doença de base, sendo o bilateral obrigatório para doenças supurativas, conforme apresentado na **Figura 19.2**.

**BILATERAL**
Realizado de forma sequencial: retira-se e implanta-se o pulmão de um lado, e após o restabelecimento da ventilação e perfusão, realizam-se a retirada e o implante do lado contrário. É utilizada a bitoracotomia.
Principais indicações:
- Doenças supurativas (bronquiectasia e fibrose cística)
- DPOC
- Hipertensão pulmonar

**UNILATERAL**
Realizado no lado mais comprometido funcionalmente. É utilizada a toracotomia posterolateral.
Principais indicações:
- Pneumopatias restritivas (FPI)
- Pneumopatias obstrutivas (DPOC)
- Pacientes portadores de DPOC com mais de 50 anos (menor agressão operatória)

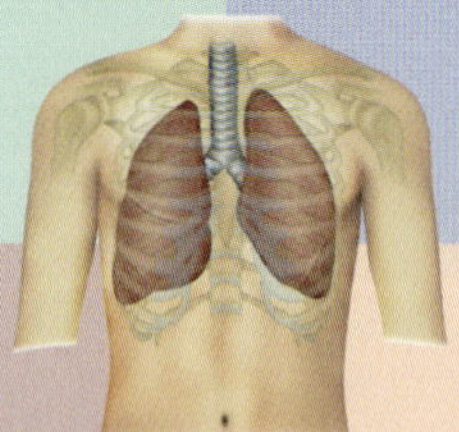

**CARDIOPULMONAR**
Realizado o implante de todo o bloco coração-pulmão, nos casos de disfunção ventricular esquerda e/ou direita grave, bem como cardiopatia congênita complexa associada à hipertensão pulmonar severa.
Principais indicações:
- Síndrome de Eisenmenger
- HPP
- Pneumopatia grave com disfunção cardíaca severa e irreversível (cor pulmonale)

**LOBAR INTERVIVO**
Utilizado apenas quando houver dificuldade de obtenção de doadores de tamanho compatível. Consiste no implante de um lobo inferior direito e um lobo inferior esquerdo retirados de dois doadores vivos (geralmente familiares).
Principais indicações:
- Adultos de pequeno porte e crianças

**Figura 19.2:** Modalidades de transplante pulmonar.
DPOC: doença pulmonar obstrutiva crônica; HPP: hipertensão pulmonar primária; FPI: fibrose pulmonar idiopática.
Fonte: Acervo dos autores.

## INCLUSÃO NO PROGRAMA DE TRANSPLANTE

A seleção dos candidatos deve ser criteriosa para aumentar a chance de sobrevida a longo prazo, bem como identificar o momento ideal de inclusão em lista: nem tão cedo a ponto de diminuir a sobrevida e nem tão tarde a ponto de não suportar o tempo de espera ou o estresse cirúrgico.

A avaliação inicial para entrada em lista é feita pelo pneumologista da equipe do programa de transplante pulmonar que além de anamnese e exame físico, avalia também os diversos sistemas visando particularidades que, possam ter impacto no pós-operatório. Após a consulta médica, a avaliação multiprofissional (cirurgião, enfermagem, fisioterapia, nutrição, psicologia e assistente social), é solicitada. Por final, em consenso, a equipe definirá se o paciente será incluído em lista, conforme demonstrado no fluxograma a seguir, na **Figura 19.3**.

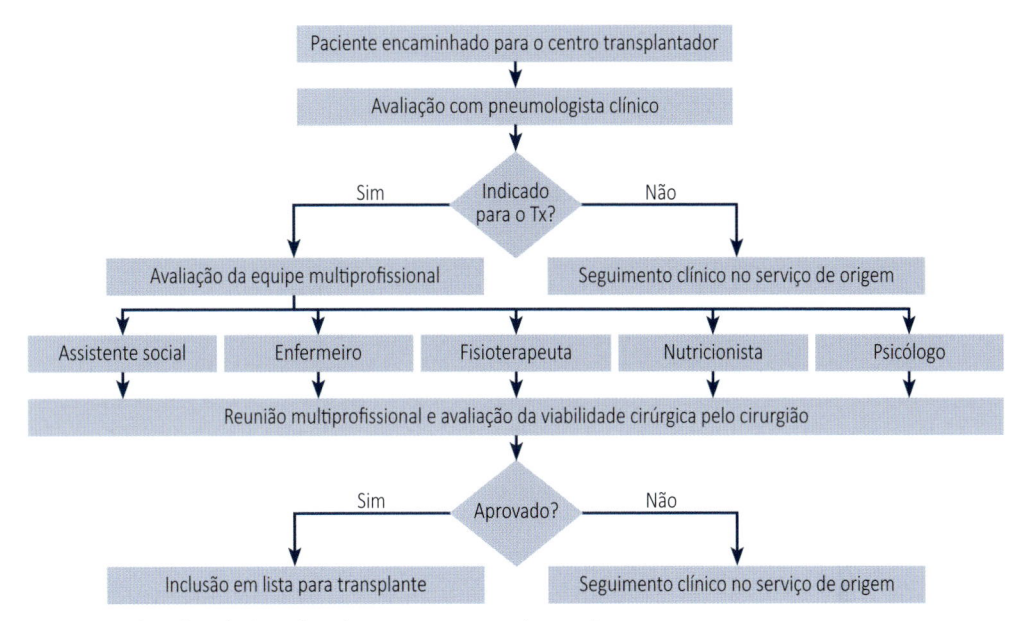

**Figura 19.3:** Fluxo de inclusão na lista de espera para transplante pulmonar.
Tx: transplante pulmonar.
Fonte: Acervo dos autores.

Além disso, é de extrema importância ressaltar que os candidatos tenham conhecimento em relação ao procedimento, boa aderência ao tratamento, estrutura psicossocial e suporte familiar adequados para o sucesso do tratamento.

## REABILITAÇÃO – FASE AMBULATORIAL

A doença pulmonar crônica cursa com perda funcional progressiva, associada à diminuição da capacidade de realização das atividades de vida diária e consequente piora da qualidade de vida. O *status* funcional limitado resulta em baixo potencial de recuperação, sendo considerado como contraindicação absoluta. Dessa forma, um programa de reabilitação pulmonar é indicado para recuperação ou manutenção do *status* funcional dos pacientes candidatos a transplante pulmonar.

O transplante pulmonar é considerado uma cirurgia de grande porte, que cursa com elevado tempo de internação hospitalar, o que favorece a perda funcional. Sabe-se que o exercício físico pós-transplante é seguro e eficaz e que programas estruturados de exercício físico aceleram a recuperação e melhoram a capacidade máxima de exercício, função física, força muscular e densidade mineral óssea.

Sendo assim, a reabilitação ambulatorial é dividida em três momentos.

**Momento 1:** Avaliação do paciente candidato a transplante pulmonar para inclusão em lista de transplante. → **Momento 2:** Reabilitação pré-transplante: para todos os pacientes em lista de espera para transplante pulmonar. → **Momento 3:** Reabilitação pós-transplante: para todo paciente pós-transplante pulmonar após a alta hospitalar.

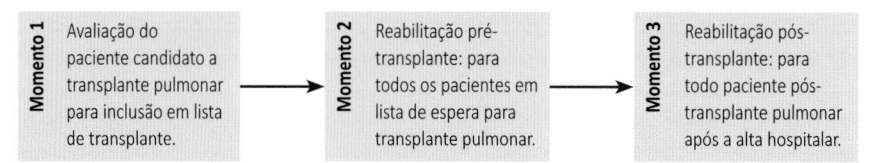

**Figura 19.4:** Apresentação dos três momentos da atuação da fisioterapia na fase ambulatorial pré e pós-transplante pulmonar.
Fonte: Acervo dos autores.

## MOMENTO "1"

A fisioterapia tem como objetivo avaliar a capacidade funcional do candidato mediante teste de caminhada de seis minutos (TC6), que tem sido associado à mortalidade de pacientes em lista de espera para transplante em estágio final de doença pulmonar. Assume-se que o paciente incapaz de caminhar mais de 100 m no TC6 apresenta limitação funcional importante, com baixo potencial de reabilitação. Nesses casos, a informação deve ser levada à reunião multiprofissional para decisão em conjunto quanto à contraindicação para o transplante pulmonar.

Além do TC6, outros domínios são avaliados como: qualidade de vida, por meio do *St. George's Respiratory Questionnaire*; volumes e capacidades pulmonares e força da musculatura inspiratória e expiratória. Tais dados serão essenciais para individualização do programa de reabilitação, bem como nortear a conduta terapêutica, para que o paciente seja preparado, da melhor forma possível, para o transplante.

Esses dados corroboram a avaliação funcional de pacientes candidatos como critério para inserção em lista de transplante pulmonar, ajudando o fisioterapeuta na avaliação do potencial de reabilitação. A **Figura 19.5** demonstra o processo de avaliação fisioterapêutica para inserção em lista de transplante.

- Qualidade de Vida (SGRQ). — **Questionário**
- **Medidas ventilatórias:** Ventilometria (CV, CI, VM, VC). Fluxo expiratório (PFE e PFT). Força muscular respiratória ($PI_{MÁX}$ e $PE_{MÁX}$).
- TC6 (2 testes, quando possível, com intervalo de no mínimo 30 minutos entre eles). — **Capacidade funcional**

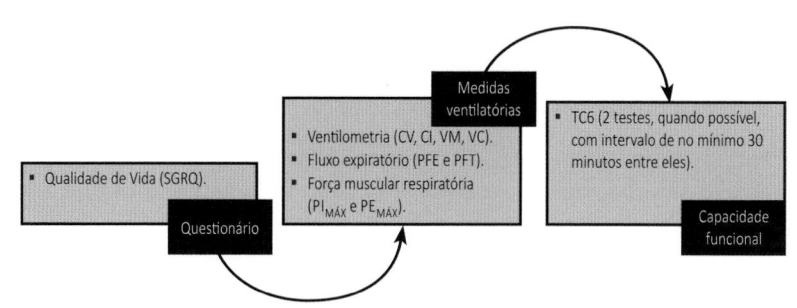

**Figura 19.5:** Avaliação da fisioterapia de pacientes candidatos a entrar em lista para transplante pulmonar.
SGRQ: St. Gerge's Respiratory Questionnaire; CV: capacidade vital; CI: capacidade inspiratória; VM: volume-minuto; VC: volume-corrente; PFE: pico de fluxo expiratório; PFT: pico de fluxo de tosse; $PI_{MÁX}$: pressão inspiratória máxima; Pemax: pressão expiratória máxima; TC6: teste de caminhada de 6 minutos.
Fonte: Acervo dos autores.

## MOMENTOS "2" E "3"

Os mecanismos de limitação ao exercício tanto no pré como no pós-transplante pulmonar são multifatoriais, incluindo alterações da mecânica pulmonar e nas trocas gasosas, limitações cardiovasculares e disfunção muscular periférica, todos associados à progressão de uma doença pulmonar crônica. Portanto, um programa de reabilitação pulmonar, supervisionado e individualizado auxilia na redução da sensação de dispneia, diminuindo o número de exacerbações, melhorando a qualidade de vida e preparando o indivíduo para uma cirurgia de grande porte.

Já no período pós-operatório, a continuidade do programa de reabilitação pulmonar faz-se necessário com o objetivo de melhorar sua performance física para retorno às atividades de vida diária. Tanto para pacientes pré como pós-transplante pulmonar, o programa de reabilitação inclui uma avaliação criteriosa para traçar objetivos individualizados que norteiem a prescrição de exercícios.

Para os pacientes em reabilitação pré-transplante, simular as atividades de vida diária é essencial para adequação do aporte de oxigênio, tanto para as tarefas cotidianas como para o treino.

O programa compreende exercícios aeróbicos, resistidos e de flexibilidade, além de exercícios respiratórios caso seja necessário. A **Figura 19.6** demonstra o fluxo de avaliação e atendimento do programa de reabilitação pulmonar.

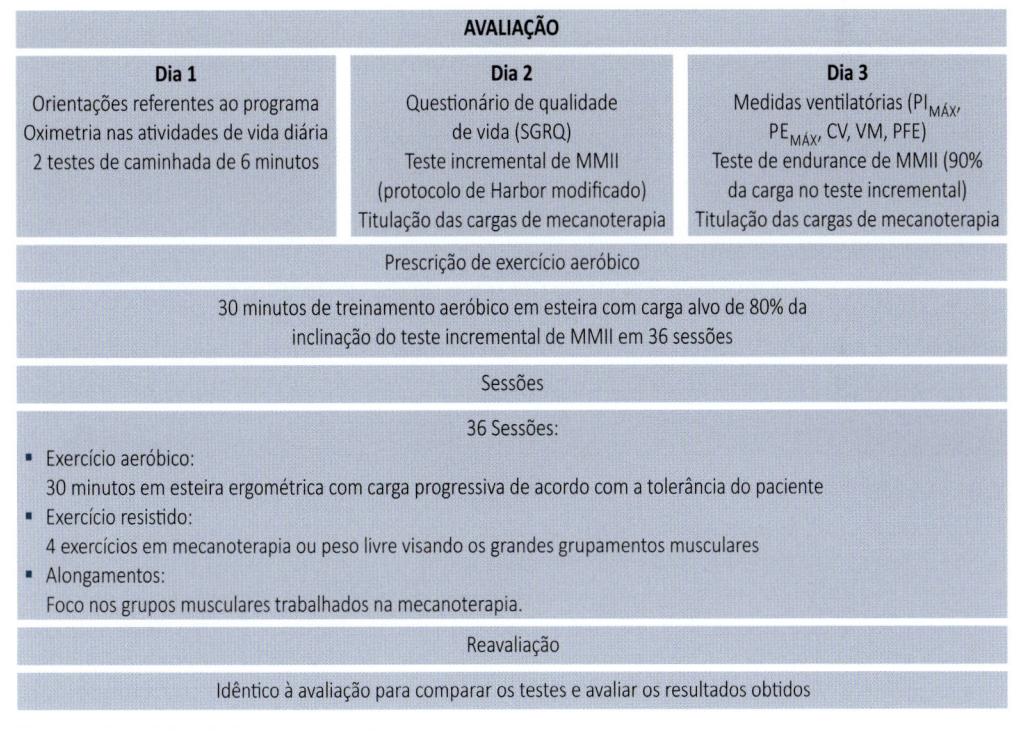

| AVALIAÇÃO | | |
|---|---|---|
| **Dia 1**<br>Orientações referentes ao programa<br>Oximetria nas atividades de vida diária<br>2 testes de caminhada de 6 minutos | **Dia 2**<br>Questionário de qualidade de vida (SGRQ)<br>Teste incremental de MMII (protocolo de Harbor modificado)<br>Titulação das cargas de mecanoterapia | **Dia 3**<br>Medidas ventilatórias ($PI_{MÁX}$, $PE_{MÁX}$, CV, VM, PFE)<br>Teste de endurance de MMII (90% da carga no teste incremental)<br>Titulação das cargas de mecanoterapia |
| Prescrição de exercício aeróbico | | |
| 30 minutos de treinamento aeróbico em esteira com carga alvo de 80% da inclinação do teste incremental de MMII em 36 sessões | | |
| Sessões | | |
| 36 Sessões:<br>- Exercício aeróbico:<br>  30 minutos em esteira ergométrica com carga progressiva de acordo com a tolerância do paciente<br>- Exercício resistido:<br>  4 exercícios em mecanoterapia ou peso livre visando os grandes grupamentos musculares<br>- Alongamentos:<br>  Foco nos grupos musculares trabalhados na mecanoterapia. | | |
| Reavaliação | | |
| Idêntico à avaliação para comparar os testes e avaliar os resultados obtidos | | |

**Figura 19.6:** Reabilitação fase ambulatorial.
$PI_{MÁX}$: pressão inspiratória máxima; Pemax: pressão expiratória máxima; CV: capacidade vital; VM: ventilação mecânica; FPE: pico de fluxo expiratório; MMII: membros inferiores.
Fonte: Hospital Israelita Albert Einstein.

Para pacientes em reabilitação pré-transplante, as reavaliações devem ser feitas a cada 36 sessões, a fim de monitorizar o progresso, a despeito da progressão da doença, e propor novo objetivo. Cada paciente deverá participar do programa até a data do transplante.

Após o transplante, o paciente deve retornar ao programa logo após a alta hospitalar e deve completar um ciclo de 36 sessões, seguidas de reavaliação e encaminhamento para seguimento externo com fisioterapeuta.

## REABILITAÇÃO: FASE HOSPITALAR

A fase hospitalar pode abranger desde a necessidade de internação por descompensação da doença de base, como para a realização do transplante em si. E tem como objetivo dar continuidade ao plano de treinamento que vinha sendo realizado ambulatorialmente.

Seja qual for o motivo da internação, é necessário desenvolver um plano de reabilitação que vise melhorar a capacidade física, força muscular, flexibilidade e equilíbrio por meio de exercícios supervisionados, permitindo o retorno às suas atividades cotidianas após a alta hospitalar e preparar o paciente para seguir em reabilitação no âmbito ambulatorial.

AVALIAÇÃO: as avaliações e reavaliações são fundamentais para a elaboração do plano terapêutico:

- Avaliar a necessidade de oxigenioterapia, ajuste de parâmetros ventilatórios ou outro suporte ventilatório, como ventilação não invasiva (VNI) ou cateter nasal de alto fluxo, a cada sessão de fisioterapia;
- Realizar medidas de $PI_{MÁX}$, $PE_{MÁX}$ e *Peak Flow*, (conforme Capítulo 1 – Medidas Ventilatórias), na avaliação inicial ou assim que o paciente tiver condições de realizar as manobras. Repetir a cada 7 dias, considerando implementar um treinamento muscular respiratório se $PI_{MÁX} < 70\%$ do predito;
- Para avaliar força muscular e funcionalidade, sugerimos usar as escalas MRC (*Medical Research Council*) e escore Perme, (conforme Capítulo 2 – Força Muscular Periférica, e Capítulo 11 - Diretriz de Mobilização Precoce) respectivamente, na avaliação inicial ou assim que o paciente tiver condições clínicas e nível de consciência adequado. Repetir a cada 7 dias ou de acordo com a evolução;
- Monitorizar a tolerância aos exercícios por meio da escala de Borg em todos os atendimentos, a fim de manter a percepção de esforço menor ou igual a 5;
- Avaliar a mobilidade diafragmática por meio da ultrassonografia pulmonar, (conforme Capítulo 3 – Ultrassonografia Muscular Periférica e Diafragmática), quando houver a suspeita ou diagnóstico de fraqueza muscular ou alteração da mecânica respiratória.

### VENTILAÇÃO MECÂNICA

- Estratégia protetora de ventilação mecânica, mantendo VC entre 4 e 6 mL/kg, $\Delta P < 15$ cm $H_2O$, $FiO_2$ e PEEP conforme necessidade;
- No pós-operatório imediato, preconiza-se o uso da estratégia protetora de ventilação mecânica. Segundo a ISHLT, a primeira gasometria arterial após a cirurgia deve ser coletada com $FiO_2$ a 100%, como forma de avaliar o grau de disfunção do enxerto e índice prognóstico. A disfunção primária do enxerto pode ser caracterizada por uma relação $PaO_2/FiO_2$ abaixo de 300, associada a infiltrado radiológico nas primeiras 72 horas após o transplante e o tratamento é semelhante aos quadros de SDRA (conforme Capítulo 18 – Diretriz Prática no Paciente com SDRA);
- Uso de óxido nítrico nos casos de manejo difícil da VM, de acordo com a prescrição médica (conforme Capítulo 5 – Gases Medicinais);
- Monitorização com tomografia de impedância elétrica pode auxiliar no melhor ajuste da ventilação mecânica (conforme Capítulo 7 – Monitorização Ventilatória por Tomografia de Impedância Elétrica).

## HIGIÊNE BRÔNQUICA

- Drenagem postural, manobras de higiene brônquica, dispositivos e técnicas para incentivo e auxílio da tosse são de extrema importância devido à dor na incisão cirúrgica e à redução do reflexo de tosse decorrente da desnervação do pulmão do doador;
- Aspiração nasotraqueal muitas vezes é necessária.

## REABILITAÇÃO

- Mobilização: exercícios de fortalecimento, alongamento, equilíbrio, transferências e deambulação estão indicados, além do uso de recursos e dispositivos para otimizar e oferecer maior segurança para a realização da terapia.
- Barreiras: drenos pleurais, acessos venosos, bomba de PCA para analgesia, ECMO, além de outros dispositivos podem ser considerados como barreira para a mobilização, porém o planejamento prévio do atendimento, a discussão com a equipe multiprofissional, o uso de diversos recursos fisioterapêuticos e o preparo do ambiente tornam a reabilitação um processo seguro e eficaz.

A **Figura 19.7** resume as principais técnicas e dispositivos que podem ser usados na fase hospitalar, contribuindo para a elaboração de um plano terapêutico.

### Pré-transplante pulmonar

| Fisioterapia respiratória | Suporte ventilatório | Fisioterapia motora |
|---|---|---|
| - Técnicas de higiene brônquica e tosse<br>- Inaloterapia<br>- Exercícios de expansão pulmonar<br>- Realizar medidas ventilatórias de CV, $PI_{MÁX}$, $PE_{MÁX}$ e Peak Flow<br>- Treinamento muscular respiratório se $PI_{MÁX}$ < 70% do predito | - VNI ou cateter nasal de alto fluxo<br>- VM: modo controlado, assistido ou espontâneo;<br>- $FiO_2$ conforme necessidade<br>- Estratégia protetora (VC 4-6 mL/kg; $\Delta P$ < 15 $cmH_2O$<br>- Considerar o uso de Óxido Nítrico nos casos de HP<br>- ECMO como ponte para transplante | - Protocolo mobilização precoce;<br>- Treinamento aeróbico com cicloergômetro 3 vezes por semana;<br>- EENM<br>- Dividir terapia motora para melhor aproveitamento<br>- Realizar MRC/Perme<br>- Utilizar escala de Borg para monitorar a terapia<br>*Considerar uso de VNI para realizar a fisioterapia motora e minimizar a dispneia. |

↓

### Pós-transplante pulmonar

| Fisioterapia respiratória | Suporte ventilatório | Fisioterapia motora |
|---|---|---|
| - Realizar manobras de higiene brônquica e tosse<br>- Inaloterapia<br>- Exercícios de expansão pulmonar no PO | VENTILAÇÃO MECÂNICA<br>- Modo controlado, assistido ou espontâneo;<br>- $FiO_2$ conforme necessidade (100% p/ primeira gasometria)** | - Treinamento aeróbico com cicloergômetro 3 vezes por semana (a partir do 2º PO se condições clínicas)<br>- Protocolo mobilização precoce; |

**Figura 19.7:** Reabilitação fase hospitalar. *(continua)*

VM: ventilação mecânica; VNI: ventilação não invasiva; NO: MRC: Medical Research Council; MMSS: membros superiores; MMII: membros inferiores; CV: capacidade vital; PO: pós-operatório; ECMO: oxigenação por membrana extracorpórea; $PI_{MÁX}$: pressão inspiratória máxima; $PE_{MÁX}$: pressão expiratória máxima; EENM = eletroestimulação neuromuscular; VC = volume corrente.

| Pós-transplante pulmonar | | |
|---|---|---|
| Fisioterapia respiratória | Suporte ventilatório | Fisioterapia motora |
| ▪ Reavaliar PImax, PE$_{MÁX}$, CV 24 a 48 horas após extubação<br>▪ Iniciar treinamento muscular respiratório caso PI$_{MÁX}$ < 70% do predito | ▪ Estratégia protetora (VC 4-6 mL/kg; ΔP < 15 cmH$_2$O) ou monitorização com impedância elétrica<br>▪ Continuidade da administração de NO de acordo com a prescrição médica (sugestão 10 a 20 ppm)<br>▪ Desmame NO: considerar 5 ppm a cada 24 horas<br>▪ Seguir protocolo de desmame da VM<br>*Considerar uso de VNI ou cateter nasal de alto fluxo pós-extubação;<br>*Considerar uso de NO pós-extubação;<br>**Índice prognóstico | ▪ EENM (considerar estimulação elétrica diafragmática em casos de paresia)<br>▪ Determinação da carga e do número de repetições para MMSS e MMII com base na tolerância do paciente<br>▪ Dividir terapia motora para melhor aproveitamento<br>▪ Realizar MRC/Perme<br>▪ Utilizar escala de Borg para monitorizar a tolerância (< 5)<br>*Considerar uso de VNI para realizar a fisioterapia motora e minimizar a dispneia. |

**Figura 19.7:** Reabilitação fase hospitalar. *(continuação)*
VM: ventilação mecânica; VNI: ventilação não invasiva; NO: MRC: Medical Research Council; MMSS: membros superiores; MMII: membros inferiores; CV: capacidade vital; PO: pós-operatório; ECMO: oxigenação por membrana extracorpórea; PI$_{MÁX}$: pressão inspiratória máxima; PE$_{MÁX}$: pressão expiratória máxima; EENM = eletroestimulação neuromuscular; VC = volume corrente.
Fonte: Hospital Israelita Albert Einstein.

## PONTOS-CHAVE

- As principais indicações de transplante pulmonares decorrem de pneumopatias obstrutivas, restritivas, supurativas e circulatórias;
- O processo de reabilitação intra-hospitalar do paciente transplantado objetiva metas do ponto de vista respiratório e motor, considerando-se sempre as indicações e contraindicações de cada caso;
- A reabilitação ambulatorial pré e pós-transplante é parte fundamental no acompanhamento do paciente.

Acesse aqui o conteúdo interativo do capítulo

## Referências

1. Afonso Júnior JE, Werebe EC, Carraro RM, Teixeira RH, Fernandes LM, Abdalla LG, Samano MN, Pêgo-Fernandes. Lung Transplant. Einstein;13(2):297-304, 2015.
2. RBT 2019 (JAN/DEZ) – ABTO Registro Brasileiro de Transplantes 2019, ano XXV, n.4.
3. Weill D, et al. A consensus document for selection of lung transplant candidates: 2014 – an update from the Pulmonary Transplantation Council on the International Society for Heart and Lung Transplantation. J Heart Lung Transplant. 2015;34(1)1-15.
4. Camargo PCLB, et al. Transplante pulmonar: abordagem geral sobre seus principais aspectos. J Bras Pneumol. 2015;41(6):547-553.
5. Pêgo-Fernandes PM, Samano MN, Fiorelli AI, Fernandes LM, Camargo SM, Xavier AM, et al. Recommendations for the use of extended criteria donors in lung transplantation. Transplant Proc. 2011;43(1):216-219.
6. Knols RH, et al. Replicability of physical exercise interventions in lung transplant recipients; a systematic review. Front Physiol. 2018;946.
7. Kadikar A, Maurer J, Kesten S. The six-minute walk test: a guide to assessment for lung transplantation. J Heart Lung Transplant. 1997; 16: 313-319.
8. Mantinu T, Babyak MA, O'Connell CF, Carney RM, Trulock EP, Davis RD, Blumenthal JA, Palmer SM; INSPIRE investigators. Baseline 6-min walk distance predicts survival in lung transplant candidates. Am J Transplant. 2008;8:1498-1505.
9. Jones PW, Quirk FH, Baveystock CM. The St. George's Respiratory Questionnaire. Respiratory Med. 1991;85(suppl 2): 25-31.
10. Sousa TC, Jardim JR, Jones P. Validação do Questionário do Hospital Saint George na Doença Respiratória (SGRQ) em pacientes portadores de doença pulmonar obstrutiva crônica no Brasil. Jornal Brasileiro de Pneumologia. 2000;26(3):119-128.
11. American Thoracic Society/European Respiratory Society. ATS/ERS Statement on respiratory muscle testing. Am J Respir Crit Care Med. 2002;166(4):518-624.
12. Wickerson L, et al. Physical rehabilitation for lung transplant candidates and recipients: an evidence-informed clinical approach. World Journal of Transplantation. 2016;6(3):517-531.
13. Langer D Rehabilitation in patients before and after lung transplantation. Respiration, 2015;89:353–362.
14. Barnes L, et al. Mechanical ventilation for the lung transplant recipient. Curr Pulmonol Rep. 2015;4(2):88–96.
15. Snell GI, et al. Report of the ISHLT Working Group on Primary Lung Graft Dysfunction, part I: Definition and grading – A 2016 Consensus Group Statement of the International Society for Heart and Lung Transplantation. The Journal of Heart and Lung Transplantation. 2017,36(10): 1097-1103.

# Diretriz Prática no Paciente com Transplante Cardíaco

Eduardo Colucci | Renata Henn Moura

## OBJETIVOS DO CAPÍTULO

- Descrever as indicações do transplante cardíaco;
- Apresentar objetivos do programa de assistência fisioterapêutica no paciente em pré e pós-operatório de transplante cardíaco;
- Descrever a atuação fisioterapêutica na fase pré e pós-operatória de transplante cardíaco.

## INTRODUÇÃO

O tratamento da insuficiência cardíaca (IC) vem apresentando avanços significativos, entretanto, nas fases mais avançadas da doença, o prognóstico sofre impacto negativo das hospitalizações frequentes, além de altas taxas de mortalidade. Sendo assim, o transplante cardíaco é a proposta terapêutica recomendada para os pacientes com IC em estágio D.

O primeiro transplante cardíaco data do ano de 1967 e foi realizado na África do Sul, em um homem de 54 anos em fase terminal de miocardiopatia isquêmica. Mas foi a partir da década de 1980 que começou um rápido aumento do número de centros transplantadores e de pacientes transplantados. A prevalência de insuficiência cardíaca é de cerca de 1 a 2% da população adulta em países desenvolvidos e taxas próximas a 10% entre indivíduos acima de 70 anos de idade.

O transplante cardíaco está indicado em situações de insuficiência cardíaca classe funcional III persistente e IV refratária ao tratamento otimizado e com expectativa de prognóstico desfavorável. Os critérios de indicação incluem uso de drogas inotrópicas e/ou suporte circulatório mecânico, por exemplo. A avaliação prévia à inserção em lista de transplante cardíaco é realizada por uma equipe multiprofissional, da qual a fisioterapia faz parte, contribuindo para a realização de testes específicos, conforme descrito posteriormente. A avaliação inclui aspectos clínicos, laboratoriais, imunológicos, hemodinâmicos, psicológicos e sociais.

A etiologia da insuficiência cardíaca envolve condições cardiogênicas e não cardiogênicas, como se vê na **Tabela 20.1**.

## Tabela 20.1
### Etiologias da insuficiência cardíaca

| Cardiogênicas | Não cardiogênicas |
|---|---|
| Doença cardíaca isquêmica | Toxicidade: por abuso de substâncias, metais pesados, medicações ou radiação |
| Doenças valvares e estruturais miocárdicas | Dano imunológico e inflamatório: ocasionado por bactérias, fungos, protozoários, parasitas, vírus ou doenças autoimunes |
| Alterações pericárdicas e endomiocárdicas | Infiltração: relacionada ou não à malignidade |
| Arritmias cardíacas: taquiarritmias e bradiarritmias | Distúrbios metabólicos: hormonais (doenças da tireoide, da paratireoide, diabetes e outras síndromes metabólicas) ou nutricionais |
| Hipertensão arterial sistêmica | Anormalidades genéticas |

Fonte: Acervo dos autores.

## FISIOTERAPIA NO PRÉ-TRANSPLANTE CARDÍACO

As recomendações para o exercício em pacientes em fila de transplante cardíaco envolvem a atividade aeróbica, que deve ser encorajada em pacientes com insuficiência cardíaca (IC) para melhorar a capacidade funcional e a sintomatologia, reduzir o risco de hospitalização e melhorar a qualidade de vida.

## ALTERAÇÕES FISIOLÓGICAS DECORRENTES DA IC

Indivíduos com IC em fila de transplante geralmente apresentam sintomas de início rápido ou gradual. São eles: dispneia ou congestão, pressão arterial sistólica – PAS < 100 mmHg, sinais predominantes de hipoperfusão, elevação crônica das pressões de enchimento e possível acidose metabólica. Edema pulmonar importante não costuma ser uma manifestação comum.

## PERFIL DOS PACIENTES

Os candidatos a transplante de coração são pacientes com miocardiopatias primárias ou decorrentes da evolução de doença isquêmica, valvar, congênita, entre outras. Classicamente, apresentam sintomas de dispneia aos pequenos esforços ou mesmo em repouso (classe funcional III e IV da *New York Heart Association* – NYHA), apesar de um tratamento convencional intenso.

## OBJETIVOS DA FISIOTERAPIA

Os objetivos da Fisioterapia no período pré-operatório (Tabela 20.2).

## Tabela 20.2
### Objetivos fisioterapêuticos no período pré-operatório de transplante cardíaco

| |
|---|
| Avaliação do fisioterapeuta |
| Manter ou melhorar a capacidade física, força muscular, flexibilidade e equilíbrio por meio de exercícios supervisionados |
| Ferramenta para guiar os objetivos terapêuticos tendo como alvo a funcionalidade |
| Garantir a continuidade do tratamento fisioterapêutico |
| Prevenir complicações respiratórias |

Fonte: Acervo dos autores.

## INDICAÇÕES E CONTRAINDICAÇÕES PARA O TREINAMENTO

### Indicação
Pacientes no programa de transplante cardíaco na fase pré e pós-transplante.

### Contraindicação
- Insuficiência cardíaca descompensada;
- Angina instável;
- Miocardite ativa;
- Pericardite aguda;
- Aneurismas não controlados de aorta torácica ou abdominal;
- Embolias pulmonares ou sistêmicas recentes;
- Tromboflebite;
- Hipertensão pulmonar ou arterial sistêmicas não controladas (pressão arterial sistólica ≥ 200 mmHg ou pressão arterial diastólica ≥ 110 mmHg);
- Estenose aórtica e insuficiência mitral severa;
- Taquiarritmias em repouso;
- Bloqueio atrioventricular (AV) total não tratado;
- Infecções agudas;
- Lesão de tronco coronário não tratado;
- Retinopatia diabética com descolamento da retina;
- Distúrbio emocional e ou cognitivo que impeçam a compreensão e colaboração do paciente;
- Limitação motora que impeça o treinamento físico;
- Após transplante cardíaco apresentar rejeição moderada e grave (2R e 3R).

### Contraindicação relativa
- Aneurisma ventricular;
- Extrassístole ventricular frequente;
- Estenose aórtica moderada;
- Cardiomiopatia hipertrófica;
- Anemias em geral, inclusive anemia falciforme;
- Distúrbios metabólicos não compensados (diabetes, tireotoxicose, mixedema);
- Distúrbios psiconeuróticos;
- Insuficiência respiratória moderada.

## AVALIAÇÃO FISIOTERAPÊUTICA

A avaliação fisioterapêutica pré-transplante cardíaco envolve histórico, dados pessoais, dados de exames, antecedentes e medicações em uso; a avaliação prática envolve medidas ventilatórias (pressão inspiratória máxima – $PI_{MÁX}$ e pico de fluxo de tosse (PFT)) e avaliação motora/funcional (*Medical Research Council* – MRC, medida de Independência Funcional (MIF), *Handgrip*, questionário Minessota de qualidade de vida e teste de caminhada de 6 minutos (TC6)) e teste de esforço cardiopulmonar (TECP) com o objetivo de checar/quantificar o risco clínico/funcional de uma intervenção reabilitadora.

## PRESSÕES RESPIRATÓRIAS MÁXIMAS

- **Pressão inspiratória máxima ($PI_{MÁX}$):** com bocal ou máscara e válvula unidirecional. A medida deve ser realizada se não houver dispneia em repouso, estabilidade hemodinâmica e ausência de alterações de enzimas cardíacas e no eletrocardiograma (ECG) recente (conforme **Capítulo 1 – Medidas Ventilatórias**).
- **Pico de fluxo de tosse (PFT):** a medida de fluxo de tosse pode ser classificada como eficaz, prejudicada ou ineficaz (conforme **Capítulo 1 – Medidas Ventilatórias**).
- **Teste de esforço cardiopulmonar (TECP):** avaliará o consumo de oxigênio no pico do exercício (volume de oxigênio máximo ($VO_2$), a relação do aumento de dióxido de carbono como função da elevação da ventilação minuto (*slope* volume-minuto por produção de gás carbônico ($VE/VCO_2$)) e o pulso de oxigênio ($VO_2$/frequência cardíaca (FC). O $VO_2$ pico é a variável mais utilizada por determinar a capacidade funcional de pacientes em diferentes estágios da IC.

## AVALIAÇÃO MOTORA/FUNCIONAL

Recomendamos a aplicação do MRC (conforme **Capítulo 2 – Força Muscular Periférica**).

## ESCALAS DE MOBILIDADE/FUNCIONALIDADE

Em ambiente de unidade de internação e ambulatorial, é utilizada a escala de Medida de Independência Funcional (MIF). Em ambiente de terapia intensiva e semi-intensiva, utiliza-se o escore *Perme* de mobilidade em unidade de terapia intensiva (conforme **Capítulo 11 – Diretriz de Mobilização Precoce**).

## TERAPIA RESPIRATÓRIA (APORTE DE $O_2$, VNI, VM, NO, TREINAMENTO MUSCULAR RESPIRATÓRIO)

Aporte de oxigênio ($O_2$) poderá ser ofertado em casos de saturação periférica de oxigênio ($SpO_2$) inferior a 92%, devendo ser titulado de forma a manter meta de $SpO_2$ de 92 a 95%, evitando-se tanto a hipóxia como a hiperóxia.

O treinamento muscular respiratório está indicado em casos de pressão inspiratória máxima ($PI_{MÁX}$) < 70% do predito, conforme **Capítulo 6**, e deve ser realizado com carga de 30 a 50% da $PI_{MÁX}$, respeitando-se o limite de Borg até 13. O treinamento deve ser realizado duas vezes ao dia, com cinco séries de dez repetições, o treinamento muscular inspiratório (TMI), se $PI_{MÁX}$ < 70% predito: 30-50% $PI_{MÁX}$, cinco séries de dez, duas vezes ao dia, reajustar carga semanalmente. Mesmo que, com o treinamento, o paciente atinja PI maior ou igual a 70% predito, manter o treinamento. Avaliar $PI_{MÁX}$ de todos os pacientes semanalmente, mesmo os que não apresentam fraqueza na primeira avaliação.

A ventilação não invasiva (VNI) está indicada se frequência respiratória (FR) > 25 inspirações por minuto (ipm) ou dispneia em repouso ou aos mínimos esforços, de acordo com indicações, não utilizar *Positive Expiratory End Pressure* (PEEP) acima de 8 para pacientes com disfunção de ventrículo direito (VD). Essa recomendação tem como base a interação cardiopulmonar; o aumento da pressão intratorácica ocasiona redução do raio do ventrículo esquerdo (VE) e de sua pressão transmural, resultando em redução da pós-carga de VE.

Outros recursos e técnicas fisioterapêuticos incluem:
- Exercícios diafragmáticos;
- Tosse;
- Considerar o uso de VNI durante a terapia associado aos exercícios motores/funcionais, como forma de aumentar o rendimento dos pacientes.

Casos de insuficiência respiratória aguda (IRpA) e instabilidade hemodinâmica podem requerer o uso de ventilação mecânica (VM). Cuidados específicos serão descritos detalhadamente no período pós-operatório.

O óxido nítrico é um recurso bastante utilizado em casos de hipertensão pulmonar associada (conforme **Capítulo 5 – Gases Medicinais – Óxido Nítrico e Heliox**). Pode ser utilizado na oxigenoterapia, VNI ou VM. Seu efeito vasodilatador seletivo pulmonar promove melhora da relação ventilação/perfusão (V/Q), redução da resposta inflamatória e inibição da atividade plaquetária, reduzindo a incidência de trombos.

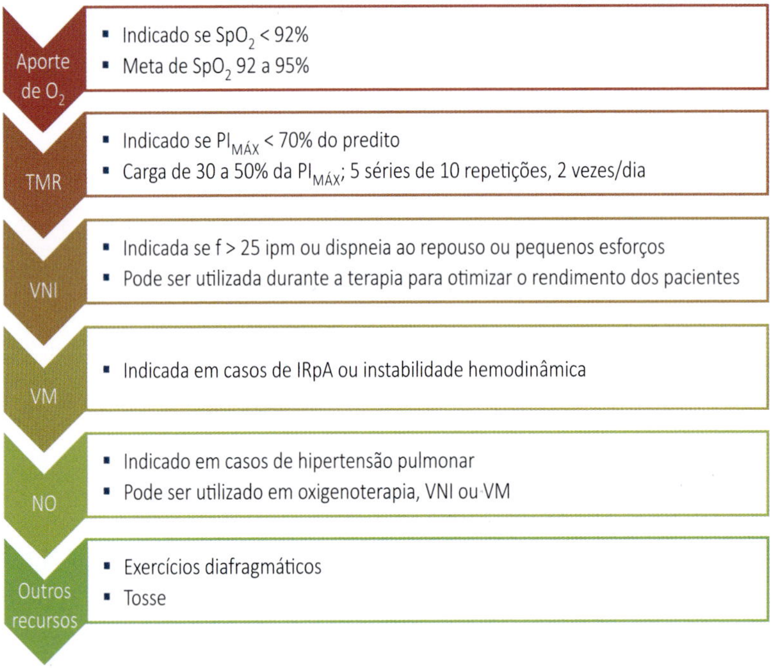

**Aporte de $O_2$**
- Indicado se $SpO_2$ < 92%
- Meta de $SpO_2$ 92 a 95%

**TMR**
- Indicado se $PI_{MÁX}$ < 70% do predito
- Carga de 30 a 50% da $PI_{MÁX}$; 5 séries de 10 repetições, 2 vezes/dia

**VNI**
- Indicada se f > 25 ipm ou dispneia ao repouso ou pequenos esforços
- Pode ser utilizada durante a terapia para otimizar o rendimento dos pacientes

**VM**
- Indicada em casos de IRpA ou instabilidade hemodinâmica

**NO**
- Indicado em casos de hipertensão pulmonar
- Pode ser utilizado em oxigenoterapia, VNI ou VM

**Outros recursos**
- Exercícios diafragmáticos
- Tosse

**Figura 20.1:** Recursos de terapia respiratória.
Fonte: Acervo dos autores.

## TREINO AERÓBICO E RESISTIVO

O treino é guiado pela Diretriz de Mobilização Precoce Institucional (conforme **Capítulo 11 – Diretriz de Mobilização Precoce**), com as particularidades de pacientes cardiopatas. O uso de técnicas de conservação de energia associadas ao exercício é de grande valia para esse grupo de pacientes.

### CONDUTAS

- Mobilizações passivas, ativas-assistidas, ativas ou exercícios resistidos de acordo com a condição clínica e funcional de cada paciente, em séries de 8 a 10 repetições;
- Realizar exercícios dos seguintes grupos musculares: quadríceps, abdutores e adutores e panturrilha, bíceps braquial, deltóide e tríceps. Exercícios com técnica de conservação de energia, unilaterais, distal para proximal. Cuidado à manobra de Valsalva, expiração na fase ativa do exercício. Revezar membros superiores (MMSS) em um período e membros inferiores (MMII) em outro período;

- Alongamentos;
- Sedestação em poltrona e deambulação no quarto/corredor com monitor portátil (conforme discussão com equipe e liberação/prescrição médica) ou cicloergômetro; utilizar telemetria;
- Considerar o uso da eletroestimulação neuromuscular (EENM) para membros inferiores MMII em pacientes sem marca-passo, cardiodesfibrilador implantável (CDI) ou ressincronizador; assim como cicloergômetro, para aqueles impossibilitados de deambular (conforme discussão com equipe e liberação/prescrição médica);
- Monitorização contínua dos sinais vitais, atenção às arritmias cardíacas. Utilizar Escala de Borg (MMII e dispneia) ao final do atendimento – meta: 11 a 13.

**Treino aeróbico**
- Deambulação ou cicloergômetro
- Monitorização contínua

**Treino resistivo**
- Exercícios unilaterais associados a técnicas de conservação de energia
- Revezar MMSS e MMII em períodos diferentes

**Cuidados**
- Escala de esforço de Borg ≤ 13
- Monitorização contínua e atenção a arritmias

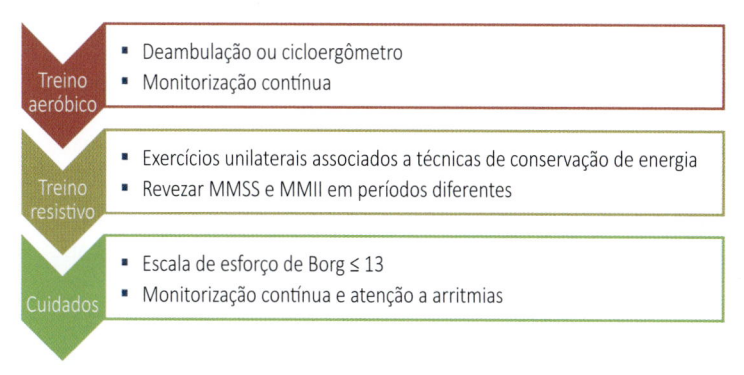

**Figura 20.2:** Recursos de treino aeróbico e resistivo.
MMSS: membros superiores; MMII: membros inferiores.
Fonte: Acervo dos autores.

## Cuidados específicos

Atenção à avaliação de exames periódicos em pacientes internados, bem como à avaliação da saturação central de oxigênio venoso – $SvO_2$ para determinação da terapêutica adequada a cada momento da evolução do paciente. Monitorizar sinais vitais antes, durante e após a terapia, manter meta de Borg de esforço de até 13 (ligeiramente cansativo) e $SpO_2$ 92 a 95%.

Os pacientes em fila de transplante, frequentemente se internam com quadro de choque cardiogênico. Nesse cenário, alguns cuidados adicionais são necessários: não realizar treino de escada, verificar a pressão arterial (PA) antes de iniciar a terapia, antes de deambular e após deambular, não realizar o protocolo se quadro de hipotensão postural (queda da PAS ≥ 20 mmHg e PAD ≥ 10 mmHg quando assumir o ortostatismo, associado a sintomas), atentar quanto aos níveis de pressão utilizados na VNI (se necessário, utilizar PEEP até 10 $cmH_2O$), ficar atento ao risco de piora da hipotensão no paciente hipovolêmico em uso de VNI, repetir medida de PA cinco minutos após a instalação e checar o controle de PA das últimas 24 horas.

## Cuidados durante a deambulação

Durante a deambulação, é importante ter alguns cuidados especiais, para garantir o êxito da atividade sem que ocorra eventos adversos. Os cuidados específicos para os pacientes em fila de transplante cardíaco incluem:
- Escala de esforço de Borg, mantendo a meta até 13;
- Atenção à sintomatologia: em caso de sintomas, interromper a terapia e retornar ao leito.

## CUIDADOS COM PACIENTES RECEBENDO DROGAS VASOATIVAS, EM USO DE BALÃO INTRAAÓRTICO E CENTRIMAG

De acordo com o suporte oferecido ao paciente, há cuidados específicos, relacionados à mobilização do paciente, ao posicionamento dos dispositivos, à monitorização de sinais vitais e às repercussões da terapia.

Quando em uso de balão intraaórtico (BIA), por exemplo, recomenda-se não mobilizar o membro no qual o cateter está inserido (via femoral) e realizar exercícios isométricos metabólicos, além de não elevar decúbito acima de 30°. A EENM no membro em que o cateter está inserido pode ser considerada após alinhamento com equipe médica.

## FISIOTERAPIA NO PÓS-TRANSPLANTE CARDÍACO

O transplante cardíaco é considerado uma opção de tratamento capaz de restaurar as funções hemodinâmicas, melhorar a qualidade de vida e sobrevida de pacientes com IC terminal cujos sintomas não foram revertidos significativamente com tratamentos medicamentosos e/ou cirúrgicos prévios.

Muitas alterações podem ocorrer nos períodos em que o paciente está aguardando o transplante, sendo que parte delas permanece após a cirurgia e novas se instalam, podendo reduzir significativamente a capacidade funcional, sendo necessária uma abordagem direcionada (**Tabela 20.3**).

**Tabela 20.3**
**Principais fatores que se instalam/permanecem após a cirurgia e seu impacto na funcionalidade**

| Pós-operatório | Funcionalidade |
|---|---|
| Diminuição dos volumes e capacidades pulmonares | ↓ |
| Imunossupressão | ↓ |
| Denervação cardíaca | ↓ |
| Reduzida força muscular periférica e respiratória (prévio) | ↓ |

Fonte: Acervo dos autores.

## ALTERAÇÕES PULMONARES NO PÓS-OPERATÓRIO DE TRANSPLANTE CARDÍACO

Assim como em qualquer cirurgia cardíaca de grande porte, os procedimentos de transplante promovem alterações significativas na função pulmonar decorrente da incisão (esternotomia) e técnica cirúrgica, sedação, presença de circulação extracorpórea (CEC), dispositivos torácicos como drenos, marca-passo, cateteres entre outros (conforme **Capítulo 14 – Diretriz Prática no Paciente Cardiopata**).

## DENERVAÇÃO CARDÍACA E EXERCÍCIO

Os pacientes submetidos à cirurgia de transplante cardíaco apresentam alterações significativas no controle da frequência cardíaca em decorrência de denervação do coração. Assim, os mecanismos que fazem esse controle da FC, que são normalmente de origem central e influenciados pelas catecolaminas, passam a não atuar mais, sendo então dependentes do retorno venoso e pressões de enchimento.

As catecolaminas continuam a ser liberadas durante o exercício e, por permanecerem na circulação, perpetuam os valores de FC aumentados por um período mais longo do que o fisiológico.

Essas mudanças geram um aumento mais lento da FC no início do exercício e consequentemente um retardo ao retorno dos valores basais ao final das atividades, devendo ser levadas em consideração durante todos os períodos da reabilitação após o transplante. É importante saber que essas mudanças são mais acentuadas no primeiro ano e tendem a ficar mais próximas ao fisiológico com o passar do tempo.

## ATUAÇÃO DO FISIOTERAPEUTA NO PÓS-OPERATÓRIO DE TRANSPLANTE CARDÍACO

Os papéis mais importantes do fisioterapeuta após o transplante cardíaco são:

- Ajuste da ventilação mecânica ao receber o paciente;
- Ajuste do óxido nítrico de acordo com discussão com equipe médica;
- Desmame ventilatório;
- Mobilização precoce/manutenção da força, massa e amplitude de movimento;
- Suporte ventilatório adequado após a extubação;
- Terapias de reexpansão pulmonar e higiene brônquica;
- Início da reabilitação intra-hospitalar.

## VENTILAÇÃO MECÂNICA, DESMAME E ÓXIDO NÍTRICO

A seguir estão listadas algumas recomendações da ventilação mecânica para os pacientes recém-admitidos na unidade de terapia intensiva (UTI) após transplante cardíaco:

Parâmetros sugeridos de ventilação mecânica na admissão:

- Modalidades controladas a pressão ou volume (PCV ou VCV, respectivamente);
- Delta de pressão < 15 $cmH_2O$, PEEP: 8 $cmH_2O$, $FiO_2$ suficiente para manter $SpO_2$ em torno de 92-94%, FR=16, mantendo volume corrente em torno de 4 a 6 mL/kg (peso ideal).

Para o desmame da ventilação mecânica, sugere-se seguir os processos descritos no **Capítulo 9 – Desmame Simples e Difícil da Ventilação Mecânica Invasiva**.

## ÓXIDO NÍTRICO E TRANSPLANTE CARDÍACO

Em alguns casos se faz necessário o uso de óxido nítrico (NO) durante a ventilação mecânica e até mesmo após a extubação já com o paciente em respiração espontânea, com o objetivo de minimizar os riscos de falência aguda do ventrículo direito. Cabe ao fisioterapeuta junto à equipe médica definir os critérios de desmame desse gás. Pode-se adotar o desmame do óxido nítrico em cinco partes por milhão (ppm) a cada 24 horas, não sendo contraindicada a extubação mesmo que o paciente ainda esteja em uso. Caso isso ocorra, pode-se adaptar o NO em máscara de Venturi ou cateter nasal (conforme **Capítulo 5 – Gases Medicinais – Óxido Nítrico e Heliox**).

## FISIOTERAPIA RESPIRATÓRIA E MOTORA

Os objetivos da fisioterapia respiratória após a cirurgia de transplante são muito semelhantes aos objetivos de outras cirurgias cardíacas por esternotomia, conforme **Capítulo 14**. Seguem os principais recursos:

- Exercícios de reexpansão pulmonar e reestabelecimento dos volumes e capacidades pulmonares;
- Cinesioterapia respiratória em tempos;
- Inspiração sustentada máxima;
- Padrões respiratórios diafragmáticos;
- Incentivadores respiratórios; Exercícios de Respiração com Pressão Positiva Intermitente (RPPI);
- Ventilação não invasiva, de acordo com a necessidade (descrita no **Capítulo 8**);
- Treinamento muscular respiratório (descrito no **Capítulo 6**).

Os principais objetivos da fisioterapia motora no período pós-operatório podem ser resumidos na **Figura 20.3**.

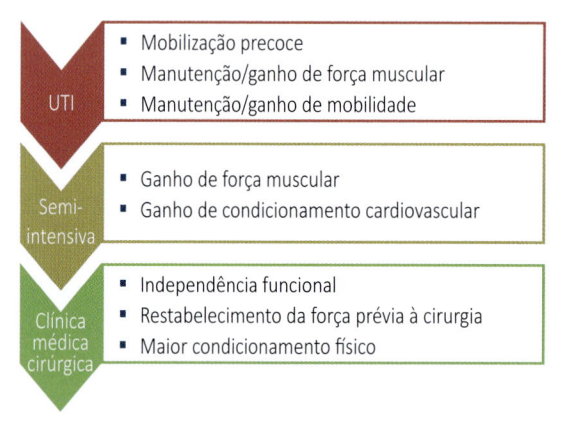

**UTI**
- Mobilização precoce
- Manutenção/ganho de força muscular
- Manutenção/ganho de mobilidade

**Semi-intensiva**
- Ganho de força muscular
- Ganho de condicionamento cardiovascular

**Clínica médica cirúrgica**
- Independência funcional
- Restabelecimento da força prévia à cirurgia
- Maior condicionamento físico

**Figura 20.3:** Objetivos gerais da reabilitação pós-transplante cardíaco por local de internação.
Fonte: Acervo dos autores.

Na UTI, assim que o paciente adquire estabilidade hemodinâmica, mesmo que ainda sob sedação e VM, a mobilização precoce se inicia, podendo ocorrer desde mobilizações passivas até uso de eletroestimulação neuromuscular e terapias com cicloergômetro, visando a manutenção da força muscular e a amplitude de movimento.

É geralmente na UTI que o paciente começa a se sentar em poltrona e realizar alguns exercícios de forma mais ativa, mesmo que na presença de uma série de dispositivos como os drenos, marca-passo, drogas vasoativas, óxido nítrico, entre outros (**Figuras 20.4**).

Nesta fase, pacientes com maior estabilidade podem iniciar com deambulação em curtas distâncias. Assim que tenham condições, os pacientes são transferidos para uma unidade semi-intensiva cardíaca onde dão continuidade à reabilitação, com aumento no tempo e intensidade das terapias para que a condição de força, endurance e função possam ser aperfeiçoadas, já preparando o paciente para a alta para unidades de menor complexidade. Nas unidades de terapia semi-intensiva cardíaca, a reabilitação se baseia nos aspectos descritos na **Figura 2.5**.

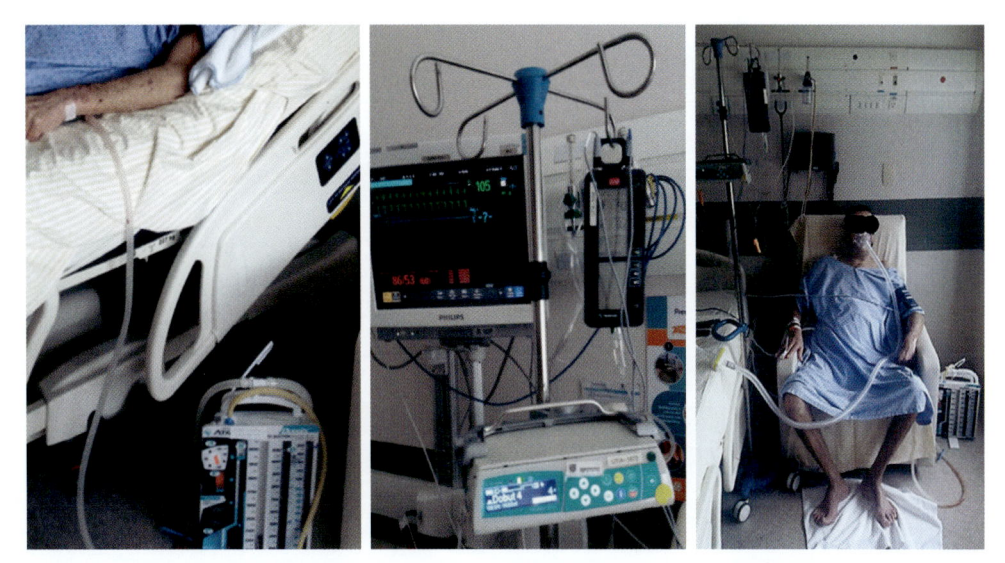

**Figura 20.4:** Imagens de dispositivos: dreno mediastinal (esquerda); bomba de infusão e marca-passo (centro); paciente sentado em poltrona em uso de VNI, dreno mediastinal, bomba de infusão e marca-passo (direita).
Fonte: Acervo dos autores.

Unidade de Terapia Semi-Intensiva Cardíaca
- Exercícios de fortalecimento muscular
  - Exercícios resistidos de MMII:
    - Eletroestimulação neuromuscular;
    - Tornozeleiras,
    - Resistência manual;
    - Elásticos.
  - Exercícios de MMSS:
    - Sem carga até liberação médica (± 60 dias);
    - Amplitude de movimento de ombro até 90°
- Exercícios de condicionamento cardiovascular
  - Aumento do tempo/distância caminhada
  - Exercícios em cicloergômetro de MMII

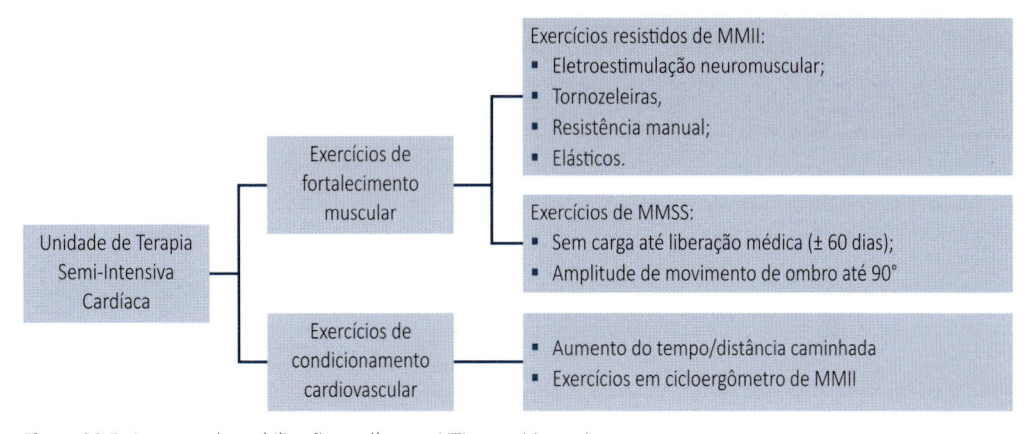

**Figura 20.5:** Aspectos da reabilitação cardíaca na UTI e semi-intensiva.
MMII: membros inferiores; MMSS: membros superiores.
Fonte: Hospital Israelita Albert Einstein.

De modo a minimizar a sobrecarga em alguns grupos musculares durante o treinamento de força, dividimos as terapias para que possamos aumentar progressivamente as cargas e a distância/tempo de caminhada. Também controlamos a intensidade dos exercícios, com base na escala de Borg, mantendo uma percepção entre as pontuações 11 e 13.

O uso dessa escala é de fundamental importância na prescrição dos exercícios principalmente pela impossibilidade de se prescreverem exercícios baseados na frequência cardíaca em virtude da ocorrência de denervação cardíaca na cirurgia.

É necessária a monitorização cardíaca durante todas as fases dos atendimentos, sendo feita por meio da telemetria quando o paciente começa a sair do quarto. Essa ferramenta é muito importante para que possamos acompanhar em tempo real o desempenho cardíaco, bem como detectar possíveis alterações no ritmo desencadeado pelo esforço (**Figura 20.6**).

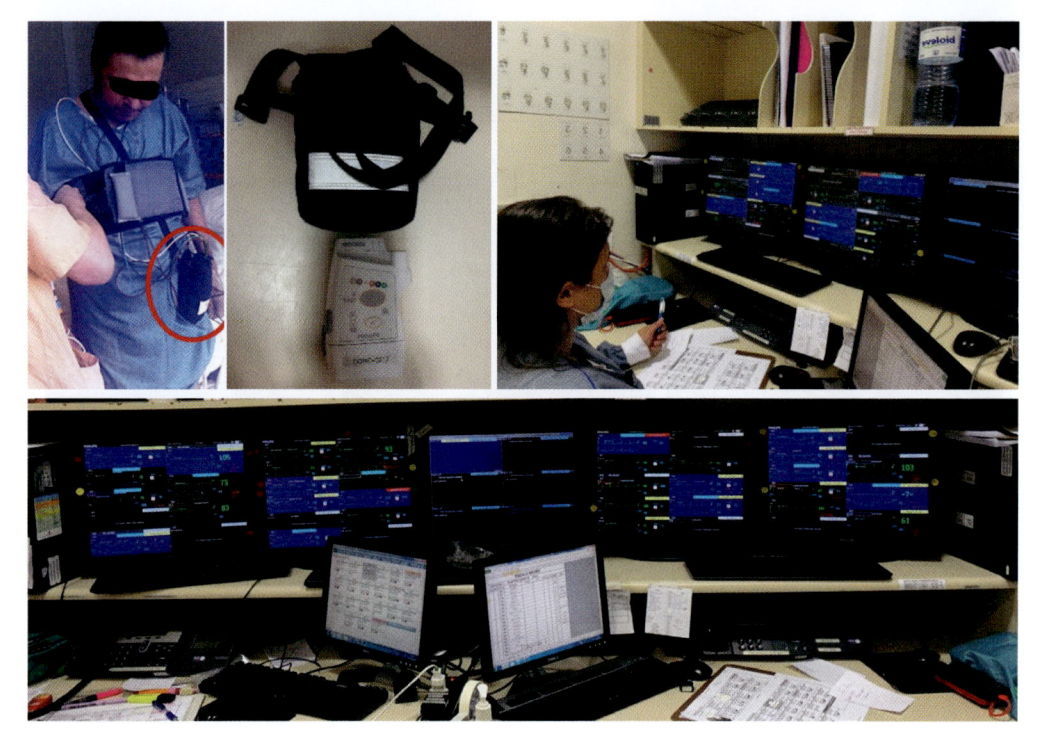

**Figura 20.6:** Imagens do uso da monitorização via telemetria cardíaca para realizar exercícios fora do quarto/leito do paciente.
Fonte: Acervo dos autores.

A pressão arterial deve ser aferida durante os atendimentos, podendo ser realizada antes, durante e após os exercícios. É muito comum, nos primeiros dias em que o paciente sai do leito, que ele apresente episódios de oscilações na pressão arterial.

Alguns pacientes podem apresentar sinais de rejeição aguda de diferentes gravidades, sendo que comumente parte do tratamento desses acontecimentos é por meio de pulsoterapia. É importante o conhecimento desses eventos bem como da forma de tratamento, pois isso pode exigir repouso durante a infusão da medicação e algum tempo após sua administração ou ajustes na intensidade das terapias. Sendo assim, a discussão contínua com a equipe médica é fundamental.

Diariamente realizamos as avaliações de mobilidade por meio do Perme Escore, auxiliando no processo de tomada de decisão no processo de reabilitação (conforme **Capítulo 11 – Diretriz Prática de Mobilização Precoce**).

Com a melhora progressiva, retirada dos dispositivos e drenos e evolução na reabilitação, o paciente poderá ser transferido para unidades de Clínica Médica Cirúrgica onde serão feitos os ajustes finais do tratamento bem como orientações gerais para preparar o paciente para a alta hospitalar e início do acompanhamento ambulatorial.

## PONTOS DE ATENÇÃO

Os principais cuidados citados neste capítulo podem ser observados a seguir:
**Pré-operatório:**
- Oxigenoterapia;
- Medidas ventilatórias;

- Avaliação de força e escalas funcionais;
- Treinamento muscular respiratório;
- Fortalecimento muscular periférico;
- Manutenção da capacidade aeróbia.

### Cirurgia

Adequação das cargas a depender da presença ou não de dispositivos de assistência circulatória e drogas vasoativas

**Pós-operatório:**

- Ajustes ventilatórios (VM) e suporte ventilatório não invasivo;
- Reestabelecimento da capacidade pulmonar;
- Recuperação da capacidade de exercício;
- Fortalecimento muscular periférico e respiratório;
- Recuperação funcional do paciente.

## PONTOS-CHAVE

- A avaliação e a prescrição do exercício corretamente no momento pré-operatório ajudam na prevenção de perda de força, massa e condicionamento físico, impactando diretamente no intra e pós-operatório;
- Conhecer as principais drogas vasoativas e dispositivos de assistência circulatório no atendimento ao paciente durante os períodos pré e pós-operatórios;
- Dispositivos como drenos e marca-passo podem restringir as terapias no momento pós-operatório, sendo necessários ajustes individuais de acordo com cada dispositivo.

Acesse aqui o conteúdo interativo do capítulo

## Referências

1. Bacal F, Marcondes-Braga FG, Rohde LEP, Xavier Junior JL, Brito FS, Moura LAZ et al. 3ª Diretriz Brasileira de Transplante Cardíaco. Arq Bras Cardiol. 2018;111(2):230-289.
2. Stolf Nag. History of heart transplantation: a hard and glorious journey. Braz J Cardiovasc Surg. 2017;32(5):423-7.
3. Ponikowski P, Voors AA, Anker SD, Bueno H, Cleland JGF, Coats AJS, et al. 2016 ESC Guidelines for the diagnosis and treatment of acute and chronic heart failure: The Task Force for the diagnosis and treatment of acute and chronic heart failure of the European Society of Cardiology (ESC)Developed with the special contribution of the Heart Failure Association (HFA) of the ESC. Eur Heart J. 2016;14;37(27):2129-2200.
4. Adachi H. Cardiopulmonary exercise test: the most powerfull Tool to Detect Hidden Pathophysiology. Int Heart J. 2017;58:654-665.

5. Cannon RO, Schechter AN, Panza JA, Ognibene FP, Pease-FYE ME, Waclawiw MA, et al. Effects of inhaled nitric oxide on regional blood flow are consistent with intravascular nitric oxide delivery. J Clin Invest. 2001;108(2):279-87.
6. Nytrøen K, Gullestad L. Exercise after heart transplantation: an overview. World J Transplant. 2013 December 24; 3(4): 78-90.
7. Overend TJ, Anderson CM, Jackson J, Lucy SD, Prendergast M, Sinclair S. Physical therapy management for adult patients undergoing cardiac surgery: a Canadian practice survey. Physiother Can. 2010;62:215–221.
8. Kavanagh T. Exercise rehabilitation in cardiac transplantation patients: a comprehensive review. Eur Med Phys, 2005; 41:67-74.
9. Kawauchi TS, Almeida PO, Lucy KR, Bocchi EA, Feltrim MIZ, Nozawa E. Randomized and comparative study between two intra-hospital exercise programs for heart transplant patients. Rev Bras Cir Cardiovasc. 2013;28(3):338-46.
10. Guimarães GV, d'Avila VM, Chizzola PR, Bacal F, Stolf N, Bocchi EA. Physical rehabilitation in heart transplantation. Rev Bras Med Esporte, Vol. 10, Nº 5, Set/Out, 2004.
11. Martinis JV, Oliveira MF. Reabilitação intra-hospitalar após transplante cardíaco. Rev Fac Cienc Med Sorocaba. 2017;19(2):56-60.
12. Hertz MI, Bolman RM, Shumway SJ, Olivari MT, Kubo SH, Gross CR, Ravenscraft SA. Pulmonary fuction after successful heart transplantation. Chest. 1993;103:54-58.

# 21

# Diretriz Prática no Paciente Queimado

Ana Claudia Ometto | Rafaella Souza dos Santos

## OBJETIVOS DO CAPÍTULO
- Descrever as particularidades do paciente grande queimado;
- Descrever as principais condutas fisioterapêuticas na assistência do paciente grande queimado.

## INTRODUÇÃO

O paciente queimado é considerado um problema de saúde pública por seus multiplos comprometimentos físicos, psicológicos e sociais e, em alguns casos, podendo levar a óbito. Por apresentarem diversos acometimentos e complicações sistêmicas, o paciente grande queimado sofre de estresse pós-traumático, uma das maiores incidências entre os pacientes graves internados em UTI, necessitando do envolvimento de uma equipe multidisciplinar capacitada.

No Brasil, cerca de um milhão de novos casos de queimaduras são reportados a cada ano. Destes, aproximadamente 100 mil casos necessitam de atendimento médico e por volta de 2.500 casos evoluem a óbito. O paciente grande queimado apresenta na maioria das vezes diminuição das atividades funcionais durante a internação e após alta hospitalar, que impactará no retorno às atividades de vida diárias e na qualidade de vida.

A atuação da fisioterapia neste contexto tem como objetivo a prevenção de complicações pulmonares, prevenção de deformidades e incapacidades, proporcionando maior independência funcional.

## COMPLICAÇÕES

Na presença de queimaduras parciais e profundas, as lesões microvasculares, causadas pelas lesões cutâneas, alteram a permeabilidade capilar, causando intensas reações no organismo, podendo resultar em disfunção de múltiplos órgãos, choque e até mesmo óbito (**Figura 21.1**).

```
Queimaduras parciais  ──▶  Lesões cutâneas  ──▶  Lesões microvasculares
e profundas                                              │
                                                         ▼
                        Edema  ◀──────────────    Reação inflamatória
                          ▲                              │
                        Diminuição da                    │
                        produção de urina  ◀─────        │
                          ▲                              ▼
    Choque               Diminuição do        ◀──   Aumento da
                         consumo de O₂               permeabilidade capilar
                          ▲
                        Diminuição da        ◀─────
                        temperatura corpórea
                          ▲
                        Disfunção cardíaca   ◀─────
```

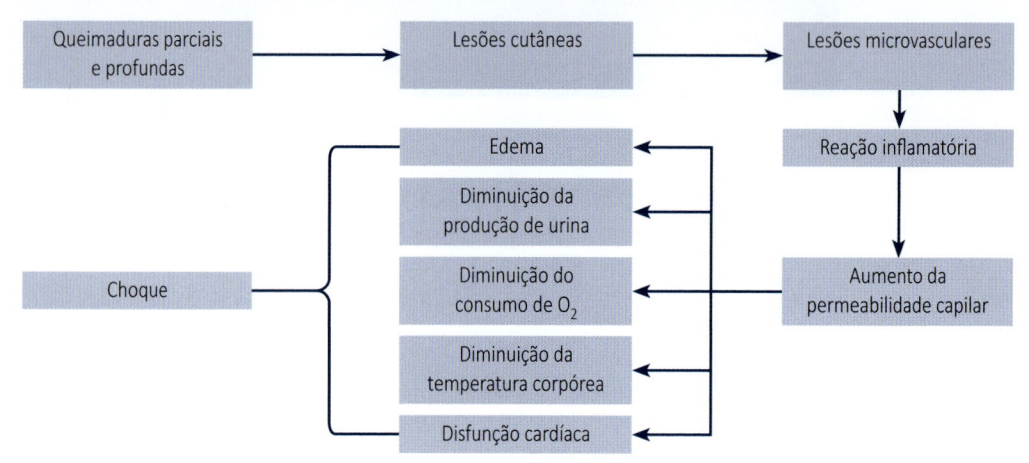

**Figura 21.1:** Complicações das lesões por queimaduras.
Fonte: Acervo dos autores.

Como resultado da lesão cutânea, a pele, que é o principal órgão de defesa do organismo, se encontra com suas funções prejudicadas, deixando o organismo exposto e mais susceptível a agentes infecciosos. Essas lesões de pele também causam liberação de uma série de mediadores inflamatórios, podendo causar um quadro de Síndrome da Resposta Inflamatória Sistêmica (SIRS). Além disso, a internação prolongada associada a medidas invasivas, como a presença de cateteres vasculares, sondas vesicais e ventilação mecânica, facilita ainda mais o surgimento de infecções que podem evoluir para sepse.

Com o objetivo de estabelecer o isolamento do meio externo para meio interno, evitando e/ou minimizando complicações infecciosas bem como hipotermia, muitos pacientes queimados, dependendo do tipo de lesão que apresentam, têm indicação cirúrgica.

## ATUAÇÃO EM CENTRO CIRÚRGICO

Pacientes grandes queimados são frequentemente encaminhados ao centro cirúrgico desde os primeiros dias de sua internação com intuito de identificar precocemente queimaduras de 2° grau profundo e também de 3° grau. Em um segundo momento, os objetivos das intervenções cirúrgicas são os desbridamentos das áreas lesionadas e posteriormente a enxertia de pele. A troca de curativos e a limpeza das feridas também são realizads de forma periódica no ambiente cirúrgico com intervalo de dois a três dias. Esses procedimentos visam minimizar os riscos de infecções.

Nesta fase, a fisioterapia intraoperatória vem ganhando cada vez mais visibilidade com objetivo de se promover mobilização e alongamento dos membros acometidos, proporcionando maior ganho de amplitude de movimento (ADM). Neste contexto, o paciente estará sob efeito anestésico, possibilitando segurança e maior eficácia nos alongamentos, mobilizações e liberação de eventuais aderências (**Figura 21.2**). As mobilizações frequentemente estarão limitadas após os procedimentos em razão da presença de dor, restrições de mobilização pela própria intervenção realizada (enxertia e áreas doadoras), e/ou por curativos oclusivos, que, por sua vez, durante sua confecção, a fisioterapia pode vir a sugerir o melhor posicionamento articular, minimizando deformidades e dor.

## INJÚRIA INALATÓRIA/LESÃO POR INALAÇÃO DE FUMAÇA

Nos casos de lesão por inalação de fumaça ou injúria inalatória, referimo-nos aos danos em porções condutoras do sistema respiratório ou parênquima pulmonar. Essas lesões são

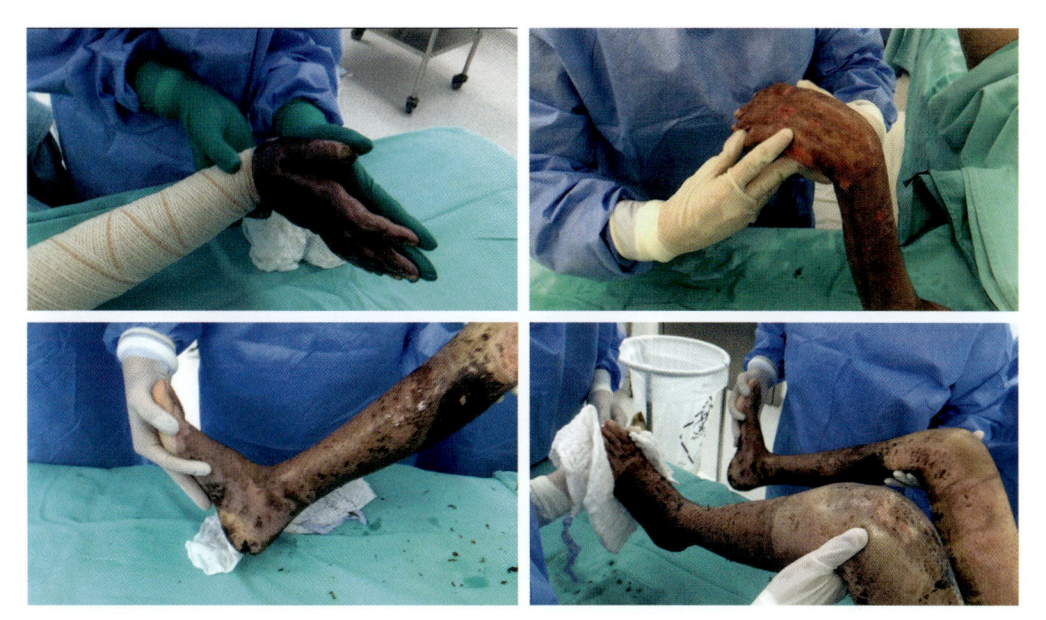

**Figura 21.2:** Imagens de mobilização de membros superiores e inferiores de grande queimado em centro cirúrgico.
Fonte: Acervo dos autores.

causadas pela inalação de calor ou pela explosão de agentes químicos, que ocorre em ambientes fechados com presença de fumaça. Pode ocorrer em conjunto com queimaduras cutâneas ou isoladamente.

A toxicidade sistêmica ocorre quando toxinas, como monóxido de carbono (CO) ou hidrocianeto (HCN), estão presentes nos gases inalados. Essas substâncias são pequenas partículas e gotículas que, solúveis em água, irão migrar para a parte distal do sistema respiratório.

**Acesse aqui o conteúdo interativo do capítulo**

| Tabela 21.1 |
|---|
| Impactos da lesão por inalação de fumaça |
| Obstrução das vias aéreas devido ao edema orofaríngeo |
| Necessidade de maior reposição volêmica |
| Comprometimento da troca gasosa |
| Pneumonias |
| Alto risco para o desenvolvimento de disfução orgânica e sepse |
| Disfunção pulmonar crônica |
| Aumento da mortalidade |

Fonte: Acervo dos autores.

### Tabela 21.2
### Evidências sugestivas de lesão por inalação

- Queimaduras cervicais ou faciais
- Queimaduras dos cílios e vibrissas nasais
- Secreção pulmonar com aspecto carbonáceo
- Estridor laríngeo e rouquidão
- História de queimadura em ambiente fechado
- Confusão mental
- Níveis sanguíneos de carboxi-hemoglobina maiores que 10%
- Incapacidade de deglutir a saliva e disfagia

Fonte: Acervo dos autores.

As complicações associadas à inalação de fumaça são resultantes do processo inflamatório frente aos agentes tóxicos inalados, desencadeando uma cascata de mediadores inflamatórios que exacerbam o dano tecidual. Dessa forma, o organismo reage com edema de vias aéreas, broncoconstrição, depósito de fibrina e células mortas no trato respiratório e infiltrado pulmonar decorrente da inflamação.

Observa-se também a degradação do surfactante, que, por sua vez, causa instabilidade e colapso alveolar, resultando em vasoconstrição pulmonar hipóxica, atelectasias e acúmulo de secreção, o que facilita o crescimento de microrganismos e bactérias, podendo evoluir para pneumonia. Além disso, lesões parenquimatosas causadas pela inalação de gases e agentes químicos prejudicam as trocas gasosas, favorecendo o desenvolvimento da síndrome do desconforto respiratório agudo (SDRA).

Quando houver suspeita de lesão inalatória, está recomendada a oferta de oxigênio a 100% nas primeiras 6 horas da admissão (suporte ventilatório invasivo ou não invasivo). Em virtude da inalação de monóxido de carborno (CO) e da sua alta afinidade com a hemoglobina, a formação da carboxi-hemoglobina prejudicará o transporte de oxigênio ($O_2$), reduzindo a oferta tecidual desse gás de forma sistêmica. Dessa forma, a oferta de $O_2$ a 100% minimizará os efeitos deletérios do aumento da carboxi-hemoglobina, favorecendo o transporte de oxigênio.

## INTUBAÇÃO OROTRAQUEAL (IOT) E TRAQUEOSTOMIA (TQT)

Para vítimas de queimaduras graves, a avaliação das vias aéreas deve ser priorizada. A identificação para intubação orotraqueal (IOT) precoce ou profilática deve seguir os critérios de indicação, conforme descritos na **Tabela 21.3**.

### Tabela 21.3
### Indicação de suporte ventilatório invasivo em pacientes queimados

- Estridor laríngeo;
- Rouquidão progressiva;
- Uso de musculatura acessória;
- Queimaduras com edema acentuado em face ou pescoço;
- Diminuição do nível de consciência pela inalação de monóxido de carbono;
- Hipoxemia;
- Hipercapnia;
- Instabilidade hemodinâmica;
- Ausência de *drive* respiratório pela analgesia extrema;
- Disfagia.

Fonte: Adaptado de: Ribeiro HCC, Oliveira AF, Horibe EK, Ferreira LM. Ventilação mecânica no paciente queimado: recomendações e sugestões. São Paulo: Trial; 2019

A traqueostomia (TQT) pode pode fornecer uma via aérea de longo prazo com menor desconforto ao paciente. No entanto, para pacientes com queimaduras profundas na região do pescoço, deve-se priorizar o tratamento da lesão cutânea para se evitar infecções e posteriormente avaliar a possibilidade de realizar o procedimento de TQT. Benefícios da TQT para os pacientes queimados:

- Evita a necessidade de utilização de fixadores de tubo orotraqueal sobre feridas e queimaduras na região da face;
- Permite melhor vascularização e manutenção de enxertos faciais;
- Diminui a incidência de lesão labial e palato;
- Facilita o desmame da ventilação mecânica (VM).

## VENTILAÇÃO MECÂNICA INVASIVA (VMI)

A função pulmonar do paciente queimado muitas vezes se encontra prejudicada por alguns fatores, tais como inalação de fumaça, dano do trato respiratório decorrente do calor e de infecções e inflamações de repetição.

As complicações respiratórias sem a presença de lesão inalatória podem ser:

- Edema pulmonar: decorrente de intensas reposições volêmicas;
- Diminuição da complacência da caixa torácica: decorrente de a queimaduras de tronco;
- Infecções pulmonares: pneumonia nosocomial.

As infecções pulmonares e o desenvolvimento de pneumonia nosocomial são complicações frequentemente observadas nos pacientes grande queimados, aumentando a incidência de IOT, tempo de ventilação mecânica, lesões cutâneas e por inalação bem como a necessidade de hemotransfusão.

Conforme mencionado anteriormente, a inalação de monóxido de carbono prejudica a oferta tecidual de oxigênio em virtude de sua maior afinidade pela hemoglobina. Dessa forma, a administração de frações inspiradas de oxigênio a 100% está indicada para estes pacientes. A utilização de estratégias ventilatórias protetoras com baixos volumes correntes e a hipercapnia permissiva estão indicadas.

## VENTILAÇÃO NÃO INVASIVA (VNI)

Os pacientes queimados que necessitam de IOT devem ser extubados o mais precocemente possível e avaliados quanto à indicação de ventilação não invasiva (VNI). Um dos maiores benefícios do uso da VNI se deve ao auxílio na manutenção da função respiratória dos pacientes queimados e nas trocas gasosas e esforço respiratório.

Sabemos que estes pacientes recebem grande quantidade de reposição volêmica e tendem a evoluir com congestão pulmonar. É importante considerar o uso da VNI para este grupo de pacientes, evitando, desta forma, a deterioração da função respiraória. Vale a pena ressaltar que pacientes em uso de VNI devem estar em ambientes monitorados constantemente pela equipe assistencial. A vigilância constante aumenta a adesão dos pacientes ao tratamento com uso de VNI e evita a ocorrência de eventos adversos como a broncoaspiração.

Uma das principais complicações do uso da VNI em pacientes queimados está relacionada à intolerância do paciente, principalmente na presença de queimaduras faciais. Caso a interface provoque desconforto, claustrofobia ou dor em excesso, os benefícios do uso da VNI podem ter resultados reduzidos. No entanto, é importante reforçar que a presença de queimadura facial não é uma contraindicação absoluta ao uso da VNI.

## CONDUTA FISIOTERAPÊUTICA

O paciente grande queimado apresenta aumento do catabolismo musculoesquelético, o que gera perda de massa magra, redução da capacidade aeróbica e perda funcional, evoluindo muitas vezes com fraqueza muscular adquirida. A mobilização precoce está recomendada seguindo os critérios de indicação baseados nas reservas cardiovascular e neurológica, pautados na avaliação individualizada, seguida da estruturação do plano terapêutico. Considerar sempre alinhar as condutas fisioterapêuticas de atividades propostas e tratamento com a liberação do médico cirurgião plástico.

O posicionamento inadequado pode resultar em diversas complicações funcionais e sistêmicas, como o surgimento de trombose venosa profunda ou até mesmo tromboembolismo pulmonar.

Os objetivos do posicionamento adequado do paciente queimado são:
- Redução de edema;
- Manter correto alinhamento articular;
- Prevenir contraturas musculares e articulares;
- Proteger articulações imobilizadas;
- Prevenir úlceras por pressão;
- Auxiliar no conforto e alívio de dor;
- Manter funcionalidade.

## POSICIONAMENTO

Em casos de queimaduras faciais e de cabeça, normalmente o edema é bastante evidente. Para alívio desse incômodo, preconizamos o decúbito dorsal elevador em 30/45°, mantendo a cabeça acima da linha cardíaca, conforme **Figura 21.3**.

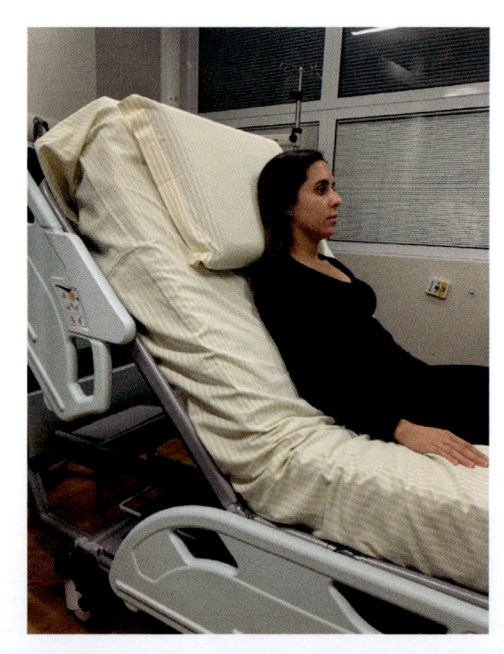

**Figura 21.3:** Posicionamento da cabeça.
Fonte: Acervo dos autores.

Atenção especial ao posicionamento do pescoço. Recomendamos o posicionamento em posição neutra ou em leve extensão de aproximadamente 15°. O uso de coxins e/ou pequenos travesseiros para auxílio no posicionamento está recomendado, não sendo indicado o uso de travesseiros em queimaduras de região anterior do pescoço para que não ocorram contraturas em flexão. Atenção especial para manter as orelhas sem apoio, livres de áreas de pressão (Figura 21.4).

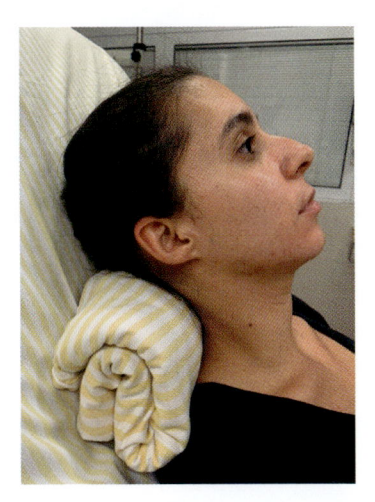

**Figura 21.4:** Posicionamento de pescoço. Note que a orelha não mantém contato com o posicionador.
Fonte: Acervo dos autores.

Recomendamos o posicionamento do membro superior em 90° de abdução e 15° a 20° de flexão horizontal do ombro. A flexão horizontal de ombro auxilia no alívio da tensão no plexo braquial, contribuindo na prevenção de neuropatias causadas por posicionamento prolongado. O uso de travesseiros e posicionadores está indicado e liberado neste caso (Figura 21.5).

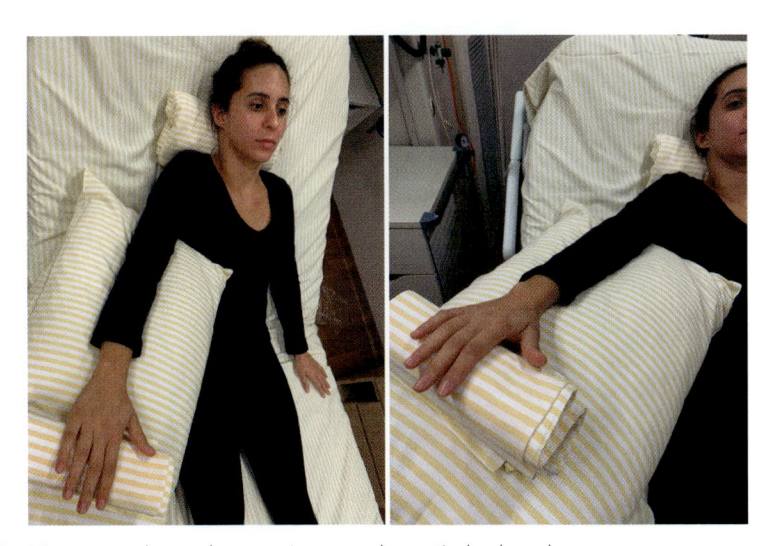

**Figura 21.5:** Posicionamento do membro superior e complexo articular do ombro.
Fonte: Acervo dos autores.

Para o correto posicionamento de cotovelo e antebraço, recomendamos manter o cotovelo em quase extensão total, evitando a compressão da cápsula articular. O antebraço se mantém em posição neutra ou levemente supinado, conforme apresentado na **Figura 21.6**.

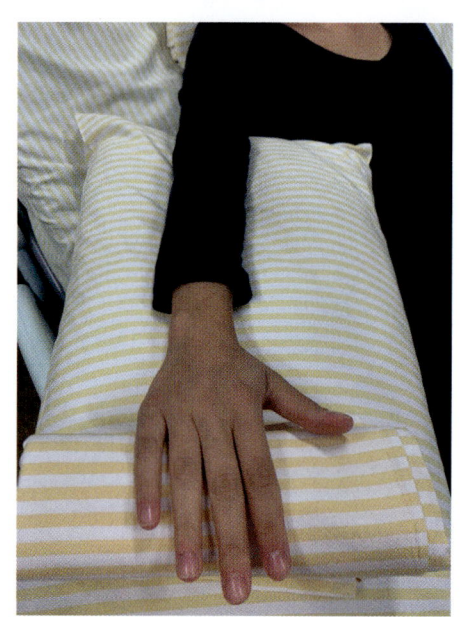

**Figura 21.6:** Posicionamento de cotovelo e antebraço.
Fonte: Acervo dos autores.

O posicionamento do punho deve ser em posição neutra ou em ligeira extensão. A mão deve ser posicionada com dedos estendidos e polegar em abdução (**Figura 21.7**).

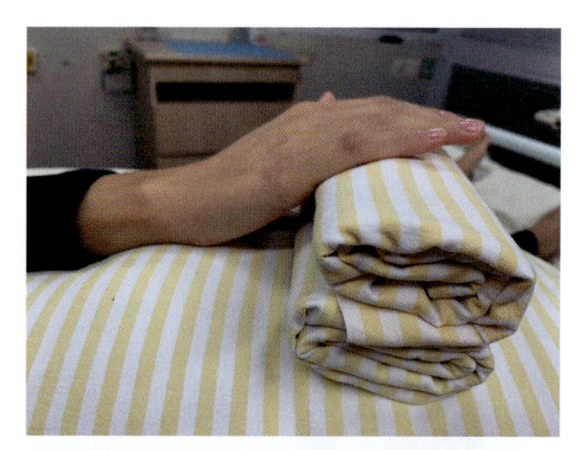

**Figura 21.7:** Posicionamento de punho e mão.
Fonte: Acervo dos autores.

Para o posicionamento de membros inferiores, recomendados manter o paciente em decúbito dorsal, extensão total do quadril e abdução de 15° a 20°, principalmente quando a lesão está localizada na superfície anterior de tórax e quadril.

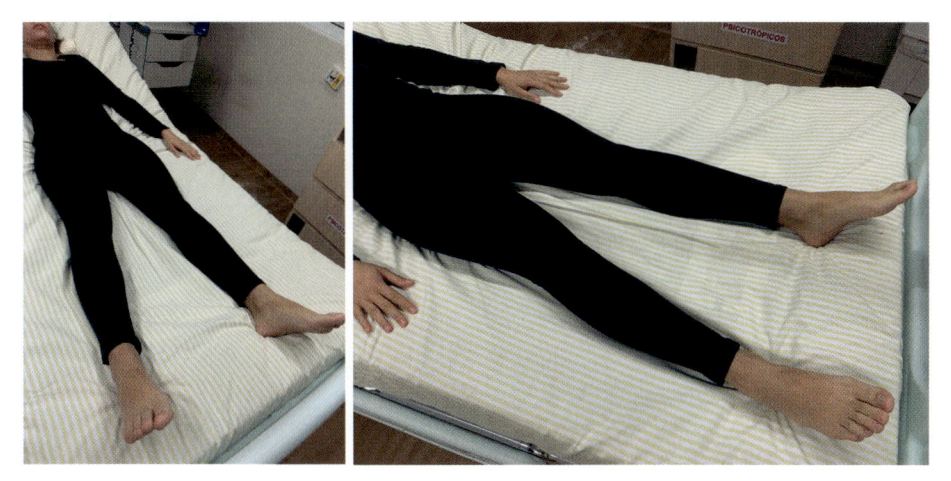

**Figura 21.8:** Posicionamento do quadril.
Fonte: Acervo dos autores.

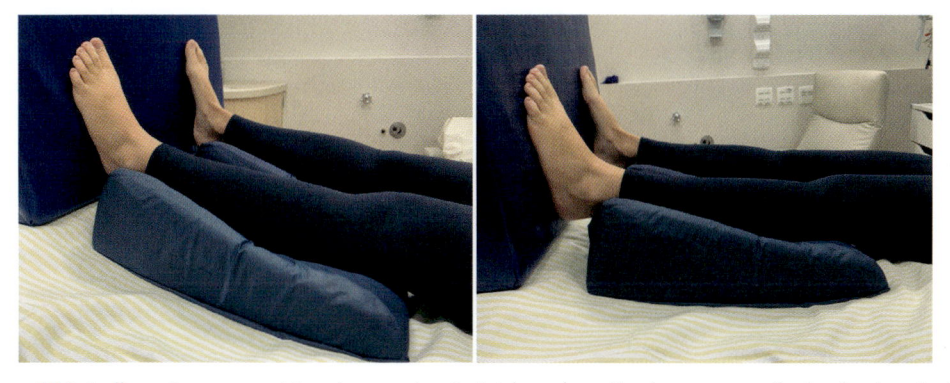

**Figura 21.9: Joelho** – Deve ser posicionado em extensão total, porém evitando a compressão da cápsula articular.
**Pé/Tornozelo** – O pé e o tornozelo devem ser mantidos em posição neutra com ajuda de talar ou posicionadores.
Fonte: Acervo dos autores.

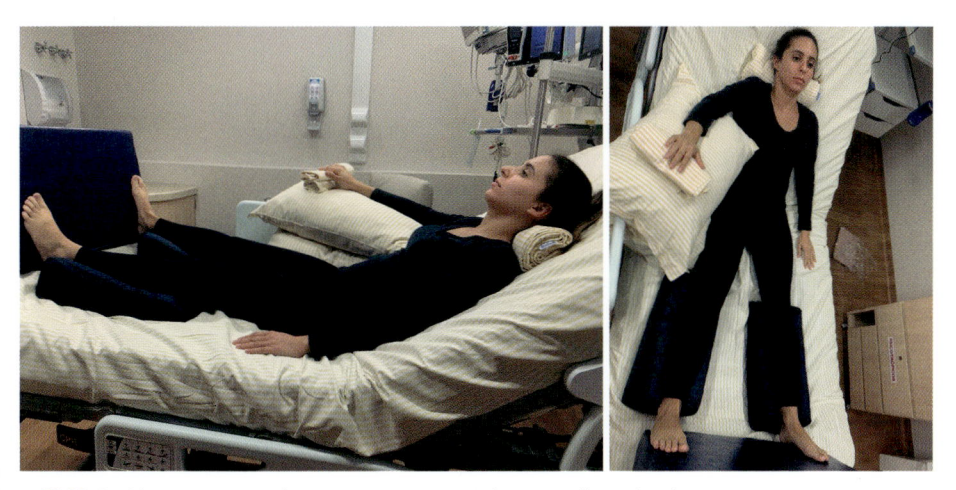

**Figura 21.10:** Posicionamento completo e correto para o paciente grande queimado.
Fonte: Acervo dos autores.

Devemos nos atentar ao retorno venoso das extremidades dos membros inferiores quando o paciente for submetido a trocas de decúbitos, tais como sedestação, ortostatismo e deambulação. Os pacientes podem apresentar sinais de estase venosa, edema, desconforto e dor. O enfaixamento de membros inferiores está recomendado nesses casos, com uso de faixas elásticas compressivas de forma centrípeta, de dista para proximal, com maior compressão distal, auxiliando no retorno venoso.

Frequentemente, os pacientes com queimaduras extensas evoluem com dano na atividade mucociliar do trato respiratório, cursando com acúmulo de secreções pulmonares. Em muitos casos, a tosse está comprometida, sendo indicada a realização de manobras de higiene brônquica, utilização de osciladores de alta frequência e eventualmente aspirações. Essas condutas minimizam o surgimento de atelectasias e prejuízos nas trocas gasosas.

As estratégias de expansão e reexpansão pulmonar para reversão das atelectasias estão indicadas, excluindo-se eventuais contraindicações. Os exercícios com respiração com pressão positiva intermitente (RPPI), drenagem postural e vibrocompressão – contraindicados em casos de enxertia recente, cinesioterapia respiratória e incentivadores respiratórios – são exemplos de algumas condutas que podem ser utilizadas. Os pacientes que evoluem com fraqueza muscular respiratória, com indicação de treinamento muscular respiratório, devem iniciar o tratamento tão logo seja possível (conforme **Capítulo 6 – Treinamento Muscular Respiratório e Periférico**).

Acesse aqui o conteúdo interativo do capítulo

**ATENÇÃO**
- A mobilização e o início das atividades dependerão da área queimada, área de enxertia e área doadora;
- Atenção aos cuidados com dispositivos em uso por parte do paciente, tais como: curativos a vácuo, drenos, catetéres entre outros;
- ATENÇÃO à perda de calor: a mobilização fora do leito deve ser realizada com o quarto aquecido;
- Verificar a perfusão distal de MMSS e MMII em posturas mais altas em virtude de alteração vascular e tecidual do queimado;
- Verificar a estabilidade hemodinâmica e a volemia do paciente em razão da fase hipovolêmica inicial e da hipervolêmica seguinte: risco de síndrome compartimental;
- Adequar a conduta a cada etapa em que se encontra o paciente, conforme alterações diárias do quadro e de acordo com enxertias em centro cirúrgico.

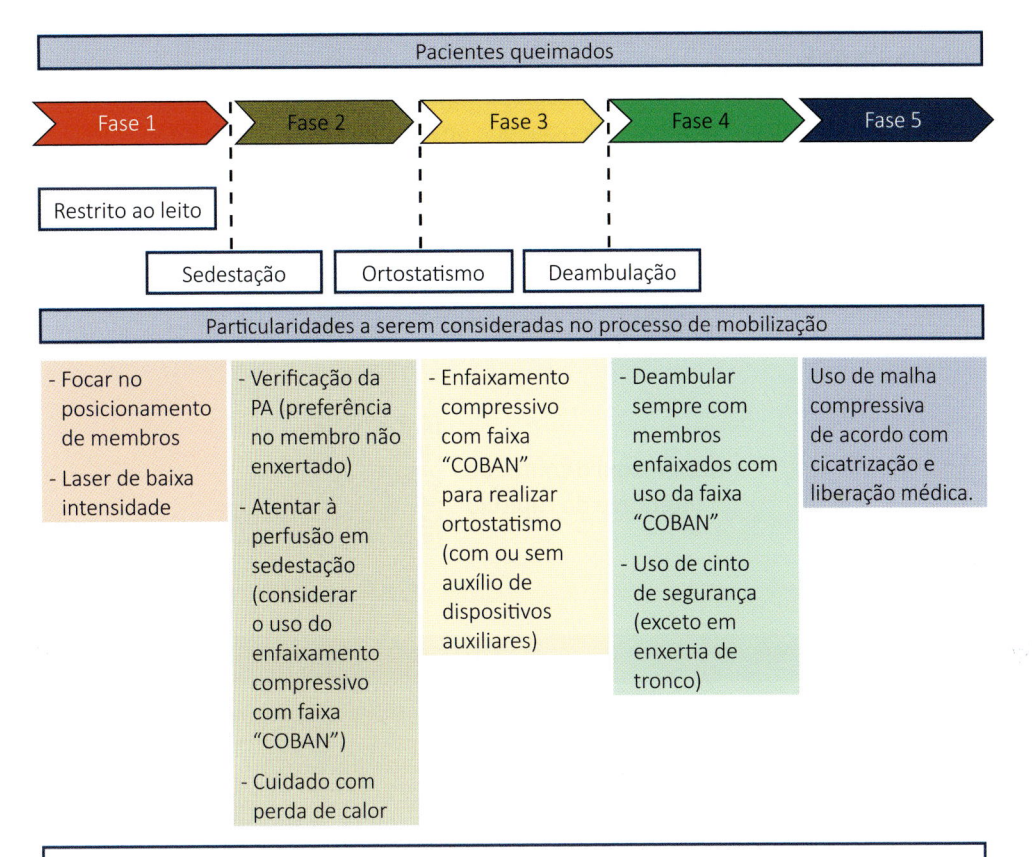

## CAPÍTULO 21 – DIRETRIZ PRÁTICA NO PACIENTE QUEIMADO

**Pacientes queimados**

Fase 1 → Fase 2 → Fase 3 → Fase 4 → Fase 5

- Fase 1: Restrito ao leito
- Fase 2: Sedestação
- Fase 3: Ortostatismo
- Fase 4: Deambulação

**Particularidades a serem consideradas no processo de mobilização**

| Fase 1 | Fase 2 | Fase 3 | Fase 4 | Fase 5 |
|---|---|---|---|---|
| - Focar no posicionamento de membros<br>- Laser de baixa intensidade | - Verificação da PA (preferência no membro não enxertado)<br>- Atentar à perfusão em sedestação (considerar o uso do enfaixamento compressivo com faixa "COBAN")<br>- Cuidado com perda de calor | - Enfaixamento compressivo com faixa "COBAN" para realizar ortostatismo (com ou sem auxílio de dispositivos auxiliares) | - Deambular sempre com membros enfaixados com uso da faixa "COBAN"<br>- Uso de cinto de segurança (exceto em enxertia de tronco) | Uso de malha compressiva de acordo com cicatrização e liberação médica. |

**Considerações gerais**

- Realizar analgesia antes do atendimento
- Considerar mobilizar a depender da área queimada, área doadora;
- Realizar a escolha criteriosa dos acessórios e dispositivos utilizados devido pressão em regiões afetadas;
- Adequar a mobilização de acordo com o quadro clinico bem como enxertias no centro cirúrgico;

**Atenção especial**

- Perda de calor – as mobilizações fora do leito deverão ser realizadas com o ambiente aquecido;
- Dispositivos em uso com paciente (ex.: curativo a vácuo, cateteres entre outros);
- Verificar perfusão distal de MMSS e MMII em posturas mais elevadas, devido a alterações vascular e tecidual;
- Verificar estabilidade hemodinâmica e volemia, devido a fase hipovolêmica inicial e hipervolêmica devido risco da "Síndrome Compartimental".

**Figura 21.11:** Fases da mobilização do paciente queimado.
Fonte: Hospital Israelita Albert Einstein.

## PONTOS-CHAVE

- A assistência fisioterapêutica visa prevenir e tratar complicações pulmonares e motoras para manutenção da independência funcional e melhor qualidade de vida;
- A IOT em pacientes queimados deve ser feita de forma precoce ou mesmo profilática para otimizar a oxigenação e ventilação, desobstruir e manter as vias aéreas pérvias;
- O uso de VNI é recomendado para manter a função respiratória;
- A mobilização precoce é importante no tratamento e cuidado para desfechos favoráveis no paciente grande queimado.

Acesse aqui o conteúdo interativo do capítulo

## Referências

1. Ribeiro HCC, Oliveira AF, Horibe EK, Ferreira LM. Ventilação mecânica no paciente queimado: recomendações e sugestões. São Paulo: Trial; 2019.
2. Knobel, E. Condutas no paciente crítico. 4 ed. Vol. 2. São Paulo: Atheneu; 2016. (capítulo 210 p. 2103-16 e capítulo 212, p. 2121-30)
3. Ministério da Saúde. Queimados. Julho, 2017. Disponível em: https://www.saude.gov.br/component/content/article/842-queimados/40990. Acessado em: 20 abr. 2020.
4. Cen Y, et al. Guidelines for burn rehabilitation in China. Burns and Trauma. 2015, 3:20.
5. Esselman PC. Burn rehabilitation: an overview. Arch Phys Med Rehab. 2007;88(12): S3-6.
6. ISBI Practice Guideline Committee. ISBI Practice Guideline for Burn Care. Elsevier; 2016. (Revista BURNS 42(2016)953-1021).
7. Leão CEG. Diretrizes Clínicas Protocolos Clínicos. Atendimento ao queimado. Unidade de tratamento de queimados – UTQ – Professor Ivo Pitanguy. Hospital João XXIII/FHEMIG. 2013.
8. American Heart Association. Advanced cardiovascular life support provider manual. American Heart Association. Dallas; 2016.
9. Colohan SM. Predictin prognosis in thermal burns with associated inhalational injury: a systematic review of prognostic factors in adult burns victims. J Burn Care Res. 2010;31(4):529-39.
10. Steinvall I, Bak Z, Sjoberg F. Acute respiratory distrees syndrome is as important as inhalation injury for the development of respiratory dysfunction in major burns. Burns. 2008;34(4):441-51.
11. Terragni PP, Antonelli M, Fumagalli R. Early vs late tracheotomy for prevention of pneumonia in mechanically ventilated adult ICU patients: a randomizes controlled trial. JAMA. 2010; 303:1483.
12. Smailes ST. Noninvasive positive pressure ventilation in burn. Burns. 2002;23(6):431-8.
13. Mosier MJ, Tam NP. American Burn Association practice guidelines for prevention, diagnosis and treatment of ventilator-associated pneumonia (VAP) in burn patients. J Burn Care Res. 2009; 30(6):910-28.
14. Endorf FW, Dries DJ. Nininvasive ventilation in the burned patient. J Burn Care Res. 2010;31(2):217-28.

# 22

# Diretriz Prática no Paciente Amputado

Felipe Farah Pinheiro Rodrigues | Melissa Wilhelm Soares

## OBJETIVOS DO CAPÍTULO
- Apresentar conceitos básicos do procedimento de amputação e principais complicações encontradas no pós-operatório de membros inferiores;
- Demonstrar a importância do programa de reabilitação na fase hospitalar para o sucesso do tratamento.

## INTRODUÇÃO

Os procedimentos para amputação de membros inferiores ou superiores visam a restauração do membro enfermo e a amputação não deve ser considerada uma mutilação. Dessa forma, é fundamental um trabalho integrado com o envolvimento de diversos profissionais envolvidos no processo de reabilitação do paciente. O estímulo ao condicionamento físico do indivíduo acometido busca a máxima recuperação por parte do paciente.

Um estudo americano de 2019 constatou maior prevalência de amputações em homens em comparações a mulheres, em que cerca de 42% apresentavam idade superior a 65 anos. Entre as amputações mais realizadas nos Estados Unidos, em torno de 54% foram causadas por doenças vasculares, 45% por traumas e menos de 2% por malignidade de ossos ou de articulações. Os procedimentos realizados em membros inferiores equivalem a cerca de 65% do total das cirurgias. As amputações secundárias às doenças vasculares apresentaram o diabetes como a comorbidade mais incidente com cerca de dois terços dos casos.

## DEFINIÇÃO

"Amputação" é o termo utilizado para definir a retirada total ou parcial de um membro acometido por uma determinada doença. O intuito é promover melhor desempenho funcional, melhora da qualidade de vida do paciente, minimizando-se os riscos de complicações secundárias pela incapacidade. Também se denomina amputação, a separação traumática ou espontânea de um membro ou uma parte saliente do corpo.

Podemos classificar os diferentes tipos de amputações conforme apresentado na **Figura 22.1**.

**Formas de amputação**

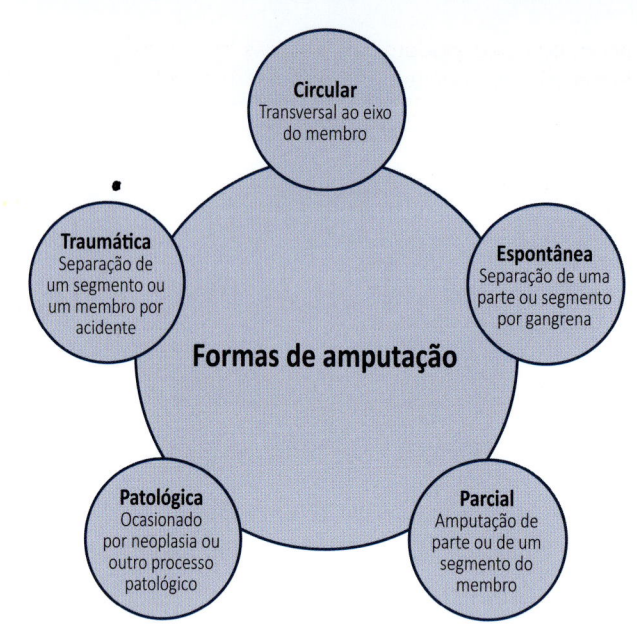

- **Circular:** Transversal ao eixo do membro
- **Espontânea:** Separação de uma parte ou segmento por gangrena
- **Parcial:** Amputação de parte ou de um segmento do membro
- **Patológica:** Ocasionado por neoplasia ou outro processo patológico
- **Traumática:** Separação de um segmento ou um membro por acidente

**Figura 22.1:** Classificação das diferentes formas de amputações.
Fonte: Acervo dos autores.

Com relação aos tipos de amputações segundo a etiologia, podemos descrever:

- **Amputação vascular:** a causa mais frequentemente observada é a arteriosclerose obliterante periférica. No entanto, além dessa deformidade vascular congênita, podemos citar duas outras causas recorrentes como hipertensão venosa crônica e o linfedema;

- **Amputação traumática:** indicada quando o suprimento sanguíneo do membro ou segmento em questão é irreparavelmente destruído ou quando o membro se encontra danificado impossibilitando qualquer tipo de reconstrução. São as amputações frequentemente observadas em acidentes de trabalho e acidentes automobilísticos. Podem ser de origem mecânica, elétrica, térmica ou química;

- **Amputação infecciosa:** este tipo de amputação decorre de um quadro de infecção aguda ou crônica que não responde ao tratamento clínico ou a outras medidas cirúrgicas. Entre as infecções que requerem amputação, a gangrena gasosa fulminante é a mais perigosa. Em geral, requer amputação imediata a um nível proximal, através de tecido normal e viável;

- **Amputação por queimaduras ou congelamento:** queimaduras ou congelamentos podem destruir tecidos em tamanha proporção para tornar necessária uma amputação. Como regra geral, as feridas por queimaduras devem ser adequadamente avaliadas e a amputação realizada ao nível mais distal compatível com uma boa cicatrização, salvo raras exceções. A lesão por frio/congelamento também deve ser tratada até que a área de gangrena esteja estabilizada e bem demarcada;

- **Amputação tumoral:** provocada na maioria dos casos por neoplasias musculoesqueléticas. As indicações para realização do procedimento cirúrgico dependerão do estágio do tumor e da região de localização;

- **Amputação por anomalias congênitas:** cerca de 3 a 4% dos recém-nascidos apresentam defeitos congênitos importantes, e alguns desses defeitos são descobertos apenas durante o crescimento. Algumas anomalias não requerem tratamento cirúrgico. No entanto, determinadas anomalias não podem ser tratadas cirurgicamente, tornando a criança incapacitada de modo permanente.

Entre os diferentes tipos de amputações de membros superiores, temos:
- Desarticulação de ombro (1);
- Amputação transumeral (2);
- Desarticulação de cotovelo (3);
- Amputação transradial (4);
- Desarticulação do punho (5);
- Amputação de dedos (6).

Já entre os diferentes tipos de amputações de membros inferiores, temos:
- Hemipelvectomia: desarticulação da sacroilíaca;
- Desarticulação do quadril: total de coxa;
- Transfemorais: parciais de coxa – um terço superior, médio e inferior;
- Desarticulação do joelho: total de perna;
- Transtibiais: parciais de perna – um terço superior, médio e inferior;
- Amputação de *Symes*: desarticulação do tornozelo;
- Amputação de *Lisfranc*: tarso metatársica;
- Amputação de *Chopard*: ante-pé;
- Desarticulação das falanges: total ou parcial.

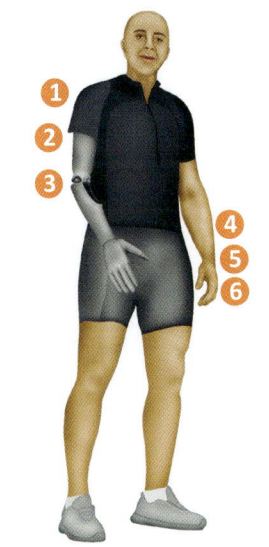

**Figura 22.2:** Ilustração dos níveis de amputação de MMSS.
Fonte: Acervo dos autores.

1 Hemipelvectomia
2 Desarticulação do quadril
3 Transfemural
4 Desarticulação do joelho
5 Transtibial
6 Desarticulação do tornozelo
7 *Syme*
8 Parcial do pé

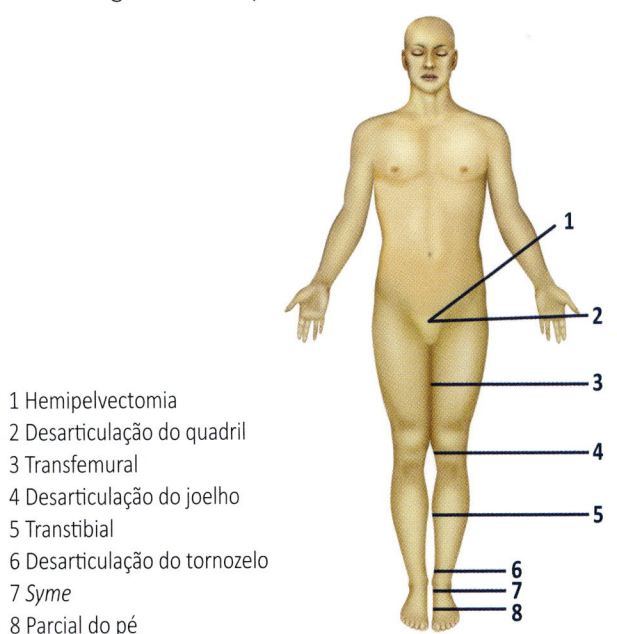

**Figura 22.3:** Ilustração dos níveis de amputação de membros inferiores.
Fonte: Acervo dos autores.

Neste capítulo abordaremos as condutas fisioterapêuticas para o tratamento de amputações de membros inferiores. Nas próximas páginas, o leitor terá conhecimento das diretrizes assistenciais dos pacientes amputados internados nas unidades de terapia intensiva e semi-intensiva do Hospital Israelita Albert Einstein.

## REABILITAÇÃO

O processo de reabilitação dos pacientes submetidos à amputação deve se iniciar o mais precocemente possível. As medidas visam favorecer a cicatrização e a redução do edema, manter ou aumentar a força muscular do membros bilateralmente, facilitar e orientar as transferências no leito e prevenir contraturas articulares do membro residual ou de qualquer membro. A orientação com os cuidados no membro residual e o treino de marcha com auxílio de dispositivos tais como muletas, andadores fixos, entre outros, estão indicados, quando o paciente apresentar condições clínicas favoráveis. O processo de reabilitação do paciente amputado tem como objetivo acelerar o processo de protetização (quando indicado), no menor tempo possível, possibilitando que o processo de reabilitação promova o retorno do pacientes às suas atividades de rotina.

## CONTRAINDICAÇÃO

Algumas intercorrências no pós-operatório de cirurgias de amputações podem ocorrer, independentemente da localização ou etiologia. Nesses casos, o início do processo de reabilitação será postergado, acarretando aumento do tempo de internação hospitalar desses pacientes.

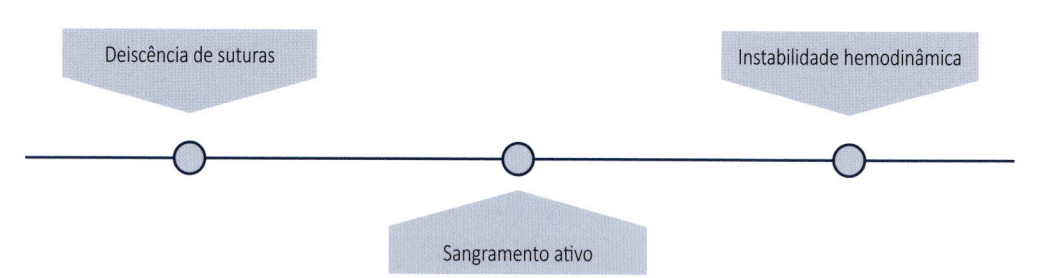

**Figura 22.4:** Contraindicações absolutas para início do programa de reabilitação.
Fonte: Acervo dos autores.

Nos casos em que houver surgimento de deiscência de sutura, o médico cirurgião deverá avaliar a necessidade de ressutura ou apenas de tratamento clínico. Já nos casos de sangramentos ativos, a identificação de sua origem e a conduta adequada para resolução do problema se fazem necessárias e urgentes. A perda de volume pode levar a consequências graves como choque hipovolêmico e instabilidade hemodinâmica. Apenas após a resolução das complicações é que o processo de reabilitação deverá ser iniciado ou retomado.

## PRINCIPAIS COMPLICAÇÕES NO PÓS-OPERATÓRIO DE AMPUTAÇÃO DE MEMBROS INFERIORES

### DOR FANTASMA E DOR LOCALIZADA

Um aspecto frequentemente relatado por indivíduos amputados é o chamado fenômeno "fantasma". Suas características podem ser dolorosas ou não. Estudos estimam que

50% dos pacientes relatam "dor fantasma" nas primeiras 24 horas após a amputação e cerca de 85% a relatam em até uma semana. A "dor fantasma", como o próprio nome diz, é a percepção, geralmente dolorosa, em partes do membro que foram amputadas no procedimento cirúrgico. Clinicamente, este tipo de dor se caracteriza por ser de difícil manejo em decorrência da variação de duração, intensidade e localização. O início dos sintomas varia, podendo ocorrer logo após o procedimento cirúrgico ou anos depois, muitas vezes se transformando em uma condição crônica.

Essa dor pode ser de leve a moderada intensidade, respondendo de forma satisfatória à terapêutica física ou medicamentosa. As descrições variam e incluem sensações de queimação, choque, coceira ou formigamentos. A dor fantasma também pode aparecer em sua forma mais grave e intensa e, em muitos casos, resiste aos tratamentos, impedindo e/ou retardando o programa de reabilitação.

A dor fantasma pode ser mensurada por meio da escala numérica ou escala visual analógica de dor, conforme descrito no **Capítulo 13 – Diretriz Prática no Paciente em Cuidado Paliativo**.

É importante diferenciar a dor do coto e a dor fantasma. Segundo a Associação Internacional para Estudo da Dor, a dor fantasma foi descrita como localizada em uma pequena região do membro ausente ou sobre toda a parte ausente. Já a dor do coto é sentida no próprio membro residual.

Para facilitar a diferenciação do tipo de dor, podemos utilizar o Questionário de Dor de *McGill* adaptado, conforme **Figura 22.5**.

| Perguntas para identificar dor fantasma | Perguntas para identificar a dor geral |
|---|---|
| Você já teve a sensação de que seu membro amputado ainda está lá?<br>Caso sim, isso incomoda você?<br>Você já sentiu dor no membro amputado?<br>Você já sentiu dor no local da amputação? | Como é a sua dor?<br>Como sua dor muda?<br>Quão forte é a sua dor? |

**Figura 22.5:** Questionário de dor de McGill (adaptado).
Fonte: Adaptado de: Urits I, Seifert D, Seats A, Giacomazzi S, Kipp M, Orhurhu V, Kaye AD, Viswanath O. Treatment Strategies and Effective Management of Phantom Limb-Associated Pain. Curr Pain Headache Rep. 2019 Jul 29;23(9):64.

## Edema

É definido como o acúmulo de líquido na região do coto, comum no pós-operatório. A má distribuição dos fluidos pode ocorrer principalmente durante o sono. Nesses casos, é comum os pacientes observarem dificuldade na adaptação da prótese ao acordarem. O uso da bandagem elástica auxilia no controle e gerenciamento do edema.

## Neuromas

São complicações observadas com frequência, especialmente em membros inferiores. Os neuromas de amputação ou terminações de nervos no coto se formam como um pequeno tumor neural, provocando dor ou sensação de choque ao toque.

## Ulceração de coto

O surgimento de lesões (úlcera) no coto é mais uma das complicações comumente observadas no pós-operatório. Essa lesão pode ser causada pela alteração de sensibilidade, impedindo que o paciente proteja o local de objetos ou superfícies lesivas; ou mesmo pode mesmo decorrer de complicações no processo de cicatrização pós-operatória.

## ESPÍCULA ÓSSEA

A formação dessa espícula quase sempre leva a queixas álgicas. Nesses casos, o processo de reabilitação enfrenta um grande obstáculo que pode impedir sua evolução caso o problema não seja resolvido.

## CONTRATURAS MUSCULARES E HIPOTROFIAS

O correto alinhamento postural deve ser buscado constantemente desde o primeiro dia do início do tratamento fisioterapêutico. A chamada posição viciosa do coto pode ocasionar encurtamentos musculares, dificultado o processo de protetização. protetização. Nos casos de amputação transtibial, o paciente tem a tendência de manter o joelho em flexão, o que favorece o encurtamento da cadeia posterior. Já nos casos de amputação transfemural, a tendência dos pacientes é manter a flexão do quadril associada à abdução e rotação externa. Essas posturas viciosas devem ser constantemente corrigidas e evitadas para proporcionar condições favoráveis à protetização.

Nos casos em que a hipotrofia muscular ocorra de forma acentuada, essa redução de massa muscular do membro amputado tende a retardar o início do processo de reabilitação. Dessa forma, existe a necessidade do início do processo de fortalecimento muscular, associado a uma alimentação balanceada e rica em proteína, favorecendo o processo de recuperação desse músculo. Na **Figura 22.6**, a seguir, o leitor poderá encontrar um resumo das principais complicações encontradas durante o processo de reabilitação no pós-operatório de pacientes submetidos à amputação de membro inferior.

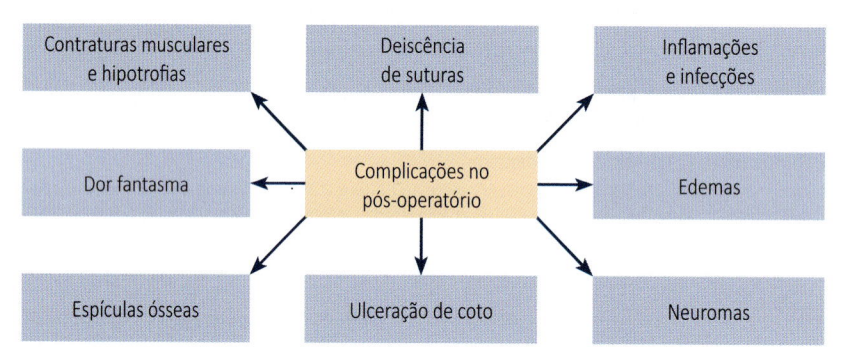

**Figura 22.6:** Principais complicações no pós-operatório de amputações de membros inferiores.
Fonte: Acervo dos autores.

Antes do início da abordagem específica no programa de tratamento fisioterapêutico na fase hospitalar, precisamos ressaltar as condições consideradas fundamentais para o bom andamento do processo de reabilitação desses pacientes.

O programa de tratamento bem estruturado na fase hospitalar otimiza a continuidade dos cuidados assistenciais na transição para a fase ambulatorial. As orientações e os procedimentos realizados no âmbito hospitalar podem definir o sucesso de todo o processo de reabilitação do paciente amputado. Para facilitar o entendimento, enumeramos a seguir seis situações que entendemos ser cruciais para o sucesso tanto da fase hospitalar como da fase ambulatorial (**Figura 22.7**).

## 1. CICATRIZ BEM SITUADA E SEM ADERÊNCIA
A cicatriz do paciente amputado deve ser corretamente posicionada na região posterior do coto para que a mesma não sofra pressão durante o uso da prótese. A mobilidade desta minimiza as chances de dor durante o processo de protetização.

## 2. COTO SEM PREGAS E EXCESSO DE PARTES MOLES
O Pregueamento da pele é uma das causas que leva a dor.
Os idosos são os que apresentam essa complicação com maior frequência.

## 3. ESPÍCULA ÓSSEA E SENSIBILIDADE
O surgimento de espicula óssea leva á dor importante. O retorno da sensibilidade normal é fundamental para que o paciente suporte o peso corporal no coto durante o uso da prótese (membros inferiores). O trabalho de dessensibilização é fundamental para corrigir a Hiperestesia, comum no pós amputação.

## 4. DOR FANTASMA
É comum o surgimento de dor fantasma ou sensações no segmento que foi amputado, Isto se deve ao córtex cerebral não reconhecer de forma especifica que o membro ou parte dele foi retirado. O tratamento envolve desde auxilio psicológico até medicações e terapêuticas que visem a dessensibilização e conscientização corporal.

## 5. FORMATO E PADRÃO DO COTO
A forma cônica do coto é fundamental para o sucesso da protetização. O enfaixamento em "8" com uso de bandagem elástica, com maior compressão na base do colo e menor compressão na parte proximal auxilia no "modelamento" cômico de evitar complicações circulatórias. A correção da posição do coto deve ser bem compreendida pelo paciente para evitar deformidades em flexão e dificultar a protetização.

## 6. FORÇA MUSCULAR
Boa Condição muscular do coto e também do lado contralateral é mais que fundamental para todo o processo de reabilitação do paciente amputado. O membro acometido necessitará de força muscular para movimentar a prótese a realizar a ação pretendida. Este movimento não deve levar o paciente á esforço aparente e deve ocorrer da maneira mais natural possível.

**Figura 22.7:** Fatores considerados fundamentais para o processo de reabilitação do paciente amputado de membros inferiores.
Fonte: Acervo dos autores.

O processo de reabilitação dos pacientes amputados se inicia ainda no período pré-operatório. O profissional deverá orientar paciente, familiares e acompanhantes sobre a programação da fisioterapia na fase hospitalar e sanar eventuais dúvidas que possam surgir.

A correta orientação sobre o posicionamento adequado para evitar encurtamentos musculares e a necessidade de fortalecimento muscular do membro contralateral à lesão são consideradas pontos-chave para início do tratamento. Já no período pós-operatório, o correto será acrescentar as orientações sobre os cuidados com a ferida operatória, com o posicionamento do coto bem e orientações enfatizando a importância do enfaixamento em "8". Métodos terapêuticos para controle da dor e as transferências de decúbito para estimular a mobilização precoce deverão ser realizados assim que houver anuência médica. As condutas devem seguir o raciocínio clínico, conforme ilustrado na **Figura 22.8**.

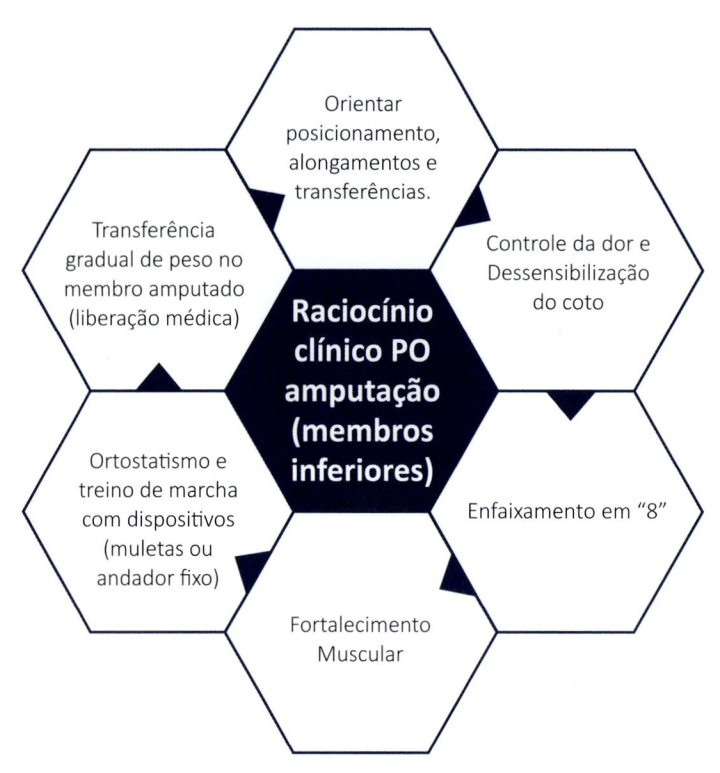

**Figura 22.8:** Raciocínio clínico no pós-operatório de membros inferiores.
Fonte: Acervo dos autores.

## PROGRAMA DE REABILITAÇÃO (FASE HOSPITALAR)

Por se tratar de um livro direcionado para os cuidados de pacientes no âmbito hospitalar (doentes de unidades de terapia intensiva e semiintensiva), neste capítulo abordaremos exclusivamente o processo de reabilitação nessa fase.

**Admissão hospitalar:** realizar avaliação fisioterapêutica e realizar orientações pré-operatória.

### PÓS-OPERATÓRIO IMEDIATO

- Orientações ao paciente, familiar e cuidador quanto ao tratamento intra-hospitalar;
- Exercícios respiratórios;
- Instituir medidas analgésicas, se necessário. Utilizar a estimulação elétrica nervosa transcutânea (*transcutaneous electrical nerve stimulation* (TENS)) como medidas não farmacológicas adjuvantes no controle da dor;
- Orientações quanto ao posicionamento adequado: corrigir posicionamentos indesejáveis, conforme Figuras 22.9 e 22.10.

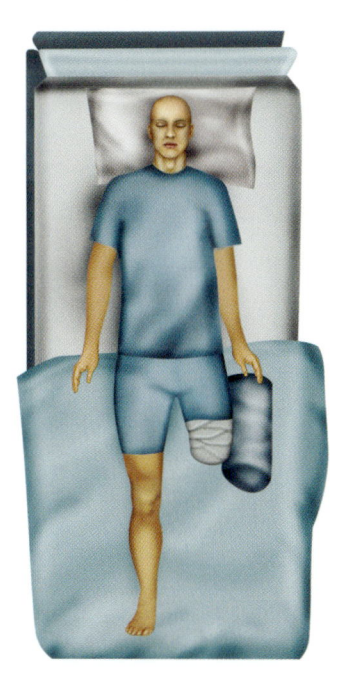

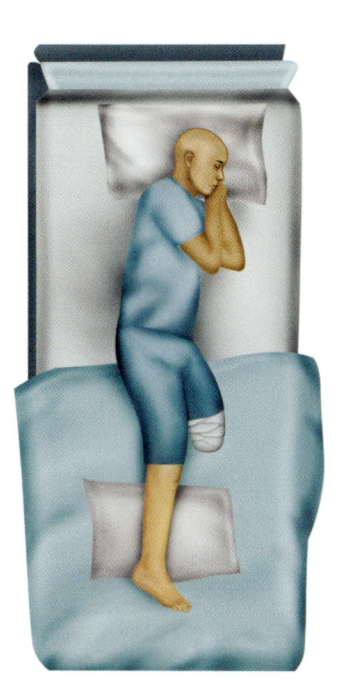

**Figura 22.9:** Posicionamento no leito para pacientes com amputação transfemural.
Fonte: Acervo dos autores.

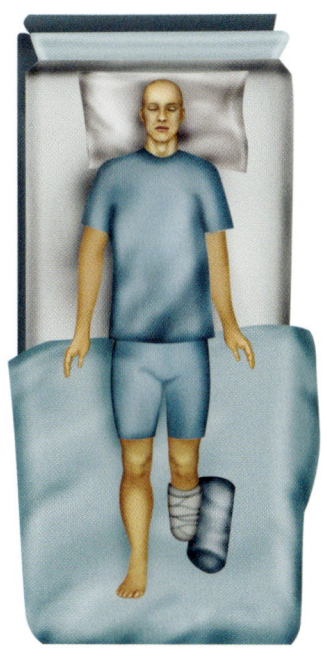

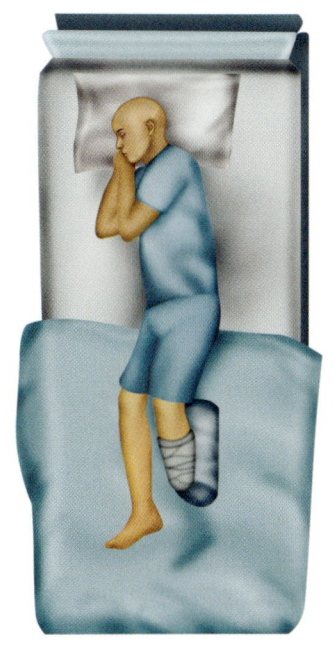

**Figura 22.10:** Posicionamento em decúbito dorsal e lateral no paciente com amputação transtibial.
Fonte: Acervo dos autores.

## 1° DIA PÓS-OPERATÓRIO

- Exercícios respiratórios;
- Exercícios isométricos no membro amputado (uma série de dez repetições em contrações sustentadas de seis segundos);
- Movimentação passiva/assistida do membro amputado (uma série de dez repetições);
- Fortalecimento muscular contralateral (três séries de dez repetições);
- Estimular mobilidade no leito;
- Alongamentos e exercícios metabólicos;
- Analgesia (se necessário).
   * Se dor, aguardar ação analgésica (medicamentosa ou não medicamentosa) para mobilizar o coto.

## 2° DIA PÓS-OPERATÓRIO

- Dessensibilização do coto: movimentos lentos e graduais, iniciando com estímulos finos e evoluindo para mais ásperos. O uso de cubos de gelo, algodão e toalhas é uma das opções sugeridas para o processo de dessensibilização.
- Exercícios para fortalecimento do coto (três séries de dez repetições)
- Estimular trocas posturais com auxílio.
- Enfaixamento (se liberado pelo médico cirurgião): tipo "8" com pressão de proximal para distal.

Acesse aqui o conteúdo interativo do capítulo

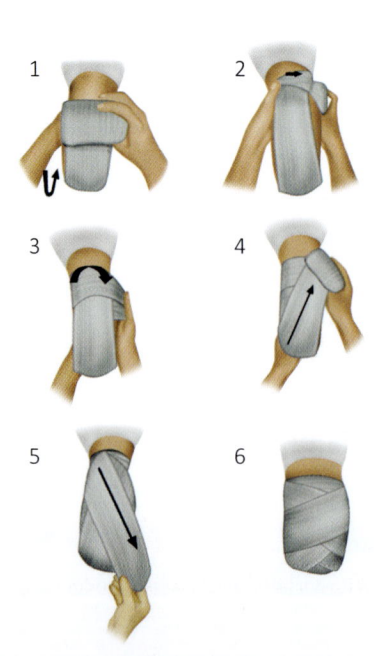

**Figura 22.11:** Enfaixamento em "8" em amputação transtibial.
Fonte: Acervo dos autores.

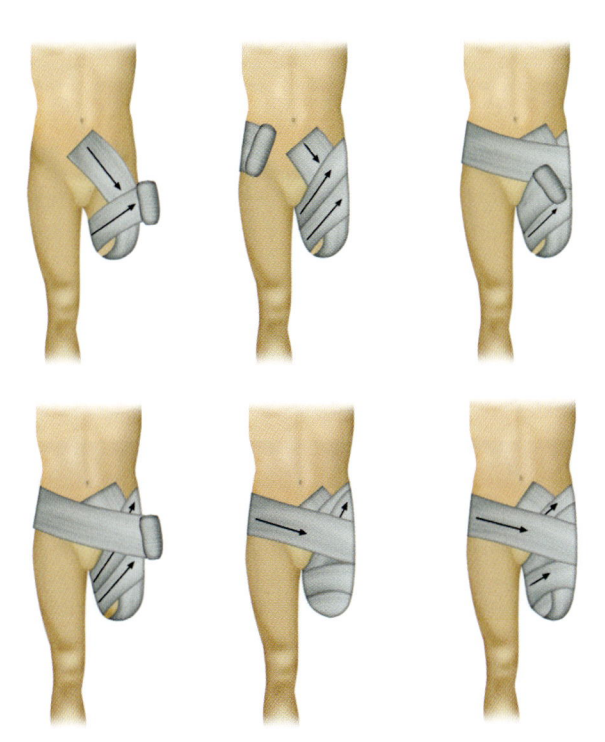

**Figura 22.12:** Enfaixamento em "8" na amputação transfemural.
Fonte: Acervo dos autores.

## A PARTIR DO 3° DIA PÓS-OPERATÓRIO

- Tratamento postural adequado e dirigido do paciente e do coto.
- Fortalecimento do coto e de membros contralaterais.
- Propriocepção do coto.
- Treino de equilíbrio.
- Treino de marcha com uso de dispositivos auxiliares: iniciar com andador fixo e progredir para muletas axilares.
- Estimular independência para atividades de vida diária (AVD).
- Orientações diárias dos exercícios programados.

**ATENÇÃO**
- Em caso de sensação de formigamento ou de pontos de pressão, refazer o enfaixamento com menor compressão;
- Nos primeiros momentos de adaptação, manter o coto sem enfaixamento por no mínimo 15 minutos. Dormir com a faixa somente após a adaptação;
- O enfaixamento deve ser trocado a cada 2 horas;
- Nos intervalos sem enfaixamento, orientar o paciente a realizar massagem de leve intensidade no coto, estimulando a melhora da circulação local;
- Observar se a costura que une as faixas está em contato direto com a pele. Descartar possíveis áreas avermelhadas ou com lesões;
- Inspecionar sempre o coto.

## PONTOS-CHAVE

- Descrição dos tipos de amputação segundo a etiologia e níveis, com ênfase nas amputações de membros inferiores;
- Objetivos, indicações e contraindicações da reabilitação precoce no ambiente intra-hospitalar.
- Principais complicações do procedimento cirúrgico de amputação de membros inferiores.
- Descrição do programa de reabilitação na fase hospitalar nos pacientes submetidos à amputação de membros inferiores.

## Referências

1. Urits I, Seifert D, Seats A, Giacomazzi S, Kipp M, Orhurhu V, Viswanath O. Treatment strategies and effective management of phantom limb–associated pain. Current Pain and Headache Reports. 2019, 23(9).
2. Castillo M. Boston Marathon Amputees Face Challenges Relearning How to Walk. CBS News, 22 de abril, 2013. Disponível em http://www.cbsnews.com/8301-204_162-57580807/boston-marathon-amputees-face-challenges-relearning-how-to-walk/,
3. De Luccia N. Reabilitação pós-amputação. In: Pitta GBB, Castro AA, Burihan E (eds.). Angiologia e cirurgia vascular: guia ilustrado. Maceió: UNCISAL/ECMAL & LAVA; 2003.
4. Stineman MG, Kwong PL, Kurichi JE, et al. The effectiveness of inpatient rehabilitation in the acute postoperative phase of care after transtibial or transfemoral amputation: study of an Integrated Health Care Delivery System. Arch Phys Med Rehabil. 2008; 89(10) 1863-1872.
5. Marzen-Groller KD, Tremblay SM, et al. Testing the effectiveness of the amputee mobility protocol: a pilot study. Journal of Vascular Nursing. 2008; 74(1).
6. Pasquina PF, Miller M, Carvalho AJ, Corcoran M, Vandersea J. Special considerations for multiple limb amputation. Curr Phys Med Rehabil Rep. 2014; 2:273-289.
7. Guohong C, Xiaohong S, Si L, Longwen H, Ning L. Characterization of evoked tactile sensation in forearm amputees with transcutaneous electrical nerve stimulation. J Neural Eng. 2015.
8. Johnson MI, Mulvey MR, Bagnall AM. Transcutaneous electrical nerve stimulation (TENS) for phantom-pain and stump pain following amputation in adults. Cochrane Database of Systematic Reviews. 2015, Issue 8. Art. No.: CD007264.
9. Asheesh G, Gaurav KK, Anju Y, Shefali G, Satish C, Ashok KS, Shashi BS. Superpulsed (Ga-As, 904 nm) low-level laser therapy (LLLT) attenuates inflammatory response and enhances healing of burn wounds. J Biophotonics. 2014, 1-13.
10. Hebert S, Xavier R. Ortopedia e traumatologia – principio e prática. Artmed: São Paulo; 2003.
11. Carnesale PG. Amputações da extremidade inferior. In: Canale ST. Cirurgia ortopédica de Campbell. 10. ed. Vol. 1. São Paulo: Manole; 2006, pp. 575-586.
12. Carvalho JA. Amputações de membros inferiores: em busca da plena reabilitação. São Paulo: Manole: 2003.
13. Kisner C, Colby LA. Exercícios terapêuticos. 5. ed. São Paulo: Manole; 2009.
14. Degni M, Nasser A. Amputações, considerações gerais; fisiopatologia da dor no coto de amputação. Revista de medicina. 1937:15-26. Disponível em http://www.revistas.usp.br/revistadc/article/viewFile/50734/54840.

# 23
# Diretriz Prática no Paciente Ortopédico

Adriana Maria Simões Órfão Nogueira | Felipe Farah Pinheiro Rodrigues

## OBJETIVOS DO CAPÍTULO
- Apresentar os conceitos básicos dos cuidados intra-hospitalares dos principais procedimentos ortopédicos;
- Apresentar as diretrizes assistenciais fisioterapêuticas no âmbito hospitalar no pós-operatório das cirurgias ortopédicas.

## INTRODUÇÃO

Nos últimos anos, as cirurgias ortopédicas apresentaram avanços importantes, resultando em melhores desfechos tais como menor tempo de internação pós-operatório e retorno às atividades de vida diárias em menor tempo. Neste capítulo, abordaremos as principais cirurgias ortopédicas que cursam como parte do processo de recuperação pós-operatória no âmbito da terapia intensiva e de unidade semi-intensiva: as artroplastias de quadril e as artroplastias de joelho.

A necessidade de monitorização em tempo integral nas primeiras horas do pós-operatório no ambiente de terapia intensiva é definida pela equipe médica (cirurgião ortopédico e anestesista), após avaliação no pré ou perioperatório. As principais indicações são: idade, risco cardiovascular, complicações no intraoperatório e tempo de cirurgia.

Em cirurgias de diversas especialidade médicas estão implantando o conceito do protocolo ERAS (do inglês *Enhanced Recovery After Surgery*). Esse protocolo preconiza a recuperação aprimorada após o procedimento cirúrgico. Para procedimentos ortopédicos, ele protocolo é utilizado na tentativa de minimizar as complicações pós-operatórias e de otimizar tempo de internação hospitalar. Com a evolução dos cuidados em saúde, o ERAS surgiu como processo centrado no paciente, para otimizar o resultado cirúrgico, melhorando a experiência do paciente bem como os resultados clínicos. O protocolo ERAS foi descrito pela primeira vez por Henrik Kehlet (2000).

Os princípios do ERAS são centrados no paciente com intuito de oferecer os melhores cuidados, otimizando-se os desfechos. Isso significa reduzir desperdícios na forma de operações, reduzir os danos, o tempo de internação hospitalar, além de reduzir as variações, garantindo que todos os pacientes cirúrgicos, em todos os lugares, recebam um alto nível de atendimento, recuperando-se mais rapidamente.

Inúmeras práticas são realizadas na área da saúde durante anos. Novas evidências surgem constantemente visando a rápida recuperação dos pacientes, minimizando os riscos de complicações e reduzindo gastos desnecessários. A associação de melhores resultados com custo inicial mínimo é o que o programa ERAS visa dentro das instituições de saúde.

O programa ERAS em cirurgias ortopédicas, de artroplastia de quadril e joelho, visa uma abordagem multidimensional baseada em evidências para melhorar a qualidade do atendimento ao paciente no pós-operatório. O sucesso exige abordagem multidisciplinar e incluindo os seguintes princípios básicos:

- Garantir que o paciente esteja na melhor condição clínica possível pré-cirurgia;
- Garantir ao paciente o melhor gerenciamento possível durante e após o procedimento cirúrgico;
- Garantir ao paciente a melhor reabilitação pós-operatória possível, objetivando a alta precoce do hospital e retorno às atividades cotidianas assim que possível;

A melhora na qualidade dos cuidados e a redução dos danos resultam em melhor eficiência da internação e, consequentemente, em menor tempo desta com benefícios aos serviços hospitalares.

As intervenções estão agrupadas nos pacotes:

- **Atenção primária:** avaliação e preparo do paeinte para a cirurgia. Avaliação do estado nutricional, controle glicêmico, pressão arterial, função renal, estilo de vida atual e níveis de aptidão física se torna desejável e de grande importância. Se necessário, iniciar um programa de exercícios e redução de peso com o devido controle de anemia entre outras necessidades identificadas.
- **Avaliação pré-operatória:** a consulta de avaliação pré-operatória é o momento em que o paciente entende, considera e participa do programa ERAS. É neste momento em que se discutem a data da cirurgia e um programa de educação multidisciplinar para melhor compreensão dos processos pelos quais o paciente passará. O correto entendimento a respeito dos riscos, a identificação das doenças pré-existentes, o mapeamento dos pacientes com riscos de evoluir com complicações e a definição do pós-operatório mais apropriado trarão subsídios da duração. Projetar a duração da estadia e a alta hospitalar.
- **Cuidados perioperatórios:** alguns cuidados devem ser tomados, tais como administração de anestésicos e opiáceos por parte da equipe cirúrgica, redução de complicações e danos associados à terapia anticoagulante, profilaxia para episódios de náuseas e vômitos, são algumas das precauções desejáveis. A carga de carboidratos é um dos elementos chave do ERAS, com promoção da resposta anabólica, levando à melhora da força muscular e manutenção do tecido corporal magro. O carboidrato pode ser administrado 12 horas e 2 a 4 horas antes da cirurgia, com atenção redobrada aos pacientes com diabetes conhecido. A administração de antibióticos profiláticos deve ser feita 60 minutos ou menos antes do procedimento cirúrgico propriamente dito.
- **Cuidados pós-operatórios**
    - Analgesia apropriada e rigoroso controle da dor;
    - Nutrição oral precoce nas 12 horas seguintes à saída do centro cirúrgico;
    - Equilíbrio dos fluídos: controle do balanço hídrico;
    - Mobilização precoce no pós-operatório com saída do leito no pós-operatório imediato;

- Monitoramento dos escores de morbidade pós-operatória;
- Retirada de sondas e cateteres em 24 horas do ato cirúrgico;
- **Cuidados de alta e acompanhamento** – o paciente deve tolerar a ingesta de dieta e líquidos via oral, estar confiante e concordar com a alta hospitalar, sendo capaz de se mobilizar com segurança. Alinhar o programa de reabilitação ambulatorial e ser acompanhado pela equipe multidisciplinar nos primeiros 7 dias pós-alta domiciliar para oferecer apoio e segurança. Essas ações ajudam a aumentar a confiança do paciente, melhorando sua experiência neste processo de recuperação e de reabilitação pós-operatória.

| Atenção Primária | Avaliação Pré Operatórios | Cuidados Peri Operatórios | Cuidados Pós Operatório | Cuidados de Alta e Acompanhamento |
|---|---|---|---|---|
| ERAS → | Agendamento da Cirurgia → | Internação Hospitalar → | Recuperação Pós cirúrgico → | Alta hospitalar |
| Av. Nutricional Controle Glicêmico Controle de PA/ Função Renal Av. Níveis de Atividade Física | Programação da data da cirurgia Identificar doenças pré-existentes Av. Equipe Multidisciplinar Definir estratégias do PO Projetar tempo de Internação | Anestesia com recuperação rápida Profilaxia de náuseas e vômitos Minimizar riscos à Anti Coagulação Terapia Nutricional (Carboidratos) | Controle da dor Nutrição oral precoce Equilíbrio de fluidos Mobilização precoce Retirada de sondas e cateter em 24 horas | Tolerar dieta Ser capaz de mobilizar com segurança Alinhar programa de reabilitação Acompanhamento da equipe multidisciplinar |

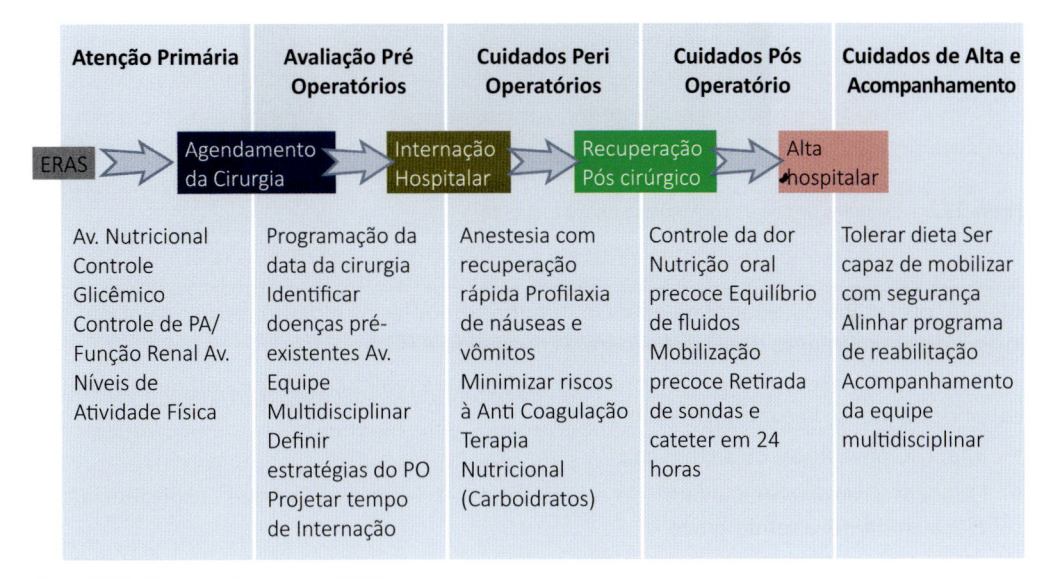

**Figura 23.1:** Diagrama do programa ERAS.
Av.: avaliação; PA: pressão arterial; PO: pós-operatório; hs: horas.
Fonte: Acervo dos autores.

Após essa breve explanação a respeito do programa ERAS com ênfase nas cirurgias ortopédicas, passaremos a detalhar as diretrizes que norteiam os atendimentos dos pacientes submetidos à cirurgia de artroplastia de quadril e joelho nas dependências do Hospital Israelita Albert Einstein.

## ARTROPLASTIA TOTAL DE QUADRIL

A artroplastia total de quadril (ATQ) é uma das cirurgias ortopédicas com melhor evidência de resultados na reabilitação. Ao redor do mundo, cerca de 1 milhão de pacientes são submetidos a este tipo de procedimento cirúrgico anualmente. Mais de 370 mil cirurgias foram realizadas no ano de 2014 apenas nos Estados Unidos. As principais indicações para essa cirurgia são para o tratamento da dor e limitações funcionais do quadril quando ocorrerem falhas no tratamento conservador ou nas cirurgias anteriores.

A principal condição clínica que sugere a realização do procedimento de ATQ é a doença degenerativa da cartilagem articular. Decorrente da osteoartrose de quadril, podendo ser primária – idiopática, ou seja, não apresenta nenhuma outra doença associada – ou secundária – decorrente de outra doença que acomete o quadril. A osteoartrose está diretamente relacionada ao número de cirurgias para implante de próteses. Além dessas condições, casos de artrites inflamatórias, síndrome do impacto fêmur-acetabular, displasia do

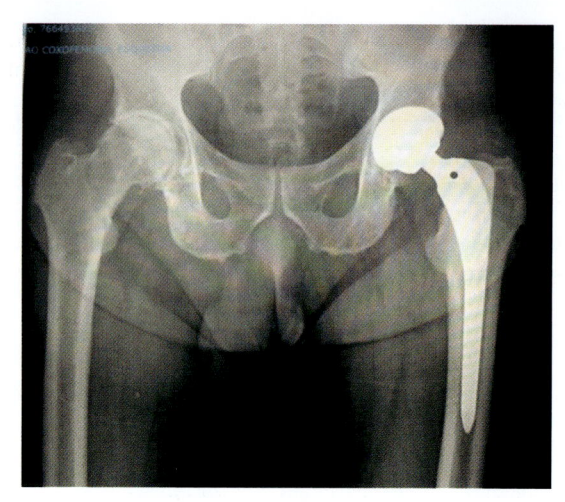

**Figura 23.2:** Radiografia de quadril com prótese total à esquerda.
Fonte: Acervo dos autores.

quadril, distúrbios do quadril na infância, traumas, neoplasias e osteonecrose também são indicações comumente observadas para a cirurgia de ATQ.

No entanto, existem algumas contraindicações para realização do procedimento cirúrgico, principalmente nos contextos clínicos de:

- Infecção ativa (local ou sistêmica);
- Doenças preexistentes: infarto do miocárdio recente, angina instável, insuficiência cardíaca limitante, anemia grave.

A cirurgia de ATQ pode ser do tipo parcial – em que se substitui somente a extremidade proximal do fêmur – ou total – em que há substituição da extremidade proximal do fêmur e do acetábulo. As próteses são fixadas aos ossos por meio de encaixe sob pressão, com ou sem parafusos para fixação, ou podem ser do tipo cimentadas. A via de acesso cirúrgico para o implante da prótese pode ser anterior, posterior ou anterolateral. Cada via de acesso tem características positivas e seus riscos de complicações, estando a cargo do médico-cirurgião definir a melhor técnica a ser empregada em cada paciente (**Figura 23.2**).

Nos casos das cirurgias eletivas, os cuidados pré-operatórios incluem:

- Avaliação de risco cardiovascular;
- Avaliação nutricional;
- Orientações para realização de exercícios fisioterapêuticos de fortalecimento muscular, minimizando as perdas no pós-operatório;
- Reabilitação precoce.

No ambiente hospitalar, o processo de avaliação fisioterapêutica é realizada no pós-operatório imediato, uma vez que os pacientes costumam se internar no mesmo dia da cirurgia. Essa avaliação contempla basicamente: anamnese, análise de prontuário, diagnóstico, antecedentes pessoais e indicação da cirurgia. Nesse momento, são de grande importância o conhecimento da história prévia do paciente e o grau de dependência/limitação na realização de atividade de vida diária. Após concluído o processo de avaliação é que o plano terapêutico será construído, adequando-se às necessidades de cada paciente frente ao quadro clínico apresentado.

A fisioterapia contemplará tanto a reabilitação do ponto de vista motora como do ponto de vista respiratória, principalmente para os casos em que o paciente apresentar histórico de doenças pulmonares. Neste capítulo, ater-nos-emos ao protocolo de reabilitação motora.

Entre os principais cuidados aos quais o fisioterapeuta deve atentar durante o atendimento do paciente submetido a ATQ, podemos citar:

- Observar inserção e débito do dreno (quando houver);
- Aspectos da ferida operatória;
- Presença de edema e de hiperemia;
- Verificar exames laboratoriais;
- Avaliação diária de sinais de presença de trombose;
- Avaliar o posicionamento/alinhamento do paciente principalmente de membros inferiores (MMII): abduzidos, em posição neutra e se possível com posicionador de calcâneo para aliviar a pressão sobre eles;
- Evitar decúbito lateral sobre a articulação operada;
- Evitar flexão de quadril maior que 90° e adução: não cruzar as pernas e não fazer rotação de quadril;
- Atenção quanto à hipotensão postural principalmente durante a primeira saída do leito;
- Sempre sair e retornar para a cama pelo lado operado;
- Uso de andador fixo/muletas deve estar adequado de acordo com o biotipo do paciente (altura e peso). O apoio do andador deve estar na altura do trocânter maior do fêmur do paciente;
- A poltrona deve ser mais elevada ou a cadeira rígida, mais alta, que tolerem o peso do paciente e contemplem uma angulação de 90° graus nas articulações do quadril, joelho e tornozelo;
- Não se sentar diretamente no vaso sanitário ou em assentos baixos;
- Esclarecer o paciente, familiares e acompanhantes a respeito do risco de queda e da necessidade de solicitar auxílio nos primeiros dias pós-cirurgia.

O protocolo que será apresentado a seguir contempla os pacientes submetidos à ATQ primária com diagnóstico de osteoartrose. Nos casos de fraturas ou neoplasias bem como de revisões de artroplastia de quadril, as condutas deverão ser alinhadas diretamente com o cirurgião, podendo ou não seguir as diretrizes assistenciais apresentadas a seguir.

## DIRETRIZ ASSISTENCIAL NO PÓS-OPERATÓRIO DE ARTROPLASTIA DE QUADRIL

### PÓS-OPERATÓRIO IMEDIATO

No mesmo dia da cirurgia, após admissão na unidade, é realizada a avaliação fisioterapêutica. As orientações quanto aos riscos de adoção de posturas inadequadas, como adução além da linha média e flexão de quadril maior que 90° e rotação de quadril, devem ser seguidas. A meta deste dia é sedestar o paciente em cadeira rígida ou à beira do leito, já estimulando a mobilização precoce.

A seguir, apresentamos sugestões de exercícios nesta fase:

- Posicionamento em decúbito dorsal;
- Manter abdução de quadril: o uso de triângulo abdutor ou mesmo o travesseiro entre as pernas para limitar a adução está indicada;
- Crioterapia: para o controle e redução da dor, se necessário;
- Exercícios metabólicos de tornozelos;

- Exercícios isométricos de quadríceps femoral: membro operado;
- Orientações de mobilizar ativamente o membro não operado.
- Sedestação à beira do leito ou em cadeira rígida após 12 horas da cirurgia.

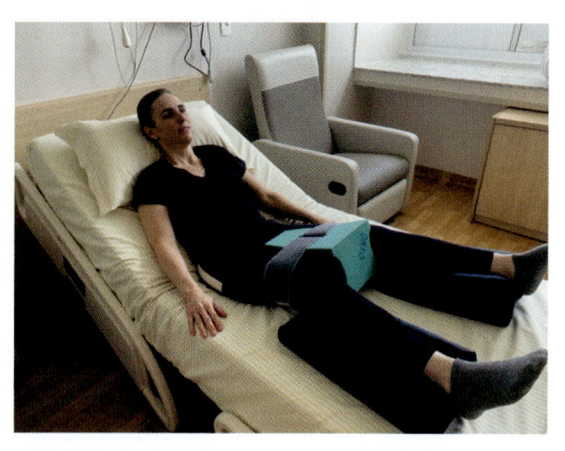

**Figura 23.3:** Posicionamento do paciente em pós-operatório imediato de ATQ em uso de triângulo abdutor.
Fonte: Acervo dos autores.

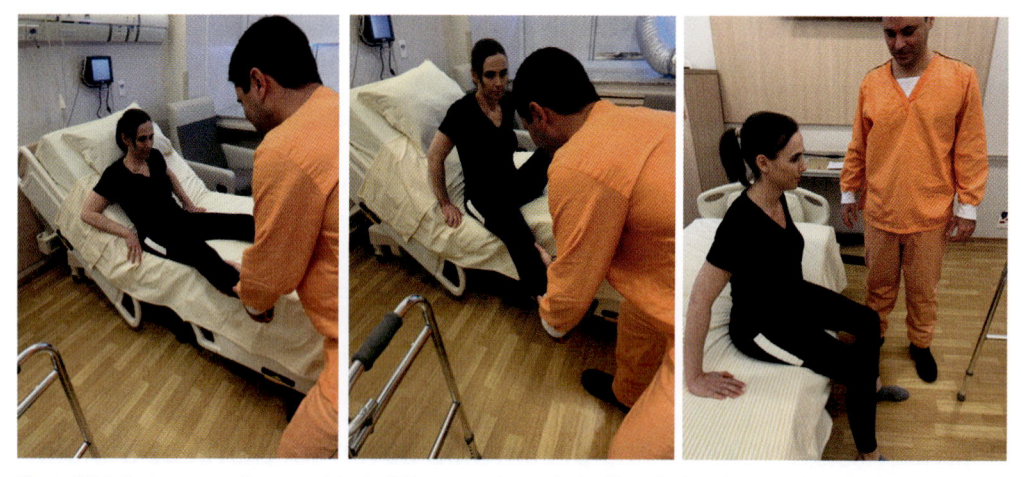

**Figura 23.4:** Paciente em pós-operatório de ATQ com mudança de decúbito de dorsal para sedestação à beira do leito. Saída do leito/cama sempre pelo lado operado, com intuito de realizar a abdução do quadril operado.
Fonte: Acervo dos autores.

## 1º PÓS-OPERATÓRIO

Neste momento, a meta do dia é realizar o treino de marcha com andador fixo ou muletas e com descarga parcial de peso. A progressão dos exercícios de reabilitação deve ser realizada conforme as sugestões seguintes:

### *Mobilização precoce no leito*

- Exercícios passivos, ativo-assistidos e ativos de flexão do joelho em decúbito dorsal, conforme tolerância do paciente, com pequena amplitude de movimento;
- Exercícios isométricos de quadríceps femoral (membro operado);

- Alongamento de tríceps sural;
- Exercícios metabólicos de tornozelos;

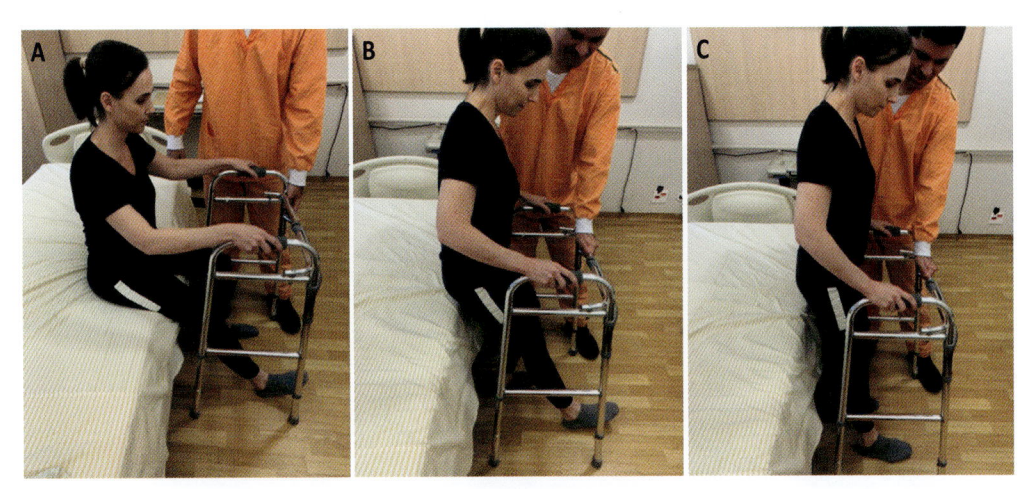

**Figura 23.5:** Ortostatismo com auxílio do andador: **A)** Com membro operado em extensão, realizar o ortostatismo com descarga de peso no membro contralateral; **B)** Orientar apoio no andador de forma a empurrar em direção ao solo; **C)** Descarga de peso parcial no membro operado.
Fonte: Acervo dos autores.

- Dorsi e flexão plantar de tornozelos ativos e resistidos;
- Treino de transferências para sedestação à beira do leito, do lado operado, e transferência para a cadeira rígida ou para cadeira higiênica para o banho;
- Ortostatismo com troca de passos;
- Treino de marcha no quarto da UTI ou semi-intensiva no período da manhã: com carga liberada conforme orientação da equipe médica;
- Treino de marcha no corredor da UTI ou semi-intensivano no período da tarde, seguindo as recomendações sobre descarga parcial de peso.

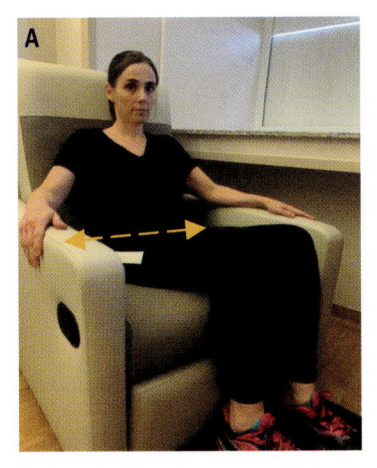

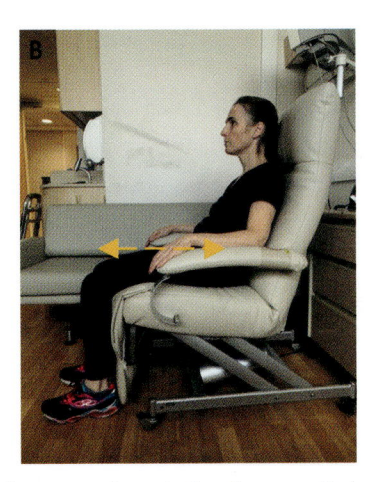

**Figura 23.6:** Sedestação: **A)** apresenta a posição incorreta, o joelho se encontra mais elevado que a articulação do quadril, levando à flexão de quadril maior que 90°; **B)** apresenta o posicionamento correto, com nivelamento da articulação do quadril, joelho e tornozelo em 90°.
Fonte: Acervo dos autores.

A orientação para o treino de marcha no pós-operatório de ATQ deve acompanhar a seguinte sequência:
- **Para frente:** 1) andador, 2) perna operada e 3) perna não operada.
- **Para trás:** 1) perna não operada, 2) perna operada e 3) andador.

O paciente deve ser orientado a não realizar a rotação do corpo sob o apoio total no membro operado.

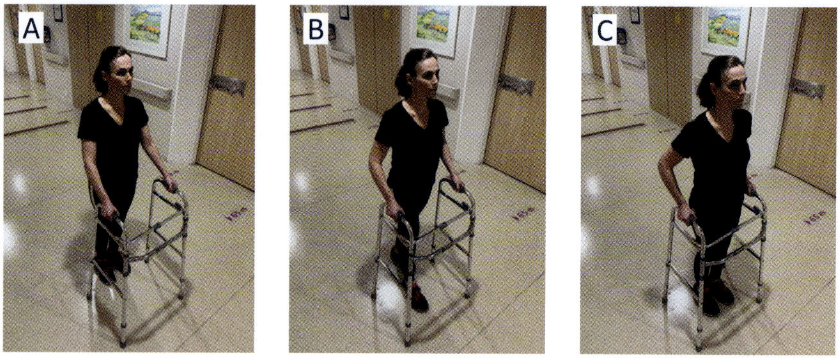

**Figura 23.7:** O paciente submetido à ATQ do lado direito se encontra em treino de marcha com uso do andador, seguindo a sequência correta: **A)** Andador à frente; **B)** Passo à frente com a perna operada com descarga de peso parcial; **C)** Passo à frente com perna não operada.
Fonte: Acervo dos autores.

## 2º PÓS-OPERATÓRIO

Neste momento, muito provavelmente o paciente deve ter recebido ou está muito próximo do momento de alta do ambiente de terapia intensiva, exceto nos casos em que ainda exista algum risco ou instabilidade hemodinâmica. Nesta etapa, com o paciente estável, podemos progredir com os exercícios realizados no dia anterior objetivando o aumento da distância percorrida no treino de marcha com o uso do andador fixo ou das muletas.

- Manutenção dos exercícios do 1º PO;
- Exercícios passivos e ativos-assistidos para ganho de amplitude de movimento, respeitando sempre a tolerância do paciente;
- Estimular a sedestação à beira do leito ou na cadeira rígida/poltrona;
- Orientar quanto à distribuição do peso sobre os ísquios na posição sentada;
- Exercícios de flexão/extensão ativos de joelho na posição sentada;
- Progressão do treino de marcha em relação à distância percorrida.

## 3º PÓS-OPERATÓRIO

Neste momento, o paciente estará de alta hospitalar ou muito próximo deste momento. Assim, ele deverá estar apto a realizar as transferências de maneira independente. As orientações de cuidados devem ser reforçadas para sanar qualquer dúvida por parte do paciente que por ventura tenha surgido durante o período de internação. O treino nos degraus das escadas deverá ser realizado, principalmente para aqueles pacientes que relatarem a necessidade de escadas em suas atividades cotidianas e de vida diária, tais como: casas com escadas, condomínios sem elevadores; ou mesmo pequenos lances de escadas até o elevador.

## Artroplastia Total de Quadril

| POi | 1° PO | 2° PO | 3° PO |
|---|---|---|---|
| - Posicionar em decúbito dorsal<br>- Manter abdução de quadril<br>- Crioterapia<br>- Exercícios metabólicos e tornozelos<br>- Exercícios isométricos de quadríceps<br>- Orientar mobilizar ativamente o membro não operado<br>- Sedestação beira leito ou em cadeira rígida | - Manutenção dos exercícios anteriores<br>- Exercícios passivos, ativos assistidos e ativos de flexão do joelho em com pequena amplitude de movimento<br>- Alongamento de tríceps sural<br>- Dorsi e planti flexão de tornozelo ativos e resistidos<br>- Treino de transferências para sedestação pelo lado operado<br>- Ortostatismo com troca de passos até a cadeira rígida com auxílio de andador<br>- Treino de marcha com descarga parcial (no quarto pela manhã e no corredor da UTI/Semi à tarde) | - Manutenção dos exercícios do 1 PO<br>- Flexo extensão de quadril e joelho<br>- Estimular sedestação no leito ou cadeira<br>- Orientar quanto à distribuição do peso sobre os ísquios<br>- Progressão do treino de marcha em relação à distância percorrida | - Manutenção dos exercícios anteriores<br>- Evolui treino de marcha com aumento da distância percorrida<br>- Treino de escadas (subir com a perna não operada; descer com a perna não operada. Usar o corrimão sempre)<br>- Correção de posturas inadequadas durante a marcha<br>- Orientações sobre transferências para casa (entrada e saída do carro e sair e retornar à cama) |

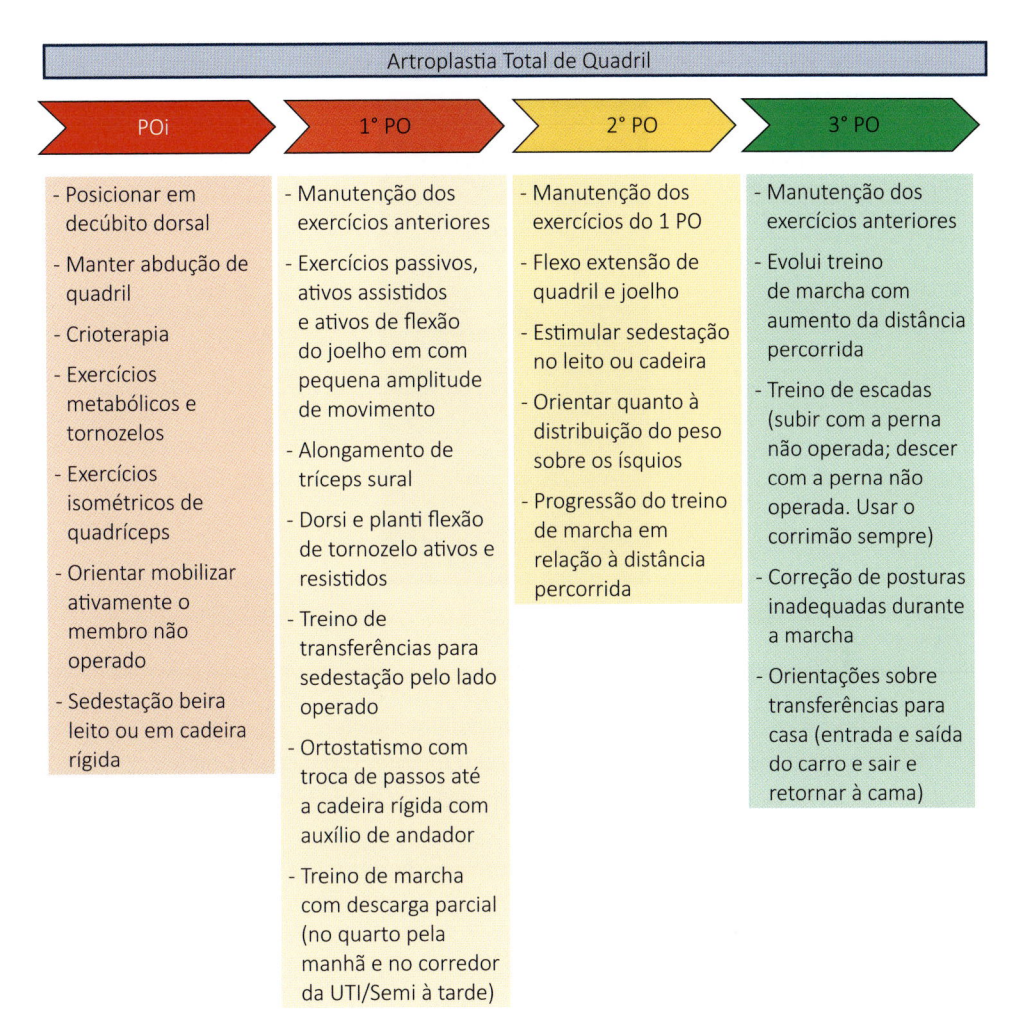

**Figura 23.8** – Diretriz assistencial no pós-operatório de artroplastia total de quadril (âmbito hospitalar).
Fonte: Hospital Israelita Albert Einstein.

A sugestão de exercícios para esta fase engloba:
- Manter os exercícios anteriores;
- Evoluir o treino de marcha no corredor;
- Treino do uso de escadas. Orientar o paciente a iniciar a subida com a perna não operada e, na sequência, subir a perna operada. Para o treino de descida, orientar o paciente a iniciar a descida com a perna operada e, na sequência, descer com a perna não operada. Orientar sempre o uso do corrimão já que não é possível utilizar o andador fixo nas escadas;
- Cuidados com posturas inadequadas durante a marcha;
- Orientações sobre as transferências em domicílio. Atividades como sair e retornar para cama em sua residência bem como entrar e sair do carro são algumas das atividades cotidianas a serem orientadas.

No momento da alta hospitalar, o fisioterapeuta deverá repassar as orientações nas atividades de vida diária. É importante também sanar eventuais dúvidas e, juntamente com o médico cirurgião, direcionar o paciente para o seguimento da reabilitação no âmbito ambulatorial.

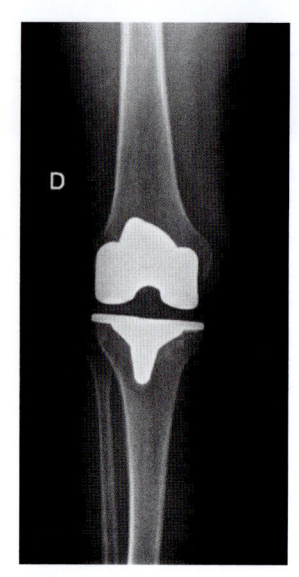

**Figura 23.9** – Radiografia de joelho com prótese total.
Fonte: Acervo dos autores.

> **METAS**
>
> **Pós-operatório imediato (POi):** sedestar em cadeira rígida.
> **1º PO:** treino de marcha com andador ou com muletas e descarga parcial.
> **2º PO:** paciente deambulando sozinho com andador ou com muletas e descarga parcial.
> **3º PO:** paciente realiza transferências de forma independente e com bom estado geral. ALTA HOSPITALAR.

## Artroplastia total de joelho

A artroplastia total de joelho (ATJ), também conhecida como "substituição total do joelho", é mais um dos procedimentos ortopédicos bastante comuns nos dias de hoje. Estima-se que o número de procedimentos realizados anualmente nos Estados Unidos aumente em cerca de 143% até 2050 em comparação com 2012.

A cirurgia de ATJ é realizada de forma eletiva e só deve ser considerada após o esgotamento das terapias não cirúrgicas. As indicações para essa cirurgia são semelhantes às indicações para ATQ, ou seja, tratamento da dor e limitação funcional do joelho que causem prejuízos importantes para realização das atividades de vida diária. A principal condição clínica para indicação da realização de ATJ é a osteoartrose, correspondendo a mais de 95% das indicações nos Estados Unidos. No entanto, também compõem as indicações para ATJ outras condições tais como: artrite reumatoide/artrite inflamatória, doença articular degenerativa pós-traumática ou osteonecrose/colapso da articulação com destruição da cartilagem.

As contraindicações para essa cirurgia ocorrem principalmente nos seguintes contextos clínicos:

- Presença de infecção ativa;
- Mecanismo extensor de membro inferior não funcional;
- Isquemia crônica dos MMII;
- Imaturidade esquelética de membros inferiores.

A cirurgia pode ser do tipo parcial – em que se faz substituição de apenas um compartimento do joelho, menos invasiva com recuperação mais rápida – ou do tipo total – em que há substituição de toda a articulação do joelho. As próteses são fixadas aos ossos por meio de encaixes sob pressão (*press fit*) com ou sem uso de parafusos ou ainda cimentadas.

A cirurgia de ATJ total consiste na ressecção das superfícies articulares doentes do joelho, seguida de ressurgimento com componentes protéticos de metal e polietileno. A maioria dos cirurgiões usa uma abordagem parapatelar medial para acessar o joelho. A escolha da prótese dependerá da experiência do cirurgião e das indicações específicas de cada paciente.

Como já mencionado anteriormente, as cirurgias de ATJ geralmente são eletivas e já são acompanhadas previamente com avaliação detalhada da condição clínica geral do paciente, que contempla a a avaliação do risco cardiovascular, avaliação nutricional e o acompanhamento fisioterapêutico. Antes da cirurgia, é feita a profilaxia antimicrobiana e, no pós-operatório, a tromboprofilaxia, o controle da dor e a fisioterapia.

A avaliação fisioterapêutica no âmbito hospitalar é realizada no pós-operatório imediato, contemplando anamnese análise de prontuário, diagnóstico, antecedentes pessoais e indicação da cirurgia. Assim como nas cirurgias de ATQ, o conhecimento da história prévia do paciente e o grau de dependência/limitação para realização das atividade de vida diária são de suma importância para o planejamento de um tratamento assertivo e adequado. O objetivo é alcançar a melhor amplitude de movimento do joelho e retornar à função o mais rápido e da forma mais segura possível, atendendo as necessidades do paciente.

O processo de reabilitação contempla exercícios de amplitude de movimento, fortalecimento muscular, treino de marcha e treino das atividades de vida diária. O cuidado exigido no pós-operatório da cirurgia de ATJ busca também evitar qualquer risco de deformidade em flexão no membro operado. O paciente deve constantemente ser orientado a buscar a extensão total desse membro durante o período de repouso.

É importante ressaltar que a participação ativa do paciente no programa de reabilitação é essencial para o sucesso do tratamento. Os cuidados gerais aos quais o fisioterapeuta deve atentar durante o atendimento do paciente submetido à ATJ são semelhantes aos procedimentos da cirurgia de ATQ. Podemos acrescentar:

- Atenção ao posicionamento/alinhamento do paciente, principalmente dos membros inferiores. A posição neutra deve ser adotada, com o posicionamento do mento operado sempre em extensão, sem o uso de "coxins" sob o joelho, evitando a flexão durante o repouso;
- Sem restrições nas mudanças de decúbito. No entanto, quando o paciente estiver posicionado em decúbito lateral, ele referirá maior conforto quando posicionado para o lado operado, isso ocorre porque o membro inferior operado permance posicionado em extensão;
- Sem restrições quanto ao lado para sair do leito;
- Poltrona com elevação de MMII ou cadeira rígida com apoio para as pernas.

A diretriz assistencial descrita a seguir contemplará apenas a reabilitação motora no pós-operatório de artroplastia total de joelho. A fisioterapia respiratória segue de acordo com as práticas de cada serviço e com a necessidade de cada paciente.

## DIRETRIZ ASSISTENCIAL NO PÓS-OPERATÓRIO DE ARTROPLASTIA DE JOELHO

### PÓS-OPERATÓRIO IMEDIATO

No mesmo dia da cirurgia, assim que o paciente for admitido na UTI ou unidade semi intensiva, a avaliação fisioterapêutica deverá ser realizada. Nesta oportunidade, serão repassadas todas as orientações quanto ao correto posicionamento bem como os riscos de posturas inadequadas. O membro operado deverá sempre ser mantido em extensão e em posição neutra. A meta do dia será realizar a sedestação em cadeira rígida ou à beira do leito, estimulando-se a mobilização precoce.

A seguir, sugestões de exercícios e de condutas nessa fase:
- Posicionamento em decúbito dorsal;
- Crioterapia;
- Exercícios isométricos de quadríceps femoral no membro operado;
- Dorsi e flexão plantar de tornozelos ativas e resistidas;
- Orientação de mobilizar ativamente o membro não operado;
- Sedestação à beira do leito ou em poltrona com apoio para as pernas.

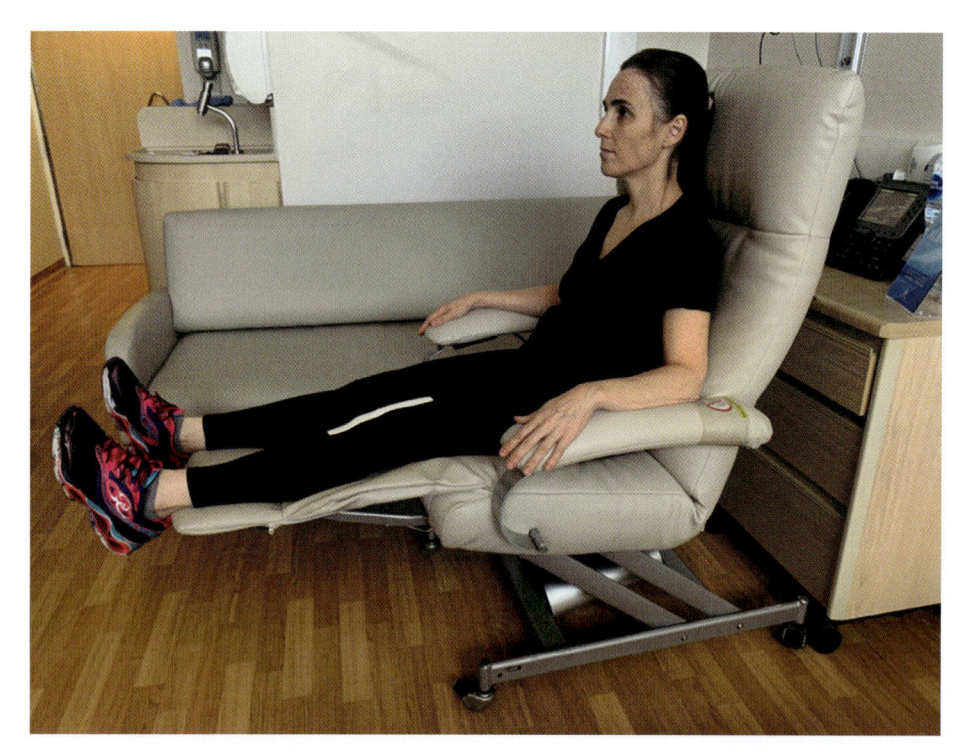

**Figura 23.10:** Sedestação em poltrona com apoio para a perna operada. Orientar a manutenção da perna operada sempre em extensão durante o repouso para evitar padrão flexor.
Fonte: Acervo dos autores.

## 1º PÓS-OPERATÓRIO

Neste momento, a meta do dia é realizar o treino de marcha com uso do andador fixo ou de muletas e com descarga parcial de peso. A progressão dos exercícios de reabilitação é realizada de acordo com as sugestões seguintes:
- Manutenção dos exercícios realizados no dia anterior (pós-operatório imediato);
- Exercícios ativos assistidos de flexão/extensão de joelho em decúbito dorsal na tolerância do paciente, com pequena amplitude de movimento;
- Alongamento de tríceps sural;
- Terapia do movimento passivo contínuo (CPM) dentro do limiar de dor para ganho de amplitude de movimento (ADM) (45° ou de acordo com orientação médica);

- Treino de transferências para sedestação à beira do leito e transferência para a cadeira higiênica ou poltrona/cadeira rígida;
- Ortostatismo com troca de passos com auxílio do andador fixo e descarga de peso parcial ou conforme orientação médica;
- Sedestação em poltrona mantendo o membro operado em extensão;
- Crioterapia.

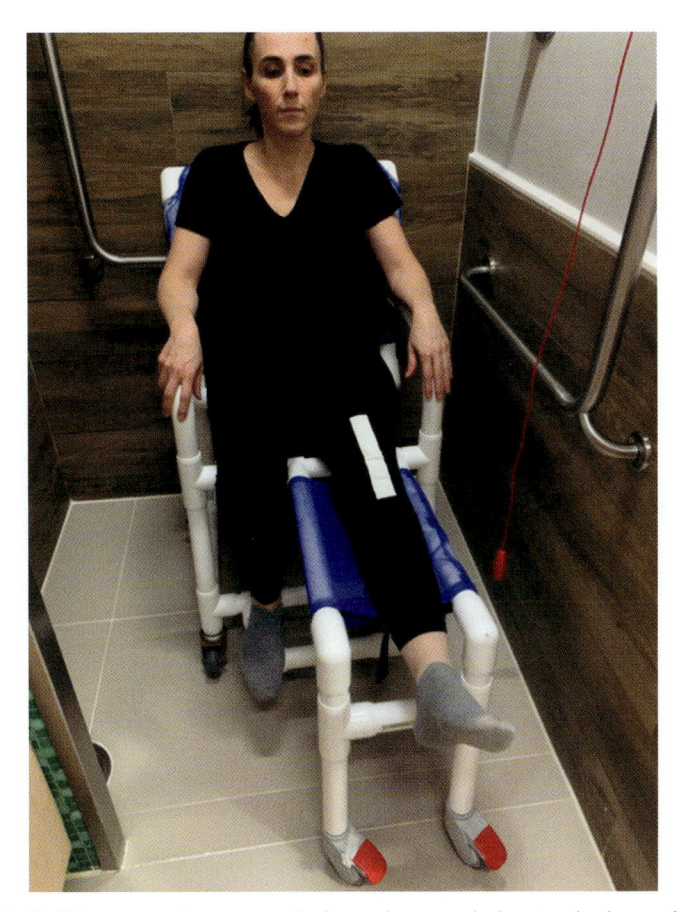

**Figura 23.11:** Cadeira higiênica com apoio para extensão do membro operado durante o banho no pós-operatório de ATJ.
Fonte: Acervo dos autores.

## 2º PÓS-OPERATÓRIO

Neste momento, muito provavelmente o paciente deve ter recebido ou está muito próximo do momento de alta do ambiente de terapia intensiva, exceto nos casos em que ainda exista algum algum risco. Nesta etapa, com paciente estável podemos progredir com os exercícios do dia anterior e objetivar o aumento da distância do treino de marcha com andador fixo ou com muletas.

- Manutenção dos exercícios do 1º PO;
- Exercícios passivos e ativos-assistidos para ganho de amplitude de movimento, respeitando-se a tolerância do paciente;
- Exercícios de flexão/extensão de quadril e de joelho;

- Progressão do CPM, conforme limiar da dor (60° ou de acordo com orientação médica);
- Estimular sedestação em poltrona por mais tempo;
- Exercícios de flexão/extensão ativos de joelho na posição sentada;
- Progressão do treino de marcha em relação à distancia percorrida com auxílio de andador fixo e descarga de peso parcial ou de acordo com orientação médica;
- Crioterapia.

Acesso o vídeo explicativo da terapia do movimento passivo contínuo (CPM) no pós-operatório de ATJ.

## 3º E 4º PÓS-OPERATÓRIO

Neste momento, o paciente estará de alta hospitalar ou muito próximo dela. Diante disso, ele já realiza as transferências de maneira independente. As orientações devem ser reforçadas para sanar qualquer dúvida que por ventura possa ter surgido durante o período de internação.

- Continuidade dos exercícios anteriores;
- Exercícios de fortalecimento de membros inferiores;
- Progressão do CPM, conforme limiar da dor (90° ou de acordo com orientação médica);
- Treino de transferências e posicionamento;
- Progressão do treino de marcha;
- Treino de escadas;
- Correção de posturas inadequadas durante a marcha.

Vale ressaltar que a sequência de marcha e subir/descer escadas na ATJ é semelhante à ATQ. No momento da alta hospitalar, o paciente deverá ser orientado a dar continuidade ao tratamento em âmbito ambulatorial. A seguir, o leitor encontrará um breve resumo da diretriz assistencial de fisioterapia no pós-operatório de artroplastia total de joelho no âmbito hospitalar em forma de fluxograma, para facilitar a consulta no dia a dia no ambiente da terapia intensiva e semi-intensiva.

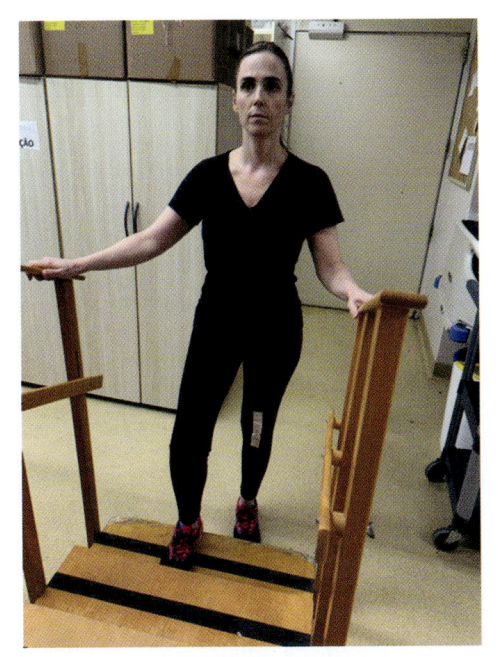

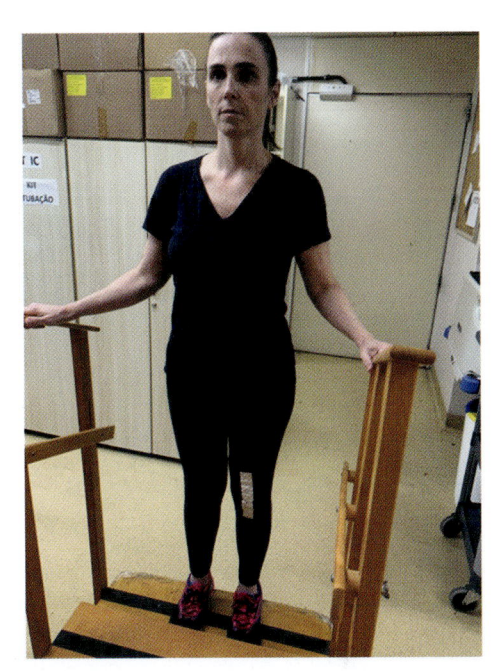

**Figura 23.13:** Treino de subir escadas no pós-operatório de ATJ: **A)** Paciente apoia a perna não operada e com auxílio do corrimão realiza o movimento de subir a escada; **B)** Paciente faz a fase de balanço e apoia a perna operada com descarga parcial de peso.
Fonte: Acervo dos autores.

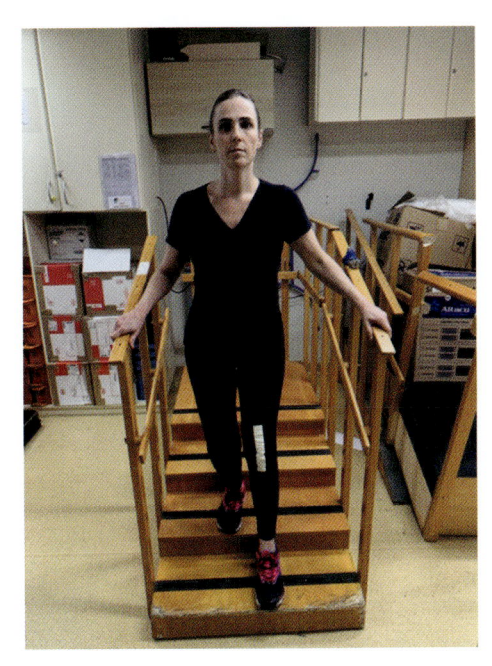

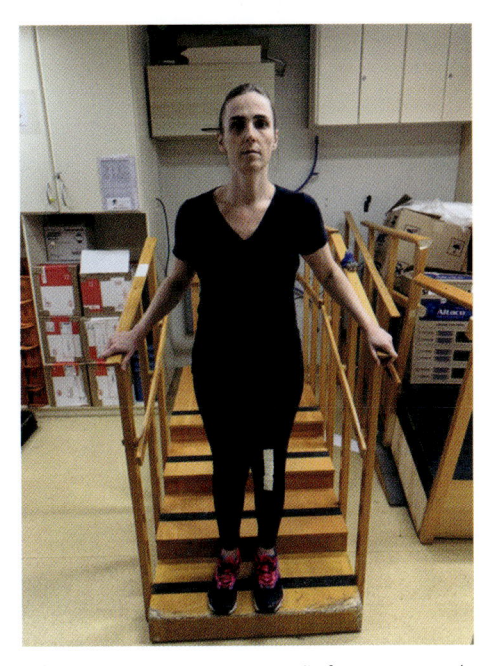

**Figura 23.14:** Treino de descer escadas no pós-operatório de ATJ: **A)** Paciente com apoio no corrimão faz a passagem da perna operada e realiza o apoio com descarga de peso parcial; **B)** Paciente faz a passagem e, em seguida, apoio da perna não operada.
Fonte: Acervo dos autores.

```
                          ┌─────────────┐
                          │ Fisioterapia│
                          └──────┬──────┘
         ┌────────────────┬──────┴──────┬────────────────┐
         ▼                ▼             ▼                ▼
   ┌───────────┐    ┌──────────┐  ┌──────────┐    ┌──────────┐
   │PO imediato│    │  1º PO   │  │  2º PO   │    │  3º PO   │
   └─────┬─────┘    └─────┬────┘  └─────┬────┘    └─────┬────┘
```

**PO imediato:**
- Entrega do manual de orientações
- Orientações quanto ao posicionamento adequado
- Exercícios isométricos de quadríceps
- Exercícios metabólicos de tornozelos
- Mobilização ativa do membro não operado
- Crioterapia

**3º PO:**
- Manutenção dos exercícios do 1º e 2º PO
- Exercícios isométricos de glúteo máximo e médio
- Treino de transferências
- Progressão do treino de marcha com andador fixo
- Retorço do treino de transferências e posicionamento
- Paciente deve estar apto para possível alta hospitalar

**1º PO:**
- Manutenção dos exercícios anteriores
- Exercícios ativos-assistidos de flexoextensão de joelho
- Alongamento de tríceps sural
- CPM para ganho de ADM (45 graus ou limiar de dor)
- Ortostatismo e troca de passos com descarga parcial e auxílio de andador fixo
- Sedestação em poltrona (manter membro operado em extensão)
- Crioterapia

**2º PO:**
- Manutenção dos exercícios do 1º PO
- Flexoextensão de quadril e joelho
- Exercícios de flexoextensão ativa de joelho na posição sentada
- Progressão do CPM, conforme limiar de dor
- Treino de marcha com andador com descarga parcial de peso conforme orientação médica
- Estimular sedestação em poltrona por mais tempo
- Reforçar orientações de posicionamento em extensão do membro operado
- Crioterapia

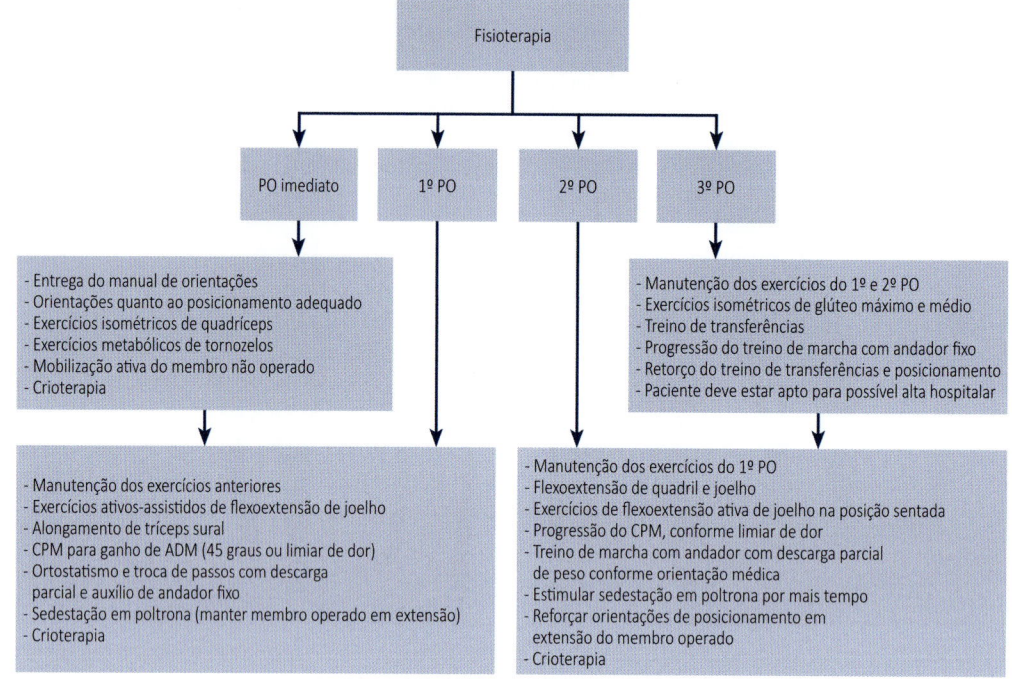

**Figura 23.15:** Diretriz assistencial no pós-operatório de artroplastia total de joelho.
PO: pós-operatório; CPM: continuous passive motion / movimento passivo contínuo; ADM: amplitude de movimento.
Fonte: Hospital Israelita Albert Einstein.

---

**METAS**

**Pós-operatório imediato:** sedestar à beira do leito ou em poltrona com apoio para as pernas. Evitar a flexão do membro operado quando em repouso.

**1º PO:** sedestar em cadeira rígida e alta/ou poltrona e fletir o membro operado até 45°.

**2º PO:** treino de marcha e fletir o membro operado até 60°.

**3º/4º PO:** treino de marcha (progressão da distância) e atingir 90° de flexão do membro operado. Transferências de forma independente e apresenta bom estado geral.

## PONTOS-CHAVE

- Descrição do programa ERAS nas cirurgias ortopédicas e seus benefícios para mitigar riscos e reduzir custos.
- Apresentação das principais indicações para a realização da artroplastia de quadril.
- Descrição da diretriz assistencial nas cirurgias de artroplastia de quadril na fase hospitalar.
- Apresentação das principais indicações para a realização de artroplastia de joelho.
- Descrição da diretriz assistencial nas cirurgias de artroplastia de joelho na fase hospitalar.

## Referências

1. Minns Lowe CJ, Barker KL, Dewey ME, Sackley CM. Effectiveness of physiotherapy exercise following hip arthroplasty for osteoarthritis: a systematic review of clinical trials. BMC Musculoskelet Disord. 2009 Aug 4;10:98.
2. Soever LJ, Mackay C, Saryeddine T, Davis AM, Flannery JF, Jaglal SB, et al. Educational needs of patients undergoing total joint arthroplasty. Physiother Can. 2010 summer;62(3):206-14.
3. Vissers MM, Bussmann JB, Verhaar JA, Arends LR, Furlan AD, Reijman M. Recovery of physical functioning after total hip arthroplasty: systematic review and meta-analysis of the literature. Phys Ther. 2011;91(5):615-29.
4. Gossec L, Paternotte S, Bingham CO 3rd, Clegg DO, Coste P, Conaghan PG, et al. OARSI-OMERACT Task Force Total Articular Replacement as Outcome Measure in OA. OARSI/OMERACT initiative to define states of severity and indication for joint replacement in hip and knee osteoarthritis. An OMERACT 10 Special Interest Group. J Rheumatol. 2011;38(8):1765-9.
5. Temporiti F, Draghici I, Fusi S, et al. Does walking the day of total hip arthroplasty speed up functional independence? A non-randomized controlled study. Arch Physiother. 2010, 10,8.
6. Frassanito L, Vergari A, Nestorini R, et al. Enhanced recovery after surgery (ERAS) in hip and knee replacement surgery: description of a multidisciplinary program to improve management of the patients undergoing major orthopedic surgery. Musculoskelet Surg. 2020, 104, 87–92. https://doi.org/10.1007/s12306-019-00603-4.

# 24
# Diretriz Prática no Paciente Politraumatizado

Flávia Sales Leite | José Aparecido de Sousa Junior

## OBJETIVOS DO CAPÍTULO
- Compreender a complexidade e a gravidade da condição do politrauma;
- Descrever a avaliação do paciente politraumatizado e pontos de alerta;
- Orientar a realização do planejamento do tratamento fisioterapêutico do paciente politraumatizado.

## INTRODUÇÃO

Politrauma é um modelo complexo de lesão caracterizado pelo acometimento de mais de uma região anatômica. É uma lesão produzida por uma ação violenta, física ou química, externa ao organismo. Pode causar lesões graves e simultâneas em diversos órgãos, que, se não tratadas adequadamente desde o início, levam a sequelas e até mesmo à morte em um curto período.

Segundo a Organização Mundial da Saúde (OMS), é a principal causa de morte e de deficiência em todo o mundo. A maioria dos traumas está diretamente ligados aos acidentes de trânsito, primeira causa de morte entre pessoas na faixa etária entre 15 e 29 anos. A morbidade decorrente das lesões gera alta demanda para os serviços de emergência e cuidados intensivos, afastamento das atividades laborais e diminuição da produção socioeconômica, aumentando ainda mais os custos da assistência ao paciente politraumatizado.

O papel do fisioterapeuta no contexto hospitalar é fundamental, pois uma intervenção multidisciplinar integrada é capaz de colaborar na evolução do quadro clínico e nos desfechos funcionais. No presente capítulo, abordaremos as diretrizes práticas de fisioterapia no atendimento dos pacientes politraumatizados.

É importante realizarmos um planejamento terapêutico pautado na avaliação do paciente politraumatizado. A compreensão dos mecanismos de lesão auxilia no direcionamento do atendimento de acordo com os diferentes tipos de traumas e suas respectivas particularidades.

## CLASSIFICAÇÃO DOS EVENTOS TRAUMÁTICOS

No trauma, como em qualquer outra doença, a história pregressa é capaz de indicar ou estimar cerca de 90% das lesões apresentadas pelo paciente. A cena do local bem como as condições do entorno da vítima determinam a gravidade da energia trocada durante o acidente, estimando as possíveis e prováveis lesões.

As lesões traumáticas podem ser classificadas em traumas fechados ou contusos, abertos ou penetrantes e explosões. A seguir, as principais causas de lesões traumáticas:

- Colisão automobilística;
- Atropelamento;
- Motocicleta;
- Queda;
- Ferimentos penetrantes;
- Explosão.

No paciente politraumatizado, a adequada definição da gravidade interfere na sobrevida do paciente. Existem diversos índices para avaliação da gravidade do trauma sofrido pelos pacientes que podem ser classificados como fisiológicos anatômicos e combinados (**Figura 24.1**).

**Classificação dos índices de trauma**

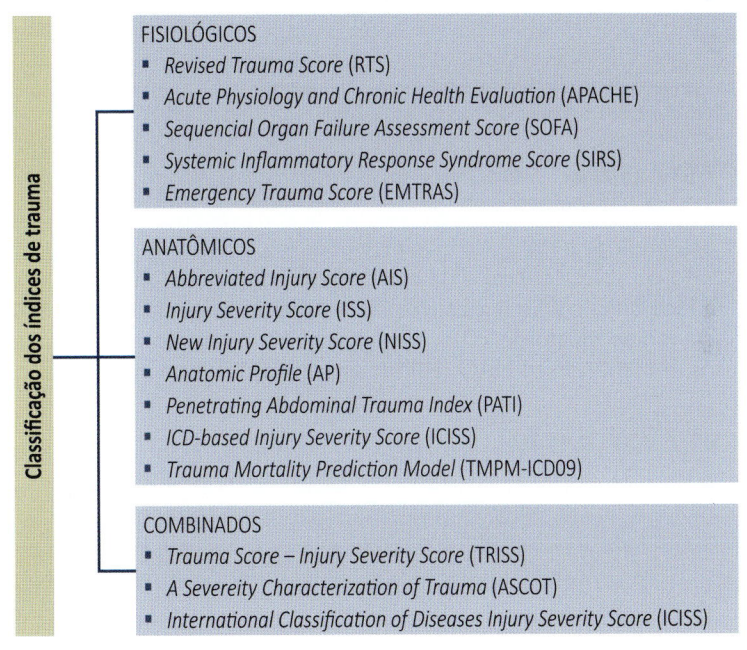

**FISIOLÓGICOS**
- *Revised Trauma Score* (RTS)
- *Acute Physiology and Chronic Health Evaluation* (APACHE)
- *Sequencial Organ Failure Assessment Score* (SOFA)
- *Systemic Inflammatory Response Syndrome Score* (SIRS)
- *Emergency Trauma Score* (EMTRAS)

**ANATÔMICOS**
- *Abbreviated Injury Score* (AIS)
- *Injury Severity Score* (ISS)
- *New Injury Severity Score* (NISS)
- *Anatomic Profile* (AP)
- *Penetrating Abdominal Trauma Index* (PATI)
- *ICD-based Injury Severity Score* (ICISS)
- *Trauma Mortality Prediction Model* (TMPM-ICD09)

**COMBINADOS**
- *Trauma Score – Injury Severity Score* (TRISS)
- *A Severeity Characterization of Trauma* (ASCOT)
- *International Classification of Diseases Injury Severity Score* (ICISS)

**Figura 24.1:** Índices do trauma e os fatores analisados.
Fonte: Pereira Jr. G.A, Scarpelini S, Basile-Filho A, Andrade J.I. Índices de trauma. Medicina, Ribeirão Preto, 32: 237-250, jul./set. 1999.

## AVALIAÇÃO INICIAL DO PACIENTE POLITRAUMATIZADO

Importante para o fisioterapeuta realizar a avaliação sistematizada na admissão e continuamente dos pacientes que sofreram trauma ou politrauma, garantindo sua estabilização, com base no fluxo de atendimento "ABCDE" (**Figura 24.2**).

Atualização da 9ª edição da PHTLS (*Prehospital Trauma Life Support*): acrescentou um "X" no *ABCDE*, que diz respeito ao controle de hemorragias graves.

**A** — Airway/Cervical Control
- Via aérea + proteção da coluna cervical

**B** — Breathing
- Ventilação

**C** — Circulation
- Circulação com controle de hemorragia

**D** — Disabilities
- Avaliação neurológica por meio da escala de coma de Glasgow

**E** — Exposition
- Exposição com controle da hipotermia

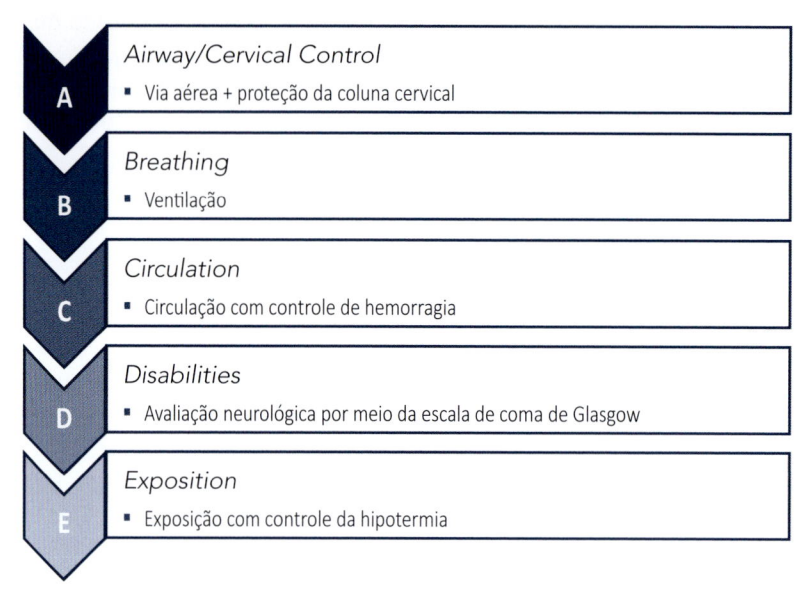

**Figura 24.2:** Etapas sequenciais do *checklist* na admissão de um trauma.
Fonte: Atualização: 9ª edição da PHTLS (Prehospital Trauma Life Support).

## A – AIRWAY / VIA AÉREA

- Avaliar a permeabilidade da via aérea (VA), verificar a presença de obstrução por corpos estranhos, presença de fraturas de face ou lesões traqueolaríngeas, certificar-se a respeito do tamanho do colar cervical e de seu correto posicionamento, observar a presença de sinais na face e no crânio sugestivos de fratura de base de crânio (sinal de *Battle* – hematoma na região mastoide, olhos de "guaxinim" – hematoma na região periorbital). Nesses casos, recomenda-se NÃO realizar aspiração de vias aéreas superiores.

## B – BREATHING / VENTILAÇÃO

- Identificar o tipo de dispositivo invasivo utilizado: cânula orotraqueal (COT), máscara laríngea, cânula de traqueostomia (TQT). Realizar ausculta pulmonar, palpação/percussão, expansibilidade torácica padrão respiratório e a presença de sinais de pneumotórax hipertensivo, tórax instável, hemotórax maciço e tamponamento cardíaco.

## C – CIRCULATION / CIRCULAÇÃO

- Prevenir a hipovolemia e, nos casos de hemorragia, realizar a avaliação clínica por meio da palpação, pressão arterial, presença de pulso, coloração da pele entre outros sinais.

## D – DISABILITIES / INCAPACIDADES

- Realizar avaliação neurológica mediante uma sequência de estímulos para identificar o real estado do paciente: nível de consciência, interação aos estímulos e comandos utilizando a escala de coma de Glasgow (ECG), lembrando que, quanto menor a pontuação, maior a gravidade. Ao se avaliar o rebaixamento do nível de consciência, atentar-se quanto à gravidade da lesão aguda, ao uso de sedativos, aos quadros de hipo ou hiperglicemia, entre outras formas de injúria cerebral.

**Tabela 24.1
Desfechos de gravidade do TCE de acordo com a pontuação da Escala de Coma de Glasgow**

| Traumatismo cranioencefálico (TCE) | |
|---|---|
| TCE leve | ECG = 15 – 14 |
| TCE moderado | ECG = 13 – 9 |
| TCE grava | ECG = < 9 |

ECG: escala de coma de glasgow.
Fonte: Adaptada de Diretrizes de Atenção a Reabilitação da Pessoa com Traumatismo Crânio Encefálico, Ministério da Saúde, 2015.

## E – *EXPOSITION* / EXPOSIÇÃO

Durante a exposição, é necessário realizar o controle da temperatura do paciente. Em alguns casos, ocorre a hipotermia no trauma resultante de condições climáticas, perdas evaporativas, choque – decorrente da redução do consumo de $O_2$ ao nível celular, com consequente redução na produção de calor pelo metabolismo corporal e administração de fluidos endovenosos. Na exposição, o débito urinário é considerado um indicador de perfusão tecidual. A lesão renal aguda no trauma, ocorre geralmente por hipoperfusão, compressão ou síndrome compartimental. A sondagem gástrica também pode ser realizada com o objetivo de prevenir distensão abdominal e drenagem de conteúdo gástrico.

## ANALGESIA/SEDAÇÃO

O controle e manejo na administração de analgésicos e sedativos no paciente politraumatizado é de fundamental prioridade, para que se atinja o alvo terapêutico para cada caso. A escala de sedação atualmente recomendada para acompanhar os alvos de sedação é a *Richmond Agitation Sedation Scale* (RASS). A adequada analgesia deve ser escalonada pela Escada Analgésica, recomendada pela Organização Mundial da Saúde (OMS), sugere o suporte analgésico de acordo com o nível de dor apresentado tais como: *Behavioral Pain Scale* (BPS); *Painad Scale* ou Escala Verbal Numérica (EVN). A escolha da escala mais adequada para uso dependerá das condições clínicas do paciente, em virtude das particularidades de cada instrumento.

## CONDUTAS E CUIDADOS FISIOTERAPÊUTICOS NO PACIENTE POLITRAUMATIZADO

A avaliação fisioterapêutica deve se pautar no tipo de trauma e suas particularidades (Tabela 24.2).

## METAS DA REABILITAÇÃO MOTORA

O plano de reabilitação é realizado a partir da avaliação dos diferentes tipos de lesões do paciente politraumatizado. O programa de reabilitação motora deve considerar os cuidados específicos de cada fase do tratamento do paciente politraumatizado e está embasado na diretriz de mobilização precoce, conforme descrito no **Capítulo 11 – Diretriz de Mobilização Precoce**.

O uso de instrumentos de medidas para avaliação funcional e/ou mobilidade está indicado. As informações oriundas da avaliação trarão subsídios para definição do plano terapêutico bem como na mensuração de desfechos do processo de reabilitação. O processo de reabilitação deve seguir uma sequência evolutiva capaz de abordar as condições iniciais de reabilitação até as fases mais elaboradas e complexas de reaquisição do controle motor de menor para maior complexidade.

## Tabela 24.2
### Condutas e cuidados no paciente politraumatizado

| | |
|---|---|
| Trauma de Crânio | <ul><li>Posicionamento da cabeceira e alinhamento da cabeça;</li><li>Vigilância quanto à posição de drenos cerebrais/ventriculares;</li><li>Medidas de neuroproteção (controle da glicemia, temperatura, pressão arterial, pressão intracraniana);</li><li>Suporte ventilatório: controle gasométrico e instalação de capnografia ($PaO_2$ arterial acima de 80 mmHg e $PaCO_2$ entre 34 e 38 mmHg, a hipercapnia deve ser evitada);</li><li>Ajustar o uso da sedação antes dos procedimentos fisioterapêuticos que promovam tosse;</li><li>Preconizar posicionamento funcional, prevenindo deformidades e a progressão das metas como será discutido a seguir.</li></ul> |
| Trauma de face | <ul><li>Avaliar as fraturas e lesões. Caso haja presença de fístula liquórica nasal, o uso de ventilação não invasiva está contraindicado;</li><li>Discutir o uso de ventilação não invasiva (atenção para escolha da interface. Dar preferência ao uso de máscaras do tipo facial total);</li><li>Checar indicação e contraindicação de aspiração nasotraqueal e de vias aéreas superiores;</li><li>Escolher o melhor tipo de fixação da via aérea artificial, dar preferência para o uso de bandagens elásticas adesivas;</li><li>Cuidados com a traqueostomia;</li><li>Realização do teste de permeabilidade da via aérea *(cuff leak test)*; pacientes com fraturas de face têm grandes chances de apresentar edema de glote após extubação (vide **Capítulo 8**).</li></ul> |
| Trauma de coluna | <ul><li>Avaliar o nível da lesão e o correto posicionamento do colar cervical;</li><li>Priorizar mobilizações em bloco;</li><li>Checar a permeabilidade de vias aéreas, manter higiene brônquica adequada e avaliar a efetividade da tosse;</li><li>Priorizar técnicas respiratórias, ventilação não invasiva e treinamento muscular respiratório;</li><li>Posicionamento funcional adequado, analisar a necessidade do uso de órtese e traçar metas da fisioterapia motora.</li></ul> |
| Trauma abdominal | <ul><li>Avaliar a presença e/ou risco de sangramento, deiscência de pontos cirúrgicos e a necessidade de uso e prescrição de cinta elástica abdominal, após liberação por parte da equipe médica;</li><li>Priorizar a cinesioterapia respiratória para prevenção de complicações pulmonares pós-operatórias; estímulo de tosse, tosse assistida e manobras cinéticas de fluxo;</li><li>Realizar o treinamento muscular respiratório quando indicado;</li><li>Uso da ventilação não invasiva de acordo com liberação da equipe cirúrgica (contraindicação absoluta em cirurgias gástricas);</li><li>Exercícios para estimular a saída precoce do leito e deambulação.</li></ul> |
| Trauma de tórax | <ul><li>Avaliar os exames de imagem antes das intervenções fisioterapêuticas e contraindicar a realização de terapias manuais no tórax caso haja instabilidade torácica e fraturas costais;</li><li>Avaliar os drenos de tórax (tipo, débito, aspecto do líquido, presença de borbulhamento, aspiração contínua);</li><li>Avaliar a presença de enfisema subcutâneo, pneumotórax e/ou pneumomediastino. Nos casos em que a drenagem não tenha sido realizada, o uso de pressão positiva está contraindicado;</li><li>Preconizar o uso de ventilação não invasiva para melhorar expansibilidade e ventilação pulmonar;</li><li>Estratégia ventilatória deve ser individualizada;</li><li>Exercícios para estimular a saída precoce do leito e deambulação.</li></ul> |
| Trauma de pelve e extremidades inferiores | <ul><li>Avaliar e identificar as lesões, presença de fixadores externos e suas particularidades;</li><li>Discutir com a equipe cirúrgica a estratégia de reabilitação, liberação da descarga de peso e trein de marcha;</li><li>Atenção especial aos curativos, às áreas de enxertia, às lesões de partes moles e aos sinais de trombose venosa profunda;</li><li>Certificar-se de que não existe instabilidade pélvica ou risco de sangramento;</li><li>Intensificar exercícios para abdômen e tronco.</li></ul> |

$PaO_2$: pressão parcial de oxigênio; $PaCO_2$: pressão parcial de gás carbônico.
Fonte: Padovani C, Silva JM, Tanaka C. Fisioterapia nos pacientes politraumatizados graves: modelo de assistência terapêutica. Acta Fisiatr. 2017;24(1):33-39.

- Estimular o desempenho dos membros e trocas posturais como: rolar, assumir e refinar a postura em sedestação, ortostatismo, equilíbrio, troca de passos, deslocamento em distintas direções (ântero-posterior, látero-lateral e pivotear);
- Realizar transferências;
- Atividades funcionais quando possível;
- Treinar deambulação, incluindo obstáculos e barreiras arquitetônicas (rampa e escada).

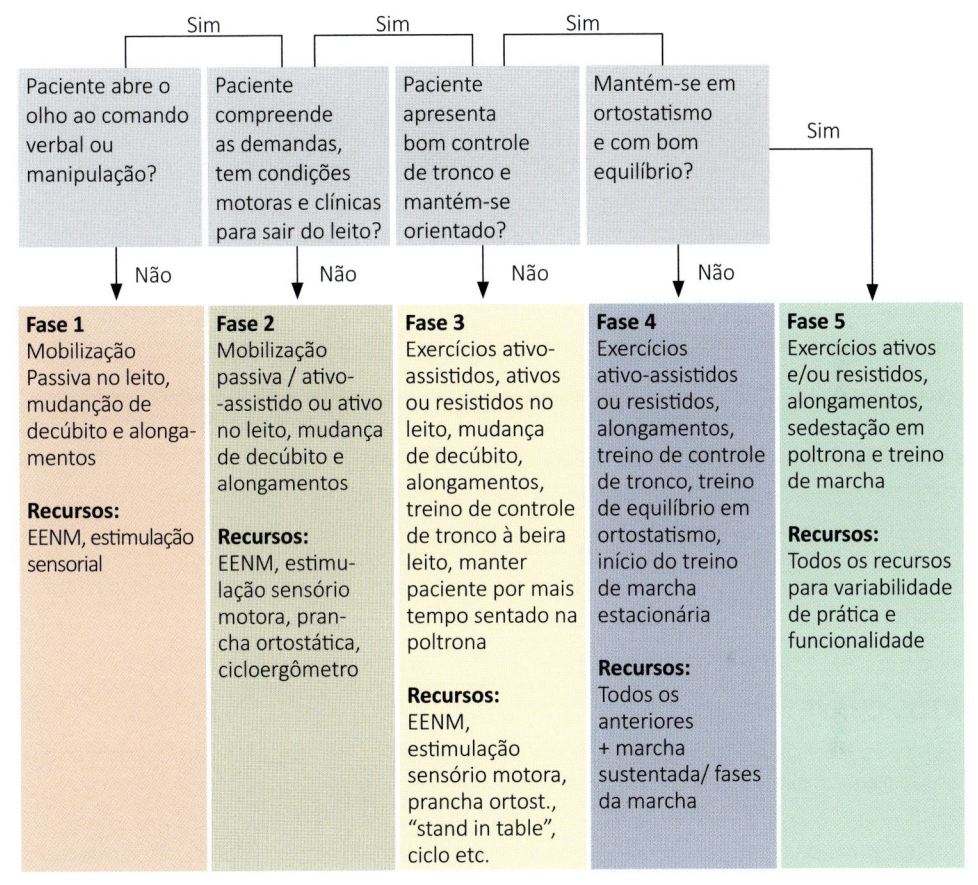

| Paciente abre o olho ao comando verbal ou manipulação? | Sim → | Paciente compreende as demandas, tem condições motoras e clínicas para sair do leito? | Sim → | Paciente apresenta bom controle de tronco e mantém-se orientado? | Sim → | Mantém-se em ortostatismo e com bom equilíbrio? | Sim → |
|---|---|---|---|---|---|---|---|
| ↓ Não | | ↓ Não | | ↓ Não | | ↓ Não | |
| **Fase 1** Mobilização Passiva no leito, mudança de decúbito e alongamentos **Recursos:** EENM, estimulação sensorial | | **Fase 2** Mobilização passiva / ativo-assistido ou ativo no leito, mudança de decúbito e alongamentos **Recursos:** EENM, estimulação sensório motora, prancha ortostática, cicloergômetro | | **Fase 3** Exercícios ativo-assistidos, ativos ou resistidos no leito, mudança de decúbito, alongamentos, treino de controle de tronco à beira leito, manter paciente por mais tempo sentado na poltrona **Recursos:** EENM, estimulação sensório motora, prancha ortost., "stand in table", ciclo etc. | | **Fase 4** Exercícios ativo-assistidos ou resistidos, alongamentos, treino de controle de tronco, treino de equilíbrio em ortostatismo, início do treino de marcha estacionária **Recursos:** Todos os anteriores + marcha sustentada/ fases da marcha | | **Fase 5** Exercícios ativos e/ou resistidos, alongamentos, sedestação em poltrona e treino de marcha **Recursos:** Todos os recursos para variabilidade de prática e funcionalidade |

**Figura 24.3:** Fluxo com o escalonamento dos momentos distintos de possibilidades de intervenção e sugestão de recursos.
Fonte: Hospital Israelita Albert Einstein.

O incremento das intervenções depende da estabilidade clínica do paciente bem como do quadro motor e cognitivo apresentado por ele.

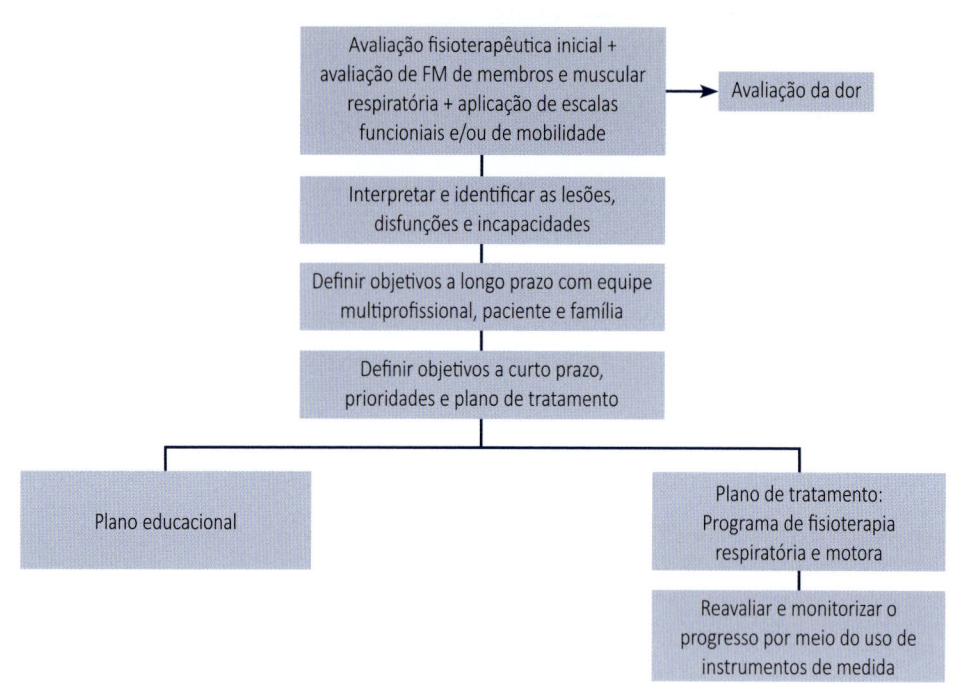

```
┌─────────────────────────────────┐
│ Avaliação fisioterapêutica inicial + │
│ avaliação de FM de membros e muscular│──────▶  Avaliação da dor
│ respiratória + aplicação de escalas │
│ funcionais e/ou de mobilidade    │
└─────────────────────────────────┘
              │
┌─────────────────────────────────┐
│ Interpretar e identificar as lesões, │
│ disfunções e incapacidades        │
└─────────────────────────────────┘
              │
┌─────────────────────────────────┐
│ Definir objetivos a longo prazo com equipe │
│ multiprofissional, paciente e família      │
└─────────────────────────────────┘
              │
┌─────────────────────────────────┐
│ Definir objetivos a curto prazo, │
│ prioridades e plano de tratamento│
└─────────────────────────────────┘
        │                    │
┌───────────────┐    ┌─────────────────────┐
│ Plano         │    │ Plano de tratamento:│
│ educacional   │    │ Programa de fisioterapia│
│               │    │ respiratória e motora│
└───────────────┘    └─────────────────────┘
                             │
                     ┌─────────────────────┐
                     │ Reavaliar e monitorizar o│
                     │ progresso por meio do uso de│
                     │ instrumentos de medida│
                     └─────────────────────┘
```

**Figura 24.4:** Fluxograma de atendimento fisioterapêutico.
Fonte: Acervo dos autores.

Considerar a aplicação de um questionário de qualidade de vida próximo do momento da alta para investigar se o processo de reabilitação está alinhado com as expectativas futuras do paciente.

## PONTOS-CHAVE

- Compreensão da gravidade do trauma para definição da estratégia fisioterapêutica do paciente politraumatizado;
- Realizar um plano terapêutico que compreenda a avaliação da cena do trauma e os mecanismos da lesão de forma a direcionar o atendimento de acordo com os diferentes tipos de trauma e suas particularidades;
- O trabalho integrado da equipe multidisciplinar é parte fundamental no processo de reabilitação do paciente politraumatizado.

Acesse aqui o conteúdo
interativo do capítulo

## Referências

1. Mitchell R, Watson WL, Curtis K, Harris I, McDougall P. Difficulties in establishing long-term trauma outcomes data collections. Could trauma outcomes be routinely monitored in New South Wales, Australia: piloting a 3 months follow-up? Injury. 2012;43(1):96-102.
2. DATASUS: Tecnologia da Informação a Serviço do SUS [base de dados na Internet]. Brasília: DATASUS; c2016 [citado 2017; Fev 3] Disponível em: http://tabnet.datasus.gov.br/cgi/tabcgi.exe?sih/cnv/fruf.def.
3. Padovani C, Silva JM, Tanaka C. Fisioterapia nos pacientes politraumatizados graves: modelo de assistência terapêutica. Acta Fisiatr. 2017;24(1):33-39.
4. Protocolos de Suporte Básicos de Vida. Protocolos de Intervenção para o SAMU 192- Serviço de Atendimento Móvel de Urgência. Brasília: Ministério da Saúde; 2016. Disponível em: https://bvsms.saude.gov.br/bvs/publicacoes/protocolo_suporte_basico_vida.pdf.
5. Pereira Jr. GA, Scarpelini S, Basile-Filho A, Andrade JI. Índices de trauma. Medicina, Ribeirão Preto, 32: 237-250, jul./set. 1999.
6. Gentile JKA, Himuro HS, Rojas SSA, Veiga VC, Amaya LEC, Carvalho JC. Condutas no paciente com trauma cranioencefálico. Rev Bras Clin Med. São Paulo, 9(1): 74-82, jan./fev. 2011.
7. Ngubane T. Mechanical ventilation and the injured brain. South Afr J Anaesth Analg. 2011;17(1):76-80.
8. Kendall F, Oliveira J, Peleteiro B, Pinho P, Bastos PT. Inspiratory muscle training is effective to reduce postoperative pulmonary complications and length of hospital stay: a systematic review and meta-analysis. Disabil Rehabil. 2018 Apr;40(8):864-882.
9. Nascimento JP, Módolo NS, Andrade S, Guimarães MM, Braz LG, El Dib R. Incentive spirometry for prevention of postoperative pulmonary complications in upper abdominal surgery. Cochrane Database Syst Rev. 2014 Feb 8;2014(2):CD006058.
10. Teitelbaum JS, Ayoub O, Skrobic Y. A critical appraisal of sedation, analgesia and delirium in neurocritical care. Can. J. Neurol. Sci. 2011; 38: 815-825.
11. Barnes-Daly, Mary Ann, et al. Improving health care for critically ill patients using an evidence-based collaborative approach to ABCDEF bundle dissemination and implementation. Worldviews on Evidence-Based Nursing. 2018; 15 (3) : 206-216.
12. Nikolić T, Duška Kostenarović-Živković. Early rehabilitation of trauma patients. Medix: specijalizirani medicinski dvomjesečnik. 2003;46:130-132.
13. Sevginur, et al. Cost-effectiveness of an integrated "fast track"rehabilitation service for multi-trauma patients involving dedicated early rehabilitation intervention programs: design of a prospective, multi-centre, non-randomised clinical trial. Journal of Trauma Management & Outcomes. 2009; 3 (1): 1.

# 25
# Aplicabilidade da Classificação Internacional de Funcionalidade, Incapacidade e Saúde

Luana Talita Diniz Ferreira | Cassia Maria Buchalla

## OBJETIVOS DO CAPÍTULO
- Apresentar a Classificação Internacional de Funcionalidade, Incapacidade e Saúde (CIF), seu modelo e uso;
- Mostrar as vantagens do uso da CIF na prática da fisioterapia em pacientes graves;
- A CIF como novo paradigma para se compreender a incapacidade;
- A CIF como recurso clínico para avaliação e acompanhamento da evolução das condições de saúde;
- A CIF como ferramenta de gestão e de avaliação dos serviços.

## INTRODUÇÃO

A Classificação Internacional de Funcionalidade, Incapacidade e Saúde (CIF) faz parte, junto com a Classificação Internacional de Doenças (CID), das classificações de referência da chamada "Família de Classificações" relacionadas à saúde, da Organização Mundial da Saúde (OMS).

Além de organizar, classificar e fornecer códigos alfanuméricos às condições que incapacitam os indivíduos, limitam suas atividades e restringem sua participação nas situações de vida. A CIF oferece um modelo teórico para sua melhor compreensão, intitulado: "Modelo Biopsicossocial" (**Figura 25.1**).

Esse modelo aqui apresentado mostra a interação dinâmica e multidirecional entre os componentes do modelo: as funções e a estrutura do corpo, as atividades e a participação e os fatores contextuais (ambientais e pessoais). Nessa interação, os aspectos positivos são indicados pela funcionalidade e os negativos pela incapacidade, utilizados como termos "guarda-chuva" para todas as condições apresentadas pelo modelo.

Dessa forma, os aspectos negativos como a incapacidade, a limitação de atividades, a restrição na participação e as barreiras no ambiente são todos englobados no conceito de incapacidade. A CIF considera a incapacidade um fenômeno complexo, resultado da interação dinâmica das condições de saúde do indivíduo com os fatores contextuais – fatores ambientais e fatores pessoais.

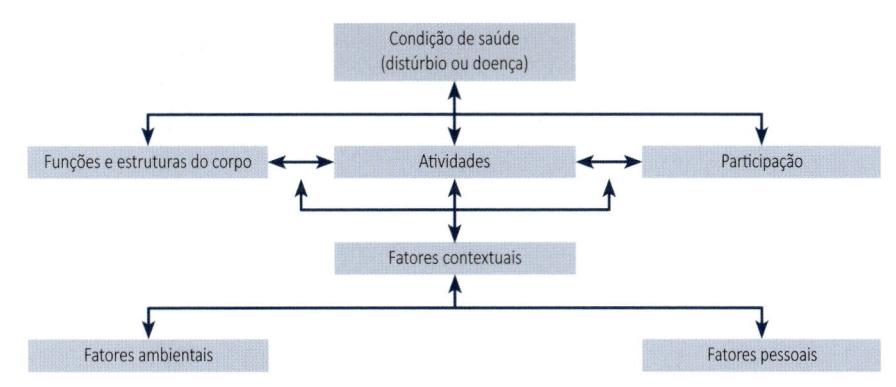

**Figura 25.1** – Modelo biopsicossocial da CIF.
Fonte: Classificação Internacional de Funcionalidade, Incapacidade e Saúde.

A CIF consiste em uma ferramenta útil para uso na clínica, pesquisa, estatística, educação e para as políticas públicas. Neste capítulo, abordaremos o uso na clínica, tanto para o processo de avaliação da funcionalidade dos pacientes em condições graves como para seu acompanhamento e evolução clínica.

## HISTÓRICO

O envelhecimento populacional e a transição epidemiológica geram a elevada prevalência de doenças crônicas e degenerativas. Essas doenças são classificadas e codificadas pela Classificação Internacional de Doenças (CID). No entanto, ainda que a classificação seja utilizada mundialmente para estatísticas de mortalidade e morbidade, a CID não permite conhecer as consequências das doenças ou quais as situações da vida afetadas pela doença.

A CIF é o resultado de um esforço da OMS para conhecer os efeitos das doenças e das condições de saúde na funcionalidade das pessoas. Esse esforço teve início em 1980 com a publicação, para fins de pesquisa, da *International Classification of Impairments, Disabilities and Handicaps* (da sigla em inglês ICIDH), traduzida por Portugal como *Classificação Internacional de Deficiências, Incapacidades e Desvantagens* (da sigla CIDID). A CIDID assumia o processo de incapacidade como linear.

Doença → Deficiência → Incapacidade → Desvantagem/impedimento/limitação
(*Impairments*) (*Disabilities*) (*Handicaps*)

Assim, a OMS publicou a 2ª versão da classificação, a ICIDH-2, que foi testada em mais de 100 países e resultou na Classificação Internacional de Funcionalidade, Incapacidade e Saúde (CIF), aprovada pela Assembléia Mundial da Saúde em 2001. Na CIF, o termo "limitação" (*handicap*) foi abandonado e *incapacidade* foi utilizada como um termo que abrange todas as três perspectivas: corporal, individual e social.

## CONCEITOS

A CIF trouxe um novo paradigma para o entendimento da incapacidade com seu modelo biopsicossocial. Para entendermos essa ferramenta, temos de conhecer seus conceitos (Tabela 25.1).

### Tabela 25.1
### Conceitos e definições utilizados pela CIF

**Deficiências:** problemas nas funções ou estrutura do corpo, como um desvio significativo ou uma perda.

**Incapacidade:** termo genérico para deficiências, limitações de atividade e restrições de participação. Ele indica os aspectos negativos da interação entre um indivíduo com uma condição de saúde e seus fatores contextuais – fatores ambientais e pessoais, esquematizados no modelo biopscicossocial.

**Desvantagem:** é um impedimento resultante de uma deficiência ou da incapacidade, que limita ou impede o indivíduo acometido.

Fonte: Classificação Internacional de Funcionalidade, Incapacidade e Saúde.

## ESTRUTURA DA CLASSIFICAÇÃO

A CIF é uma classificação hierárquica, estruturada em duas partes: a parte 1 consiste em Funcionalidade e Incapacidade; e a parte 2 engloba os fatores de contexto. Cada uma dessas partes apresenta dois componentes: Funções e Estruturas do Corpo, na parte 1; e os Fatores Ambientais e Pessoais, na parte 2. Vale ressaltar que os Fatores Pessoais ainda não se encontram classificados na CIF, embora sejam parte integrante de todos os atendimentos de saúde (idade, sexo, profissão etc.). Além dessas divisões, a CIF trabalha com constructos, definidos por meio de qualificadores.

### Tabela 25.2
### Estrutura da CIF: componentes, domínios e construtos

| Componentes | Parte 1: Funcionalidade e incapacidade | | Parte 2: Fatores contextuais | |
|---|---|---|---|---|
| | Funções e estruturas do corpo | Atividades e participação | Fatores ambientais | Fatores pessoais |
| Domínios | Funções do corpo / Estruturas do corpo | Áreas vitais (tarefas, ações) | Influências externas sobre a funcionalidade e a incapacidade | Influências internas sobre a funcionalidade e a incapacidade |
| Construtos | Mudança nas funções do corpo (fisiológicas) / Mudança nas estruturas do corpo (anatômicas) | Capacidade execução de tarefas num ambiente padrão / Desempenho/execução de tarefas no ambiente habitual | Impacto facilitador ou limitador das características do mundo físico, social e atitudinal | Impacto dos atributos de uma pessoa |
| Aspectos positivos | Integridade funcional e estrutural | Atividades participação | Facilitadores | Não aplicável |
| | Funcionalidade | | | |
| Aspectos negativos | Deficiência | Limitação da atividade / Restrição da participação | Barreiras | Não aplicável |
| | Incapacidade | | | |

Fonte: Classificação Internacional de Funcionalidade, Incapacidade e Saúde.

A estrutura da CIF e, portanto, dos códigos, é a que se segue: uma letra minúscula para identificar o domínio, um número representando o capítulo e dígitos adicionais para as categorias. Quanto mais específica a categoria, maior a quantidade de números para representá-la.

As letras que representam o domínio são:
- "b" de *body function* – para funções do corpo
- "s" de *structure* – para estrutura do corpo
- "d" de *domain* – para atividade e participação
- "e" de *environment* – para fatores ambientais.

Assim, uma condição pode ser representada, da forma como se vê na **Tabela 25.3**, com os códigos da CIF.

| Tabela 25.3 Composição do código alfanumérico ||
|---|---|
| Condição | Deglutição oral comprometida de forma moderada após procedimento de intubação |
| Código da CIF | b51050.2 |
| Componente | b Funções do corpo |
| Capítulo | 5 Funções dos sistemas digestório, metabólico e endócrino |
| Código de segundo nível | b510 Funções da ingestão |
| Código de terceiro nível | b5105 Deglutição |
| Código de quarto nível | b51050 Deglutição oral |
| Qualificador | b51050.2 Deficiência moderado da função |

Fonte: Classificação Internacional de Funcionalidade, Incapacidade e Saúde.

Qualificadores são códigos adicionais utilizados para indicar a magnitude do problema, sendo o primeiro número posicionado após o "ponto" (**Tabela 25.4**).

| Tabela 25.4 Qualificadores genéricos e seus significados ||
|---|---|
| xxx.0 – não há problema (nenhum, ausente, insignificante) | 0- 4% |
| xxx.1 – problema leve (leve, pequeno, ...) | 5-24% |
| xxx.2 – problema moderado (médio, regular, ...) | 25-49% |
| xxx.3 – problema grave (grande, extremo, ...) | 50-95% |
| xxx.4 – problema completo (total, ...) | 96-100% |
| xxx.8 – não especificado | |
| xxx.9 – não aplicável | |

Fonte: Classificação Internacional de Funcionalidade, Incapacidade e Saúde.

Os qualificadores apresentados são válidos para todos os componentes da classificação. No entanto, o componente "Estruturas do Corpo" admite mais de um qualificador, descritos na **Tabela 25.4**, o primeiro deles. Além deste, pode-se utilizar qualificadores para a natureza das mudanças estrutural – ausência total ou parcial, dimensões aberrantes, descontinuidade, entre outros – e um terceiro qualificador para a localização do problema – direita, esquerda, ambos os lados, proximal, distal etc.

Para o componente "Atividade e Participação", existem dois qualificadores. O primeiro qualificador indica o desempenho, o que a pessoa consegue realizar em seu ambiente habitual, ou seu envolvimento em uma situação. O segundo qualificador indica a capacidade, o que o indivíduo consegue realizar em um ambiente uniforme ou padrão, sendo o nível máximo provável de funcionamento que a pessoa pode atingir em um dado domínio, naquele momento.

Para os "fatores ambientais", temos a mesma estrutura dos qualificadores já apresentados, em duas escalas: as barreiras; e os facilitadores. No caso de identificarmos facilitadores, os qualificadores são indicados com um sinal de adição (+) (Tabela 25.5).

| Tabela 25.5 Qualificadores para os fatores ambientais | |
|---|---|
| xxx.0 Nenhuma barreira | xxx+0 Nenhum facilitador |
| xxx.1 Barreira leve | xxx+1 Facilitador leve |
| xxx.2 Barreira moderada | xxx+2 Facilitador moderado |
| xxx.3 Barreira grave | xxx+3 Facilitador considerável |
| xxx.4 Barreira completa | xxx+4 Facilitador completo |
| xxx.8 Barreira não especificada | xxx+8 Facilitador não especificado |
| xxx.9 Não aplicável | |

Fonte: Classificação Internacional de Funcionalidade, Incapacidade e Saúde.

## INSTRUMENTOS PARA O USO DA CIF NA CLÍNICA

São muitos os instrumentos desenvolvidos para a aplicação da CIF na clínica. Uma lista que resume a classificação, a chamada *check list* da CIF, foi lançada pela OMS. Essa foi uma das primeiras estratégias utilizadas para divulgação da CIF, permitindo a identificação do perfil funcional de um indivíduo por meio do uso de cerca de 150 códigos. Essa estratégia foi utilizada para pesquisa, mas pouco utilizada nos serviços de reabilitação devido ao tempo despendido para avaliação do paciente.

Um grupo da Universidade Ludwig-Maximilians de Munique, Alemanha, trabalhou em listas resumidas específicas para cada condição de saúde, denominadas *core sets*. Foram desenvolvidos *core sets* para várias condições, tais como neurológicas, condições respiratórias, cardiovasculares, câncer, saúde mental, condições musculoesqueléticas, modelos genéricos; e outros foram criados. Essas listas foram criadas seguindo uma metodologia criteriosa com etapas que envolvem consulta à literatura e a especialistas, coletas de dados empíricos e um consenso com *experts* embasou o projeto dos *core sets*. Os objetivos da criação dos *core sets* foram divulgar a CIF e sugerir elaboração de instrumentos para guiar a avaliação multiprofissional, que sejam voltados a cada situação ou local de assistência – ambulatório, unidade de terapia intensiva (UTI), entre outros.

Em 2010, Rauch et al. propuseram um processo denominado "Ciclo de Reabilitação". Esse processo consiste na execução de quatro etapas durante a reabilitação: 1) avaliação; 2) atribuição; 3) intervenção; e 4) reavaliação, com o objetivo de estimular o uso da CIF pelas equipes interdisciplinares. O processo envolve a definição das áreas comprometidas e o grau de funcionalidade do paciente registrado por meio dos qualificadores. Esse processo é repetido no momento da alta e os resultados são ilustrados por tabelas nas quais é possível verificar o estado funcional na admissão e na alta do paciente.

Rentsch et al. descreveram a implementação do uso da CIF na rotina da neuroreabilitação. Neste caso, a CIF foi simplificada abrangendo os aspectos mais importantes relativos aos pacientes tratados. Houve boa aceitação dos profissionais, melhorias na comunicação e na documentação, e a CIF provou ser útil para comunicação interdisciplinar bem como para o planejamento dos procedimentos de reabilitação.

Outra abordagem da CIF testada para uso em pesquisas e na clínica foi o *World Health Organization Disability Assessment Schedule* (WHODAS 2.0), desenvolvido a partir de um conjunto de itens da CIF suficientemente confiáveis e sensíveis para se mensurar a diferença ocasionada por uma dada intervenção. O WHODAS 2.0 fornece o nível de funcionalidade em seis domínios de vida: 1) cognição; 2) mobilidade; 3) autocuidado; 4) relações interpessoais; 5) atividades de vida; e 6) participação. O WHODAS 2.0 se aplica a todas as doenças, incluindo desordens físicas, mentais e de uso de substâncias. Avalia a deficiência de um modo culturalmente sensível por meio de uma escala de pontuação padronizada e é um método utilizado em pesquisa científica.

Visando estimular o uso da CIF na prática clínica, novas propostas de uso ainda são sugeridas. Para uso em formato de avaliação, existe a possibilidade de relacionamento entre as ferramentas – ou instrumentos de medidas já existentes e em uso na prática da fisioterapia. Este processo conhecido como *ICF Linking Rules* (Regras de Relacionamento da CIF) *se propõe a realizar a* adaptação, porém requer um processo e tempo do serviço para ajuste da ferramenta de avaliação.

O processo de relacionamento consiste em dez regras que devem ser seguidas para a codificação de conceitos na área da saúde. Esse processo de codificação pode ser incorporado para escalas de avaliação já padronizadas e validadas na literatura, bem como para medidas de intervenção. As regras são descritas a seguir:

I. Conhecer o modelo e fundamentos taxonômicos da CIF.
II. Identificar a proposta principal da informação a ser relacionada, ou seja, o conceito mais relevante para ser relacionado à CIF.
III. Identificar os conceitos adicionais contidos no item.
IV. Identificar e documentar a perspectiva contida na coleta de dados, quando relacionada à CIF (capacidade x desempenho).
V. Identificar e documentar o tipo de categoria de respostas e relacionar os conceitos envolvidos também nas respostas.
VI. Relacionar todos os conceitos significativos e mais relevantes, a categoria da CIF mais precisa.
VII. Utilizar código "8" para caracterizar "Outro Especificado" ou código "9" para caracterizar "Não Especificado" quando for apropriado.
VIII. Se a informação fornecida pelo conceito envolvido na questão não for clara o suficiente para identificar a categoria da CIF mais precisa, escolher a opção "Não Definível – ND". Conceitos que se refiram à saúde em geral, saúde física ou emocional são marcados com a sigla "ND".
IX. Se um conceito não está contido na CIF, mas é claramente um fator pessoal, relacionar como "Fator Pessoal – FP" por exemplo: "Você acredita em Deus?".
X. Se um conceito não está contido em nenhum dos capítulos da CIF, relacionar como item "Não Coberto – NC". Conceitos que se refiram a diagnósticos ou condições de saúde serão identificados como "NC – Condição de Saúde / NC-CS)" e conceitos relacionados à qualidade de vida serão identificados como "NC– Qualidade de vida / NC-QV".

As regras foram atualizadas ao longo dos anos. Isso permitiu ampliar o uso de uma linguagem unificada para descrição de funcionalidade e incapacidade, assim como permitiu a comparabilidade dos dados entre diferentes serviços no mundo, bem como a evolução dos doentes ao longo do tempo. Algumas ferramentas consagradas na literatura já se encontram mapeadas pela CIF: Medida de Independência Funcional (MIF) e Índice de Barthel (IB); *Short-Form Health Survey (SF36)*; *Fugl-Meyer Assessment of Sensorimotor Impairment* (FMLE), *Berg Balance Scale* (BBS) e *Stroke Impact Scale* (SIS-16).

As regras de relacionamento ampliaram o uso da CIF para avaliação clínica, diagnóstico e intervenção. Esse método foi considerado interessante em razão da possibilidade de analisar os dados preexistentes ou previamente coletados e compará-los tanto retrospectiva com prospectivamente com as categorias da CIF. Esse formato se adéqua mais facilmente à rotina clínica já utilizada nos serviços de saúde e permite que as rotinas sejam mantidas conforme a necessidade do serviço. É uma modalidade de uso da CIF bem aceita na prática clínica. Esse processo foi o selecionado pelo Hospital Israelita Albert Einstein para uso na prática clínica do atendimento ao paciente grave.

## APLICAÇÕES EM PACIENTES GRAVES

No âmbito hospitalar, diversos instrumentos de medidas têm sido propostos para avaliação da função física de pacientes internados. A literatura apresenta propostas de uso da CIF em cuidados agudos sob o formato de *core sets*. Pieber et al. avaliaram a confiabilidade, validade e sensibilidade de uma escala de mobilidade básica fundamentada na CIF em pacientes sob cuidados agudos. Já Parry et al. discutiram métodos de avalição da função física na UTI e relataram componentes da CIF existente nas ferramentas estudadas.

Para adaptar a CIF ao uso na dinâmica de atendimento de pacientes críticos, optou-se por estabelecer o relacionamento do "Escore Perme de Mobilidade em Unidade de Terapia Intensiva (Perme Escore)"(escala citada no **Capítulo de Mobilização Precoce**, já utilizada no serviço) para a linguagem da CIF, buscando-se obter informações acerca da funcionalidade de pacientes internados, sob uma linguagem padronizada mundialmente.

O processo de *linkage* seguiu as regras de relacionamento propostas por Cieza et al. Todos os 15 itens que compõem o escore Perme foram relacionados com os códigos da CIF. O processo de relacionamento seguiu rigorosamente as dez regras propostas.

Dois avaliadores independentes (AV1 e AV2), com conhecimento no uso de ambas as ferramentas, realizaram o processo de relacionamento de forma individual e isolada. Após relacionamento inicial, os códigos foram confrontados. Os itens que apresentaram divergências de codificação entre os avaliadores principais (AV1 e AV2) foram submetidos à análise de um terceiro avaliador sênior (AV3), consultado para tomada de decisão sobre código final a ser adotado. As respostas indicadas para cada item do escore Perme foram relacionadas com os qualificadores genéricos propostos pela CIF.

A possibilidade de relacionar a CIF com instrumentos de medidas utilizados para a avaliação do paciente na prática clínica permite a comparação de dados entre os diferentes serviços no mundo. A sugestão é que seja escolhida uma ferramenta de avaliação adequada ao serviço, conhecida, ou em uso, e que esta seja relacionada com a CIF. Diferentes instrumentos utilizados em fases distintas de tratamento podem ser comparáveis entre si, caso haja uma estrutura de referência comum em todas as fases. Esse relacionamento permitirá um instrumento que possa ser usado para a elaboração de estatísticas e possivelmente os dados servirão também para a gestão do serviço.

As vantagens do relacionamento com a CIF, mostradas neste texto, podem ser obtidas também com outros instrumentos de avaliação da função física de pacientes. Quanto maior o número de instrumentos utilizados na clínica e relacionados à CIF, melhor a atenção e maiores as chances de sucesso do tratamento.

## CIF COMO FERRAMENTA DE GESTÃO E DE AVALIAÇÃO DOS SERVIÇOS

Os indicadores são medidores que trazem informações relevantes sobre determinados atributos e dimensões de saúde. Maiores detalhes são apresentados no **Capítulo 26 – Indicadores Assistenciais**. São medidas utilizadas para determinar, ao longo do tempo, o desempenho de funções, processos e resultados de uma instituição.

O uso de indicadores de qualidade do serviço é um tema de grande interesse na área da saúde. É importante para o estabelecimento de padrões e para o acompanhamento ao longo do tempo. Permitem o entendimento de fenômenos complexos, tornando-os quantificáveis e compreensíveis, para que possam ser analisados, utilizados e transmitidos aos diversos níveis da sociedade.

Citam-se alguns atributos de indicadores de qualidade dos serviços: efetividade, eficiência, adequação, aceitação, acessibilidade e segurança. A utilização de indicadores traz como benefícios a possibilidade de acompanhar constantemente a qualidade do atendimento de forma geral e também aquela que está sendo oferecida nos diferentes setores do hospital. Além disso, existe a possibilidade de comparar resultados entre diferentes áreas do hospital, ou mesmo entre diferentes hospitais ao longo do tempo.

Há diversos indicadores para medir dados importantes em hospitais, mas se encontram limitados ao relato de uso de indicadores relacionados à reabilitação física. O desenvolvimento e o uso de diferentes ferramentas de qualidade podem embasar a tomada de decisões para a melhoria contínua do serviço prestado ao paciente.

A utilização dos indicadores propostos para o controle da produtividade do serviço é eficaz para a tomada de decisão gerencial e assistencial. Quando realizado rigorosamente, esse controle é eficaz para o planejamento estratégico e para a implementação de medidas visando a melhoria do cuidado prestado. O recurso financeiro pode ser direcionado às necessidades do serviço sem que haja desperdício. Os indicadores subsidiam a avaliação do próprio serviço bem como a elaboração de relatório anual de gestão e se constituem em elementos que possibilitam certificações e acreditações recebidas.

A informação sobre funcionalidade pode ser utilizada nos níveis primário, especializado e hospitalar. Sua importância é tríplice: no nível microassistencial, os usuários podem se beneficiar da prestação de apoio e orientação adequados; no nível médio, pode ser utilizado para descrever a análise de uma situação do paciente para os médicos e equipe multiprofissional; no nível macro, as políticas de saúde podem utilizar as informações sobre funcionamento para monitorar os cuidados de saúde oferecidos, especialmente nos serviços de reabilitação.

A implementação da CIF na reabilitação tem implicações positivas para o paciente, equipe interdisciplinar e para a melhoria da qualidade do serviço. O raciocínio clínico ao qual a CIF convida permite a identificação mais clara dos déficits funcionais tanto na fase aguda como na fase crônica do processo de reabilitação. O alcance de metas funcionais ao longo do processo de reabilitação se torna mais claro, possibilitando que as metas sejam alcançadas em menor tempo, impactando em benefício tanto para o paciente como para os serviços de saúde nos quais os pacientes se encontram inseridos.

A melhoria das informações de qualidade em saúde e o esforço empregado para melhorar as condições de saúde podem ser mais produtivos com a linguagem, modelo e sistema da CIF. Uma vez compreendido o estado de saúde da população ativa no serviço, a gestão do serviço torna-se mais assertiva. O sistema de saúde dispende menos recursos financeiros: reabilitação ativa, objetivos alcançados em menor espaço de tempo, recursos direcionados para as necessidades do serviço.

## PONTOS-CHAVE

- O modelo biopsicossocial: integra as funções e estrutura do corpo com as atividades e participação, mediadas por fatores do contexto. As influências são multidirecionais, e não linear;
- Definições: a CIF considera a incapacidade um fenômeno complexo resultado da interação dinâmica das condições de saúde do indivíduo com os fatores contextuais;
- O uso da CIF como ferramenta prática de avaliação da mobilidade de pacientes críticos em unidades de cuidados agudos permite obter dados de forma fácil e rápida, resultando em informações que podem ser comparadas internacionalmente, uma vez que usa a linguagem universal proposta pela Classificação.

Acesse aqui o conteúdo interativo do capítulo

## Referências

1. World Health Organization.- International Classification of Functioning, Disability and Health: ICF. Geneva: World Health Organization; 2001.
2. World Health Organization.- Family of International Classifications. International Classification of Diseases. Geneva: WHO [acesso em 27 de abril de 2020]. Disponível em: https://www.who.int/classifications/en/.
3. World Health Organization. How to use the ICF: a practical manual for using the International Classification of Functioning, Disability and Health (ICF). Exposure draft for comment. October 2013. Geneva: WHO [acesso em 12 janeiro 2020]. Disponível em: https://www.who.int/classifications/drafticfpracticalmanual.pdf.
4. Rauch A, Escorpizo R, Riddle DL, Eriks-Hoogland I, Stucki G, Cieza A. Using a case report of a patient with Spinal Cord Injury to illustrate the application of International Classification of Functioning, Disability and Health during multidisciplinary patient management. Phys Ther. 2010;90(7):1039-1052.
5. Rentsch HP, Bucher P, Dommen Nyffeler I, Wolf C, Hefti H, Fluri E, Wenger U, Walti C, Boyer I. The implementation of the International Classification of Functioning, Disability and Health (ICF) in Daily Practice of Neurorehabilitation: an Interdisciplinary Project at the Kantonsspital of Lucerne, Switzerland. Disabil and Rehabil. 2003;25(8):411-421.
6. Organização Mundial de Saúde (OMS). Avaliação de Saúde e Deficiência: Manual do WHO Disability Assessment Schedule (WHODAS 2.0). Tradução pela Universidade Federal do Triângulo Mineiro - UFTM. 2015. [acesso em 12 janeiro 2020]. Disponível em: https://apps.who.int/iris/bitstream/handle/10665/43974/9788562599514_por.pdf?sequence=19.
7. Cieza A, Fayed N, Bickenbach J, Prodinger B. Refinements of the ICF Linking Rules to strengthen their potential for establishing comparability of health information. Disabil Rehabil.2016;17:1-10.
8. Parry SM, Granger CL, Berney S, Jones J, Beach L, El-Ansary D, Koopman R, Denehy L. Assessment of impairment and activity limitations in the critically ill: a systematic review of measurement instruments and their clinimetric properties. Intensive Care Med. 2015; 41:744-762.
9. Huber EO, Tobler A, Gloor-Juzi T, Grill E, Gubler-Gutt B. The ICF as a way to specify goals and to assess the outcome of Physiotherapeutic interventions in the acute hospital. J Rehabil Medicine. 2011; 43: 174–177.
10. Pieber K, Herceg M, Paternostro-Sluga T, Pablik E, Quittan M, Nicolakis P, Fialka-Moser V, Crevenna R. Reliability, validity, sensitivity and internal consistency of the ICF based Basic Mobility Scale for measuring the mobility of patients with musculoskeletal problems in the acute hospital setting: a prospective study. BMC Musculoskeletal Disorders. 2015;16187-195.
11. Parry SM, Huang M, Needham DM. Evaluating physical functioning in critical care: considerations for clinical practice and research. Crit Care. 2017;21(1):249.
12. Organização Pan-Americana da Saúde. Indicadores básicos para a saúde no Brasil: conceitos e aplicações / Rede Interagencial de Informação para a Saúde – Ripsa. 2. ed.; Brasília (DF): 2008. p.349.
13. Dantas DS, Correa AP, Buchalla CM, Castro SS, Castaneda L. Biopsychosocial model in health care: reflections in the production of functioning and disability data. Fisioter Mov. 2020; 33:1-9.

# 26
# Indicadores de Qualidade e Modelo de Melhoria

Daniela Nóbrega Pavão | Louise Helena Rodrigues Gonçalves | Raquel Afonso Caserta Eid

## OBJETIVOS DO CAPÍTULO
- Apresentar as ferramentas de avaliação de qualidade assistencial;
- Descrever ferramentas para controle e melhoria dos processos, dos recursos e custos, com foco na segurança do paciente, na eficiência e na geração de valor em saúde.

## INTRODUÇÃO

Os indicadores de qualidade são instrumentos de gestão essenciais para a avaliação do desempenho de uma organização para o controle de recursos e de custos. São esses indicadores que demonstrarão de forma concreta o desempenho e auxiliar na orientação de tomada de decisões, garantindo a qualidade no serviço prestado. Faz parte desses processos um "Modelo de Melhoria Contínua", princípio fundamental para se promoverem mudanças objetivando melhorar os resultados com a geração de maior valor no cuidado. O indicador deve ser compreendido como uma ferramenta para medição, estabelecimento de parâmetros e avaliação, permitindo ao gestor explicitar sistemas e processos, bem como elencar as situações que devem ser alteradas para se alcançar o resultado desejado.

Principais objetivos dos indicadores de qualidade:
- Determinar o que será medido;
- Identificar quais situações ou processos são críticos;
- Indicar o que pode impactar diretamente na qualidade do serviço;
- Monitorar os resultados;
- Orientar nas tomadas de decisões, com intuito de se atingirem as metas e resultados desejados.

## IMPLEMENTAÇÃO

Todo indicador deve ter um propósito e uma meta, fornecendo ao gestor informações nos âmbitos de organização, recursos e metodologia de trabalho. No primeiro momento, a identificação de um problema e, na sequência, a avaliação de qual ferramenta é mais adequada para análise e auxílio na melhora ou resolução do problema identificado.

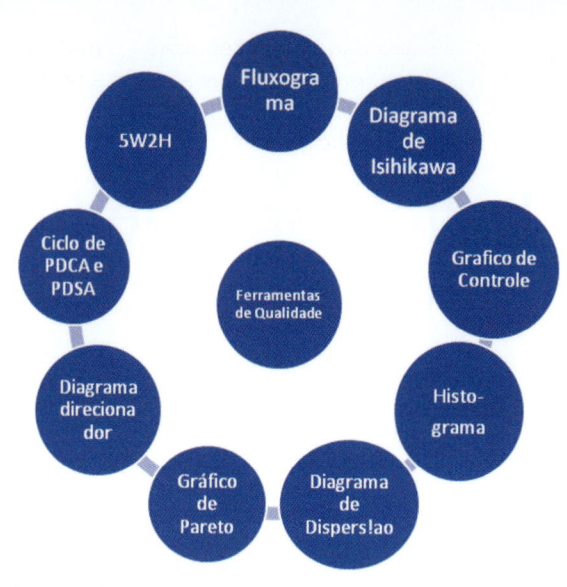

**Figura 26.1:** Ferramentas de qualidade.
Fonte: Acervo dos autores.

## FERRAMENTAS DE QUALIDADE

### Ciclo de PDCA e PDSA

Podemos afirmar que, após um longo processo de maturação e evolução, o PDCA é um método mundialmente reconhecido como uma ferramenta de melhoria contínua composta pelas seguintes etapas:

- P – "Plan" (Planejar)
- D – "Do" (Fazer)
- C – "Check" (verificação)
- A – "Act" (Agir)

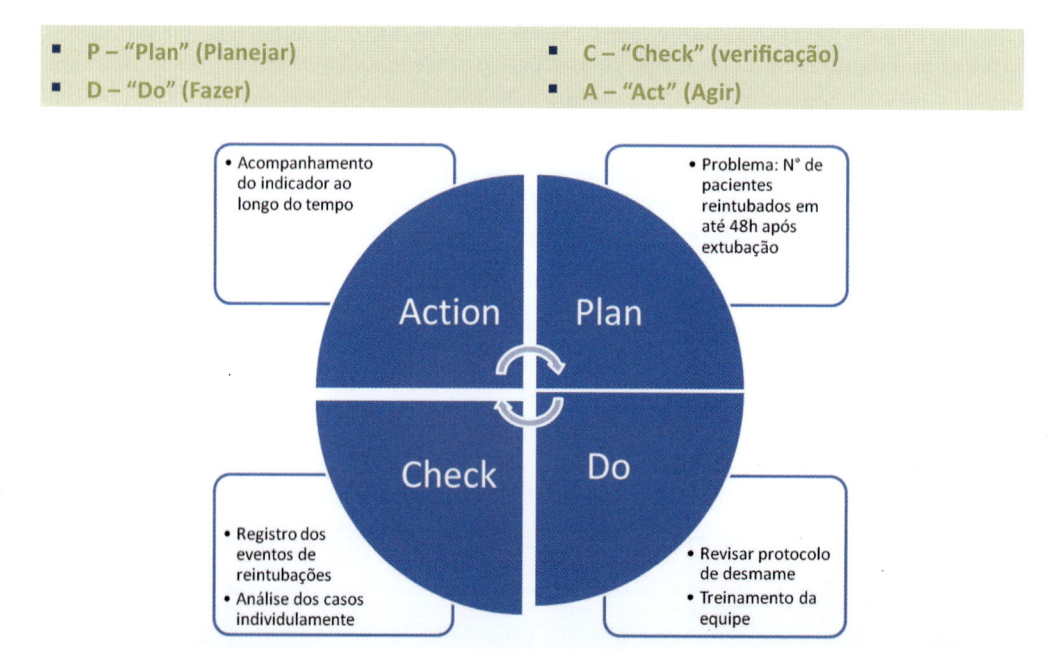

**Figura 26.2:** Ciclo PDCA sugerido para o processo de "falha de extubação".
Fonte: Acervo dos autores.

O PDSA surge a partir da necessidade de aprendizado e melhoria de um produto ou processo. Essa ferramenta veio complementar o que já existia no PDSA, pois ela propõe que seja realizado um processo de estudo em pequena escala com o objetivo de desenvolver o aprendizado e a geração de um novo conhecimento.

- P – "Plan" (Planejar)
- D – "Do" (Fazer)
- S – "Study" – (estudar, agir)
- A – "Act" (Agir)

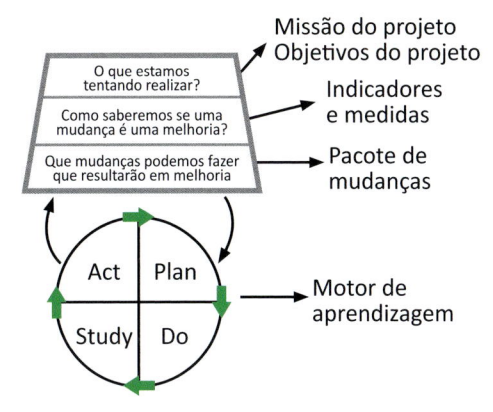

**Figura 26.3:** Estrutura base do "PDSA"
Fonte: Acervo dos autores.

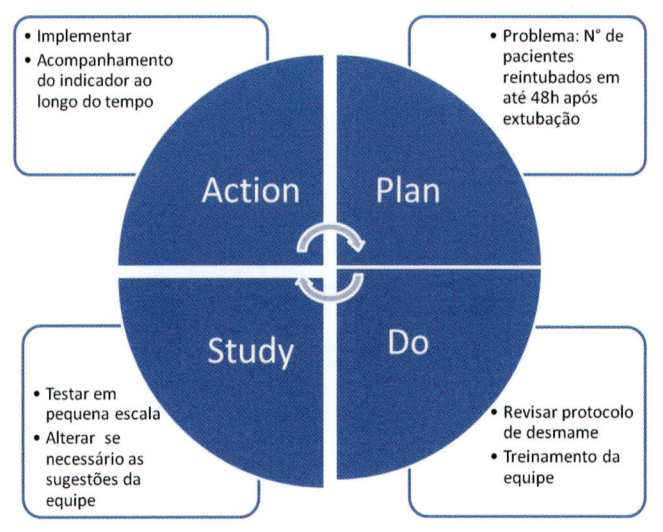

**Figura 26.4:** Ciclo PDSA.
Fonte: Acervo dos autores.

É possível considerar que o ciclo passou para um âmbito maior, tendo em vista que ele não mais visa apenas "checar", mas também estudar e analisar as causas do processo.

## Fluxograma

O fluxograma é um diagrama que expressa um determinado processo ou fluxo de trabalho, de forma simples, objetiva, sequencial e gráfica. A seguir, apresentamos um exemplo do Fluxograma para o processo de passagem de plantão entre as equipes assistenciais, rotineiramente realizado nas diferentes instituições.

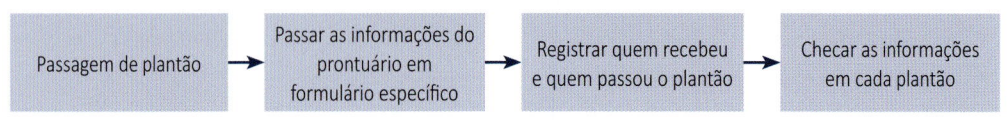

Passagem de plantão → Passar as informações do prontuário em formulário específico → Registrar quem recebeu e quem passou o plantão → Checar as informações em cada plantão

Fonte: Acervo dos autores.

## Gráfico de controle (Shewhart)

Gráfico de controle é uma ferramenta estatística utilizada para distinguir a variação de medidas originada por causas comuns ou causas especiais. Apresenta uma sequência de dados, geralmente em ordem temporal.

A apresentação dos dados em relação à evolução temporal é uma maneira simples e efetiva para se determinar se as mudanças estão resultando em melhorias. A construção de um gráfico de controle típico envolve as seguintes etapas:

- Disposição gráfica dos dados: no eixo X comumente é a representação do tempo, e o eixo "Y" representa a variável a ser mensurada;
- A linha central é a mediana ou a média da série de dados;
- Cálculo de uma linha central e dos limites inferior e superior de controle.

Um processo é considerado estável caso os pontos do gráfico se distribuam de forma aleatória dentro dos limites de controle. O exemplo a seguir apresenta dados referentes ao número de extubações acidentais e por meio do gráfico de controle ao longo do tempo. A linha central representa a mediana igual a 0,38%, as linhas em vermelho representam o limite de controle superior, da sigla UCL, do inglês *Upper Control Limit*, o limite de controle inferior, da sigla em LCL, do inglês *Lower Control Limit* (LCL).

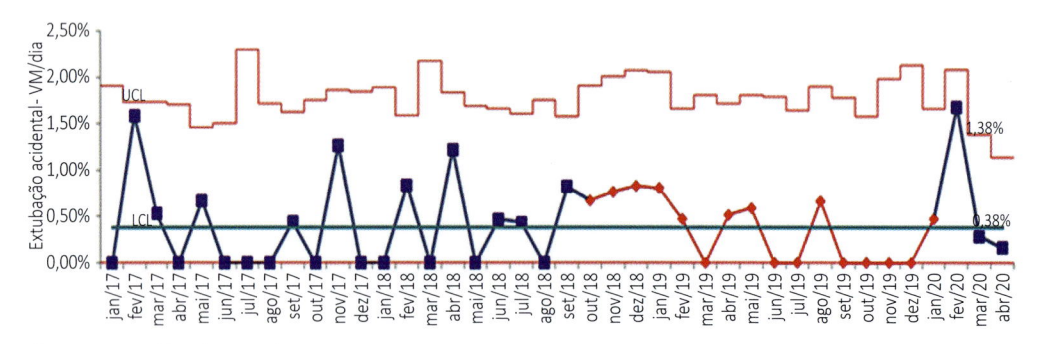

**Figura 26.5:** Gráfico de controle.
VM: ventilação mecânica; UCL: upper control limit / limite de controle superior; LCL: lower control limit / limite de controle inferior.
Fonte: Acervo dos autores.

## Diagrama de Ishikawa (diagrama de causa e efeito)

Diagrama de Ishikawa, também conhecido como "diagrama de causa e efeito" ou "espinha de peixe", é utilizado para coletar e organizar o conhecimento atual sobre as possíveis causas de problemas ou variação. É uma ferramenta útil para descobrir, organizar e resumir o conhecimento do grupo sobre as causas que contribuem para a variação ou para um problema.

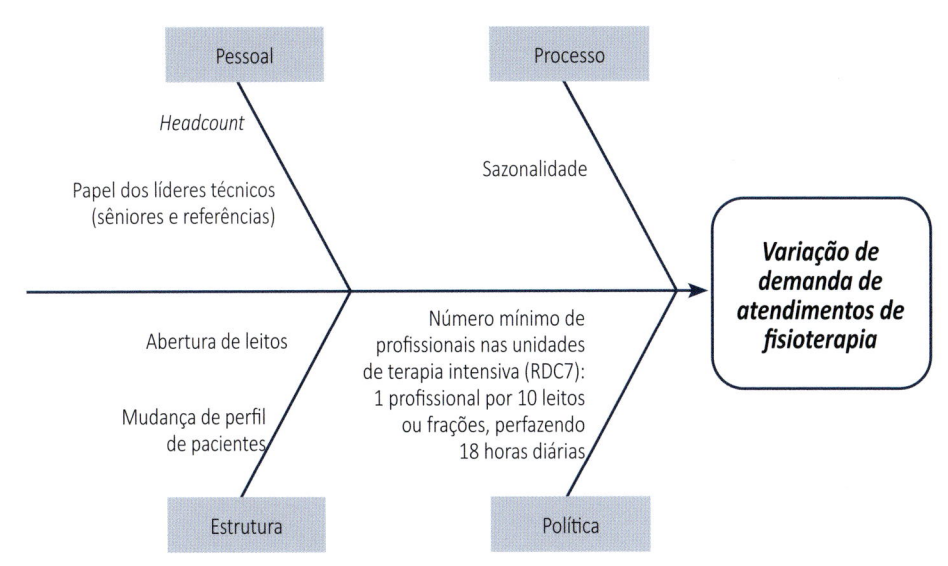

**Figura 26.6:** Diagrama de Ishikawa (eficiência operacional).
Fonte: Acervo dos autores.

## HISTOGRAMA

Um histograma é uma representação gráfica da distribuição de frequência das observações. Normalmente, é representado por um gráfico de barras verticais, em que as variáveis de interesse são "plotadas" no eixo horizontal e no eixo vertical é "plotado" o percentual de observações ou a frequência de ocorrência de cada variável.

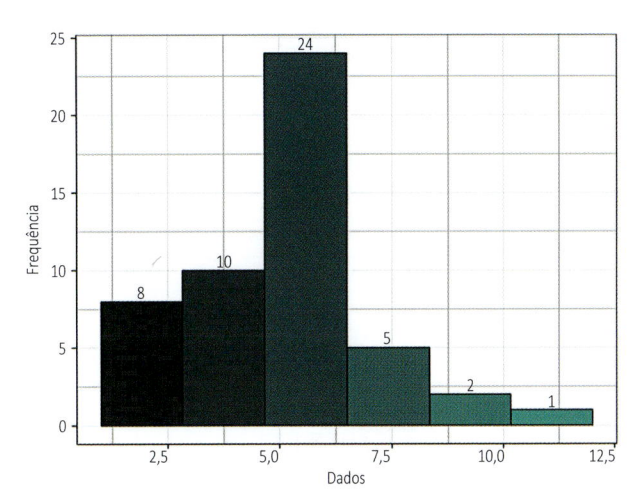

**Figura 26.7:** Histograma.
Fonte: Acervo dos autores.

## DIAGRAMA DE DISPERSÃO

Os diagramas de dispersão, também conhecidos como "gráficos de dispersão", são uma ferramenta gráfica utilizada para examinar a associação entre duas medidas. São utilizados para pontuar dados em um eixo vertical e horizontal com intuito de exibir o quanto uma variável é afetada por outra.

Os *outliers* são dados que se diferenciam drasticamente de todos os outros, sendo considerados "fora da curva". Em outras palavras, um *outlier* é um valor que foge da normalidade e que provavelmente causará anomalias nos resultados obtidos por meio de algoritmos e sistemas de análise.

Uma linha de tendência, basicamente, ajusta-se à reta que melhor se aproxima da nuvem de pontos descrita. Além disso, a reta se aproxima bem da dispersão, o que indica que essa correlação é forte.

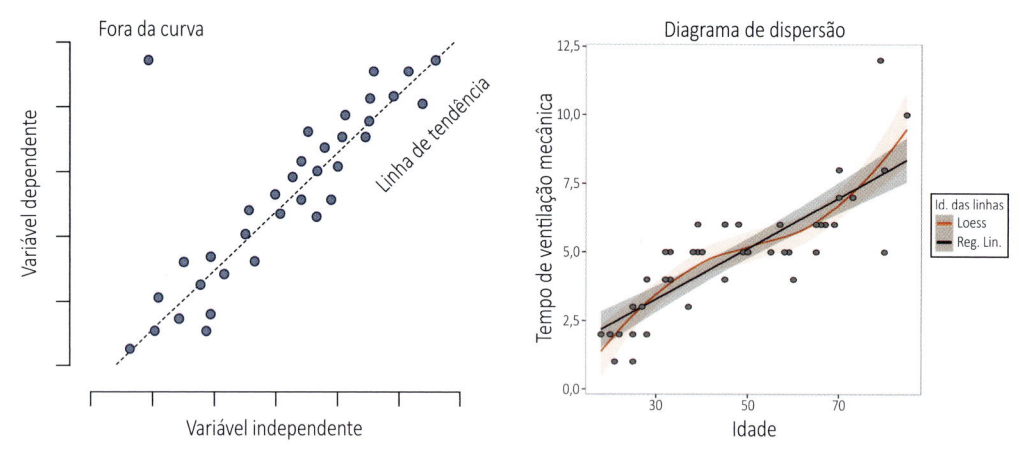

**Figura 26.8:** Diagrama de dispersão.
Fonte: Acervo dos autores.

## Gráfico de Pareto

O gráfico de Pareto é uma ferramenta estatística que auxilia na tomada de decisão, permitindo que uma empresa possa priorizar problemas, quando estes se apresentam em grande número. É útil para ajudar a focar nos esforços de melhoria e é uma manifestação de regra 80-20 (80% dos defeitos são devidos a 20% dos tipos de defeitos).

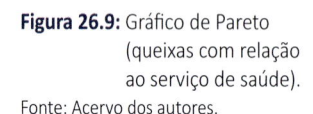

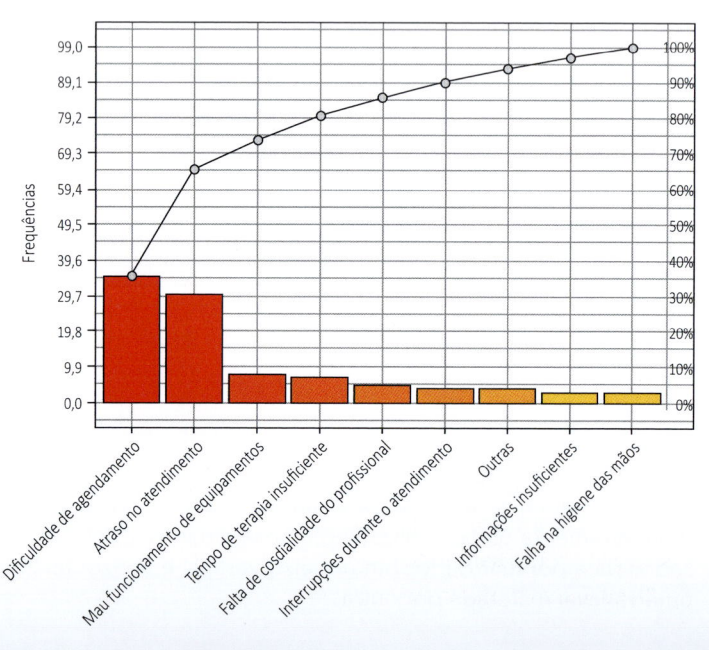

**Figura 26.9:** Gráfico de Pareto (queixas com relação ao serviço de saúde).
Fonte: Acervo dos autores.

## Diagrama direcionador

**Diagrama Direcionador:**
Redução das taxas de pneumonia associada a ventilação mecânica (PAV)

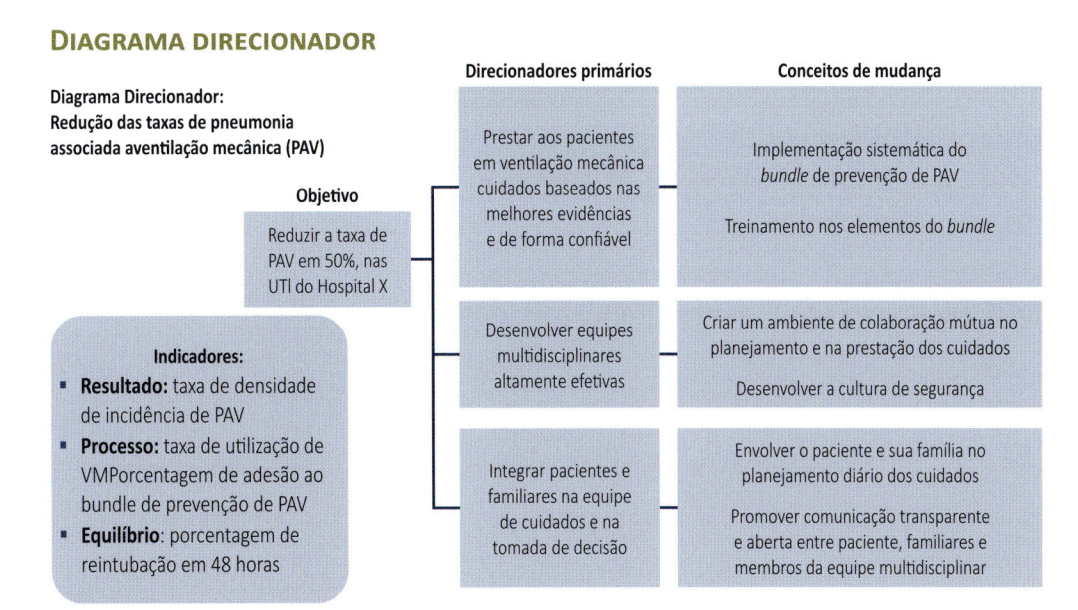

**Objetivo**
Reduzir a taxa de PAV em 50%, nas UTI do Hospital X

**Indicadores:**
- **Resultado:** taxa de densidade de incidência de PAV
- **Processo:** taxa de utilização de VM Porcentagem de adesão ao bundle de prevenção de PAV
- **Equilíbrio:** porcentagem de reintubação em 48 horas

**Direcionadores primários**
- Prestar aos pacientes em ventilação mecânica cuidados baseados nas melhores evidências e de forma confiável
- Desenvolver equipes multidisciplinares altamente efetivas
- Integrar pacientes e familiares na equipe de cuidados e na tomada de decisão

**Conceitos de mudança**
- Implementação sistemática do *bundle* de prevenção de PAV
- Treinamento nos elementos do *bundle*
- Criar um ambiente de colaboração mútua no planejamento e na prestação dos cuidados
- Desenvolver a cultura de segurança
- Envolver o paciente e sua família no planejamento diário dos cuidados
- Promover comunicação transparente e aberta entre paciente, familiares e membros da equipe multidisciplinar

**Figura 26.10:** Diagrama direcionado.
PAV: pneumonia associada à ventilação; UTI: unidade de terapia intensiva.
Fonte: Acervo dos autores.

O diagrama direcionador é uma ferramenta utilizada para organizar e apresentar informações para auxiliar o usuário a compreender relacionamentos importantes e tomar decisões. O diagrama também contribui para organizar as teorias e ideias em um esforço de melhoria para responder à questão: "Quais mudanças podemos fazer que resultarão em melhorias?".

Dessa forma, as ferramentas de qualidade auxiliam os processos de melhorias de um serviço e nessa construção é fundamental a participação da equipe assistencial. O processo não deve ser realizado exclusivamente pelas lideranças, mas também com o envolvimento das pessoas que ativamente lidam com os problemas. Nesse sentido, as ferramentas de melhorias devem ser testadas em pequena escala pela equipe assistencial e, se necessário, realizar as mudanças do processo quantas vezes necessárias até que se consiga ampliar e implementar os processos de forma escalonada.

## 5W2H

A ferramenta intitulada "5W2H" é simples, prática e muito útil. Ela pode ser aplicada desde pequenos projetos ou mesmo em atividades cotidianas até algo mais estruturado como Planejamento Estratégico, Tático e Operacional de um empresa.

As siglas – WH – são formadas pelas iniciais das sete diretrizes que eliminam quaisquer dúvidas que possam aparecer ao longo de uma atividade ou processo, são elas:

- "**W**hat": o que será feito?
- "**W**hy": por que será feito?
- "**W**here": onde será feito?
- "**W**hen": quando será feito?
- "**W**ho": por quem será feito?
- "**H**ow": como será feito?
- "**H**ow much": quanto vai custar?

## Tabela 26.1
### Ferramenta 5W2H

| | O que | Quem | Quando | Por que | Onde | Como | Quanto custa |
|---|---|---|---|---|---|---|---|
| Ação 1 | Auditar os prontuários dos pacientes em atendimento de fisioterapia | Fisioterapeuta responsável pela auditoria | 2 vezes/mês | Busca de melhoria | Semi-intensiva 7 e 8 e unid. coronariana | Auditoria em prontuários | - |
| Ação 2 | Identificar e separar os problemas relacionados aos itens pertinentes à auditoria | Fisioterapeuta responsável pela auditoria | 2 vezes/mês | Para verificar falhas referente ao item | Semi Intensiva 7 e 8 e unid. coronariana | Auditoria em prontuários e orientação para a equipe multiprofissional | - |
| Ação 3 | Vigilância dos itens | Fisioterapeuta responsável pela Auditoria | 2 vezes/mês | Necessidade de ações corretivas | Semi intensiva 7 e 8 e unid. coronariana | Por meio de orientações verbais de forma individual | - |
| Ação 4 | Transformar auditoria em indicador de qualidade | Fisioterapeuta responsável pela auditoria | 2 vezes/mês | Para controle de qualidade dos setores | Semi intensiva 7 e 8 e unid. coronariana | Implementação de uma meta | - |

Fonte: Acervo dos autores.

## INDICADOR

$$\frac{N° \text{ de auditorias conforme}}{N° \text{ total de auditorias}} = \% \text{ de conformidades}$$

## META

- Aumentar em 50% a conformidade dos itens auditados no período de 12 meses.

## COMO MEDIR?

Os indicadores de qualidade são unidades de medidas correlacionadas, que podem ser expressas em índices, taxa, coeficiente ou incidência.

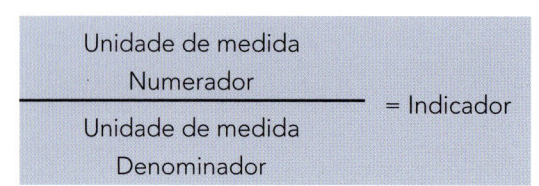

$$\frac{\text{Unidade de medida Numerador}}{\text{Unidade de medida Denominador}} = \text{Indicador}$$

**Figura 26.11:** Indicador de qualidade.
Fonte: Acervo dos autores.

# EXEMPLOS DE INDICADORES ASSISTENCIAIS DA FISIOTERAPIA

### Tabela 26.2
### Indicador de reintubação orotraqueal

| Nome do indicador | Reintubação orotraqueal |
|---|---|
| Dimensão | • Segurança e efetividade |
| Justificativa | • A reintubação por falha de extubação associa-se a maior tempo de internação e taxa de mortalidade |
| Fórmula | • (nº de extubações/nº total de extubações programadas) x 100 |
| Explicação | • Extubação programada: realizada de maneira intencional pelo profissional (submetido ao teste de respiração espontânea); exclui a extubação acidental<br>• Reintubação: necessidade de reintubação em até 48 horas após extubação |
| População | • Reintubação: necessidade de reintubação em até 48 horas após extubação. |
| Tipo | • Critério de exclusão: extubação paliativa, reintubação para intervenção cirúrgica |
| Fonte de dados | • Planilha de desmame |
| Meta | • < 14% |

Fonte: Acervo dos autores.

### Tabela 26.3
### Indicador de broncoaspiração

| Nome do indicador | Protocolo de prevenção de broncoaspiração |
|---|---|
| Dimensão | • Segurança |
| Justificativa | • O uso de ventilação não invasiva (VNI) vem aumentando nos últimos anos, porém não é um recurso isento de complicações. A broncoaspiração é a complicação potencialmente mais grave decorrente do uso de VNI, podendo levar ao óbito |
| Fórmula | • (n° de broncoaspirações / n° total de pacientes em VNI) x 100 |
| Explicação | • Evitar a incidência e eventos relacionados à broncoaspirações em pacientes submetidos à VNI, promovendo ações de segurança. |
| População | • Pacientes que foram submetidos ao uso de VNI |
| Tipo | • Critério de exclusão: paciente em cuidado paliativo e paliativo exclusivo |
| Fonte de dados | • Resultado |
| Meta | • 100% |

Fonte: Acervo dos autores.

| Tabela 26.4 Indicador de fraqueza muscular adquirida na UTI ||
|---|---|
| **Nome do indicador** | **Fraqueza muscular adquirida na UTI** |
| Dimensão | ▪ Segurança, efetividade |
| Justificativa | ▪ A fraqueza muscular adquirida na UTI é frequente em pacientes sépticos e em VM <br> ▪ Associa-se ao aumento de mortalidade, aumentando o tempo de VM e responsável por importantes sequelas a longo prazo |
| Fórmula | (n° de pacientes com fraqueza muscular / n° total de pacientes em VM) x 100 |
| Explicação | ▪ Fraqueza muscular: relacionada a doença crítica, diagnosticado por critérios clínicos (MRC < 48) ou por estudo eletroneuromiográfico. Medida realizada na alta da UTI ou pré-alta |
| População | ▪ Pacientes que foram submetidos à VM > 48 horas durante internação na UTI <br> ▪ Critério de exclusão: paciente em cuidado paliativo exclusivo, morte encefálica, pacientes sem nível de consciência |
| Tipo | ▪ Resultado |
| Fonte de dados | ▪ Planilha de identificação clínica através do RedCap |
| Meta | ▪ < 25-30% |

Fonte: Acervo dos autores.

## RESULTADOS

O conceito do *Triple Aim* (tripla meta) desenvolvido pelo *Institute for Healthcare Improvement* (IHI), uma organização sem fins lucrativos que é referência mundial em segurança e qualidade, tem uma abordagem para otimizar o desempenho do sistema de saúde. O IHI se conecta pelo modelo de governança do *Triple Aim* e acredita que novos projetos devem ser desenvolvidos para buscar simultaneamente estas três dimensões:

- Melhorar a experiência do paciente (incluindo qualidade e satisfação);
- Melhorar a saúde das populações;
- Reduzir o custo *per capita* dos cuidados de saúde/minimizar desperdícios.

**Triplo objetivo IHI**

- Melhorar a saúde da população
- Melhorar a experiência do paciente
- Reduzir custos/desperdícios

Fonte: Adaptado de Institute of Healthcare Improvement.

A construção de indicadores de qualidade deve ser realizada com foco nesses três pilares.Os resultados esperados devem agregar valor em saúde, isto é, o resultado deve ser medido em todo o ciclo da prestação do cuidado, evitando subutilização e/ou utilização excessiva do tratamento, sempre objetivando a eliminação do desperdício. Esse modelo de saúde baseado em valor vem corroborar os melhores desfechos levando em consideração o menor custo e a experiência do paciente.

O cuidado baseado em valor é impulsionado por dados, pois os provedores necessitam reportar, às fontes pagadoras, métricas específicas e demonstrar melhorias, tanto em termos clínicos como em experiência do usuário. Nesse modelo, os prestadores são pagos de acordo com os resultados que proporcionam para os pacientes. Existe um conceito de medicina baseada em evidências em que há envolvimento no tratamento e principalmente correspondência de incentivos entre todos da cadeia.

O valor é definido como o resultado para o paciente, envolvendo a qualidade do serviço e sua experiência, dividido pelo custo envolvido no tratamento. Os cuidados baseados em valor focam na maximização da equação.

A saúde baseada em valor é uma iniciativa de reestruturação dos sistemas de saúde em todo o mundo, cujo objetivo global é ampliar o valor para os pacientes, conter a escalada de custos e oferecer conveniência e serviços aos clientes. Ele descreve a transformação do cuidado com base em seis elementos inter-relacionados: organizar suas unidades em práticas integradas, medir resultados e custos para cada paciente, mover os pagamentos para ciclos de cuidado, integrar os cuidados entre os serviços de saúde, expandir o acesso a serviços de excelência e, por fim, ter acesso a uma plataforma de TI que atue como facilitadora no processo.

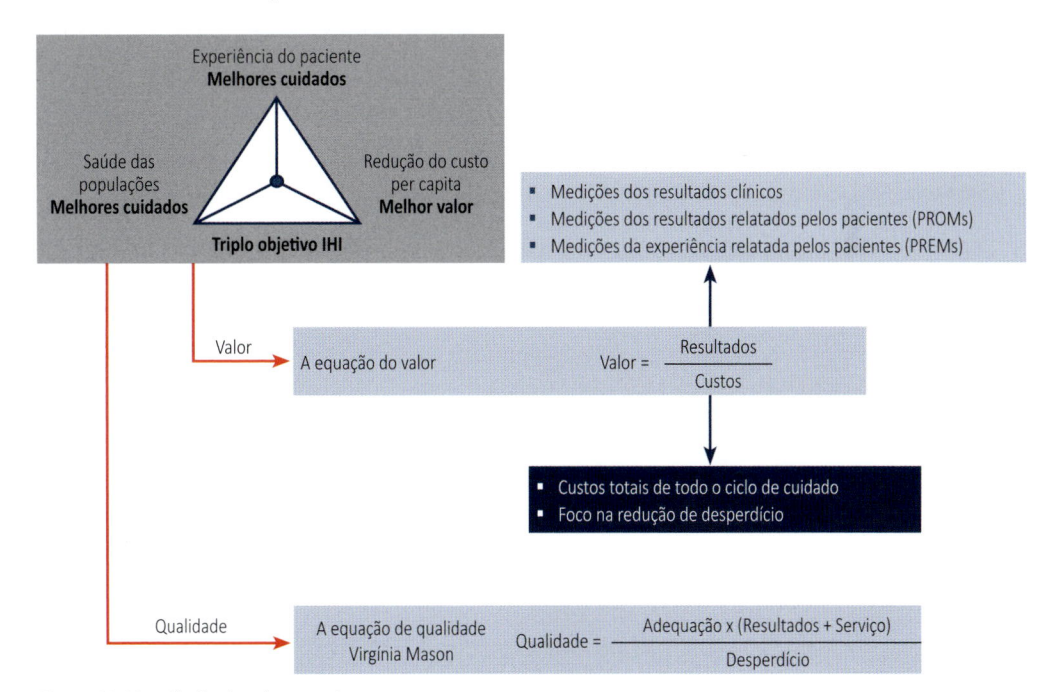

**Figura 26.12:** Cálculo de valor gerado.
Fonte: Katz M, et al. A grande revolução nos sistemas de saúde só será possível quando o cerne da discussão for o valor gerado para o usuário – Michael E. Porter.

Ao avaliarmos os indicadores gerados pela mensuração de desfecho, podemos iniciar diversos projetos baseados nos dados, e não somente em percepções isoladas. Os desfechos clínicos geram subsídio para a prática da medicina baseada em evidências. Como resultado, podemos esperar ser capazes de:

- Realizar avaliação de performance;
- Analisar quais tipos de tratamento tiveram melhor desfecho;
- Reavaliar protocolos internos e condutas;
- Analisar a relação custo-benefício de tratamentos.

**PONTOS-CHAVE**

- Saber por que é necessário melhorar e ter um mecanismo de *feedback* para determinar se a melhoria está ocorrendo;
- Desenvolver uma mudança efetiva que resultará em melhoria e testar a mudança antes de iniciar a implementação;
- Assegurar que as melhorias podem ser desenvolvidas, testadas e implementadas;
- Coleta e análise de dados para aprender sobre processos.

## Referências

1. Langley GJ, Moen RD, Nolan KM, Norman CL, and Provost LP. Modelo de melhoria – uma abordagem prática para melhorar o desempenho organizacional. Mercado de Letras; 2011.
2. Porter ME. What is value in health care? N Engl J Med. 2010;363:2477–81.
3. Institute for Healthcare Improvement (IHI). Disponível em: www.ihi.org. Accessed June 21, 2017.
4. Repensando a Saúde- Estratégias para Melhorar a Qualidade e Reduzir os Custos, 2006.
5. Katz M, Franken M, Makdisse M. Cuidados de Saúde com Base no Valor, na América Latina. JACC. 2017; 70: 904-6.
6. Bisognano M, Kenney C. Buscando o Triple Aim na saúde. São Paulo: Atheneu; 2015.
7. Drucker P. Administrando em tempos de grandes mudanças 3. ed. São Paulo: Pioneira; 1996.
8. Porter M. The strategy that will fix health care. Harvard Business Review. 2013.
9. Smith S, et al. Income, insurance, and technology: why does health spending outpace economic growth?. Health Affairs, 28, n° 5; 2009.

# Índice Remissivo

**Observação**: números em *itálico* indicam figuras; números em **negrito** indicam quadros e tabelas.

1RM (teste de 1 repetição máxima), 14
5W2H, 279, **280**

**A**
ABCDE, fluxo de atendimento, 257
Acidente vascular cerebral, 159
   fases, *169*
   peculiaridades para, 160
Acupuntura, 128, 132
Alteração hematológica no paciente com câncer, 119
Amputação(ões), 227
   de dedos, *229*
   de membros inferiores, 229
      complicações no pós-operatório, 230, *232*
      níveis de *229*
      raciocínio clínico no pós-operatório de, *234*
   de membros superiores, 229
      níveis de, *229*
   de *Symes*, 229
   formas de, classificação das diferentes, *228*
   infecciosa, 228
   por anomalias congênitas, 228
   parcial do pé, *229*
   por anomalias congênitas, 228
   por congelamento, 228
   por queimaduras, 228
   transfemural, *229*
      enfaixamento em "8" em, *237*
      posicionamento no leito para pacientes com, *235*
   transradial, *229*
   transtibial, *229*
      enfaixamento em "8" em, *236*
      posicionamento em decúbito dorsal e lateral no paciente com, *235*
   traumática, 228
   tumoral, 228
   vascular, 228
Ângulo de penação muscular
   do músculo vasto lateral, avaliação do, *26*
   mensuração de, 26
Aparelho *Peak Flow*, modelo de, *9*
Ar
   comprimido, 130
   fluxo de, 130
Área de secção transversa
   do músculo intermédio, avaliação da, *27*
   mensuração da, 26
Artroplastia
   total de joelho, 248
      cirurgia de, *248*
      diretriz assistencial no pós-operatório de, *254*, 250
      treino de descer escadas no pós-operatório de, *253*

treino de subir escadas no pós-operatório de, 253
total do quadril, 241
    cirurgia de, 242
    diretriz assistencial no pós-operatório de, 243, 247
    mudança de decúbito de dorsal para sedestação à beira do leito, paciente em pós-operatório de, 344
    posicionamento do paciente em pós-operatório imediato de, 244
    treino de marcha com uso de andador, paciente submetido à, 246
Asma, diretriz prática no paciente com, 151
Assistência paliativa, fases, 126
Atividade (s)
    e gasto energético em unidades metabólicas, **143**
    de vida diária na UTI, 110
Avaliação
    motora, tríade de, 24
    muscular periférica, 13
    neurofuncional, 160
        itens da, **160**

## B

Balão intraaórtico, 208
Bomba de infusão, 211
Broncoaspiração
    indicador, **281**
    na ventilação não invasiva, risco de, 82
Bucal
    adaptador para tubos orotraqueais ou traqueostomias, 2
    nasal, 6
Bundle do ABCDEF, 105, **106**

## C

Cadeias musculares centrais, exercícios de fortalecimento, 59
Cadeira higiênica com apoio para extensão do membro operado, 251
Cânula
    convencional, 95
    fenestrada, 95
    nasal, 37, 37
        características, **37**
Capacidade vital prevista, fórmula para cálculo, **5**
Cateter
    de alto fluxo, 129
    nasal de alto fluxo, 42
        desmame, 44
        equipamento, 44
        fluxo de aplicação do, 45
        instalação, 44
        indicações e contraindicações, **43**
        parâmetros clínicos que podem indicar a necessidade do, 43
Ciclo
    de PDCA sugerido para o processo de "falha de extubação", 274
    de PDCA, 274
    de PDSA, 175, 274
Cicloergômetro, 108
Cirurgia (s)
    cardíaca, 144
        avaliação pré-operatória em, **145**
        complicações cardiovasculares, não cardiovasculares e pulmonares, **145**
        complicações no pós-operatório, 144
        fatores que contribuem para o surgimento de complicações no pós-operatório, 144
    de artroplastia total de joelho, 248
    de artroplastia total de quadril, 242
    ortopédicas, 239
Classificação
    de Killip, **142**
    internacional de funcionalidade, incapacidade e saúde, 264
        aplicabilidade da, 264
        como ferramenta de gestão e de avaliação dos serviço, 270
        conceitos, 265
        definições, 266
        estrutura, **266**
        modelo biopsicossocial da, 265
        na clínica, instrumentos para uso da, 268
Clipe nasal, 2, 6
Código alfanumérico, composição do, **267**
Colapso pulmonar, 70
Colisão automobilística, 257
Complacência regional
    comparação entre o momento com PEEP, 72
    variação da, 72
Condicionamento
    com cicloergômetro, 62
    com degrau, 62
    muscular respiratório, 55
Conector com orifício de 2 mm, 2
Constipação, 133
Contraturas musculares, 232
Cotovelo
    flexão do, 17
    flexores de posicionamento correto para avaliação, paciente sentado em poltrona, 15
Cuff leak test, **88**

Cuidado(s)
    paliativo
        fluxo de reabilitação funcional em, *133*
        fluxo VNI em, *129*
        princípios dos, *125*
        reabilitação em, 133
        respiratórios nas doenças neuromusculares, 176
            planejamento, *176*

# D
Deambulação, 108
    barreiras à, *109*
    paciente realizando conforme recomendações, *109*
    segura, itens recomendados para, *108*
Decúbito, mudanças de, 128
*Delirium*, 132
Derrame
    pericárdico, 121
    pleural neoplásico, 122
Desarticulação
    de cotovelo, *229*
    de ombro, *229*
    do punho, *229*
    do quadril, *229*
    do tornozelo, *229*
Deslizamento miofascial, 128
Desmame
    da oxigenoterapia convencional, 42
    da taqueostomia, fluxograma do processo de, *98*
    da ventilação mecânica, *90*
        no paciente traqueostomizado, *94*
            alta hospitalar e qualidade de vida, *100*
        papel da mobilização precoce no, *92*
    da ventilação mecânica invasiva, 86
        avaliação para, *93*
    difícil da traqueostomia, fluxograma do processo de, *99*
    difícil e prolongado, *92*
    do heliox, 52
    do óxido nítrico, 50
    do paciente em ventilação mecânica prolongada, *100*
    prolongado, 87
    simples, 87
    ultrassonografia no, papel da, *92*
    ventilatório
        avaliação diária de, **87**
        falha do, fisiopatologias mais comuns, **91**
Diafragma como uma linha hiperecoica delimitando o fígado, *29*
Diagrama
    de causa e efeito, 276

de dispersão, 277, *278*
de Ishikawa, 276, *277*
direcionador, *279*
espinha de peixe, 276
Dias livres de ventilação mecânica, 92
Dinamometria de preensão palmar, 19
    manobra para mensuração da, *21*
    valores de referência de, **20**
Diretriz
    assistencial neurofuncional, 163
    de mobilização precoce, balizadores da, 114
    HIAE de mobilização precoce, *113*, *115*
    prática
        de mobilização precoce, 111
        no paciente amputado, 251
        no paciente cardiopata, 137
        no paciente com doença neuromuscular, 171
            assistência mecânica à tosse, *176*
            avaliação da oximetria, *176*
            avaliação da efetividade da tosse, *175*
            avaliação respiratória, *173*
            espirometria, *174*
            indicação do suporte ventilatório, *178*
            medida de força muscular respiratória, *173*
            observações adicionais na miastenia grave, *179*
            observações adicionais para a síndrome de Guillain-Barré, *179*
            técnica de empilhamento, *176*
            ventilação não invasiva precoce pós-extubação, *179*
            ventilometria, *174*
        no paciente com doença pulmonar obstrutiva crônica e asma, 151
        no paciente com transplante cardíaco, 202
        no paciente em cuidado paliativo, 125
        no paciente neurológico, 159
            avaliação neurofunicional, **160**
            abordagem do AVC, peculiaridades para, *160*
            abordagem do TCE, peculiaridades para, *161*
            abordagem do TRM, peculiaridades para, *162*
            metas da rabilitação, progressão das, *165*
            pontos de atenção, *170*
            posicionamento adequado, *164*
        no paciente queimado, 215
        no paciente oncológico, 117
        no paciente ortopédico, 239
        no paciente politraumatizado, 256
Disfunção
    bulbar, 179
    diafragmática, 33

do músculo dafragma, 28
Dispneia, 128
   mecanismos da, **128**
   técnicas de controle de, 130
Dispositivo(s)
   de oxigenoterapia convencional, 37
   que devem respeitar o tempo de repouso para iniciar as atividades de mobilização, **112**
Doença(s)
   neuromuscular
      comprometimento respiratório, 172
      cuidados respiratórios nas, 176
      de evolução lenta, **172**
      de evolução rápica, protocolo de vigilância respiratória nas, *175*
      diretriz prática no paciente, 171
      pilares de integridade do sistema respiratório comprometidos nas, *172*
   pulmonar obstrtutiva crônica, 151
      diretriz prática no paciente com, 151
      exacerbações
         sinais e sintomas dos tipos de, **152**
         suporte ventilatório na, 154
      exacerbada, protocolo de atendimento ao paciente com, 156
      paciente com deambulando com uso de oxigenoterapia, VNI e monitorização por oximetria e telemetria, *155*
Dor, 126
   classificação da, 127
   escalas numérica e visual analógica da, *127*
   fantasma, 230
   localizada, 230
   métodos alteranativos para o tratamento da, 128
   perióstea, 122
   total, 126, *126*
DPOC, ver Doença pulmonar obstrutiva crônica
Drenagem linfática, 128
Dreno mediastinal, *211*

# E

Ecogenicidade
   do músculo vasto intermédio, avaliação da, *26*
   muscular, mensuração da, 25
Edema, 231
Eemergências oncológicas, atuação fisioterapêutica, 120
ELA, ver Esclerose lateral amiotrófica
Elestroestimulação neuromuscular, 140
Enfaixamento em "8"
   na amputação transtibial, *236*
   na amputação transfemural, *237*
Espícula óssea, 232

Equação para mensuração de pressão inspiratória máxima e pressão expiratória máxima, **4**
Escala
   de medida de intependência funcional, 205
   de mobilidade, 205
   de Oxford para graduar a força muscular, **16**
   do rancho dos los amigos, 162
   numérica da dor, *127*
   visual analógica da dor, *127*
Esclerose lateral amiotrófica, 171, **172**
   assistência ventilatória na, 178
   transição da VNI para ventilação invasiva na, *179*
Escore Perme de mobilidade em UTI, 111
Espessura
   de espessamento, 31
   diafragmática
      avaliação, *32*
      na população normal e UTI, valores de referência para, **33**
   muscular, mensuração da, 25
Espirometria, 174
Estertor da morte, 134
Estimulação elétrica neuromuscular (EENM), 59
   no treino muscular diafragmático, proposta para o uso, 64
EuroSCORE II, 145
Eventos traumáticos, classificação, 257
Excursão diafragmática, 29
   diafragmática, ausência de, *31*
Exercício (s)
   critérios de interrupção do, 47
   com faixa elástica, *61*
   com peso livre, *61*
   de condicionamento de membros inferiores, *62*
   de fortalecimento de cadeias musculares centrais, *59*
   de fortalecimento de membros superiores e inferiores, *61-62*
   de padrões funcionais básicos, *62*
   pós-cirurgia cardíaca, prescrição, **147**
   relação entre os tipos em grau de progressão, *58*
Explosão, 257
Extubação
   avaliação para, 93
   paliativa, 130
      fluxo para, *131*

# F

Fadiga, 118
   relacionada ao câncer, 120
Faixa(s)
   de eletrodos, *68*
   elástica, *60*

Falha de extubação, ciclo PDCA sugerido para o processo de, *274*
Feixe de ultrassom atingindo o diafragma, *29*
Ferimentos penetrantes, 257
Ficha de avaliação de ultrassonografia muscular de membros inferiores, *27*
Filtro de barreira, *2, 6*
Fisioterapeuta, atuação no pós-operatório de transplante cardíaco, 209
Fisioterapia
　motora, 118, 146
　　embasada nas fases de aquisição do controle motor, **165**
　no cenário de terapia intensisa e semi-intensiva, 118
　no pós-transplante cardíaco, 208
　no pré-transplante cardiaco, 203
　nos últimos dias de vida, 134
　respiratória, 119, 147
Fluxo
　de tosse, pico de, 7
　　interpretação de valores, **7, 8**
　expiratório, pico de, 7
　　interpretação de valores, **10**
　para extubação paliativa, *131*
　ventilação mecânica invasiva, *131*
Força muscular, 103
　avaliação utilizando o MRC, **19**
　periférica, 13
　respiratória, medida de, 173
Fortalecimento muscular respiratório, 55
Fração de espessamento, 31, 32
　na população normal e UTI, valores de referência para, **33**
Fraqueza, 122
　diafragmática nos pacientes críticos, *28*
　facial bilateral, 179
　muscular
　　adquirida em UTI, 13, 103
　　　fatores de risco associados ao desenvolvimento de, **103**
　　indicador, **282**
　　na terapia intensiva, 28
　　respiratória, 54
　　　como identificar, 56
Fumaça
　impactos da lesão por, *217*
　lesão por inalação de, 216
Função física, 103, 105

## G
Gases medicinais, 47
*Gasping*, 135
Gráfico
　de controle, *276*
　de Pareto, 278, *278*
Grande queimado em centro cirúrgico, mobilização de membros superiores e inferiores em, *217*

## H
Hélio, 50
Heliox, 47
　cilindro e máscara específica para administração de, *51*
　desmame do, *52*
　fluxograma de aplicação do, *52*
　formas de administração, 51
　indicações e contraindicações do, 50
　procedimento, descrição do, 51
　terapia com, 50
Hematócrito, **118**
Hemipelvectomia, *229*
Hemoglobina, **118**
Higiene brônquica, 199
Hipercalcemia maligna, 122
Hiperdistensão, avaliação, 70
Hipersecreção de vias aéreas, 130
Hipóxica
　anêmica, 36
　hipóxica, 36
　　características da, **36**
　histotóxica, 36
　isquêmica, 36
Histograma, 277, *277*

## I
Imobilismo, 55
Indicador (es)
　assistenciais da fisioterapia, 281
　de broncoaspiração, **281**
　de fraqueza muscular adquirida na UTI, **282**
　de qualidade do serviço, 270
　de qualidade, 273
　　do serviço, 270
　　implementação, 273
　　objetivos dos, **273**
　de qualidade, 280
　de reintubação orotraqueal, **281**
Índice(s)
　de respiração rápida superficial, 90
　de traumas, 257
　preditivos de desmame, 90
Infarto agudo do miocárdio
　classificação, **141**
　oxigenoterapia no, 144
Injúria inalatória, 216

Instrumentos de medida, 109
  ideal, 111
  por que utilizá-los?, 110
  UTI-específicos, *110*
  utilizados para avaliação de pacientes críticos, **110**
Insuficiência
  cardíaca, 137
    alterações fisiológicas decorrentes da, 203
    classificação, **137-138**
    etiologias da, **203**
    tratamento, 202
    reabilitação hospitalar para pacientes com, modelo de protocolo de, 138, **138**
  respiratória
    hipoxêmica aguda, 119
    tratamento da, 93
Investigação neurológica, 160

## J
Joelho
  artroplastia total de, 248
  com prótese total, radiografia, *248*
  extensão de, 15, *17*
  posicionamento correto para avaliação, paciente sentado em poltrona, *15*

## L
Lesão (ões)
  em ponte nasal decorrente de uso de máscara oronasal, *82*
  nasal decorrente de utilização de *prongs* nasais, *82*
  por inalação de fumaça, 216
  por inalação, evidências sugestivas de, **218**
  por pressão, prevenção de, 82
  por queimaduras, complicações das, *216*
  pulmonar induzida pela ventilação mecânica, 183
  traumáticas, 257

## M
Manobra de recrutamento alveolar, 187
  fases da manobra de, *187*
Manovacuometria, 173
  realização da, *173*
Marca-passo, 211
Máscara (s)
  anestésica, 6
  com reservatório, 39, *39*
    características, **39**
  de macronebulização, 40, *40*
    características, **41**
  de Venturi, 38, *38*
    características, **38**
  do tipo *prong*, 81, *81*
  facial total, 80, *80*
  nasal, 81, *81*
  oronasal, 80, *81*
  para anestesia, *2*
  traqueostomia, 39
    características, **40**
    simples, *40*
Massa muscular, 103
  força muscular e função, relação entre, *104*
  perda gradual de, 54
Massagem terapêutica, 128
*Medical Research Council Sum Score*, 16
  aplicação do, 16
  avaliação da força muscular utilizando o, **19**
  como pode auxiliar a nortear a terapia, 18
  grupos musculares avaliados, *17*
  posicionamento para correta avaliação dos grupos musculares de acordo com o, *17*
  quando devemos pensar em aplicar o, 18
  situações nas quais não será possível realizar, 18
Medidas ventilatórias, 1
  pico de fluxo expiratório, 7
  pico de fluxo de tosse, 7
  pontos-chave, 11
  pressões respiratórias máximas, 1
  ventilometria, 5
Métodos alternativos para o tratamento da dor, 128
Miastenia grave(*gravis*), **172**, 179
Miopatia(s)
  hereditária, **172**
  inflamatórias, **172**
Mobilidade
  diafragmática, 29
  ausência de, *31*
  avaliação por vista intercostal, *30*
  na população normal e UTI, valores de referência, **31**
  vista intercostal, 30
  vista subcostal, 29
Mobilização precoce
  contraindicações associadas, *112*
  diretriz prática de, 102
Mortalidade no paciente em ventilação mecânica prolongada, 100
Músculo (s)
  de pacientes internados em Unidade de Terapia Intensiva, 54
  diafragma, disfunção do, 28
  vasto intermédio
    avaliação da área de secção transversa do, *27*

avaliação da ecogenicidade do, *26*
vasto lateral, avaliação do ângulo de penação do, *26*
Musicoterapia, 128

**N**

*National Institute of Health of Stroke Scale* (NIHSS), 161
    desfechos de gravidade de acordo com a pontuação do, **161**
Náusea, 132
Nebulização contínua, 97
Neuroestimulação elétrica transcutânea, 127
Neuromas, 231
Neutropenia febril, 123

**O**

Ombro, abdução do, *17*
Ortostatismo com auxílio do andador, *245*
*Outliers*, *278*
Óxido
    nítrico, 47, 206
        inalatório, 188
            cálculo para administração de, **49**
            circuito, mantagem do, 48
            desmame do, 49, **50**
            fluxograma de aplicação do, *50*
            formas de administração, 48
            indicações e contraindicações, **48**
            instalação do, 48
            na ventilação mecânica, esquema representando a, 49
            pré-procedimento, orientação, 48
            terapia com, 47
            transplante cardíaco e, 209
Oxigenoterapia, 35, 128
    contraindicações, 36
    convencional(is)
        desmame, 42
        aplicação de, *42*
        desmame, 41
        dispositivos, 37
    no infarto agudo do miocárdio, 144
    indicações, 36
    pontos críticos, 41
    pós-proedimento, orientação, 41
    riscos, 41
    suplementar, sistemas de, 37
Oximetria de pulso à beira do leito, avaliação, 176

**P**

Paciente
    amputado
        de membros inferiores, processo de reabilitação do, *233*
        diretriz básica no, 227
        programa de reabilitação, 234
        reabilitação, 230
            contraindicações, *230*
            de membros inferiores, processo de reabilitação do, *233*
    cardiopata, diretriz prática no, 137
    citopênico, parâmetros laboratoriais do, *120*
    com câncer, alterações hematológicas no, 119
    com transplante pulmonar, diretriz prática no, 192
    crítico(s)
        fraqueza diafragmática nos, *28*
        instrumentos de medida utilizados para avaliação de, **110**
        treinamento físico para, como prescrever, 57
    em cuidado paliativo, diretiz prática no, 125
    neurológico, diretriz prática no, 159
    oncológico, diretriz prática no, 117
    ortopédico, diretriz prática no, 239
    politraumatizado
        avaliação inicial, 257
        condutas e cuidados fisioterapêuticos no, 259, **250**
        diretriz prática no, 256
    pós-cirurgia cardíaca, modelo de protocolo de reabilitação hospitalar, 145
    queimado
        atuação em centro cirúrgico, 216
        complicações, 215
        diretriz prática no, 215
        fases da mobilização do, *225*
        inalação de fumaça, 216
        indicação de suporte ventilatório invasivo em, **218**
        injúria inalatória, 216
        intubação orotraqueal, 218,
        posicionamento, 220
            completo e correto para grande, *223*
            cotovelo e antebraço, *222*
            da cabeça, *220*
            de punho e mão, *222*
            do joelho, *223*
            do quadril, *223*
            de pescoço, *221*
            do complexo articular do ombro, *221*
            do membro superior, *221*
        traqueostomia, 218
        ventilação mecânica invasiva, 219
        ventilação não invasiva, 219
    traqueostomizado
        desmame da ventilação mecânica no, 94

remoção do suporte ventilatório no, 96
PDSA, estruturas base do, *275*
*Peak Flow Meter*, 175
Perda de peso e mortalidade, associação entre, *104*
Perfusão pulmonar, 72
    análise da, *73*
Pico de fluxo de tosse, 175, 205
    avaliação, *175*
Politrauma, 256
Ponte
    em superfícies estável e instável, *59*
    unilateral com sustentação de carga, *59*
Ponto P6, *132*
Pós-extubação, 93
Posição
    prona, **185**
    complicações da, **186**
    fluxo das estratégias na, *187*
    ventilação mecânica na, *184*
Posicionamento
    da cabeça, em casos de queimaduras faciais e de cabeça, *220*
    em decúbito dorsal e lateral no paciente com amputação transtibial, *235*
    funcional, *163*
    no leito para pacientes com amputação transfemural, *235*
    preconizado quando em decúbito lateral no leito, *164*
    preconizado quando sentado em poltrona, *165*
Power Breathe®, *63*
Preensão palmar, dinamometria de, 19
Preso predito, **184**
Pressão
    de perfusão cerebral, 161, **162**
    expiratória máxima
        contraindicações absolutas e relativas, **2**
        equação para mensuração, **4**
        valores previstos para homens e mulheres conforme faixa etária, **5-6**
    inspiratória máxima, 174, 205
        equação para mensuração, **4**
        valores previstos para homens e mulheres conforme faixa etária, **5-6**
    respiratórias máximas, 1, 205
        contraindicação, 1, **2**
        equações para mensuração, **4**
        indicação, 1
        mensuração adequada, critérios para, 4
        procedimento, descrição do, 2
        riscos e pontos críticos, 5
        valores de referência, 4
        valores previstos, **4-5**

Procedimentos que devem respeitar o tempo de repouso para iniciar as atividades de mobilização, **112**
Processo de avaliação, intervenção e tratamento de pacientes, fluxo esquemático, *105*
Programa
    de treinamento muscular racional clínico para os pacientes com indicação de, 56
    ERAS, diagrama do, *241*
Progressão das atividades/metas, fases, *166*
Pronar o paciente
    como realizar o procedimento de, 185
    preparação antes de, 186
Protocolo
    de atendimento ao paciente com DPOC exacerbada, 156
    de reabilitação fase 1 para pacientes com insuficiência cardíaca, 139
    de reabilitação hospitalar para pacientes pós-cirurgia cardíaca, modelo, 145
    de vigilância respiratória nas doenças neuromusculares de evolução rápida, *175*
    ERAS, 239
Punho, extensão de, *17*

## Q

Quadríceps
    femoral
        avaliação da espessura muscular do, *25*
            longitudinalmente, *25*
            transversalmente, *25*
    pontos para avaliação pela ultrassonografia, *24*
Quadril
    artroplastia total de, 241
    com prótese total à esquerda, radiografia, *242*
    flexão do, *17*
    isometria de adutores de, *60*
    movimento de flexão do, estabilização do membro contralateral para a correta avaliação do, *18*
Qualidade
    ferramentas de, *274, 274*
        5W2H, 279
        ciclo de PDCA e PDSA, 274
        diagrama da Ishikawa, 276
        diagrama de causa e efeito, 276
        diagrama de dispersão, 277
        diagrama direcionador, 279
        fluxograma, 276
        gráfico de controle, 276
        gráfico de Pareto, 278
        histograma, 277
        *shewhart*, 276
    indicadores de, 92

Qualificador(es)
  genéricos, **267**
  para os fatores ambientais, **268**
Queda, 257
Questionário de dor McGill, *231*

**R**
Rancho dos los Amigos, avaliação do, desfechos dos níveis considerados na, **162**
Reabilitação
  assistência ventilatória não invasiva como adjuvante ao processo de, *107*
  cardíaca
    na UTI e semi-intensiva, aspectos da, *211*
    pós-alta hospitalar, encaminhamento para, 144
  condições para considerar o início e manutenção do processo de, avaliação, *107*
  em cuidados paliativos, 133
  fase hospitalar, para síndrome coronariana aguda, modelo, 143
  hospitalar, para pacientes pós-cirurgia cardíaca, modelo de protocolo, 145
  pacientes submetidos à amputação, 230
  pós-transplante cardíaco, objetivos gerais por local de internação, *210*
  precoce, característica de pacientes alocados nos níves 1 e 3, *106*
  rogressão das metas, 165
Reintubação orotraqueal, indicador de, **281**
Respiração espontânea no paciente traqueostomizado, critérios para considerar, 97
Respiron®, *63*
Ronco final, 134
ROX index, **44**

**S**
Sarcopenia, 54, 123
Saúde baseada em valor, 283
Sedestação, *245*
  em poltrona, *250*
Shewhart, 276
Síndrome
  da resposta inflamatória sistêmica, 216
  da veia cava superior, 120
  de compressão medular maligna, 121
  de Guillain-Barré, 171, **172**
  de lise tumoral, 123
  do desconforto respiratório agudo
    definição, 182
      critérios atuais, **183**
      fatores de risco, **183**
    diretriz prática no, 182
    fluxograma de manejo, *189*
  do imobilismo, 118

Sistema(s)
  de oxigenoterapia suplementar, 37
  de Venturi, adaptadores do, 38
  para avaliação da capacidade vital, montagem do, 7
  para avaliação das pressões respiratórias máximas
    montado, 3
  respiratórios, efeitos da pressão positiva no, 77
Sororoca, 134

**T**
Tamponamento cardíaco, 121
Taxa
  de reintubação, 92
  de sucesso no TRE, 92
  de utilização da ventilação mecânica, 92
TCE, ver Traumatismo crânio encefálico
Técnica
  da tosse assistida manual, *177*
  de assistência aos músculos respiratórios, 176
  de empilhamento, 176, *177*
  de respiração por pressão positiva intermitente, 154
Telemetria cardíaca, uso da monitorização via, *212*
Tempo
  de internação na UTI, 92
  de ventilação mecânica, 92
Tenda, 40
TENS (*Transcutaneous Electrical Nerve Stimulation*), 127, 132
Terapia (s)
  com cateter nasal de alto fluxo, 42
  com óxido nítrico inalatório, 47
  manuais, 128
  motora
    no pós-operatório de cirurgia cardíaca, cuidados durante, **148**
    sugestão, *147*
  por realidade virtual, 109
  respiratória, 205
Termoterapia, 127
Teste
  de 1 repetição máxima, cuidados na execução, 14
  de esforço cardiopulmonar, 205
  de respiração espontânea, 87
    no paciente traqueostomizado, formas de realizar o, 97
    parâmetros para realização, 87-88
  de vazamento do balonete, **88**
Threshold®, *63*
*Thrombolysis in myocardial infarction escore*, **142**

TIMI (*Thrombolysis in myocardial infarction escore*), **142**
Titulação da PEEP decremental, *71*
Tomografia de impedância elétrica, *70*
    contraindicações, *73*
    funcionamento da, *67*
    indicações de, **68**
    monitorização ventilatória, *67*
Tornozelo, dorsiflexão de, *17*
Tosse
    assistida mecânica, *177*
    efetivadade da, avaliação da, *175*
    pico de de fluxo, *175*
Toxicidade sistêmica, *217*
*Transcutaneous Electrical Nerve Stimulation* (TENS), *132*
Transplante
    cardíaco
        alterações pulmonares no pós-operatório de, *208*
        atuação do fisioterapeuta no pós-operatório de, *209*
        avaliação fisioterapêutica, *204*
        avaliação motora/funcional, *205*
        denervação cardíaca e exercício, *208*
        desmame, *209*
        diretriz prática no paciente com, *202*
        escalas de mobilidade, *205*
        fisioterapia no pós-operatório de, *208*
        fisioterapia respiratória e motora, *210*
        objetivos fisioterapêuticos no periodo pré-operatório de, **203**
        óxido nítrico e, *209*
        perfil dos pacientes, *203*
        pontos de atenção, *212*
        terapia respiratória, *205*
        treinamento, indicações e contraindicações, *204*
        treino aeróbico e resistivo, *206*
        ventilação mecânica, *209*
    pulmonar
        avaliação da fisioterapia de pacientes candidatos a entrar na lista para, *196*
        contraindicações, *193*, *193*
        diretriz prática no paciente com, *192*
        doador ideal, critérios do perfil do, **194**
        escolha do doador, *194*
        fase ambulatorial, reabilitação, *197*
        fase hospitalar, reabilitação, *198*, *199-200*
        fisioterapia na fase ambulatorial pré e pós, três momentos de atuação, *196*
        indicações, *192*, **193**
        lista de espera para, fluxo de inclusão, *195*
        modalidades, *194*
        reabilitação, *195*

Traqueostomia, *96*, *218*, *219*
    processo de desmame da, fluxograma do, *98*
    razões pelas quais pode facilitar o desmame da ventilação mecânica, **97**
Traqueostomia x intubação, *95*
Trauma, *257*
    abdominal, condutas e cuidados, **260**
    crânio encefálico/cranioencefálico
        desfecho da gravidade de acordo com a pontuação da Escala de Coma de Glasgow, **259**
        fases da mobilização no, *167*
    de coluna, condutas e cuidados, **260**
    de pelve e extremidades inferiores, condutas e cuidados, **260**
    de tórax, condutas e cuidados, **260**
    etapas sequenciais do *checklist* na admissão de um, *258*
    índices de, *257*
Traumatismo
    crânio encefálico, *159*
        peculiaridades para a abordagem do, *161*
    raquimedular, *159*
        pecualiridades para abordagem do, *162*
Treinamento
    com sensibilidade do ventilador mecânico, *64*
    de *endurance*, *62*
    físico, critérios de planejamento e segurança considerados para submeter um paciente ao, *57*
    muscular, *54*
        objetivos, *55*
    muscular esquelético, princípio do, *58*
    muscular periférico, **55**, *59*
        de MMII e MMSS com uso de VNI, *154*
    muscular respiratório, *63*, *140*, *205*
        associado ao treinamento físico e à EENM, *65*
        dispositivos utilizados na prática clínica, *63*
        frequência, *63*
    respiratório, **56**
Treino
    aeróbico e resistivo, *206*
        recursos, *207*
    carga de, como definir a, *63*
    de força, recomendações para o, *14*
    muscular respiratório, organograma sugerido para condução do, *65*
Tripla meta, *282*
*Triple aim*, *282*
TRM, ver Traumatismo raquimedular
Trombectomia mecânica, cuidados com o membro acessado no procedimento de, *161*

## U

Ulceração do coto, 231
Últimos dias de vida
    fisioterapia nos, 134
    sinais e sintomas dos, 134
Ultrassonografia, 23
    muscular periférica, 23
    no desmame, papel da, 92
Unidade de terapia intensiva
    admissão do paciente na, 146
    avaliação fisioterapêutica, *146*

## V

Valor de referência
    de dinamometria de preensão palmar, **20**
    para mobilidade diafragmática na população normal e UTI, **31**
Válvula (s)
    de fonação, 95
    unidirecionais inspiratória e expiratória, 2
Ventilação
    mecânica invasiva, 130
        desmame simples e difícil, 86
        fluxo, *131*
    mecânica não invasiva
        interfaces para adaptação da, exemplos, *178*
        nas doenças neuromusculares, 178
    mecânica prolongada, mortalidade no paciente em, 100
    na região mais posterior do pulmão, 69
    não invasiva
        ajustes de alarmes, 81
        assincronia durante, 81
        baseada nos riscos de broncoaspiração, fluxo de tomada de decisão para instalação de, *83*
        caso clínico, 84
        contraindicações ao uso da, **79**
        cuidados relacionados ao uso da, 81
        em pacientes imunossuprimidos, 79
        em pós-operatório, 79
        indicações e contraindicações, 78
        modalidades ventilatórias na, 77
        modos ventilatórios na, 77
        na exacerbação aguda da DPOC, 78
        na exacerbação da asma, 78
        na síndrome do desconforto respiratório agudo, 78
        no edema pulmonar cardiogênico, 78
        pós-extubação, 79
        precoce pós-extubação, 179
        risco de broncoaspiração em pacientes em, *checklist* para avaliação de, *84-85*
        risco de broncoaspiração na, 82
    não invasiva, 75, 140
        efeitos fisiológicos, 76
    pulmonar, distribuição da, 69
        imagem da, *69*
Ventilador, 130
Ventilometria, 174
Ventilômetro devidamente calibrado, 6
Via aérea
    fluxo de aspiração de, *130*
    hipersecreção de, 130
VNI, ver Ventilação não invasiva
Voldyne®, 63

## Z

Zona de aposição diafragmática, 31, *32*

CONHEÇA OS SELOS EDITORIAIS DA eE *editora dos* Editores

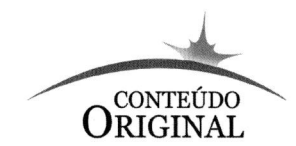

**Conteúdo Original**
Seleção de autores e conteúdos nacionais de excelência nas áreas científicas, técnicas e profissionais.

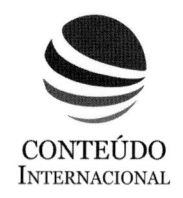

**Conteúdo Internacional**
Tradução de livros de editoras estrangeiras renomadas, cujos títulos são indicados pelas principais instituições de ensino do mundo.

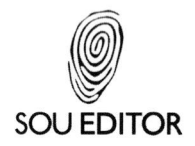

**Sou Editor**
Projetos especiais em que o autor é o investidor de seu projeto editorial. A definição do percentual de investimento é definida após a análise dos originais de seus livros, podendo ser parcial ou integral.